临床医学综合护理技术

朱 红 等◎主编

长江出版传媒 湖北科学技术出版社

图书在版编目(CIP)数据

临床医学综合护理技术/朱红等主编. -- 武汉：
湖北科学技术出版社，2022.8
ISBN 978-7-5706-2152-1

Ⅰ．①临… Ⅱ．①朱… Ⅲ．①护理学 Ⅳ.①R47

中国版本图书馆CIP数据核字(2022)第133055号

责任编辑：许可 封面设计：胡博

出版发行:湖北科学技术出版社　　　　　　　　　电话:027-87679426
地　　址:武汉市雄楚大街268号　　　　　　　　 邮编:430070
　　　　 （湖北出版文化城B座13-14层）
网．　　址:http://www.hbstp.com.cn

印　　刷:山东道克图文快印有限公司　　　　　　邮编:250000

787mm×1092mm　　1/16　　　　　　 25印张　　　　590千字
2022年8月第1版　　　　　　　　　　　　2022年8月第1次印刷
　　　　　　　　　　　　　　　　　　　　　　 定价：88.00 元

《临床医学综合护理技术》
编委会

前　言

随着现代医学科学技术快速发展,新的诊疗技术不断更新,护士在临床中的护理技术也在不断地提高。为了将最新的护理技术运用到临床中,提高护士技能,快速减轻患者的痛苦,特组织临床一线的护理工作者编写了此书。

本书主要包括消化系统疾病的护理、呼吸系统疾病的护理、泌尿系统疾病的护理、神经系统急危重症的护理、眼科疾病的护理等内容,内容简洁丰富,并在紧要处着重强调,结构清晰、明确,实用性较强,有助于临床医务工作者对疾病迅速做出正确的诊断和恰当的处理,是一本既具有临床实用价值,又能反映现代护理水平的参考书。

在编写过程中,由于作者较多,写作方式和文笔风格不一,再加上时间有限,难免存在不足之处,望广大读者提出宝贵的意见和建议,谢谢。

编　者

目　　录

第一章　消化系统疾病的护理

第一节　原发性肝癌

原发性肝癌是临床上常见的恶性肿瘤之一,其发病率逐年上升。国际癌症研究中心(IARC)估计2000年全球肝癌发病56.4万,肝癌死亡54.9万;2002年新发病例数为62.6万例,居于恶性肿瘤的第5位;死亡接近60万/年,位居肿瘤相关死亡的第3位。我国是原发性肝癌的高发区,2000年中国肝癌发病30.6万,死亡30.0万。发患者数约占全球的55%;在肿瘤相关死亡中仅次于肺癌,位居第二。可见肝癌仍然是危害我国人民生命健康的主要疾病,围绕肝癌的主要病因开展预防,应用一切有效方法进行早期诊断,综合治疗仍然是一个重要的课题。

从原发性肝癌的病理起源上来讲,分为来源于肝细胞的肝细胞癌,来源于肝内胆管上皮细胞的肝内胆管细胞癌,以及由这两种细胞成分组成的混合型肝癌,其中以肝细胞癌最为常见,占原发性肝癌的90%以上。下面我们将分别讨论肝细胞癌和肝内胆管细胞癌。

一、肝细胞癌

(一)肝癌的病因研究

原发性肝癌:具体的病因并不是十分明确,和其他癌症相似,其发病可能是多种致病因素之间复杂的相互作用,以及经多步骤机制渐变的结果。其发病的主要危险因素包括以下几个方面。

1.肝炎病毒

大量的研究已证明乙型肝炎病毒(HBV)及丙型肝炎病毒(HCV)与肝癌的发生有关。在我国有约10%的人群为HBsAg(+),而我国的肝癌发病率和病死率都居于世界前列。而在肝癌发病率低的地区,HBV感染率也低,二者之间表现出明显的平行性。启东最近报道了对乙型肝炎表面(HBsAg)携带者进行长期前瞻性研究的结果显示,HBsAg阳性者发生肝癌的相对危险性(RR)为非携带者的13.69倍,其中男性的RR为11.98,女性的RR为17.06,可见,HBV与肝癌的很强的因果关系。江苏上海的8年前瞻性队列研究发现,26～64岁的男性和女性的HBV携带率分别为15.0%和10.7%。

采用Cox比例危险模型分析了与肝癌病死率可能有关的危险因素,结果显示,男女性肝癌病死率与HBV感染和急性肝炎史均有显著的关系。

HCV与肝癌的关系密切,从HCV感染至诊断为肝硬化或至发生肝癌的间隔为20～40年。在日本,有报道其肝癌患者的HBsAg阳性率仅为26.9%,而HCV-Ab的阳性率为69.1%。意大利学者则认为,0.4%～2.5%的HCV感染者会发展成为肝癌。在我国,HCV的感染率较低,报道在2.5%～42.9%,而且有部分患者是HBV和HCV双重感染,相对于

HBV、HCV 和肝癌的发病关系不如国外一些国家明显,但其中 HCV 感染率有上升趋势,需予以关注。

目前病毒致肝癌作用的分子机制尚不十分清楚。但 Koike 等根据转基因鼠模型研究,显示 HBV-X 基因(HBVX 蛋白)及 HCV 核蛋白具有可能的致瘤性。一系列遗传畸变的积累也许对于肝癌的多阶段发生是必需的,不过,HBVX 蛋白和 HCV 核蛋白在致肝癌作用的多阶段中也许跳过了一些过程。因此,他们认为,HBV 或 HCV 感染也许不需要完全的遗传畸变而能诱发肝癌。

2.黄曲霉毒素

黄曲霉毒素是一组毒素,由黄曲真菌产生,1961 年首次被分离出来。其中以黄曲霉毒素 B1(AFB1)毒性最强,现已证明它在多种动物中可诱发肝癌。虽然目前没有直接证据表明它在人群中可致肝癌,但流行病学调查显示:世界的许多黄曲霉毒素高污染地区,都是肝癌的高发区。例如,我国 AFB1 污染的分布区和肝癌高发地理位置几乎一致,AFB1 水平和肝癌病死率成正相关。在苏丹肝癌高发区对肝癌病例研究表明,黄曲霉毒素主要来源于当地花生酱的摄入,花生酱摄入量及潮湿的储存系统与肝癌的发生有正向联系。有资料表明黄曲霉毒素和 HBV 具有协同致癌作用。

3.遗传因素

肝癌不是遗传性疾病,但在近亲中有患肝癌的人群中肝癌的发病率明显升高。20 世纪 70−80 年代在启东的研究发现,约 42% 的肝癌患者有家族史;肝癌患者一级和二级亲族的肝癌曾患率显著高于对照组的肝癌曾患率,说明肝癌有家族聚集性;并估计肝癌的分离比为 0.13~0.16;一级和二级亲族的遗传度分别为 53.08% 和 43.68%;联合估算的遗传度为51.85% 加减 21.76%。

已证明,肝癌的发生是遗传和环境共同作用的结果,肝癌的发生在多基因基础上有主基因作用。我国台湾地区有学者进行的一项病例对照研究发现,HBV 阳性肝癌患者的一级亲属似有肝癌增加的危险。患肝癌的调整率比(OR)为 2.4,若家中有 >2 例的肝癌患者,则 OR 增加到 5.5。

4.环境因素

(1)饮水污染:可能是肝癌发生的一个独立危险因素。在我国的肝癌高发区的流行病学调查显示:饮用塘水、宅沟水的人群中肝癌的发病率高于饮用河水和深井水的人群。这和塘水、宅沟水中的污染和致癌物质成分高有关,如有机氯农药、腐蚀酸、微囊藻毒素等。

(2)水土成分:高发区水土中硝酸盐和亚硝酸盐的成分偏高,土壤和农作物中硒含量较少,这些可能都与肝癌的高发有相关性。

(二)病理学改变

1.大体病理学

(1)1901 年,Eggel 根据肝癌的大小和分布将其分为巨块型、结节型和弥散型。这是最经典的分类方法并沿用至今,但它主要反映的是晚期肝细胞癌的类型。随着血清学检测 AFP 的应用和影像学技术的发展,早期和中期肝癌被越来越多的发现,所以它已经不能满足现今需要。

（2）日本学者 Nakshima 将 HCC 分为 8 种类型：弥散型；细结节弥散型；多结节型；少结节硬化型（早期肝癌）；被包型；结节块状型；单块型；融合块状型。这一分型的特点是注意到癌组织切面的性状及其与周围肝组织的关系和有无扩散等，并将有包膜者单独列为被包型。这种分型对判断预后有一定的意义。

（3）1979 年我国肝癌病理协作组在 Eggel 和 Nakashima 等分类基础上，结合我国的情况和经验，制订了 HCC 的病理分型和诊断标准。共有以下四大型。①块状型：常见，癌块直径＞5cm 以上，若≥10cm 者为巨块型。此型又分为三个亚型：单块状型；融合块状型；多块状型。此型常有假包膜，临床上切除率高。②弥散型：指癌组织或癌小结节弥散分布于左右肝叶，多见于重型肝硬化后期。较少见，和肝硬化结节难以鉴别，不能手术切除。③结节型：癌结节最大直径＜5cm，此型又为分三个亚型：单结节型；融合结节型；多结节型。④小肝癌：单个癌结节最大直径不超过 3cm，或癌结节不超过两个，相邻两个癌结节直径之和在 3cm 以下。患者无临床症状。

2.组织病理学

肝细胞癌从组织结构可分为以下几种。

（1）梁索型：是肝细胞癌分化较好的组织形态表现。癌小梁之间为血窦性间质，衬有扁平内皮细胞，但缺乏 Kupffer 细胞。根据癌小梁细胞数的多少又可分为细梁型（癌小梁有 1～3 层细胞）和粗梁型（癌小梁由十几层细胞组成）。

（2）腺泡型（假腺管型）：癌细胞围绕扩张的毛细胆管排列成腺泡样结构，扩张的腺样管腔内可含有胆汁。

（3）团片型（致密型）：癌细胞呈弥散密集分布，排列致密，压迫血窦，梁索结构不明显。

（4）硬化型：在癌间质内出现明显增多的胶原化纤维组织，围绕癌巢分布，但胶原纤维组织致密不分层。

（5）纤维板层癌：为肝癌的一种特殊类型，我国少见，多无肝硬化背景。肿瘤以癌细胞索被板层状排列的致密纤维组织分隔为重要特征。临床上患者以年轻人居多，血清 AFP 阳性率低。预后好于其他类型肝细胞癌。

混合细胞性肝癌非常少见，国内外的统计为 1％～4％。组织学上有以下 3 种生长方式。①分离型：两种癌细胞成分相互分离。②碰撞型：两种癌细胞成分紧密相连。③混杂型：两种癌细胞成分混杂存在，互相可有移行。在临床上多表现为肝细胞癌的特点。

（三）肝癌的筛查

目前临床上常见的严峻问题是，对很多有临床症状的患者即使发现了肝癌，但已属中晚期，缺乏有效地治疗手段，导致预后很差。所以定期在肝癌的高危人群进行筛查，对于发现早期的肝癌并提供合理的治疗是非常重要的。这需要建立一个合理的筛查体系。为达到这一目的，要明确以下问题：

1.如何确认高危人群

（1）在哪些人群中需进行定期筛查，目前没有明确的最佳方案，如果人群范围定得过宽，可能浪费大量的医疗资源而检出率很低；如标准定得过严，则可能有部分患者被排除在筛查范围之外，导致疾病诊断的延误。欧洲肝脏学会（EASL）专家组的建议人群是肝硬化患者。在我国,HBV 感染率非常高,而且从临床角度看,在 HBsAg（＋）并患肝癌的患者不一定要经过肝硬化的过程,所以对这部分人群,也应纳入筛查的范围,同时还需考虑到年龄和性别对发病率的影响。丙型肝炎在我国发病率较少,但也有上升趋势,并且和肝癌的发病也明显相关,目前对其筛查的资料很少,需进一步总结。

（2）建议筛查的人群：①各种原因引起的肝硬化患者。②HBsAg（＋）者,男性年龄超过 40 岁,女性年龄超过 50 岁。③丙型肝炎患者建议比照乙肝患者进行。

对上述人群中有两类患者不建议筛查：①伴有其他严重疾病,即使发现肝癌也不能采取有效治疗。②终末期肝病等待肝移植的患者。

2.筛查的方法

因为筛查涉及的人群数目比较大,筛查的频率比较高,而从中发现肝癌的比例是很少的一部分,所以对筛查的方法有两个要求:一是有效;二是经济。目前应用的筛选方法分为两个类别:影像学和血清学检查。

（1）现在被广泛应用的影像学筛查方法如下超声检查,因为它具有方便、无创、经济、可重复检查等特点。而且其作为筛查方法,敏感性可达 65％～80％,特异性可达 90％,这也是可以接受的。超声检查的主要缺陷是过于依赖检查者的水平,对肥胖患者效果差。超声检查是一种初筛方法,如果发现肝脏上有可疑病症,根据病灶的大小,需进一步行一种或两种影像学检查,包括增强 CT 扫描,增强 MRI 扫描,超声造影和血管造影等。必要时还需进行肝穿刺活检。

（2）血清学检查最常用的手段是甲胎蛋白（AFP）的检测,在我国也一直被作为常规的筛查方法。复旦大学肝癌研究所的随机对照研究（RCT）表明,对高危人群每 6 个月监测甲胎蛋白（AFP）和 B 超,有助于发现早期肝癌,提高患者生存率,筛查组 HCC 相关的病死率下降 37％。但甲胎蛋白（AFP）在肝癌筛查中的价值,也受到质疑。目前认为:AFP 等于 20ng/mL 是肝细胞癌诊断的敏感性和特异性的最佳平衡点。以此为诊断阳性值,其敏感性为 60％,作为区分肝细胞癌患者和 HCV 感染患者的临界值时,其灵敏度仅为 41％～65％,而相应的特异度为 80％～94％。因此目前 AASLD（美国肝病研究协会）指南里认为 AFP 并不适合肝癌的早期筛查。但这并不妨碍 AFP 在肝癌诊断中的巨大价值。有研究认为联合其他的血清学指标,如甲胎蛋白异质体、去 γ 羧基凝血酶原（DGCP）、α-L-岩藻糖苷酶等（AFU）、醛缩酶同工酶 A（ALD-A）等,可以提高肝癌的检出率,但是这需要增加筛查的成本,而对阳性率提高的幅度也尚无定论,因此不建议将这些血清学检查指标作为筛查的常规方法。

（3）目前我国的主流研究认为:联合 AFP 检测和超声检查仍然是最佳的筛查方案。复旦大学肝癌研究所对筛查进行随机对照研究,结果显示若单独应用 AFP,筛查的敏感度为 69％,特异度为 95％,阳性预测值为 3.3％;若单独应用超声显像,筛查的敏感度为 84％,特异度为 97.1％,阳性预测值为 6.6％;若联合 AFP 和超声显像,则筛查的敏感度提高到 92％,特异度为 92.5％,阳性预测值为 3％。

3.筛查的时间间隔

目前还没有国际公认的筛查间期,比较被认可的时间间隔为 6 个月。每 6 个月一次的筛查,所发现的肝癌 3/4 以上为亚临床肝癌。

4.筛查结果的分析和应对

对于筛查的结果,应该有合理的分析和有效的应对方法。AASLD临床实践指南建议的筛查方案,列出了超声筛查出不同大小的肝脏占位病变的处理方案,对于筛查出来的病灶,依据其大小行进一步的检查和随诊,然后确定治疗方案。

对于AFP明显升高,而影像学没有发现肝脏占位病变者,需先排除其他能够引起AFP升高的疾病,如没有这些疾病存在,仍怀疑有肿瘤的诊断,也不能在没有明确肝脏病灶前采取治疗措施,建议短期内进行影像学的复查,具体的方法和时间没有明确的规定,建议每个月复查超声,以期及时发现肝脏肿物。

(四)临床表现

肝癌的起病隐匿,在体检或筛查中发现的肝癌,患者既无症状,体格检查亦缺乏肿瘤本身的体征,此期称之为亚临床肝癌。一旦出现临床症状其病程大多已进入中晚期。不同阶段的肝癌,其临床表现有明显差异。

1.肝区疼痛

最常见,疼痛初期为间歇性隐痛,逐渐可发展为持续性钝痛或胀痛,是由于癌迅速生长使肝包膜绷紧所致。疼痛的性质、程度和肿瘤所在位置有关,有时疼痛可放射至右肩或右背,临床上误诊为"肩周炎"。突然发作的剧烈腹痛和腹膜刺激征提示癌结节包膜下出血或向腹腔破溃。

2.消化道症状

食欲减退、腹胀、恶心、呕吐和腹泻等症状。表现不特异,易与其他消化道疾病相混淆。

3.发热

表现为不明原因的间断性发热,一般为低热。可能是由于肿瘤组织坏死所致,但真正的原因尚不清楚。有一种特殊类型肝癌,临床上称之为"炎性肝癌",其表现为高热、寒战,可达39~40℃,类似于细菌性肝脓肿的症状,需注意鉴别。

4.黄疸

黄疸并不常见,引起黄疸的原因有两种:一是肝细胞性黄疸,由于肝细胞癌患者往往有肝硬化基础,加之肿瘤对正常肝组织的侵袭,导致肝功能失代偿引起黄疸表现;二是梗阻性黄疸,梗阻的原因有以下三种:

(1)肿瘤侵犯肝内胆管并蔓延至肝总管,引起梗阻。

(2)肿瘤侵犯肝管并在其内形成癌栓,或癌肿出血在胆管内形成血栓,阻塞胆管引起黄疸。

(3)肝门淋巴结肿大压迫肝总管或胆总管导致梗阻。

5.伴癌综合征

癌肿本身代谢异常或癌组织对机体产生各种影响引起的内分泌或代谢方面的综合征。常见的有以下几种。

(1)自发性低血糖症:10%~30%的患者可出现,系因肝细胞能异位分泌胰岛素或胰岛素样物质;或肿瘤抑制胰岛素酶或分泌一种胰岛B细胞刺激因子或糖原储存过多;亦可因肝癌组织过多消耗葡萄糖所致。此症严重者可致昏迷、休克导致死亡,正确判断和及时对症处理可挽救患者避免死亡。

（2）红细胞增多症：2％～10％的患者可发生，可能由异位的促红细胞生成素增加或肝脏对促红细胞生成素灭活减少等原因引起。

（3）其他罕见的表现：高脂血症、高钙血症、类癌综合征、性早熟和促性腺激素分泌综合征、皮肤卟啉症和异常纤维蛋白原血症等，可能与肝癌组织的异常蛋白合成、异位内分泌及卟啉代谢紊乱有关。

（五）肝癌的分期

理想的分期系统应具有提示肿瘤所处阶段、提供治疗建议、评估预后效果的特点。相对于其他肿瘤，肝癌的分期更为复杂，因为肝癌普遍有其他肝病背景，肝癌分期系统不仅需考虑肿瘤所处阶段，并且很大程度上受到肝功能因素的影响。目前，对肝癌进行分期的方法有 10 种以上，但没有一种是通过循证医学验证、国际公认最好的肝癌分期系统，现将主要的分期方法介绍如下：

1.TNM 分期

1988 年美国癌症联合会（AJCC）及国际抗癌联盟（UICC）开始采用 TNM 分期来对肿瘤进行评价。TNM 分期主要根据原发肿瘤情况（T）、淋巴结侵犯（N）及有无远处转移（M）来对肿瘤进行分期，一般将肿瘤分为四期。以下是 2003 年起开始应用的第 6 版的肝癌 TNM 分期，较前有较大的变化。

原发肿瘤（T）分期如下。

T_1：单个肿瘤结节，无血管浸润。

T_2：单个肿瘤结节，并伴血管浸润；或多个肿瘤结节，最大径均≤5cm。

T_3：多个肿瘤结节，最大径＞5cm；或肿瘤侵犯门静脉或肝静脉的主要分支。

T_4：肿瘤直接侵犯除胆囊以外的附近脏器；或穿破内脏腹膜。

淋巴结转移（N）分期如下。

N_x：淋巴结转移情况无法判断。

N_0：无局部淋巴结转移。

N_1：有局部淋巴结转移。

远处转移（M）分期如下。

M_x：无法评价有无远处转移。

M_0：无远处转移。

M_1：有远处转移，包括不同肺叶散播和除前斜角肌窝、锁骨上区淋巴结转移以外的其他部位的淋巴结转移。

TNM 分期十分细致，尤其 T 的分期中 T1～T3 的分期取决于是否有癌周小血管的浸润，故实际上是一个建筑在病理检查基础上的分期。由于肝癌能做手术切除或肝脏移植的病例仅占一部分，不是每个患者都能取得病理检查结果，所以 TNM 分期在实际应用上颇多困难。尤其 TNM 分期中未考虑到合并肝硬化的情况，而肝硬化的肝功能情况更是制约治疗方案选择与估计预后的重要因素。

2.Okuda 分期系统

Okuda（1985）是最早提出同时考虑肿瘤侵犯及肝功能储备的肝癌分期，他的分期考虑肿瘤体积大于肝脏的 50％、腹腔积液、清蛋白(albumin)＜3g/L、胆红素＞3mg/dL 四个预后不良的因子,每有一项为 1 分,Ⅰ期为 0 分,Ⅱ期为 1~2 分,Ⅲ期为 3~4 分。Okuda 评分法一直被长期、广泛地应用,有效地评估不同分期患者的预后。但是由于受当时对肝癌认识水平的影响,Okuda 评分法没有纳入一些重要的与预后有关的因素,如血管的侵犯、肿瘤的数目等;它对肿瘤侵及范围的确定有些过大;总胆红素 3mg/dL 的标准也过高。因此,Okuda 评分对于早期肝癌的鉴别能力较差,难以将之与进展期肝癌区别开来。

3.日本综合分期(JIS)

JIS 是典型由 TNM 与 Child 两者相加总计分的肝癌分期。JIS 还将烦琐的 TNM 分期简化为只考虑单一肿瘤、肿瘤最大径小于 2cm,及无血管侵犯三个变项的 TNM(LCSJG),三项皆符合为 T_1、两项为 T_2、一项为 T_3、皆不符合则为 T_4。

4.巴塞罗那临床肝癌(BCLC)分级

BCLC 分期法是 1999 年巴塞罗那肝癌小组提出的。它将肝癌患者分为四期:早期 stage A(能接受根治性治疗的患者)、中期 stage B、进展期 stage C(中期和进展期定义为不能采用根治性治疗的患者)及晚期 stageD(生存时间预计不超过 3 个月者)。归纳出每期中对预后有明显作用的因素,合并后形成新的分期方法,每期又适用于不同治疗措施。BCLC 分期法最大的特点是其对治疗的指导作用以及对早期患者的鉴别作用,临床实用性很强。比较全面地考虑了肿瘤、肝功能和全身情况,并且具有循证医学高级别证据的支持,目前在欧美等国比较公认而广泛采用。但对于中国具体情况而言,此分期将很大一部分能够接受手术的患者排除手术适应证之外,而失去根治机会,所以此分期是否适合于我国还有待商榷。

5.意大利肝癌分期(CLIP)

1998 年意大利人将 Okuda 修正为 CLIP score,将肝癌小于 50％者再细分为多发或单发、加入大血管侵犯及 AFP＞400ng/mL,前两者在超声波普及后就很容易诊断,而 AFP 则与肿瘤的分化或行为有相关。

6.香港中文大学预后指数(CUPI)

CUPI 评分系统是 2001 年香港中文大学在对 926 名华裔肝癌患者(79％是 HBsAg 阳性患者)采用 Cox 多元回归分析后总结出来的。它包含 TNM 分期、临床症状、腹腔积液、甲胎蛋白、总胆红素和碱性磷酸酶等 6 个参数,依其回归系数确定相应分值,并根据总的积分将患者分为高、中、低三个危险组。

7.分期系统的评价

如此多种多样的分期系统从某种程度上也反映出肝癌评估的复杂性和不确定性。在不同系统中,同期患者的生存率可能并不相同。尽管有众多的研究来试图证明哪种分期标准是最佳方案,但结论往往不同。目前国际上较为一致的看法是倾向于 BCLC 分期法,从各分期系统包含内容的差别上可以看出:BCLC 分期法考虑了肿瘤分期、肝功能储备、全身状态和肿瘤相关症状等因素,并且根据在分期中的不同情况,给予了不同的治疗建议,具有良好的临床应用价值。

(六)诊断

我国目前应用的肝癌诊断标准是 1999 年第四次全国肝癌学术会议制订的,具体内容如下。

1.病理诊断

肝内或肝外病理检查证实为原发性肝癌。

2.临床诊断

（1）AFP＞400μg/L，能排除活动性肝病、妊娠、生殖系胚胎源性肿瘤及转移性肝癌，并能触及坚硬及有肿块的肝脏或影像学检查具有肝癌特征性占位性病变者。

（2）AFP≤400μg/L，有两种影像学检查具有肝癌特征性占位性病变或有两种肝癌标志物（甲胎蛋白异质体、异常凝血酶原、7-谷氨酰转肽酶同工酶-Ⅱ、α-L-岩藻糖苷酶等）阳性及一种影像学检查具有肝癌特征性占位性病变者。

（3）有肝癌的临床表现并有肯定的肝外转移病灶（包括肉眼所见的血性腹腔积液或在其中发现癌细胞）并能排除转移性肝癌者。

这一诊断标准已实施了10余年，是否有需要修改之处需要斟酌。目前，国内外更关注的是肝癌的早期诊断，它是早期治疗、提高生存期的基础。而当临床症状和体征比较明显时，诊断是非常容易的，但大都已经失去有效的治疗方法和机会，预后也极差。目前肝癌的诊断主要依靠血清学和影像学检查。

0——完全正常，能从事病前的所有工作，无任何限制。

1——重体力劳动受限，但可以走动并从事轻体力劳动。

2——能走动和自理，但无法从事任何工作，白天卧床时间不超过50%。

3——仅具有部分自理能力，需要卧床，卧床时间白天超过50%。

4——无任何自理能力，完全卧床不起。

血清学检查中应用最广泛的是甲胎蛋白（AFP），在我国已应用多年，对于肝癌的诊断，以及对手术之后肿瘤复发的检测都有作用。

（七）治疗

肝癌的治疗在过去40年中取得的进展是令人欣喜的，尤其在我国，这种被称为"癌中之王"的恶性肿瘤的治疗效果得到了很大程度的改善，这归功于更多的肿瘤被早期发现，手术技术和围手术期管理的提高，综合治疗的手段更多、更有效。但是在许多方面，许多问题还有争论，而距离肝癌的彻底治愈我们至今还没有看到曙光，这对外科医生、肿瘤科医生以及所有参与到对抗肝癌斗争中的人都是巨大的挑战。现在一些国家针对肝癌的治疗有一些规范化的建议，在我国尚没有全国认可的治疗规范。2009年，由中国抗癌协会肝癌专业委员会、中国抗癌协会临床肿瘤学协作专业委员会和中华医学会肝病学分会肝癌学组联合发布了《原发性肝癌规范化诊治的专家共识》，它虽然不是一个治疗指南，但给了我们许多指导性的意见，可供大家参考。

目前，肝癌的治疗方法具体内容如下。

1.手术治疗

外科手术切除治疗到目前为止还是治疗肝癌最有效的方法。如果患者各方面条件允许，应作为首选的治疗方案。过去20年，肝癌手术切除的整体情况得到了很大的进步，包括：肝癌的切除率提高；手术病死率明显下降；术后生存率明显延长。这些成就的取得应归功于：

（1）影像学检查的进步和高危人群筛查率的提高，使亚临床肝癌的发现增加。

（2）对肝脏解剖和生理功能认知程度的提高，术前对患者手术适应证的评估更精确。

（3）手术技巧的进步和术中器械的应用，如术中超声的定位，CUSA 的应用等。

（4）围手术期的管理水平提升。

（5）术后综合治疗的更合理的序贯应用。

达到以上这些要素，有一点是功不可没的，那就是肝癌治疗的"中心化"趋势。所谓"中心化"就是越来越高比例的肝癌患者是在一些大型的医疗单位进行诊治的。因为肝癌不同于一些其他疾病，它的成功治疗需要一个有经验的团队从设备支持到技术完成的整体合力支撑：包括应用多种方法对术前肝功能的精确评估；术中的精细、流畅操作（包括手术医生、麻醉师和护士的默契配合及各种手术设备的支持）；术后及时有效的管理和护理；远期的综合治疗和随访。达到这些要求对普通的治疗单位是困难的，而一定区域内的大的治疗中心有能力完成者这一系列的工作，因此肝癌治疗的"中心化"趋势是在所难免的，这些"中心化"的形成在早期是自发的，而其后则需要各方面的力量去巩固和建设，才能使更多的患者受益。

手术技术的进步无疑是肝外科发展中具有重要意义的一环。目前，在有经验的肝外科治疗中心，肿瘤的大小和位置已经不是手术的禁忌证，以往的手术"禁区"一再被打破。

现在，在肝外科手术治疗方面比较有争议的话题是针对肝癌手术适应证的问题，因为我国是肝癌的高发地区，肝癌的每年新发的患者数达到世界的半数左右，而在我国尚没有全国性的治疗规范，目前针对肝癌的治疗手段又层出不穷，按照巴塞罗那肝癌的临床分期和推荐的治疗建议，手术治疗主要针对早期肝癌的患者，它是否适合中国患者的实际情况值得商榷，因为如果按照这一标准，很多肝癌患者将被排除在手术之外，而根据我们的实际经验，许多中期肝癌的患者也可以接受手术切除，而且术后的效果、患者的生存时间也比较满意。我们认为肝癌手术治疗的适应证应该是：①肝功能能够耐受。②全身状态允许。③肿瘤可以被根治性切除（包括有门静脉癌栓）。

所以我们应该针对我国的实际情况制订符合我国国情的肝癌治疗规范，使肝癌患者获得最大限度的受益。

另一个没有定论的问题是对于肝脏恶性肿瘤是局部切除还是规则切除。局部切除，也就是非解剖性肝切除，是根据肿瘤所在部位，距离肿瘤一定距离（通常要求是 1cm 左右），将肿瘤连同周围部分肝脏组织一并切除。这种手术的优点是最大限度上保留了肝脏组织，特别对于我国肝癌患者大都有肝病背景，所以这种术式应用非常广泛。但是肝癌的肝内弥散往往起源于门静脉的分支受累，容易在同一肝段内形成子灶，局部切除可能将这些小的病灶遗漏。而肝段规则切除是指建立在 Couinaud 分段基础上的解剖性肝切除，它有一些理论上的优势：因为在手术时肝段之间没有 Glisson 系统，是一个少血管的界面，所以出血相对较少；也减少了术后如出血、胆汁漏等并发症；同时也将同一肝段内存在的小卫星灶切除，减少了术后复发的风险。但肝段切除需要一定的技术基础和设备，而且势必要将部分正常或相对正常的肝组织切除，对肝功能有一定影响。目前还没有前瞻性的随机对照研究来对二者的优劣加以定论，但有几项回顾性的研究认为：解剖性肝切除患者的预后优于非解剖性肝切除。目前可以掌握的原则是：如果肝功能允许，行解剖性肝段切除；如果肝功能状态处于临界状态，则行局部不规则切除。

2.肝动脉化疗栓塞（TACE）

肝动脉化疗栓塞是目前针对不可切除肝癌的主要治疗方法。是通过介入的方法向肝内肿瘤供血的动脉血管内注入化疗药物并行动脉栓塞。其实施的理论基础是正常肝组织和肝细胞癌的血液供应存在差异性。正常肝脏组织的大部分血液供应来自门静脉（约75％），而来自肝动脉的血液仅占25％左右。但在肝细胞癌中，肿瘤90％以上的血液供应来自肝动脉，这为开展 TACE 治疗提供了有利的条件。

TACE 是由 TAC（经肝动脉化疗）和 TAE（经肝动脉栓塞）两部分组成。TAC 是经肝动脉向肿瘤内注入化疗药物，使肿瘤组织中能够获得较高的药物浓度，从而提高对肿瘤细胞的杀伤左右并降低化疗药物的全身不良反应。目前常用的化疗药物主要有：氟尿嘧啶、顺铂、多柔比星和表柔比星等。TAE 是应用栓塞剂堵塞肿瘤的供血动脉而达到控制肿瘤的目的，目前常用的栓塞剂有吸收性明胶海绵、碘化油和不锈钢圈等。

从目前已有的研究结果来看，认为 TACE 对不能手术治疗的肝癌能起到延长生存期和改善症状的作用。对于 TACE 的适应证和禁忌证问题尚有争议，而这一问题又很重要，因为如果不恰当的应用 TACE 会适得其反。

目前认为较合适的指征为：①不能切除的中期肝癌。②可切除，但患者其他条件不能满足手术要求者。③肝功能可耐受（Child A～B 级）。

对于 TACE 的禁忌证目前也无明确统一的指标，文献报道以下情况一般不宜接受 TACE 治疗：①肝脏储备功能不全，一般认为肝功能 Child C 级不适合行 TACE 治疗。②未被肿瘤受累的肝脏量不足。③肾功能不全。④肝性脑病。⑤严重的其他脏器并发症。⑥妊娠。⑦肝外肿瘤。⑧门静脉栓塞。⑨胆管梗阻。⑩明显的肿瘤动静脉分流。

以上其中一些禁忌证是有争论的，如门静脉栓塞和胆管梗阻。有的禁忌证通过处理可进一步行 TACE，如动静脉分流，能够将分流处用吸收性明胶海绵栓塞后，然后可行 TACE。

如果肿瘤可以切除，术前无须行 TACE，这一点已经趋于共识。如肿瘤不能切除，TACE 有可能将不可切除肝癌降期成为可切除肝癌，这为患者提供了一种可能有效的治疗方法。肝癌切除术后是否行 TACE 治疗应根据患者的具体情况而定，如肿瘤切除不是十分彻底，怀疑有微小子灶存在者适合行 TACE；如肿瘤没有明显包膜，肿瘤切缘不足 1cm，门静脉有癌栓，或术中发现明显有肿瘤残留，则需行术后 TACE 治疗。

3.局部消融治疗

经皮局部消融治疗是在超声或 CT 引导下，经过皮肤和肝实质进入肝脏病灶，用物理或化学的方法将病灶消灭，达到治疗目标的方法。目前应用较多的是经皮无水酒精注射（PEI）和射频消融（RFA）。其他的方法还有：经皮醋酸注射（PAI）；经皮热盐水注射（PSI）；经皮微波凝固治疗（PMCT）；经皮冷冻治疗（PCT）等。

（1）经皮无水酒精注射（PEI）：是最早应用的局部消融治疗方法。无水酒精注入肿瘤后可以在细胞内扩散，导致蛋白质脱水变性，使肿瘤发生凝固性坏死；还可以进入肿瘤内及其周围小血管，引起血管内皮细胞坏死和血小板聚集，诱发血栓形成，导致肿瘤缺血坏死。因为其有经济、简便、可反复实施、患者耐受性较好等特点，所以应用比较广泛。

目前 PEI 的适应证为：肿瘤直径小于 5cm 的单发病灶或 2～3 个的多发而直径不超过

3cm 的病灶。

Yamamoto J 等观察到小肝癌切除与 PEI 的 5 年累计存活率相仿为 61.5％和 59.0％,认为对直径＜3cm 的小肝癌的治疗效果可以与手术相媲美。但是对于大于 3cm 的非均质肿瘤往往难以达到彻底灭活,肿瘤周边残存癌细胞容易引起复发。对于肝脏边缘的小肝癌,注射无水酒精有外渗的可能,引起周围脏器损伤或弥散至腹腔导致腹痛,不建议采用 PEI。

(2)射频消融法(RFA):是将射频电极针刺入肿瘤内后,通以高频交流电,电极周围组织中离子在交流电作用下不断改变方向而摩擦产热形成局部高温,使蛋白质脱水变性,从而产生凝固性坏死。射频消融与 PEI 相比对肝癌病灶毁损更为彻底,还能够在肿瘤周围形成 0.5～1cm 的安全边界,被认为疗效更佳。

目前国际上公认适合 RFA 治疗的指征是:①单结节型肝癌,病灶＜5cm,最好＜3cm。②肝内病灶少于 3 个,每个不超过 3cm。③原发灶已切除的转移性肝癌,转移灶直径＜5cm,数目＜3 个。④无外科手术指征,或拒绝手术以及需延迟手术的患者。⑤合并肝硬化,肝功能为 Child A 级或 B 级,且无大量腹腔积液者。

对于早期肝癌的行射频消融和手术切除的效果哪个更好,目前尚无定论。有两项关于射频消融和手术切除治疗单发病灶,直径小于 5cm 或多发病灶、数目少于 3 个,直径＜3cm 的肝癌的研究中显示,两种方法治疗后患者总生存率和无复发率无显著性差异。但最近几年来自于我国华西医院的一项 KCT 研究认为:对于符合米兰标准的原发性肝癌,手术切除术后的总体生存率和复发率都优于射频消融治疗。这也提示对于能够耐受手术的患者根治性切除仍是首选的治疗方案。

RFA 的主要缺点是:①热力散失,射频所产生的热力被附近大血管中流动的血液带走,使疗效降低。②肿瘤邻近器官受损。③较大的肿瘤,射频所致的肿瘤坏死率低。其主要的并发症包括:胃肠道穿孔导致的腹膜炎;胆管狭窄;胆汁瘘以及膈肌损伤等。

二、肝内胆管细胞癌

肝内胆管细胞癌(ICC/IHC)是起源于肝内二级胆管以上的胆管上皮的恶性肿瘤,也称周围型胆管癌。最早在 1840 年由 Durand-Fardel 报道。属少见类型的原发性肝癌,占原发性肝癌的 5％～20％。近年来,无论国内外其发病率都有明显上升趋势,其具体原因尚不得而知。虽然和肝细胞癌同属原发性肝癌,但它们在病因、病理、临床分型、治疗方法和预后效果上有诸多不同,在这里将肝内胆管细胞癌作一单独讨论。

(一)病因

肝内胆管细胞癌的病因尚未完全明确,而且东西方的和它有关的基础疾病也不尽相同,主要因素包括如下内容。

1.肝内胆管结石

我国和部分亚洲国家是肝内胆管结石的高发地区,也同样是肝内胆管细胞癌的高发地区。据不同的报道有 7.8％～25.6％的 ICC 患者合并有肝内胆管结石。可见肝内胆管结石和 ICC 的发病关系密切。关于肝内胆管结石伴发 ICC 的发病机制,一般认为是肝胆管结石对胆管壁的长期机械刺激以及所引起的慢性胆道感染和胆汁滞留等因素导致胆管壁的慢性增生性炎症,继而引起胆管黏膜上皮的不典型增生,进一步转化为 ICC。肝内胆管细胞癌还可以发生在已经手术不含结石的肝内胆管,此时仍有慢性胆道感染和胆汁潴留,后两者可能比结石的机械刺激更易引起胆管的癌变。临床上大多数患者有较长的胆石症病史、胆道手术史及反复发作的胆管炎表现,在结石清除后数年仍可发生肝内胆管癌,即所谓的迟发性肝内胆管癌。一般认为,从肝内胆管结石演变为 ICC 是一个长期的过程,已有的研究表明,在这一过程中经过复杂的分子生物学变化机制。

2.原发性硬化性胆管炎(PSC)

PSC 是一种自体免疫性疾病,与炎症性肠病密切相关的慢性胆汁淤积性肝病。一般认为 PSC 是胆管癌的癌前病变,一项关于 PSC 的大系列联合研究发现,在获诊断的 1 年后,PSC 患者肝胆肿瘤的年发生率为 15%。从美国 SEER 的数据显示:近年来 ICC 发病率的明显增长和 PSC 发病率的相对稳定。这表明除了 PSC 以外,有其他的因素参与了 ICC 的发生和形成。

3.乙型肝炎病毒(HBV)和丙型肝炎病毒(HCV)感染

HBV 和 HCV 感染和肝细胞癌的发病有密切关系已被公认。近期有多项研究表明:HBV 和 HCV 感染亦与胆管癌发生有关。肝外胆管上皮细胞与肝细胞在发生学上有共同起源,在解剖学上有连续性,因此 HBV 和 HCV 可感染肝细胞和肝内胆管细胞。而在肝外胆管细胞癌中则没有发现与 HBV/HCV 感染有明确的相关性。

4.肝血吸虫感染

来自 ICC 高发区泰国的研究证实:ICC 的发病和麝猫后睾吸虫感染有关。感染麝猫后睾吸虫的叙利亚仓鼠可观察到胆管上皮细胞的恶性转化。在我国也有研究表明华支睾吸虫感染和 ICC 的发病相关。人类因进食含这两种血吸虫囊蚴的生鱼后得病,幼虫生长在十二指肠,在肝内胆管内成长至成虫。成虫在胆管内蠕动的机械性刺激,虫体代谢产物和胆汁成分的化学刺激可能和 ICC 的形成有关。

5.Caroli 病(先天性肝内胆道扩张症)

Caroli 病是一种较为少见的先天性胆道疾病,其特征为肝内胆管囊性扩张而形成胆管囊肿。有 7%~15% 的 Caroil 病患者会并发胆管细胞癌,其具体的发病机制不清。

6.其他因素

有报道认为,酒精性肝病、大量吸烟和糖尿病可能也是 ICC 的相关致病因素,但仅见于个别研究结论,未经过大样本的流行病调查验证。

(二)病理

(1)大体标本上可见肝内胆管细胞癌质地硬,呈淡白色,是因为富含纤维间质和黏液所致。边缘不规则,周围可以有散在卫星灶。很少合并肝硬化。日本肝癌研究会通过研究总结 245 例原发性肝内胆管细胞癌,将 ICC 依据肿瘤大体表现可分为 3 型:肿块型(MF)、管周浸润型(PI)和管内型(IG)。其中肿块型最多见,在肝实质形成明确的肿块;管周浸润型主要沿胆管的长轴生长,常常导致周围胆管的扩张,而肿物本身在术前的影像学检查中不易被发现;管内型呈乳头状或瘤栓样向胆管腔内生长,外科手术切除后预后好于其他类型。如果肿瘤中包括不止一种类型,则将主要类型写在前,其后加上次要类型,如 MF+PI。

(2)组织学上,ICC 以管状腺癌为主,癌细胞呈立方、柱状或多形性,胞质透亮或嗜酸性,排列成腺管状,管腔内有黏液分泌及丰富的纤维间质。胆管细胞癌缺乏毛细胆管,不分泌胆汁。

其次为乳头状腺癌,少见的有黏液腺癌、硬化性胆管癌、未分化癌。分期:①肝内胆管细胞癌的TNM分期和肝细胞癌的分期相同。②因为ICC以肿块型为主,日本肝癌研究会制订了肿块型ICC的TNM分期,和AJCC分期的区别主要在T分期上。T分期取决于是否满足以下三个条件:肿瘤为单发;肿瘤直径$\leq$2cm;肿瘤未侵犯门静脉、肝静脉和浆膜。

T分期:

T_1为符合以上3项标准。

T_2为符合3项中的2项。

T_3为符合3项中的1项。

T_4为以上3项标准都不符合。

N分期:

N_0无淋巴结转移。

N_1有任何部位的淋巴结转移。

M分期:

M_0无远处转移。

M_1有远处转移。

TNM分期:

Ⅰ期:$T_1N_0M_0$。

Ⅱ期:$T_2N_0M_0$。

Ⅲ期:$T_3N_0M_0$。

Ⅳa期:$T_4N_0M_0$或任何T,N_1M_0。

Ⅳb期:任何T,任何N,M_1。

(三)临床表现

肝内胆管细胞癌早期无特异的临床症状,或仅有腹部不适、食欲不佳等非特异症状。合并有肝内胆管结石的患者可以有结石相关的症状,如腹痛、发热等胆管炎的症状,有时仅仅满足于胆管炎的诊断,没有及时发现肿瘤的存在。如果肿瘤只侵犯一侧的二级胆管,一般临床上不表现出明显的黄疸,如出现黄疸,大多提示肿瘤已浸润肝门。肿瘤晚期可表现为消瘦、腹痛、黄疸、腹腔积液,甚至可触及腹部肿物。

(四)诊断

主要依靠血清学检查和影像学检查,尤其是后者更为重要。

1.血清学检查

病变早期肝脏功能检查可完全正常。ICC没有特异的肿瘤标志物,CA19-9有一定的价值,是目前常用的指标。然而其他胃肠道或妇科肿瘤、细菌性胆管炎也会出现CA19-9的升高,因此特异性不强。CEA、CA125等肿瘤标志物多无特异性,价值不高。ICC患者会出现AFP升高,甚至是明显升高,所以不能依靠AFP来鉴别HCC和ICC。

2.影像学检查

影像学检查是诊断肝内胆管细胞癌最重要的手段。主要方法有:

(1)超声检查:超声检查难以明确ICC的诊断,由于ICC的类型不同,所在位置也各异,所以其声像表现也多样,位于较大胆管的肿瘤可以表现为肝脏上境界不清的肿物以及其远端局部扩张的胆管。而位于肝脏边缘小胆管的肿物则没有胆道扩张的表现。多普勒超声有助于发现肿瘤对血管的侵犯。由于超声检查具有方便、无创的优点,仍可作为第一线的影像学检查手段。

(2)CT 检查:是检查 ICC 的重要手段,敏感性和特异性均优于超声检查 3CT 平扫可见边界不规则的低密度实质性肿块,部分病灶内可有高密度钙化影。注入对比剂后,动脉期可见肿瘤边缘轻度强化,门脉期可见肿瘤内出现不规则的斑片状强化。延迟期整个病灶均可强化,但边界不清。靠近肝门的肿物可见周边有扩张的胆管。CT 检查有助于判断肿瘤是否侵犯门静脉及肝动脉,为手术治疗的选择提供参考。

(3)MRI 检查:MRI 对 ICC 的诊断有较大的价值。T1 加权像可表现为低信号,T2 加权像表现为高信号,T1、T2 信号多不均匀。增强扫描与 CT 扫描表现相似。MRCP 对明确肿物在胆管树上的位置有很大帮助,可显示肝门部胆管有无受累。

(五)治疗

1.手术治疗

肝部分切除术可能是 ICC 取得治愈的唯一方法。但由于 ICC 的发病比较隐匿,患者因有症状就诊时往往丧失了手术切除机会。失去手术机会的原因主要有:远处脏器的转移;肝门及周围重要血管的浸润;肿瘤病灶多发,不能彻底切除;病变范围大,切除后残余肝脏功能不能代偿。据已有报道,ICC 的切除率为 30%～70%。腹腔镜检查可以减少开腹探查而不能切除的概率,Weber 等报道了 53 例 ICC 患者,其中 22 例实施了诊断性的腹腔镜检查,结果其中 6 人发现已不能切除:4 例出现腹膜转移,2 例同时有肝外病灶。

术中切除的原则和方法与肝细胞癌(HCC)没有大的差别,因为 ICC 并存肝硬化的概率明显少于 HCC,所以残余肝脏的代偿能力要强一些,术中注意要争取达到 RO 切除,其含义是:

(1)对发现的病症切除范围要足够(一般要求超过 1cm),达到镜下切缘阴性。

(2)不要有残余的小病灶,因为 ICC 的病症可以是多发的,有时在一个主要病症的周围有卫星灶,术前的影像学检查和术中的常规探查可能遗漏,为了减少这种概率,术中超声的应用能够有所帮助。

在术中是否需要常规进行局部淋巴结的廓清还有争论,但肝门部有淋巴结转移在 ICC 中并不罕见。Shimada 对 41 例 ICC 患者进行局部淋巴结廓清,发现其中有 24 例被证实为有淋巴结转移。而且可以明确的是已经有许多研究表明,局部有淋巴结转移是 ICC 预后不佳的重要因素之一。所以我们认为术中还是应该进行淋巴结的廓清,尤其是术前影像学检查和术中探查有淋巴结肿大的患者应该进行淋巴结切除,因为就目前的手术技术而言,淋巴结廓清不会增加术后并发症的发生率,对手术时间的延长也很有限,只要患者的状态允许,清除淋巴结是有益的。

2.哪些因素对行手术切除的 ICC 患者的预后有影响

目前已有的研究对这一问题的结论并不一致,相对而言,大家比较认同的因素包括:

(1)肝内多个病灶。

(2)局部淋巴结转移。

(3)肿瘤切缘是否达到阴性。

(4)术前 Ca19-9 水平明显升高。

除了以上因素,肿瘤的大小超过 5cm;大血管的浸润;术前 CEA 水平明显升高;术前有黄疸表现等因素也可能影响预后。

3.肝移植术是否是 ICC 的合适治疗方法

至于肝移植术是否是 ICC 的合适治疗方法,目前尚无一致意见。因为 ICC 的发病率低,所以目前还没有专门针对 ICC 行肝移植的系统研究,其适应证一般参照 HCC 来实施。

4.辅助治疗

对于不能切除的 ICC,如果不采取任何治疗措施,其生存期只有 5～8 个月,所以必要的辅助治疗可能延长生存期,改善生活质量。经肝动脉化疗栓塞术(TACE)被认为是一种对于不能切除患者有效地辅助治疗方法,有数项研究均认为 TACE 能够取得较好的效果。一项来自韩国的研究对 49 例患者共实施 124 次 TACE 和 96 次 TACI,结果中位生存时间是 10 个月,平均生存时间是 18 个月。1、2、3、4 年生存率分别为 46%、38%、30%、15%。但这些研究都是回顾性的,最终的结论有待于可信度更高的随机性前瞻对照研究来得出。放射治疗对 ICC 是否有限尚无定论。对于直径比较小的 ICC 病灶,如果患者拒绝手术治疗,冷冻疗法、射频消融或微波消融也可以取得较好的效果,但前提是病灶周围没有主要的血管和胆管。

三、护理

(一)护理评估

1.健康史

评估患者有无慢性肝炎、肝硬化病史;有无经常食人受黄曲霉素污染的食物或饮用被污染的水;家族中有无乙肝和肝癌病史。

2.身体状况

早期无特征性表现,一旦出现症状多为进展期肝癌。了解有无肝区疼痛、消化道症状、发热及消耗症状。了解有无肝大、脾肿大、腹腔积液、黄疸等;了解有无肝性脑病、消化道出血、肝癌破裂等并发症。

3.辅助检查

了解患者甲胎蛋白测定、超声检查、CT、MRI、肝穿刺活体组织检查等辅助检查手段情况。

(二)护理问题

1.焦虑、恐惧或绝望

与下列因素有关:

(1)突然发病或病情较长。

(2)忍受较重的痛苦。

(3)担忧预后。

(4)经济拮据等。

2.疼痛

与肿瘤的迅速生长使肝包膜牵张有关。

3.营养失调

低于机体需要量,与肿瘤的代谢性消耗、肝功能不良及营养摄入不足等因素有关。

4.潜在的术前并发症

急性腹膜炎、上消化道出血、休克等,与肝癌突然破裂有关。

5.潜在的术后并发症

腹腔内出血、胃肠道出血、肝衰竭或肝性脑病、腹腔积液、胸腔积液、胆汁渗漏、腹腔感染等。

6.知识缺乏

缺乏肿瘤的有关知识。

(三)护理目标

患者思想负担,焦虑和恐惧减轻,增强战胜疾病的信心。患者疼痛减轻或者缓解。遵循营养计划,保证各种营养的摄入,能接受手术。肝癌破裂等并发症及时被发现。腹腔内出血、胃肠道出血、肝衰竭或肝性脑病发生的危险性减小且能及时被发现。视患者的心理承受力,使患者获得肝癌的相关知识。

(四)护理措施

1.手术前护理

(1)心理护理:患者常有焦虑、恐惧或绝望的心理,分析其程度,制订措施;为患者提供舒适的条件,做好对症护理以减轻患者痛苦;适当介绍有关治疗方法和意义,以取得患者的配合;对患者要注意医疗保护制度。

(2)注意观察病情的突然变化:在术前护理过程中,肝疾病可能发生多种危重并发症,尤其是原发性肝癌破裂,出现急性腹膜炎表现及内出血表现。部分患者可发生上消化道大出血、肝性脑病等并发症。

(3)改善肝功能及全身营养状况:术前应注意休息并积极纠正营养不良、贫血、低蛋白血症及凝血功能障碍,采取有效保肝措施。给予低脂、高糖、高维生素饮食,适当限制蛋白质的摄入。术前常规使用葡醛内酯、肌苷等保肝药。

(4)改善凝血功能:由于肝脏合成凝血因子减少,故手术前 3d 可以输入新鲜血或静脉滴注维生素 K,预防术中、术后出血。

(5)肠道准备:对拟行广泛肝组织切除术或肝血管结扎术、栓塞术者,尤其是合并肝硬化者,为抑制其肠道内细菌,清除肠道内粪便,以减轻术后腹胀及血氨来源,防止肝性脑病等并发症的发生,术前 3d 开始口服新霉素和甲硝唑,术前 1d 晚清洁灌肠。

(6)注意药物的不良反应:避免使用巴比妥类、红霉素类等对肝有害的药物。

2.手术后护理

(1)体位及活动:病情平稳后宜取半卧位。肝手术后一般不宜过早起床活动,尤其是肝叶切除术后过早活动易致肝断面出血。

(2)严密观察病情变化:肝手术后易发生并发症,病死率甚高。尤其是肝脏血运丰富,术后容易出现创面渗血,因而术后必须严密观察生命体征、出血症状,观察有无切口渗血;另外注意观察患者意识变化、黄疸、腹腔积液、尿量等情况;注意各项相关的检查,如血、尿常规、电解质及酸碱平衡指标、肝肾功能、超声波、X线等。如发现有关并发症发生时,当及时与医师联系,做好相应治疗护理工作。

(3)饮食与营养:术后禁饮食,作胃肠减压,同时维持水、电解质及酸碱平衡。对广泛肝叶切除术后,需静脉高营养支持。胃肠功能恢复后再给调整饮食。

(4)引流管护理:肝手术后可能有多种引流管,应保持各种引流管通畅,妥善固定,详细观察并记录引流量和内容物的性状以及变化情况。严格无菌操作,每日更换引流接管及引流瓶。如引流液含胆汁,应考虑胆瘘;如引流液为持续血性,应警惕腹腔内出血。渗液明显减少时应及时去除引流管,但是由于手术创伤清蛋白低,腹腔积液量较大,腹腔引流管也不宜过早拔除。

(5)继续使用抗生素:防治肝创面、腹腔及胸部等各种术后感染。

(6)继续采取保肝措施:方法同术前护理。

(7)疼痛的护理:肝脏手术疼痛较重,可以采用镇痛泵、镇痛药,帮助患者采取舒适的卧位,用腹带加压包扎,咳嗽时保护伤口等方法来减轻患者的疼痛。

3.肝动脉插管化疗患者的护理

(1)妥善固定导管。

(2)严格遵守无菌原则,每次注药前消毒导管,注药后用无菌纱布包扎,防止细菌沿导管发生逆行性感染。

(3)防止导管堵塞,注药后用肝素稀释液(25U/mL)冲洗导管。

(4)注意化疗不良反应,如腹痛、恶心、呕吐、食欲缺乏。

(5)注意患者白细胞数减少。

(6)若系胃、胆、脾动脉栓塞出现的上消化道出血等并发症时,须密切观察生命体征和腹部体征,及时通知医师进行处理。

(7)拔管后,加压压迫穿刺点15min并卧床休息24h,防止局部形成血肿。

4.介入治疗的护理

(1)心理护理:介绍介入治疗的可行性、安全性以及术中、术后可能出现的情况,从而使患者有充分的思想准备,消除其恐惧、紧张、忧虑的心理,积极配合治疗。

(2)常规准备:术前禁食4h,会阴部备皮,训练患者床上排尿排便。

(3)穿刺部位的护理:术后穿刺部位沙袋应加压12h,绝对卧床休息24h,穿刺侧肢体避免弯曲受压,避免穿刺口包扎松动,还应观察下肢皮肤颜色、皮肤温度及足背动脉搏动情况,观察穿刺部位有无渗血、血肿。

(4)观察出血情况:密切注意血压、脉搏变化,每2h测量血压、脉搏一次,并做记录,连续24h血压正常才可停止。

(5)恶心呕吐的护理:化学药物及造影剂可引起恶心、呕吐症状,也容易造成消化道出血,术中注入化疗药物前肌内注射甲氧氯普胺10mg,栓塞后推注甲氧氯普胺、地塞米松,以减轻胃肠道症状。

(6)发热的护理:主要为肿瘤坏死吸收造成。大多数患者会出现不同程度的发热,体温多<38.5℃,一般5~7d自行消退,可不予处理,只要给患者保暖、病室通风,并密切观察体温变化;如出现高热,则给予物理降温或药物降温及抗生素治疗。若术后7d体温再次升高,血常

规升高,则应注意肿瘤坏死后继发局部或全身感染。由于患者抵抗力低下,介入治疗时器械要严格消毒灭菌,执行无菌操作。术后常规使用抗生素防止感染。

5.并发症的预防和护理

(1)癌肿破裂出血:为原发性肝癌的常见并发症,应嘱咐患者避免腹内压骤然升高,避免右上腹受伤,避免剧烈活动,患者突发腹痛,伴有腹膜刺激征、休克表现应考虑有癌肿破裂,及时通知医生,配合抢救治疗。

(2)上消化道大出血:是患者晚期癌肿或肝硬化造成门脉高压症突发上消化道大出血,患者应以高营养少纤维的软食为主,忌辛辣性食物、咖啡、浓茶等,加强肝功能保护和监测,及时纠正出凝血障碍,一旦发现出血应紧急抢救,采取措施。

(3)肝性脑病的预防和护理:术后应加强生命体征和意识状态的观察,若出现性格行为变化,如欣快感、表情淡漠等前驱症状时,及时通知医师。对此类患者,应注意:①避免肝性脑病的诱因,如上消化道出血、高蛋白饮食、感染、镇静催眠药等。②禁用肥皂水灌肠,可用生理盐水或弱酸性溶液(如食醋 1~2mL 加入生理盐水 100mL),使肠道 pH 保持为酸性。③口服新霉素或卡那霉素,以抑制肠道细菌繁殖,有效减少氨的产生。④使用降血氨药物,如谷氨酸钾或谷氨酸钠静脉滴注。⑤便秘者可口服乳果糖,促使肠道内氨的排出。

(五)健康指导

(1)大力宣传进行一级预防,不吃霉变食品和粮食,避免生活用水污染,戒酒。

(2)接种乙肝疫苗,预防肝炎;对高发地区人群,应定期进行体检;肝炎后肝硬化患者应定期查甲胎蛋白和 B 超检查,可早诊断,早治疗。

(3)自我护理在病情允许的情况下可以适量活动,选择富有营养、清淡、易消化的食物,少食多餐。有腹腔积液、水肿者,应严格控制盐和水的摄入。保持生活有规律,防止情绪剧烈波动和劳累。

(4)鼓励患者参加社会性抗癌组织活动,以增添精神支持力量。

(5)乙型肝炎常由注射器或输血器感染,提倡用一次性用品。

(6)嘱患者定期复查。

第二节　细菌性肝脓肿

一、概述

细菌性肝脓肿由化脓性细菌引起,故又称化脓性肝脓肿。肝脏有肝动脉和门静脉双重血供,而且其胆道系统与肠道相通,增加了感染的可能性。正常情况下,肝脏有丰富的血液供应及网状内皮系统的吞噬作用,可以杀灭入侵的细菌,不易形成肝脓肿。如若存在胆道系统疾病、全身感染或合并有糖尿病等情况,此时机体的抵抗力下降,易引起肝脓肿。常见的致病菌多为大肠埃希菌、金黄色葡萄球菌、厌氧性链球菌、变形杆菌和产气杆菌等。

二、病因

(一)胆道

为细菌性肝脓肿的最主要原因,占 21.6%～51.5%。胆道系统的感染如胆囊炎、胆管炎、胆管结石、胆管狭窄、肿瘤、蛔虫等所致的急性梗阻性化脓性胆管炎,细菌沿着胆管逆行,导致肝脓肿的形成。此种途径引起的肝脓肿常为多发性,以肝左叶较为多见。

(二)门静脉

腹腔内、胃肠道的感染如化脓性阑尾炎、盆腔炎、溃疡性结肠炎、胰腺脓肿、肠道肿瘤等均可引起广静脉属支的化脓性门静脉炎,脱落的脓毒栓子经门静脉侵入肝脏形成脓肿。由于抗生素的应用,这种途径的感染已明显减少。

(三)肝动脉

身体任何部位的化脓性疾病,如急性上呼吸道感染、皮肤痈疖、骨髓炎、亚急性感染性心内膜炎等,菌栓通过肝动脉进入肝脏而导致肝脓肿的发生。

(四)淋巴系统及邻近脏器的直接蔓延

邻近肝脏的组织器官化脓性炎症,如胃、十二指肠穿孔、膈下脓肿、化脓性胆囊炎等,病原菌可直接蔓延或通过淋巴系统进入肝脏形成脓肿。

(五)开放性肝损伤

细菌从创口或随异物直接侵入肝脏引起。

(六)医源性感染

近年来开展的肝穿活检术、经皮肝囊肿穿刺抽液注药术、经十二指肠镜逆行胰胆管造影等,操作时有可能把病原菌带入肝脏内;肝脏肿瘤经射频、微波等治疗后,肿瘤坏死液化后继发感染可形成肝脓肿。

(七)来源不明者

隐源性肝脓肿,可能与肝内已存在的隐匿病变有关,当机体抵抗力下降时,病原菌开始在肝内繁殖继而形成肝脓肿,以金黄色葡萄球菌多见。

三、病理及病理生理

细菌性肝脓肿的病理变化与细菌的种类、数量、感染途径、全身情况和治疗有密切关系。健康人的肝脏有网状内皮系统的吞噬作用,可以杀灭入侵的细菌,不易形成肝脓肿。当机体抵抗力下降时,细菌大量繁殖发生炎症反应,形成脓肿,予以及时、适当的治疗后小脓肿可机化吸收。若治疗不及时或细菌毒力较强,小脓肿可融合成单个或多个较大脓肿。血源性感染(经门静脉、肝动脉感染)者常呈多发性脓肿,且多位于右肝或累及全肝;胆源性肝脓肿常与胆道相通,故脓肿分布常与胆管分布一致,开放性肝损伤所致的肝脓肿多属单发。细菌性肝脓肿常有肝大,肝包膜炎性改变,常与周围的膈肌、网膜等粘连。单个肝脓肿容积有时可以很大;多个肝脓肿的直径则可在数毫米到数厘米。显微镜下可见门静脉炎症,静脉壁有炎性细胞浸润,管腔内存在白细胞及细胞碎片,脓腔内含有坏死组织。当脓肿转为慢性时,周围肉芽组织增生纤维化,脓肿周围可形成一定厚度的纤维组织膜。由于肝脏血运丰富,肝脓肿释放的大量毒素被吸收后可出现严重的毒血症,如寒战、高热甚至中毒性休克等表现。

四、临床表现

肝脓肿通常继发于某种感染性先驱疾病,一般起病较急,但有少数发生于健康人的隐匿性肝脓肿,起病比较缓慢,在数周后方才出现发热等症状。典型的肝脓肿临床症状表现为寒战、高热、右上腹疼痛、全身酸胀不适以及贫血、体重下降等,还有部分患者出现黄疸。但是大多数的患者不一定具有上述所有症状,尤其是已经应用了抗生素治疗的患者。

(一)症状

1.寒战、高热

是最早、最常见的症状,发热常为弛张热,体温常可高达 39～40℃,伴大量出汗,脉率增快。

2.肝区疼痛

炎症引起肝大,导致肝包膜紧张,肝区呈持续性钝痛,亦有表现为胀痛、灼痛、跳痛甚或绞痛者。疼痛剧烈者常提示单发性脓肿,脓肿早期可表现为持续钝痛,后期可表现为尖锐剧痛。如炎症刺激右膈,可出现右肩痛、背痛;随呼吸加重者常提示肝膈顶部脓肿;感染向胸膜、肺蔓延时可引起胸痛、咳嗽和呼吸困难,严重者可穿过膈肌导致脓胸。

3.乏力、食欲缺乏、恶心、呕吐

由于大量细菌毒素被机体吸收和持续的消耗,常有乏力、食欲缺乏、恶心、呕吐等消化道症状。少数患者还出现腹泻、腹胀及难以忍受的呃逆等症状。

(二)体征

(1)肝大并有压痛或肝区叩痛:脓肿位于肝上部时,则有肝上界抬高,可有右侧胸腔积液或反应性右侧胸膜炎;脓肿位于右肝下部时,常可见右上腹饱满,甚至可见局限性隆起,常可触及肿大的肝脏和波动性肿块,有明显的触痛;脓肿位于或移行于肝表面时,其相应体表的局部皮肤可有红、肿、压痛和凹陷性水肿;脓肿位于左肝时,上述体征局限于剑突下。

(2)重症患者可出现腹腔积液及脾大、贫血。胆道梗阻的患者常有黄疸,其他原因引起的细菌性肝脓肿一旦出现黄疸表示病情严重,预后不良。

(三)并发症

细菌性肝脓肿如不及时有效的治疗,脓肿穿破邻近组织脏器可引起严重并发症。如破入腹腔形成急性腹膜炎;穿破膈下间隙形成膈下脓肿;穿破膈肌形成脓胸;左肝脓肿穿入心包形成心包积脓;如同时穿破支气管和胆道,则形成支气管胆瘘;如同时穿破静脉和胆道,大量血液经胆道进入十二指肠,即胆道出血;少数可破入胃、大肠、下腔静脉等。

五、辅助检查

(一)实验室检查

1.血常规

大多数患者白细胞计数明显增高,达 $15×10^9/L$,中性粒在 0.90 以上,并可出现核左移或中毒颗粒。

2.肝功能改变

碱性磷酸酶、转氨酶可轻中度升高,可有总胆红素升高、清蛋白降低,肝脏广泛损害时可出现腹腔积液和黄疸。

（二）影像学检查

1.X 线检查

X 线平片可见肝影增大、肝内气液平面、右膈肌抬高、活动受限或胸腔积液、右下肺肺段不张等。

2.B 超

是诊断肝脓肿最简单、经济、准确的方法，阳性率 96％以上，应作为首选。可以测定脓肿的部位、大小、距体表的深度和脓肿的液化程度，并可以确定脓肿的穿刺点或手术引流进路。当肝实质有炎性浸润时，表现为大片边界不清的低回声区；脓肿形成后表现为液性暗区，其内有点、片或絮状回声（脓腔内坏死组织或脓性渗出物中的有形成分）。

3.CT

肝脓肿的 CT 表现随病程发展而有所不同。在急性期或脓肿早期，肝组织以充血、水肿为主，临床表现较严重，而 CT 表现不典型，易误诊。此时，CT 平扫表现为肝大，肝实质内有边界不清的略低密度灶，大小不等，增强后常呈不均匀明显强化。脓腔内积气为肝脓肿的特征性表现，但出现率低，可能由于产气杆菌感染或化脓性肝内胆道扩张积气所致。随着病情的发展，肝内可出现一个或多个坏死液化区，形成单发或多发、单房或多房的脓腔。CT 表现为边界模糊不清的低密度灶，坏死液化区无强化而表现为蜂窝状或多房状改变，其腔内房隔厚薄、多少、强化程度与病程、坏死液化程度密切相关，病程越长，坏死液化越完全，房隔越薄且越稀少，甚至消失。边缘环状强化可以表现为单环、双环、三环，环状强化的机制是外环为细菌毒素所引起的正常肝组织的水肿带；中环为脓肿的壁层，密度均匀，为炎性肉芽组织，因含有丰富的新生血管，故注射造影剂后强化特别显著；内环为炎性坏死组织，但尚未液化，病灶的最内层为坏死液泡组织，其密度为液性，不为造影剂所强化。

4.其他检查

MRI 或肝动脉造影。

六、诊断

（1）病史上常有肠道、胆道感染或其他化脓性感染疾病，大多数患者并存有糖尿病或免疫功能低下。

（2）临床表现为肝区疼痛、寒战、高热、黄疸，肝大，且有触痛和叩击痛。

（3）白细胞计数增高、核左移，总数在 $15×10^9$/L 左右，中性在 90％以上。肝功能检查：血清转氨酶、碱性磷酸酶升高。

（4）B 超：提示肝脏单发或多发低回声或无回声肿块，脓肿壁表现为强回声，厚薄不等，脓肿周围显示低回声的水肿带，组成"环中环征"，CT 平扫显示肝实质圆形或类圆形低密度肿块，中央为脓腔，密度高于水而低于肝，增强扫描提示脓肿壁强化而脓肿腔无强化。MRI 提示在 T1WI 呈低信号，在 T2WI 呈高信号。

（5）肝脏穿刺抽出黄白色脓性液体，涂片和培养发现细菌，即可明确诊断。

七、鉴别诊断

（一）阿米巴肝脓肿

二者临床表现相似，但病因不同，故在治疗原则上有着本质的不同，因此二者鉴别诊断至关重要。阿米巴肝脓肿常有阿米巴痢疾史,起病比较缓慢,病程长,肝大显著,可有局限性隆起,脓腔大,多为单发,肝右叶常见,穿刺脓液呈巧克力色,无臭味,可找到阿米巴滋养体,如无混合感染,细菌培养多为阴性,粪便检查常可发现阿米巴包囊或滋养体,抗阿米巴治疗有效。一般来说,二者鉴别比较容易。

(二)肝包虫病

多有牧区居住或与犬、羊等动物密切接触史,临床上表现为上腹部肿块、腹痛或压迫邻近器官的症状,肿块呈圆形,表面光滑,边界清楚,质韧有弹性,能随呼吸上下移动,叩之有震颤。包虫囊液皮内试验、补体结合试验、间接血凝法试验、B超检查等可帮助诊断。肝包虫一般不难诊断,但当囊肿继发感染时易与肝脓肿混淆,上述检查结合病史及临床表现有助于鉴别。

(三)右膈下脓肿

往往之前有胃、十二指肠溃疡穿孔及上腹部手术后感染等疾病史,全身中毒症状较细菌性肝脓肿轻,主要表现为胸痛,深吸气时疼痛加重。X线片可见膈肌抬高,运动受限明显,膈下出现气液面,B超可见膈下液性暗区。

(四)原发性肝癌

肝癌患者多有慢性肝病病史,一般无明显寒战、发热表现,结合B超、CT、AFP等检查可有助鉴别。当肝癌中心区液化坏死并继发感染时,可有寒战、高热,结合病史及上述辅助检查可鉴别。

(五)胆道感染

细菌性肝脓肿常与胆结石、胆管炎同时存在,早期以胆道感染症状为主,然后可能以肝脓肿表现为主。早期B超检查可发现胆囊增大、囊壁增厚,胆囊内可见结石影、胆总管扩张等。

(六)右下肺炎

主要表现为寒战、发热、咳嗽、右侧胸痛,肺部可闻及啰音,胸部X线检查有助于鉴别。

八、治疗

(一)非手术治疗

适用于局限性炎症,脓肿尚未形成或多发性小脓肿时。在治疗原发疾病的基础上给予大剂量有效抗生素和全身支持疗法。

1.早期选用大剂量有效抗菌药物

目前主张有计划地联合应用抗生素,如选用对需氧菌和厌氧菌均有效的抗生素(一般联用两种药物)。待细菌培养报告后,根据药物敏感试验结果进行调整。

2.全身性支持疗法

由于细菌性肝脓肿患者中毒症状较重,全身情况较差,应积极补液,纠正水、电解质紊乱,给予大量B族维生素、C、K,必要时,反复多次输入少量新鲜血液和血浆,纠正低蛋白血症,改善肝功能,增强机体抵抗力。

3.中药治疗

治疗原则:活血化瘀、泻火解毒、托里透脓。方药有黄连解毒汤和大柴胡汤加减(黄芩15g、黄檗10g、柴胡20g、大黄10g、枳实15g、赤芍10g、半夏10g、败酱草10g、蒲公英10g),确诊后开始服用,每日1剂,水煎,分2次服用,停用抗生素后继续服用至痊愈。一般用15~20d。

4.B超或CT引导下经皮穿刺抽脓置管引流术

近年来,随着超声、CT、MRI等影像技术的发展,穿刺或置管引流已成为首选的治疗方法。

(1)适应证:适用于单个较大脓肿,此法简便、创伤小,疗效也满意,尤其适用于年老体弱及危重患者。

(2)禁忌证:有严重出血倾向者、大量腹腔积液者、伴有其他急诊剖腹指征者、脓肿未能完全液化者、肿瘤或血管瘤合并感染者、毒血症严重或合并DIC的多房性脓肿。

(3)方法:通常的做法是在B超或CT引导下,选取距皮肤最近、避开重要器官、易于穿刺的部位穿刺抽脓或置管引流,用敏感抗生素脓腔内注入或冲洗。疗效好坏的关键是是否抽吸和冲洗干净。目前的观点一致认为,对于直径<5cm的细菌性肝脓肿,多采用穿刺抽脓的方法;对于直径>5cm的细菌性肝脓肿,则采用穿刺抽脓后置管引流的方法。一般认为,患者持续发热且超声、CT明确有肝内液性占位病变者为最佳穿刺治疗时机;拔管以患者体温正常、临床症状消失及B超、CT检查脓腔基本消失为原则。穿刺针一般选择16～18C套管针穿刺,可取得满意的效果。引流管选择8～10F PTCD管就可达到通畅引流的目的。对直径>10cm的脓肿可采用经皮穿刺两点双管引流术,具体做法为:从不同部位向同一脓腔内置入两根引流管,一引流管术后接负压持续吸引,另一管专门做灌洗用,接输液器,缓缓滴入冲洗液。具有引流、冲洗互不冲突,冲洗时也不至于因为脓腔压力过高而使脓液溢入腹腔、冲洗时间长等特点。

(二)手术切开引流

1.肝脓肿切开引流术的适应证

穿刺引流不畅,经积极保守治疗后脓肿无明显缩小,临床表现无明显改善或进行性加重者;伴有原发病变需要手术处理者,如胆源性肝脓肿;脓肿壁厚,保守治疗效果差的慢性肝脓肿;脓肿壁已穿破或者估计有破溃可能者。手术切开脓肿,处理原发病灶,双套管负压吸引,以彻底引流。

常用的手术方法有以下几种。

(1)经腹腔切开引流术:右肋缘下做斜切口(右肝脓肿)或经腹直肌切口(左肝脓肿),入腹后确定脓肿部位,用湿盐水纱布保护手术野周围,以免污染腹腔。用穿刺针抽得脓液后,沿针头方向用血管钳插入脓腔,排出脓液,再用手指伸进脓腔,轻轻分离腔内间隔组织,用生理盐水冲洗脓腔,洗净后放置双套管负压吸引。

(2)腹膜外脓肿切开引流术:对于肝右叶的前侧、左外叶、肝右叶膈顶部或后侧的细菌性肝脓肿,与腹壁已发生紧密粘连,也可采用腹膜外脓肿切开引流术。

做右肋缘下斜切口,在腹膜外间隙用手指推开肌层直达脓肿部位,用穿刺针抽得脓液后,沿针头方向用血管钳插入脓腔,排出脓液,再用手指伸进脓腔,轻轻分离腔内间隔组织,用生理盐水冲洗脓腔,洗净后放置双套管负压吸引。

(3)后侧脓肿切开引流术:适用于肝右叶膈顶部或后侧脓肿。

患者左侧卧位,沿右侧第12肋稍偏外侧做一切口,切除一段肋骨,在第一腰椎棘突水平的肋骨床做一横切口,显露膈肌,有时需要将膈肌切开到达肾后脂肪囊区,用手指沿肾后脂肪囊向上分离,显露肾上极与肝下面的腹膜后间隙直达脓肿将穿刺针沿手指方向刺入脓腔,抽得脓液后用长弯止血钳顺穿刺方向插入脓腔,排出脓液。用手指扩大引流口,吸净脓液,冲洗脓腔后,放置双套管负压吸引。

2.脓腔大网膜填塞术

脓腔大网膜填塞术尤其适用于位置较高,引流效果不佳者;位置较深,不便置管引流者;脓腔较大者,网膜填塞更有利于脓腔的愈合。

脓腔大网膜填塞术具有下列优点:易控制感染,脓液清除彻底。大网膜血运丰富,抗感染与吸收能力强,使脓液或渗液迅速清除;脓腔易于愈合,缩短了疗程。脓腔的愈合主要靠脓液排出及感染控制后腔壁塌陷、肝细胞再生、纤维组织增生。大网膜填充脓腔并与肝组织粘连再血管化,促进了脓腔愈合,缩短了疗程,使治疗程序简化。

3.肝动脉或门静脉插管灌注抗生素

此法适用于位于第二肝门、肝实质深部、病灶呈蜂窝状的肝脓肿或脓肿未液化或多发时。取右肋缘下斜切口进腹,将内径1.5mm硅胶管向近端插入胃网膜右静脉深度5～7cm,并与胃网膜右静脉适当固定,术后持续灌注抗生素(头孢类＋甲硝唑或氨苄西林＋庆大霉素＋甲硝唑)3～5d。

4.腹腔镜直视下脓肿切开置管引流

经腹腔镜肝脓肿引流术由于创伤小、疗效好,故其适应证有扩大趋势。目前,适应证为脓肿较大,位置表浅,不易穿刺者;经保守治疗及穿刺引流后无好转者。对肝脓肿穿破入胸腔、腹腔、胆道,多发散在、位于深部的小脓肿及合并其他严重肝胆疾病者,则不宜施行腹腔镜。

5.肝叶切除术

适用于慢性厚壁脓肿、脓腔难以塌陷者;肝脓肿切开引流术后,留有无效腔和窦道长期不愈、流脓不断者;肝内胆管结石合并肝左外叶内多发脓肿,致使肝组织严重破坏者,肝萎缩失去正常生理功能者;位于肝脏前缘的较大脓肿,随时有可能破溃入腹腔致感染扩散者;并发支气管胆瘘,难以修补者,应手术切除。

应注意多发性细菌性肝脓肿一般不适于手术治疗。

九、护理

肝脓肿除了积极治疗外,早期预防和症状的护理尤为重要。

(一)术前护理

1.护理评估

(1)健康史:询问患者有无手术的经历,手术种类、性质等。询问患者的既往史及评估患者的健康状况,有无疫区接触史,阿米巴痢疾史,细菌性肠炎,体内化脓性病史以及发病的急、缓,病程长短等;有无伴随其他系统疾病,如心血管系统、呼吸系统、生殖泌尿系统、神经系统、血液系统疾病等。评估患者的心理状况。

(2)生理状况:①局部,有无气急、胸痛、剧烈咳嗽、肝区疼痛等主诉。②全身,有无体液失衡及营养不良表现。③辅助检查,主要脏器功能及与手术耐受性相关指标的检查结果,包括三大常规检查(血常规、尿常规、便常规),出、凝血功能,血液生化(肝、肾功能,电解质,血糖检查),肺功能,心电图检查及影像学检查。

(3)心理和社会支持状况:患者对疾病、手术及可能出现的并发症的心理反应程度,对疾病手术方式、术后治疗方法及康复知识的掌握程度,家庭对患者治疗的经济承受能力。

2.护理诊断

(1)体温过高:与感染有关。

(2)疼痛:与肝脓肿致肝包膜张力增加有关。

(3)营养失调:低于机体需要量与发热、恶心、呕吐、食欲缺乏、感染等有关。

(4)潜在并发症:继发二重感染。

3.护理目标

(1)患者体温逐渐恢复正常。

(2)患者疼痛减轻或缓解。

(3)患者未继发二重感染。

(4)患者营养状况得到改善。

4.护理措施

(1)心理支持:做好患者及家属的解释安慰工作,稳定患者情绪,介绍有关的疾病知识,提高其认识并配合治疗和护理,帮助患者勇敢面对疾病,增强战胜疾病的信心和勇气。

(2)病情观察:密切观察患者生命体征情况和腹部体征,观察有无继发脓毒血症、急性化脓性胆管炎或中毒性休克征象,并积极配合抢救。注意治疗前后对比,动态观察。

(3)营养支持:鼓励患者多进高蛋白、高热量、富含维生素和膳食纤维的食物。保证足够的液体摄入量,必要时经静脉输注血制品或给予肠内、外营养支持。

(4)高热护理:调整室温,使室温维持在 18～22℃,湿度为 50%～70%,保证室内空气新鲜,定时开窗通风。减少患者衣服,床褥勿垫过多,及时更换汗湿的衣裤和床单位。加强对体温的动态观察。物理降温体温在 39℃ 以上,应使用酒精擦浴或温水擦浴。遵医嘱使用解热镇痛药,如复方氨基比林、双氯酚酸钠栓等。根据患者情况补充水分,以防脱水。遵医嘱使用有效抗生素,注意观察药物不良反应,长期使用抗生素的患者,应警惕继发二重感染。做好口腔及皮肤护理。

(5)疼痛护理:①提供增进患者舒适的方法,减少环境中会对患者造成压力的因素;②安排舒适的体位;对待患者耐心温和,动作轻柔;教会患者做肌肉松弛运动;转移患者注意力,降低患者对疼痛的感受,如聊天、阅读书报、手工艺等;③遵医嘱使用镇痛剂,观察用药后效果及不良反应等。

(二)术后护理

1.护理评估

(1)手术情况:麻醉方式、手术名称、术中情况、引流管位置及数量。

(2)身体状况:麻醉恢复情况,手术后生命体征恢复情况,引流管是否通畅,引流液量、色、性状,全身营养状况改善程度,切口情况等;身体各器官功能,如术后肝功能状况,有无肝性脑病、肝衰竭等并发症。

(3)心理和认知状况:患者及家属对肝脓肿手术前、后健康教育内容的掌握程度和出院前的心理状况。

2.护理诊断

(1)疼痛:与手术创伤有关。

(2)营养失调:低于机体需要量与发热、手术创伤有关。

(3)潜在并发症:出血、感染等。

3.护理目标

(1)疼痛减轻。

(2)营养状况得到改善。

(3)并发症得到及时发现和处理或无并发症发生。

4.护理措施

(1)病情观察:①生命体征:密切观察生命体征变化,30～60min 测量血压、脉搏、呼吸一次。病情稳定后,改为 1～2h 一次,并做好记录。②观察有无出血:观察患者有无脉搏增快、细速及血压下降、脉压变小等休克征象;观察伤口敷料有无渗血;术后引流管中血性液体超过100mL/h,且持续数小时,应高度警惕有无内出血的可能。发现异常,及时通知医师并配合处理。

(2)保持呼吸道通畅:肝细胞对缺氧非常敏感,肝叶切除术后应给氧 3d,及时清除呼吸道分泌物,必要时行雾化吸入,有利于痰液的稀释及排除,术后早期不宜用力咳嗽,以免引起肝断面出血。

(3)体位与活动:术后绝对卧床休息,定时翻身,动作轻柔。肝叶切除术后为防止肝断面出血,不宜早期活动。

(4)饮食:术后禁食,根据医嘱合理补充水、电解质和维生素。肠蠕动恢复后,先进流质饮食,观察有无恶心、呕吐、腹痛、腹胀等不适,如无不适,逐渐过渡至普食,鼓励患者进富含蛋白、热量、维生素和膳食纤维的食物。禁食期间做好口腔护理。

(5)疼痛护理:①解释切口疼痛原因,安慰患者不要紧张。②指导患者翻身、深呼吸或咳嗽前用手按压切口部位,减少因切口张力增加或震动引起的疼痛。③分散注意力,减轻疼痛,如听音乐、聊天等。④遵医嘱使用镇痛药物。

(6)引流管护理:①解释引流管的意义,使患者了解引流管的重要性,自觉保护引流管。②妥善固定引流管,长短适宜,保持通畅。避免扭曲、受压、脱出。③观察引流物量、颜色、性状,并做好记录。④每天更换引流袋一次。⑤阿米巴肝脓肿为防止继发二重感染,宜采用闭式引流。

(7)预防感染:①保持床单清洁、平整、干燥。②保持伤口敷料清洁、干燥、无污染。发现渗血、渗液时,及时更换。③监测体温及血常规情况。④严格执行无菌操作技术,防止交叉感染。⑤遵医嘱使用有效抗生素,观察药物不良反应。⑥改善患者营养状况,提高机体抵抗力。

第三节　肝包虫病

一、概述

　　肝包虫病是由棘球蚴绦虫（犬绦虫）的蚴虫（棘球蚴）侵入肝脏而引起的寄生虫性囊性病变，为牧区常见的人畜共患的寄生虫病，分为单房性棘球蚴病（包虫囊肿）和泡状棘球蚴病（滤泡型肝包虫病）两类。前者多见，分布广泛，多见于我国西北和西南牧区。本病可发生于任何年龄和性别，但以学龄前儿童最易感染。当人食用被虫卵污染的水或食物，即被感染。棘球蚴可在人体各器官生长，但以肝脏受累最为常见，约占 70%，其次为肺，约占 20%。

二、病因及流行病学

　　棘球蚴病是一种人畜共患病，在我国西部牧区及相邻地区流行，且历史悠久，因为发病缓慢，常常得不到重视和及时治疗，严重威胁人民健康，在中国五大牧区之一的新疆，棘球蚴病分布全区。人群棘球蚴病患病率为 0.6%～5.2%。在北疆地区绵羊包虫的平均感染率为 50%，个别地区成年绵羊包虫感染率几乎达到 100%；南疆地区绵羊平均感染率为 30%；全疆牛包虫感染率 40%，骆驼感染率 60%，猪感染率 30%，犬的感染率平均为 30%。有关部门 1987 年在北疆某地一个乡调查 7～14 岁中小学生 319 名，棘球蚴病患病率 0.94%，1999 年同地调查 404 名同龄学生，患病率上升到 2%。甘肃省畜间包虫在高发区牛、羊的平均感染率达到 70%～80%，个别乡镇牲畜感染率高达 100%；感染率在 20% 以上的县占全省总县数的 32.55%；家犬感染率为 36.84%，而 20 世纪 60 年代家犬包虫感染率为 10.11%。青海省和西藏的高原牧区畜间包虫感染率同样呈高发水平。本病可发生于任何年龄及性别，但最常见的为 20～40 岁的青壮年，男女发病率差异不大。

三、病理及病理生理学

　　棘球蚴绦虫（犬绦虫）最主要的终宿主是犬，中间宿主主要为羊、牛、马，人也可以作为中间宿主。成虫寄生于犬的小肠上段，以头节上的吸盘和小钩固着小肠黏膜上，孕节或虫卵随粪便排出，污染周围环境，如牧场、畜舍、土壤、蔬菜、水源及动物皮毛等，孕节或虫卵被人或多种食草类家畜等中间宿主吞食后，在小肠中卵内六钩蚴孵出，钻入肠壁血管，随血循环至肝、肺等器官，经 5 个月左右逐渐发育为棘球蚴。棘球蚴生长缓慢，需 5～10 年才达到较大程度。棘球蚴的大小和发育程度不同，囊内原头蚴的数量也不等，可由数千至数万，甚至数百万个。原头蚴在中间宿主体内弥散会形成新的棘球蚴，进入终宿主体内则可发育为成虫。

　　六钩蚴在其运行中可引起一过性的炎性改变，其主要危害是形成包虫囊，包虫囊最常定位于肝。其生长缓慢，五到数十年可达到巨大。包虫囊周围有类上皮细胞、异物巨细胞、嗜酸粒细胞浸润及成纤维细胞增生，最终形成纤维性包膜（外囊）。包虫囊囊壁分为两层，内层为生发层，有单层或多层的生发细胞构成，有很强的繁殖能力。生成层细胞增生，形成无数的小突起，为生发囊，其内含有头节。生发囊脱落于囊中称为子囊。包虫囊壁的外层为角质层，呈白色半透明状，如粉皮，具有吸收营养及保护生发层的作用，镜下红染平行的板层状结构，包虫囊内含无色或微黄色体液，液量可达数千毫升，甚至 20000mL。囊液中的蛋白质含有抗原体。囊壁破裂后可引起局部过敏反应,严重者可发生过敏性休克。包虫囊肿由于退化、感染等,囊可以逐渐吸收变为胶冻样,囊壁可发生钙化。

泡状棘球蚴病较少见,主要侵犯肝脏。其虫体较短,泡状蚴不形成大囊泡,而成海绵状,囊周不形成纤维包膜,与周围组织分界不清,囊泡内为豆腐渣样蚴体碎屑和小泡,囊泡间的肝组织常发生凝固性坏死,病变周围肝组织常有肝细胞萎缩、变性、坏死及淤胆现象。最终可致肝硬化、门静脉高压和肝衰竭。

四、临床表现

(一)症状

患者常有多年病史,就诊年龄以 20～40 岁居多。早期症状不明显,可仅仅表现为肝区及上腹部不适,或因偶尔发现上腹部肿块始引起注意,较难与其他消化系统疾病相鉴别。

随着肿块增大压迫胃肠道时,可出现上腹部肿块、肝区的轻微疼痛、坠胀感、上腹部饱胀及食欲减退、恶心、呕吐等症状;当肝包虫囊肿压迫胆管时,出现胆囊炎、胆管炎及阻塞性黄疸等;压迫门静脉可有脾大、腹腔积液。出现毒性和过敏反应时表现为消瘦、体重下降、皮肤瘙痒、荨麻疹、血管神经性水肿等,甚至过敏性休克。

肝包虫病主要的并发症有二:一是囊肿破裂;二是继发细菌感染。包虫囊肿可因外伤或误行局部穿刺而破入腹腔,突然发生腹部剧烈疼痛、腹部肿块骤然缩小或消失,伴有皮肤瘙痒、荨麻疹、胸闷、恶心、腹泻等过敏反应,严重时发生休克。溢入腹腔内的生发层、头节、子囊经数月后,又逐渐发育成多发性包虫囊肿。若囊肿破入肝内胆管,由于破碎囊膜或子囊阻塞胆道,合并感染,可反复出现寒热、黄疸和右上腹绞痛等症状。有时粪便内可找到染黄的囊膜和子囊。继发细菌感染时,主要为细菌性肝脓肿的症状,表现为起病急、寒战、高热、肝区疼痛等。但因有厚韧的外囊,故全身中毒症状一般较轻。囊肿可破入胸腔,表现为脓胸,比较少见。

(二)体征

早期体征较少。肝包虫囊肿体积增大,腹部检查可见到右肋缘稍膨隆或上腹部有局限性隆起。囊肿位于肝上部,可将肝向下推移,可触及肝脏;囊肿如在肝下缘,则可扪及与肝相连的肿块,肿块呈圆形,表面光滑,边界清楚,质坚韧,有弹性感,随呼吸上下移动,一般无压痛。叩之震颤即包虫囊肿震颤征;囊肿压迫胆道或胆道内种植时,可出现黄疸;囊肿压迫门静脉和下腔静脉,可出现腹腔积液、脾肿大和下肢水肿等。囊肿破裂入腹腔,则有腹膜炎的体征。

五、辅助检查

(一)实验室检查

1.嗜酸粒细胞计数

升高,通常为 4%～12%。囊肿破裂尤其是破入腹腔者,嗜酸粒细胞显著升高,有时可达 30% 以上。

2.包虫囊液皮内实验(Casoni 试验)

是用手术中获得的透明的包虫囊液,滤去头节,高压灭菌后作为抗原,一般用 1:(10～100)等渗氯化钠稀释液 0.2mL 做皮内注射,形成直径为 0.3～0.5cm 的皮丘,15min 后观察结果。皮丘扩大或周围红晕直径超过 2cm 者为阳性。如在注射 6～24h 后出现阳性反,应者为延迟反应,仍有诊断价值,阳性者提示该患者感染包虫。本试验阳性率可达 90%～93%,泡状棘球蚴病阳性率更高。囊肿破裂或并发感染时阳性率增高;包囊坏死或外囊钙化可转为阴性;

手术摘除包囊后阳性反应仍保持 2 年左右。肝癌、卵巢癌及结核包块等可有假阳性。

3.补体结合试验

阳性率为 80%～90%,若棘球蚴已死或包虫囊肿破裂,则此试验不可靠。但此法有助于判断疗效。切除囊肿 2～6 个月后,此试验转为阴性。如手术 1 年后补体结合试验仍呈阳性,提示体内仍有包虫囊肿残留。

4.间接血凝法试验

特异性较高,罕见假阳性反应,阳性率为 81%,摘除包囊 1 年以上,常转为阴性。可借此判定手术效果及有无复发。

5.ABC-ELISA 法

即亲和素－生物素－酶复合物酶联免疫吸附试验,特异性和敏感性均较好。

6.Dot-ELISA 法

操作简单,观察容易,适合基层使用。

(二)影像学检查

1.X 线检查

可显示为圆形、密度均匀、边缘整齐的阴影,或有弧形钙化囊壁影。肝顶部囊肿可见到横膈抬高,动度受限,亦可有局限性隆起,肝影增大。位于肝前下部的囊肿,胃肠道钡餐检查可显示胃肠道受压移位。

2.B 超

表现为液性暗区,边缘光滑,界限清晰,外囊壁肥厚钙化时呈弧形强回声并伴有声影有时暗区内可见漂浮光点反射。超声波检查可清楚地显示并确定囊肿的部位、大小及其与周围组织的关系,有时可发现子囊的反射波。对肝包虫病有重要的诊断意义,也是肝包虫囊肿的定位诊断方法。对肝泡状棘球蚴病需要结合病史及 Casoni 试验进行诊断。

3.CT

可明确显示囊肿大小、位置及周围器官有无受压等。

六、诊断

本病主要依据疫区或动物接触史及临床表现做出诊断,棘球蚴对人体的危害以机械损害为主。由于其不断生长,压迫周围组织器官,引起细胞萎缩、死亡。同时,因棘球蚴液溢出或渗出,可引起过敏性反应。症状重、体征少是其主要特点。

凡有牧区居住或与狗、羊等动物接触史者,上腹部出现缓慢生长的肿瘤而全身情况良好的患者,应考虑本病的可能性。凡是怀疑有肝包虫病的患者,严禁行肝穿刺,因囊中内压升高,穿刺容易造成破裂和囊液外溢,导致严重的并发症。

诊断需注意以下几点。

(一)病史及体征

早期临床表现不明显,往往不易发觉。在询问病史时应了解患者居住地区,是否有与狗、羊等接触史,除以上临床症状,体征外,需进行以下检查。

(二)X 线检查

肝顶部囊肿可见到横膈升高,动度受限,亦可有局限性隆起,肝影增大。有时可显示圆形,密度均匀,边缘整齐的阴影,或有弧形囊壁钙化影。

(三)包虫皮内试验

试验为肝包虫的特异性试验,阳性率达 90%～95%,有重要的诊断价值。肝癌、卵巢癌及结核包块等曾见有假阳性。

(四)超声波检查

能显示囊肿的大小和所在的部位,有时可发现子囊的反射波。

(五)同位素肝扫描

可显示轮廓清晰的占位性病变。

七、鉴别诊断

肝包虫囊肿诊断确定后,应同时检查其他部位尤其是肺有无包虫囊肿的存在。本病主要与以下疾病鉴别。

(一)肝脓肿

细菌性肝脓肿常继发于胆道感染或其他化脓性疾病,多起病急骤,全身中毒症状重,寒战、高热,白细胞明显升高,血细菌培养可阳性。阿米巴肝脓肿多继发于阿米巴痢疾后,起病较慢,全身中毒轻,常有不规则发热及盗汗,如无继发感染,血培养阴性,而脓液为特征性的棕褐色,无臭味,镜检可找到阿米巴滋养体。

(二)原发性肝癌

早期可仅有乏力、腹胀及食欲减退,难以鉴别,但进行性消瘦为其特点之一,同时常有肝区持续性钝痛、刺痛或胀痛。追问既往病史很重要,肝包虫病常有流行区居住史。血清甲胎蛋白(AFP)测定有助于诊断。

(三)肝海绵状血管瘤

瘤体较小时可无任何症状,增大后常表现为肝大压迫邻近器官,引起上腹部不适、腹痛及腹胀等,多无发热及全身症状。通过 B 超、肝动脉造影、CT、MRI 或放射性核素肝血池扫描等检查,不难诊断。

(四)非寄生虫性肝囊肿

有先天性、创伤性、炎症性及肿瘤性之分。以先天性多见,多发者又称多囊肝。早期无症状,囊肿增大到一定程度,可产生压迫症状。B 超可作为首选的诊断及鉴别方法。

八、治疗

肝包虫病的治疗目前仍以外科手术为主,对不适合手术者,可行药物治疗。

(一)非手术治疗

(1)应用指征:早期较小、不能外科手术治疗或术后复发经多次手术不能根治的棘球蚴,也可作为防止弥散于手术前应用。

(2)药物选择及方法:可试用阿苯达唑(400～600mg/次,每日 3 次,21～30d 为一疗程);或甲苯达唑,常用剂量 200～400mg/d,21～30d 为一个疗程,持续 8 周,此药能通过弥散作用透入包虫囊膜,对棘球蚴的生发细胞、育囊和头节有杀灭作用,长期服药可使包虫囊肿缩小或消失,囊肿萎陷和完全钙化率 80%。新的苯丙咪唑药物丙硫哒唑更容易被胃肠道吸收,对细粒棘球蚴合并感染的病例更有效。常用剂量 200～400mg/d,共 6 周。也可选用吡喹酮等药物治疗。

(3)世界卫生组织(WHO)推荐 PAIR 疗法,即在超声波引导下穿刺—抽吸—灌洗—再抽吸方法,疗效显著。

(一)手术治疗

手术治疗是肝包虫囊肿主要的治疗方法,可根据囊肿有无并发症而采用不同的手术方法。为了预防一旦在术中发生囊肿破裂,囊液溢入腹腔引起过敏性休克,可在术前静脉滴注氢化可的松 100mg。

1.手术原则

彻底清除内囊,防止囊液外溢,消除外囊残腔和预防感染。

2.手术方法

(1)单纯内囊摘除术:①适应证:适用于无并发症(即囊肿感染和囊肿破裂)者。②手术要点:显露包虫囊肿后,用碘附纱布或厚纱布垫将手术区与切口和周围器官隔离,以免囊内容物污染腹腔导致过敏性休克。用粗针头穿刺囊肿抽尽囊液,在无胆瘘的情况下,向囊内注入30%氯化钠溶液或10%的甲醛溶液,保留5min,以杀死头节,如此反复2~3次,抽空囊内液体(注:上述溶液也可用碘附溶液代替)。如囊内液体黏稠,可用刮匙刮除。然后切开外囊壁,取尽内囊,并用浸有30%氯化钠溶液或10%甲醛溶液的纱布擦抹外囊壁,以破坏可能残留的生发层、子囊和头节,再以等渗盐水冲洗干净。最后将外囊壁内翻缝合。如囊腔较大,不易塌陷,可将大网膜填入以消灭囊腔。

(2)内囊摘除加引流术:①适应证:包虫囊肿合并感染或发生胆瘘。②手术要点:在内囊摘除的基础上,在腔内置多孔或双套管负压吸引引流。如感染严重,残腔大,引流量多,外囊壁厚而不易塌陷时,可在彻底清除内囊及内容物后,行外囊与空肠侧"Y"形吻合建立内引流。③注意事项:引流的同时应用敏感抗生素;当引流量减少、囊腔基本消失后开始拔管。

(3)肝切除术:①适应证:单发囊肿体积巨大、囊壁坚厚或钙化不易塌陷,局限于半肝内,而且患侧肝组织已萎缩;限于肝的一叶、半肝内的多发性囊肿和肝泡状棘球蚴病者;引流后囊腔经久不愈,遗留瘘管;囊肿感染后形成厚壁的慢性囊肿。②手术方法:根据囊腔的位置和大小,可考虑做肝部分切除或肝叶切除。

(4)囊肿并发破裂后的处理:囊肿破裂后所产生的各种并发症或同时伴有门静脉高压者,也称为复杂性囊肿。此时处理原则是首先治疗并发症,应尽量吸除腹腔内的囊液和囊内容物,并放置橡胶管引流盆腔数日。然后,根据病情针对肝包虫囊肿进行根治性手术。对囊肿破入胆管内伴有胆道梗阻的患者,应切开胆总管,清除包虫囊内容物,并做胆总管引流。术中应同时探查并处理肝包虫囊肿。

3.术后并发症及处理

(1)胆瘘:囊液呈黄色者表示存在胆瘘,应将其缝合,并在缝合外囊壁残腔的同时,在腔内置多孔或双套管引流。

(2)继发性棘球蚴病:多由手术残留所致,可再次手术或改用药物治疗。

(3)遗留长期不愈的窦道:可行窦道造影,了解窦道的形态、走向及与病灶的关系,行肝部分切除或肝叶切除。

九、护理

(一)术前心理护理

由于多数患者并无临床症状或症状轻微而无意中发现肝脏包虫,一时难以接受,多数产生失落感及悲观疑惑心理,严重者不配合治疗及护理。护理人员应在患者入院后给予积极的心理疏通,耐心讲解本病产生的原因及发病机制。告知只要积极配合治疗可痊愈。术前应配合医生详细告知患者手术所采用方法和目的,并告知患者及其家属肝脏再生能力很强,切除部分肝脏是为了"根治性切除肝包虫"使患者保持良好的心理状态和自我调节能力。

(二)术前准备

自入院后给予高蛋白、高热量、高维生素饮食,增加肝脏耐受手术打击的能力。手术前一晚嘱患者洗澡保持皮肤洁净,并于术前一晚清洁灌肠,术前 8~12h 禁食、4~6h 禁水,术晨留置胃管、尿管。对于较大的包虫囊肿,在剧烈运动下有破裂的可能。因此,术前应告知患者避免挤压及剧烈运动。

(三)术中护理

术中预防性应用氢化可的松 100mg,以防因囊肿破裂等原因引起过敏性休克。一旦出现过敏性休克征兆,应立即通过术前建立好的静脉通道升压、扩容、抗过敏等治疗,同时快速清除变应原。为避免对二次感染,术中应严格执行无菌操作,把好无菌关。

(四)术后护理

1.术后基础护理

术后 6~8h 内去枕平卧,8~12h 后取半卧位,同时鼓励患者做深呼吸运动,不仅有利于呼吸及腹部引流,还可有效防止坠积性肺炎的发生。原则上术后 12~24h 鼓励患者下床活动,早期适量运动可促进肠管蠕动,促进肛门排气、减轻腹胀,不仅可防止术后肠粘连及梗阻发生,还可预防下肢静脉血栓形成,但在实际临床工作中,由于患者手术伤口在术后 24~48h 多为疼痛最剧烈的时期。因此对疼痛剧烈难忍,尤其是对疼痛敏感者,可适量给予止痛药物等,对能够下床活动者应注意伤口保护,可在给予束缚带的同时由家人或医护人员协助下床活动,避免伤口崩裂,给患者造成二次伤害。术后常规应用多功能生命体征监测仪密切监测患者生命体征变化。保持手术切口区域清洁干燥,观察并记录切口渗液等情况,同时需记录渗出物的性质和量,记录者在记录上述情况后应准确标注记录/观察的时间,以便医生及时了解患者术后伤口情况。

2.术后引流导管的护理

由于棘球蚴病外科术后均需置引流管,因此导管护理的优劣对整个治疗效果起重要作用。

(1)必须保持引流管通畅,定时观察、记录引流液的量和性状。

(2)妥善固定引流管,防止引流管扭曲、脱落。

(3)常规于置管 24h 后更换敷贴,严密观察切口区域有无异常变化。

(4)引流管一般需在 3~5d 内拔除,残腔引流管的放置不能超过 12d,否则感染在所难免。引流管拔除指征为引流液清亮且引流量每天少于 10mL。

第四节　胆石症

一、疾病概述

(一)概念

胆石症是指胆管系统任何部位发生的结石,包括发生在胆囊和胆管内的结石,是胆管系统的最普遍疾病。其发病率随年龄增长而增高。在我国,胆石症已由以胆管的胆色素结石为主转变为胆囊的胆固醇结石为主,胆石症的患病率为 0.9% ～10.1%,平均 5.6%;男女比例为 1：2.57。近二十余年来,随着影像学(B 超、CT 及 MRI 等)检查的普及,在自然人群中,胆石症的发病率达 10% 左右,国内尸检结果报告,胆石症的发生率为 7%。随着生活水平的提高及饮食习惯的改变,胆石症的发生率有逐年增高的趋势,我国的胆结石以胆管的胆色素结石为主逐渐转变为以胆囊的胆固醇结石为主。

(二)相关病理生理

多年来的研究已证明,胆石是在多种因素影响下,经过一系列病理生理过程而形成的。这些因素包括胆汁成分的改变,过饱和胆汁或胆固醇呈过饱和状态,胆汁囊泡及胆固醇单水晶体的沉淀,促成核因子与抗成核因子的失调,胆囊功能异常,氧自由基的参与及胆管细菌,寄生虫感染等。部分胆管结石并不引起后果。一般胆石引起胆囊炎、结石嵌顿或阻塞胆管是重要和常见的后果。小的胆囊结石可移动到胆囊管、胆总管而使其发生堵塞,还可到达十二指肠内胆总管的末端。

(三)胆石的成因

胆石的成因非常复杂,迄今仍未完全明确,可能是多种因素综合作用的结果。有大量的研究探讨并从不同的侧面阐述了胆石的成因,提出了诸如胆固醇过饱和学说、β-葡萄糖醛酸苷酶学说、胆红素钙沉淀—溶解平衡学说等。随着生物医学的不断发展,人们对胆石形成诱因的认识也在不断深入。主要归纳为以下几个方面。

1.胆管感染

各种原因所致胆汁滞留,细菌或寄生虫侵入胆管而致感染。细菌产生的 β-葡萄糖醛酸酶和磷脂酶能水解胆汁中的脂质,使可溶性的结合胆红素水解为游离胆红素,后者与钙结合形成胆红素钙,促使胆色素结石形成。

2.胆管异物

胆汁中的脱落上皮、炎症细胞、寄生虫残体和虫卵可构成胆红素钙结石的核心。胆管手术后的手术线结或 Oddi 括约肌功能紊乱时,食物残渣随肠内容物反流入胆管成为结石形成的核心。

3.胆管梗阻

胆管梗阻引起胆汁淤滞,胆汁排出受阻,为胆红素钙的析出、沉淀、成核、聚积成石做了时间上的准备。其中的胆色素在细菌的作用下分解为非结合性胆红素,形成胆色素结石。

4.代谢因素

胆汁内的主要成分为胆盐、磷脂酰胆贼和胆固醇。正常情况下,保持相对高的浓度而又成溶解状态,3种成分按一定比例组成。胆固醇一旦代谢失调,如回肠切除术后,胆盐的肝肠循环被破坏,三种成分聚合点落在 ABC 曲线范围外,即可使胆固醇呈过饱和状态并析出、沉淀、结晶,从而形成胆固醇结石。此外,胆汁中的某些成核因子(如糖蛋白、黏蛋白和 Ca^{2+} 离子等)有明显的促成核作用,缩短了成核时间,促进结石的生长。

5.胆囊功能异常

胆囊排空障碍,淤胆是胆囊结石形成的动力学机制,为结石生长提供了充足的时间和空间。

6.其他

雌激素会影响肝内葡萄糖醛酸胆红素的形成,使非结合胆红素增高,而雌激素又影响胆囊排空,引起胆汁淤滞,促发结石形成。绝经后用雌激素者,胆结石发病率明显增高;遗传因素与胆结石的成因有关。

(四)胆石的分类

从胆石含有的化学成分的种类来看,所有的胆石都大致相同:有胆固醇、胆红素、糖蛋白、脂肪酸、胆汁酸、磷脂等有机物,碳酸盐、磷酸盐等无机盐,以及钙、镁、铜、铁等十余种金属元素。但不同的结石中,各种化学成分的含量却差别甚大。

根据结石的主要成分将常见的结石分为三大类:胆固醇结石、胆色素结石和混合性结石。其中以胆固醇结石最为多见。其他少见的结石有:以脂肪酸盐为主要成分的脂肪酸盐结石、以蛋白质为主要成分的蛋白结石。①胆固醇结石:主要成分是胆固醇。成石诱因为脂类代谢紊乱。结石质坚,色白或浅黄。80%的胆固醇结石位于胆囊内。小结石可通过胆囊管降入胆总管成为继发性胆总管结石;肝内胆管结石中虽然也有胆固醇结石,但极罕见。②胆色素结石:分为棕色胆色素结石和黑色胆色素结石两个亚类,主要成分都是胆红素的化合物,包括胆红素酸与钙等金属离子形成的盐和螯合型高分子聚合物。③混合型结石。

根据胆石在胆管中的位置分类,可分为:①胆囊结石,指位于胆囊内的结石,其中70%以上是胆固醇结石;②肝外胆管结石;③肝内胆管结石。其中胆囊结石约占结石总数的50%。

1.胆囊结石

(1)概念:胆囊结石是指发生在胆囊内的结石,常与急性胆囊炎并存。是胆管系统的常见病、多发病。在我国,其患病率为 7%～10%,其中 70%～80% 的胆囊结石为胆固醇结石,约25%为胆色素结石。多见于女性,男女比例为 1∶2～3。40 岁以后发病率随着年龄增长呈增高的趋势,随着年龄增长性别差异逐渐缩小,老年男女发病比例基本相等。

(2)病因:对胆囊结石,尤其是胆固醇结石成因的研究一度成为胆管外科的热点。研究表明,胆囊结石的形成不仅有多种生物学因素的影响,遗传因素和环境因素也是不可忽视的条件。胆囊结石是综合性因素作用的结果,主要与胆汁中胆固醇过饱和、胆固醇成核过程异常及胆囊功能异常有关。这些因素引起胆汁的成分和理化性质发生变化,使胆汁中的胆固醇呈过饱和状态,沉淀析出、结晶而形成结石。胆囊结石有明显的"4F征",即 female(女性)、forty(40岁)、fat(肥胖)、fertile(多产次)。此外,相关疾病也与胆石症的发生有关,如肝硬化患者的胆石症患病率高于非肝硬化患者;糖尿病患者的胆石症患病率也明显增高;多数胆囊结石含有胆固醇部分,而胆固醇饱和指数与血脂有关,故胆囊结石与血清总胆固醇水平呈正相关;胃切除术后,患者容易并发胆石症。

(3)病理生理:饱餐、进食油腻食物后胆囊收缩,或睡眠时体位改变致结石移位并嵌顿于胆囊颈部,导致胆汁排出受阻,胆囊强烈收缩而发生胆绞痛。结石长时间持续嵌顿和压迫胆囊颈部,或排入并嵌顿于胆总管,临床可出现胆囊炎、胆管炎或梗阻性黄疸,称为 Mirizzi 综合征。较小的结石可经过胆囊管排入胆总管,形成继发性胆管结石。进入胆总管的结石在通过胆总管下端时可损伤 Oddi 括约肌或嵌顿于壶腹部引起胆源性胰腺炎;较大结石可经胆囊十二指肠瘘进入小肠引起个别患者发生胆石性肠梗阻。此外,结石及炎症反复刺激胆囊黏膜可诱发胆囊癌。若胆囊结石长期嵌顿而未合并感染时,积聚于胆囊胆汁中的胆色素被胆囊膜吸收,加上胆囊分泌的黏性物质而形成胆囊积液,积液呈无色透明,称为白色胆汁。

(4)临床表现:部分单发或多发的胆囊结石,在胆囊内自由存在,不易发生嵌顿,很少产生症状,被称为无症状胆囊结石。约30%的胆囊结石患者可终身无临床症状。仅于体检或手术时发现的结石称为静止性结石。单纯性胆囊结石,未合并梗阻或感染时,在早期常无临床症状,大多数是在常规体检、手术或尸体解剖中偶然发现,或仅有轻微的消化系统症状被误认为是胃病而没有及时就诊。当结石嵌顿时,则可出现明显症状和体征。

(5)症状:①胆绞痛为典型的首发症状,表现为突发的右上腹、阵发性剧烈绞痛。临床症状也可在几小时后自行缓解。常发生于饱餐、进食油腻食物后或睡眠时,是由于油腻饮食后胆囊素大量分泌,胆囊平滑肌痉挛,收缩功能增强,引起胆囊内压力增高;加之胆汁酸刺激胆囊黏膜,胆囊壁充血、水肿、炎性物质渗出,导致急性胆囊炎发生;或由于睡眠时体位改变,导致结石移位并嵌顿于胆囊颈部,胆汁不能通过胆囊颈和胆囊管排出,导致胆囊内压力增高,胆囊强烈收缩所致。有部分患者可以在几小时后临床症状自行缓解。如果胆囊结石嵌顿持续不缓解,胆囊继续增大、积液,甚至合并感染,从而进展为急性胆囊炎。如果治疗不及时,少部分患者可以进展为急性化脓性胆囊炎或胆囊黄疸,严重时可发生胆囊穿孔,临床后果严重。多数患者有右肩部、肩胛部或背部放射性疼痛,常伴有恶心、呕吐、厌油、腹胀等消化不良症状。②消化道症状主要表现为上腹部或右上腹部闷胀不适、饱胀、嗳气、恶心、呕吐、厌食、呃逆等非特异性的消化道症状。大多数患者仅在进食后,特别是进食油腻食物后,胃肠道症状更明显,服用治"胃病"药物多可缓解,易被误诊。

(6)体征:①腹部体征有时可在右上腹部触及肿大的胆囊。可有右上腹胆囊区压痛,若继发感染,右上腹部可有明显压痛、肌紧张或反跳痛。检查者将左手平放于患者右肋部,拇指置于右腹直肌外缘于肋弓交界处,嘱患者缓慢深吸气,使肝脏下移,若患者因拇指触及肿大的胆囊引起疼痛而突然屏气,称为 Murphy 征阳性。②胆囊结石形成 Mirizzi 综合征时黄疸明显。黄疸时常有尿色变深、粪色变浅。

(7)辅助检查:①腹部超声是胆囊结石病首选的诊断方法,特异性高、诊断准确率高达96%以上。②口服胆囊造影,胆囊显影率很高,可达80%以上,故可发现胆囊内,甚至肝外胆管内有无结石存在。但由于显影受到较多因素的影响,故诊断胆囊结石的准确率仅为50%～60%。③CT 或 MRI 检查,经 B 超检查未能发现病变时,可进一步作 CT 或 MRI 检查。CT 扫描对含钙的结石敏感性很高,常可显示直径为 2mm 的小结石,CT 扫描诊断胆石的准确率可达80%～90%。平扫即可显示肝内胆管总肝管、胆总管及胆囊内的含钙量高的结石;经口服或静脉注射造影剂后,CT 可显示胆色素性结石和混合性结石,亦能显示胆囊内的泥沙样结石。CT 扫描对单纯胆固醇性结石有时易发生漏诊。近年来 MRI 诊断技术已逐渐应用于临床,其对胆石的诊断正确率也很高。由于 CT 或 MRI 检查的费用较昂贵,所以一般不作为首选的检查方法。

(8)主要处理原则:胆囊结石治疗的历史较长、方法较多,但仍以外科手术治疗为主。胆石症的治疗目的在于缓解症状、消除结石、减少复发、避免并发症的发生。急性发作期宜先行非手术治疗,待症状控制后,进一步检查,明确诊断;如病情严重,非手术治疗无效,应在初步诊断的基础上及时进行手术治疗。

(9)非手术治疗:①适应证,初次发作的青年患者;经非手术治疗症状迅速缓解者;临床症状不典型者;发病已逾 3d,无紧急手术指征且在非手术治疗下症状有消退者。合并严重心血管疾病不能耐受手术的老年患者。②常用的非手术疗法主要包括卧床休息、禁饮食、低脂饮食或胃肠减压、输液纠正水电解质和酸碱平衡紊乱、合理使用抗生素、解痉止痛和支持对症处理。有休克应加强抗休克的治疗,如吸氧、维持血容量、及时使用升压药物等。还可采用溶石疗法、排石疗法、体外冲击波碎石治疗等。

(10)手术治疗:①适应证,胆囊造影时胆囊不显影;结石直径超过 2cm;胆囊萎缩或瓷样胆囊;B 超提示胆囊局限性增厚;病程超过 5 年,年龄在 50 岁以上的女性患者;结石嵌顿于颈部或胆囊管;慢性胆囊炎,结石反复发作引起临床症状;无症状,但结石已充满整个胆囊。②胆囊切除术是胆囊结石治疗的首选方法。但对无症状的胆囊结石,一般无须立即手术切除胆囊,只需观察和随诊。根据病情选择经腹或腹腔镜做胆囊切除术。继发胆管感染的患者,最好是待控制急性感染发作和缓解症状后再择期手术治疗。

2.胆管结石

(1)概念:胆管结石为发生在肝内、外胆管的结石。又分为原发性和继发性胆管结石。原发于胆囊的结石迁徙到肝外胆管,称继发性胆管结石;不是来自胆囊,而是直接在肝外胆管生成的结石,称原发性胆管结石。因此,凡是不伴有胆囊结石者可确认为原发性胆管结石。但伴有胆囊结石的胆管结石是原发性还是继发性,要具体分析。肝内胆管结石无论是否合并胆囊结石,均为原发性胆管结石。

(2)病因:胆管结石的主要原因包括胆汁淤滞、细菌感染和脂类代谢异常。肝外胆管结石的形成除上述原因外,胆管内异物,如虫卵和蛔虫的尸体亦可成为结石的核心;胆囊内结石或肝内胆管结石在某些因素作用下进入肝外胆管(左右肝管汇合部以下)引起肝外胆管结石。

(3)病理生理:胆管结石所致的病理生理改变与结石的部位、大小及病史的长短有关。胆管结石可引起胆管不同程度的梗阻,梗阻可使近端胆管呈现不同程度的扩张、管壁增厚、胆汁滞留在胆管内;胆管壁的充血、水肿进一步加重梗阻,使之从不完全梗阻变为完全性梗阻而出现梗阻性黄疸。胆管的完全性梗阻可激发化脓性感染,引起急性梗阻性化脓性胆管炎;脓液在胆管内积聚,使胆管内压力继续升高,当胆管内压力超过 $1.96kPa(20cmH_2O)$ 时,细菌和毒素可随胆汁逆流入血,引起脓毒血症;当感染致胆管壁坏死、破溃,甚至形成胆管与肝动脉或门静脉瘘时,可并发胆管大出血。胆管的梗阻和化脓性感染可造成肝细胞损害,甚至肝细胞坏死或形成肝源性肝脓肿;长期梗阻和(或)反复发作可引起胆汁性肝硬化和门脉高压症。当结石嵌顿于胆总管壶腹部时,可造成胰液排出受阻甚至发生逆流而引起胆源性急、慢性胰腺炎。

肝内胆管结石可局限于一叶或一段肝内,也可弥散分布于所有肝内胆管,临床以左叶及右叶肝内胆管结石多见。其基本病理生理改变为结石导致的肝内胆管狭窄或扩张、胆管炎及肝纤维组织增生、肝硬化、萎缩,甚至癌变。

(4)分类:根据胆管结石发病的病因,胆管结石可分为原发性胆管结石和继发性胆管结石。在胆管内形成的结石称为原发性胆管结石,以胆色素结石和混合性结石多见。胆管内结石来自胆囊结石者,称为继发性胆管结石,以胆固醇结石多见。根据结石所在的部位,胆管结石可分为肝外胆管结石和肝内胆管结石。肝管分叉部以下的胆管结石为肝外胆管结石,肝管分叉部以上的胆管结石为肝内胆管结石。

(5)临床表现:取决于胆管有无梗阻、感染及其程度。当结石阻塞胆管并继发感染时,典型的表现是反复发作的腹痛,寒战高热和黄疸,称为查科三联征。

肝外胆管结石:①腹痛多为剑突下或右上腹部阵发性绞痛,或持续性疼痛、阵发性加剧,呈阵发性刀割样,疼痛常向右肩背部放射。这是由于结石下移嵌顿于胆总管下端或壶腹部,刺激胆管平滑肌,引起 Oddi 括约肌痉挛收缩和胆管高压所致。②寒战、高热是结石阻塞胆管并继发感染后引起的全身性中毒症状。由于胆管梗阻,胆管内压升高,感染随胆管逆行扩散,细菌和毒素通过肝窦人肝静脉进入体循环,引起菌血症或毒血症。多发生于剧烈腹痛后,体温可高达 39～40℃,呈弛张热热型,伴有寒战。③黄疸是胆管梗阻后胆红素逆流入血所致。胆管结石嵌于 Vater 壶腹部不缓解,1～2d 后即可出现黄疸。患者首先表现为尿黄,接着出现巩膜黄染,然后出现皮肤黄染伴瘙痒。黄疸的程度取决于梗阻的程度及是否继发感染,若梗阻不完全或结石有松动,则黄疸程度轻,且呈波动性;若为完全性梗阻,则黄疸呈进行性加深。若梗阻性黄疸长期未得到解决,将会导致严重的肝功能损害。部分患者结石嵌顿不重,阻塞的胆管近端扩张,胆石可漂移上浮,或小结石通过壶腹部排入十二指肠,使上述症状缓解。间歇性黄疸是肝外胆管结石的特点。④消化道症状多数患者有恶心、腹胀、嗳气、厌食油腻食物等。

肝内胆管结石:常与肝外胆管结石并存,其临床表现与肝外胆管结石相似。一般没有肝外胆管结石那样典型和严重。位于周围胆管的小结石平时可无症状。当胆管梗阻和感染仅发生在部分肝叶、段胆管时,患者可无症状或仅有轻微的肝区和患侧背部胀痛。位于Ⅱ、Ⅲ级胆管的结石平时只有肝区不适或轻微疼痛。结石位于Ⅰ、Ⅱ级胆管或整个肝内胆管充满结石,患者会有肝区胀痛,常无胆绞痛,一般无黄疸。若一侧肝内胆管结石合并感染而未能及时治疗,并发展为叶、段胆管积脓或肝脓肿时,则出现寒战、高热、轻度黄疸,甚至休克,称为急性梗阻性化脓性胆管炎(AOSC)。

1983 年,我国胆管外科学组建议将原"AOSC"改称为"急性重症胆管炎(ACST)",因为,胆管梗阻引起的急性化脓性胆管炎并非全部表现为 AOSC,还有一部分表现为没有休克的轻型急性化脓性胆管炎,而且后者为多数。因此,目前在我国,AOST 一词已逐渐被废弃,被更能反映实际病因、病例特点的 ACST 替代。患者可由于长时间发热、消耗而出现消瘦、体弱等表现。部分患者可有肝大、肝区压痛和叩痛等体征。

(6)辅助检查:①实验室检查,血常规检查可见血白细胞计数和中性粒细胞比例明显升高;血清胆红素、转氨酶和碱性磷酸酶升高。尿液检查示尿胆红素升高,尿胆原降低甚至消失,粪便检查示粪中尿胆原减少。高热时血细菌培养阳性,以大肠埃希菌最多见,厌氧菌感染也属常见。②影像学检查,B超诊断肝内胆管结石的准确率可达 100%。检查可显示胆管内结石影,提示胆石存在的部位、胆管有无扩张、有无肝萎缩。同时可提供是否合并肝硬化、脾大、门脉高压及肝外胆管结石等信息。PTC、ERCP 或 MRCP 等检查可显示梗阻部位、程度、结石大小和数量等。

(7)处理原则:以手术治疗为主。原则为解除胆管梗阻或狭窄,取净结石,去除感染灶。肝内胆管结石的治疗难度明显高于肝外胆管结石。胆管术后常放置 T 引流管。主要目的是:①引流胆汁和减压,防止因胆汁排出受阻导致胆总管内压力增高、胆汁外漏而引起胆汁性腹膜炎。②引流残余结石,使胆管内残余结石,尤其是泥沙样结石通过 T 管排出体外。③支撑胆管,防止胆总管切口瘢痕狭窄、管腔变小、粘连狭窄等。④经 T 管溶石或造影等。

此外,术后注意调整水、电解质及酸碱失衡,合理应用抗生素,注意保护肝功能。

二、护理评估

(一)一般评估

1.生命体征(T、P、R、BP)

胆石症患者如与细菌感染并存,可出现体温偏高,疼痛刺激可能会导致心率加快、呼吸频率加快、血压上升,应监测生命体征的变化。还要注意评估患者的神志、皮肤色泽、肢端循环、尿量等,以判断有无休克的发生。

2.患者主诉

腹痛、腹胀、恶心等不适症状,发病及诊治经过等。

3.相关记录

体重、体位、饮食、面容与表情、皮肤、出入量等。

(二)身体评估

1.视诊

面部表情、皮肤黏膜颜色(黄疸、贫血)、体态、体位、腹部外形等。

2.触诊

(1)腹部触诊:腹壁紧张度、压痛与反跳痛、腹腔内包块。

(2)胆囊触诊:胆囊肿大、Murphy 征等。

3.叩诊

胆囊叩击痛(胆囊炎的重要体征)。

4.听诊

一般无特殊。

(三)心理-社会评估

患者在疾病治疗过程中的心理反应与需求,家庭及社会支持情况,引导患者正确配合疾病的治疗与护理。

(四)辅助检查阳性结果评估

1.实验室检查

胆管结石血常规检查可见血白细胞计数和中性粒细胞比例明显升高;血清胆红素、转氨酶和碱性磷酸酶升高,凝血酶原时间延长。尿液检查示尿胆红素升高,尿胆原降低甚至消失,粪便检查示粪中尿胆原减少。

2.影像学检查

胆囊结石 B 超检查可显示胆囊内结石影;胆管结石可显示胆管内结石影,近端胆道扩张。PTC、ERCP 或 MRCP 等检查可显示梗阻部位、程度、结石大小和数量等。

(五)治疗效果的评估

1.非手术治疗评估要点

生命体征平稳、疼痛缓解。

2.手术治疗评估要点

(1)患者自觉症状:有无腹痛、恶心、呕吐的情况。

(2)生命体征稳定,无腹部疼痛(术后伤口疼痛除外)。

(3)腹部及全身体征:腹部无阳性体征、肠鸣音恢复正常、皮肤无黄染及瘙痒等不适。

(4)伤口愈合情况:一期愈合。

(5)T 管引流的评估:引流液色泽正常、引流量逐渐减少。

(6)结合辅助检查:如胆管造影无结石残留或结合 B 超检查判断。

三、主要护理诊断(问题)

(1)疼痛与胆囊结石突然嵌顿、胆汁排空受阻致胆囊强烈收缩及手术后伤口疼痛有关。

(2)体温过高与细菌感染致急性胆囊炎或胆管结石梗阻导致急性胆管炎有关。

(3)知识缺乏与缺乏胆石症和腹腔镜手术相关知识、引流管及饮食保健知识有关。

(4)有体液不足的危险与恶心、呕吐及感染性休克有关。

(5)营养失调:低于机体需要量与胆汁流动途径受阻有关。

(6)焦虑与手术及不适有关。

(7)潜在并发症。①术后出血:与术中结扎血管线脱落、肝断面渗血及凝血功能障碍有关。②胆瘘:与胆管损伤、胆总管下端梗阻、T 管引流不畅等有关。③胆管感染:与腹部切口及多种置管(引流管、尿管、输液管)有关。④胆管梗阻:与手术及引流不畅有关。⑤水、电解质平衡紊乱:与患者恶心、呕吐、体液补充不足有关。⑥皮肤受损:与胆管梗阻、胆盐沉积致皮肤黄疸、瘙痒及术后胆汁渗漏有关。

四、主要护理措施

(一)减轻或控制疼痛

根据疼痛的程度,采取非药物或药物方法止痛。

1.加强观察

观察疼痛的程度、性质;发作的时间、诱因及缓解的相关因素;与饮食、体位、睡眠的关系;腹膜刺激征及 Murphy 征是否阳性等,为进一步治疗和护理提供依据。

2.卧床休息

协助患者采取舒适体位,指导其有节律的深呼吸,达到放松和减轻疼痛的效果。

3.合理饮食

根据病情指导患者进食清淡饮食,忌食油腻食物;病情严重者予以禁食、胃肠减压,以减轻腹胀和腹痛。

4.药物止痛

对诊断明确的剧烈疼痛者,可遵医嘱通过口服、注射等方式给予消炎利胆、解痉或止痛药,以缓解疼痛。

(二)降低体温

根据患者的体温情况,采取物理降温和(或)药物降温的方法尽快降低患者的体温。遵医嘱应用足量有效的抗菌药,以有效控制感染,恢复患者正常体温。

(三)营养支持

对于梗阻未解除的禁食患者,通过胃肠外途径补充足够的热量、氨基酸、维生素、水、电解质等,以维持良好的营养状态。对梗阻已解除、进食量不足者,指导和鼓励患者进食高蛋白、高糖类、高维生素和低脂饮食。

(四)皮肤护理

1.提供相关知识

胆管结石患者常因胆管梗阻致胆汁淤滞、胆盐沉积而引起皮肤瘙痒等,应告知患者相关知识,不可用手抓挠,防止抓破皮肤。

2.保持皮肤清洁

可用温水擦洗皮肤,减轻瘙痒。瘙痒剧烈者,遵医嘱使用外用药物和(或)其他药物治疗。

3.注意引流管周围皮肤的护理

若术后放置引流管,应注意其周围皮肤的护理。若引流管周围见胆汁样渗出物,应及时更换被胆汁浸湿的敷料,局部皮肤涂氧化锌软膏,防止胆汁刺激和损伤皮肤。

(五)心理护理

关心体贴患者,使患者保持良好情绪,减轻焦虑,安心接受治疗与护理。

(六)并发症的预防与护理

1.出血的预防和护理

术后早期出血的原因多由于术中结扎血管线脱落、肝断面渗血及凝血功能障碍所致,应加强预防和观察。

(1)卧床休息:对于肝部分切除术后的患者,术后应卧床 3～5d,以防过早活动致肝断面出血。

(2)改善和纠正凝血功能:遵医嘱予以维生素 K_1 10mg 肌内注射,每日 2 次,以纠正凝血机制障碍。

(3)加强观察:术后早期若患者腹腔引流管内引流出血性液增多,每小时 100mL,持续 3h 以上,或患者出现腹胀、腹围增大,伴面色苍白、脉搏细速、血压下降等表现时,提示患者可能有腹腔内出血,应立即报告医生,并配合医生进行相应的急救和护理。治疗上如经积极的保守治疗效果不佳,则应及时采用介入治疗或手术探查止血。

2.胆瘘的预防和护理

胆管损伤、胆总管下端梗阻、T管引流不畅等均可引起胆瘘。

(1)加强观察:术后患者若出现发热、腹胀、腹痛等腹膜炎的表现,或患者腹腔引流液呈黄绿色胆汁样,常提示患者发生胆瘘。应及时与医生联系,并配合进行相应处理。

（2）妥善固定引流管：无论是腹腔引流管还是 T 管，均应用缝线或胶布将其妥善固定于腹壁，避免将管道固定在床上，以防患者在翻身或活动时被牵拉而脱出，T 管引流袋挂于床旁应低于引流口平面。对躁动及不合作的患者，应采取相应的防护措施，防止脱出。

（3）保持引流通畅：避免腹腔引流管或 T 管扭曲、折叠及受压，定期从引流管的近端向远端挤捏，以保持引流通畅，术后 5～7d 内，禁止加压冲洗引流管。

（4）观察引流情况：定期观察并记录引流管引出胆汁的量、颜色及性质。正常成人每日分泌胆汁的量为 800～1200mL，呈黄绿色清亮、无沉渣、有一定黏性。术后 24h 内引流量为 300～500mL，恢复进食后，每日可有 600～700mL，以后逐渐减少至每日 200mL 左右。术后 1～2d 胆汁的颜色可呈淡黄色、混浊状，以后逐渐加深、清亮。若胆汁突然减少甚至无胆汁引出，提示引流管阻塞、受压、扭曲、折叠或脱出，应及时查找原因和处理；若引出胆汁量较多，常提示胆管下端梗阻，应进一步检查，并采取相应的处理措施。

3.感染的预防和护理

（1）采取合适体位：病情允许时应采取半坐或斜坡卧位，以利于引流和防止腹腔内渗液积聚于膈下而发生感染；平卧时引流管的远端不可高于腋中线，坐位、站立或行走时不可高于腹部手术切口，以防止引流液和（或）胆汁逆流而引起感染。

（2）加强皮肤护理：每日清洁、消毒腹壁引流管口周围皮肤，并覆盖无菌纱布，保持局部干燥，防止胆汁浸润皮肤而引起炎症反应。

（3）加强引流管护理：定期更换引流袋，并严格执行无菌技术操作。

（4）保持引流通畅：避免腹腔引流管或 T 管扭曲、折叠和滑脱，以免胆汁引流不畅、胆管内压力升高而致胆汁渗漏和腹腔内感染。

（七）T 管拔管的护理

若 T 管引流出的胆汁色泽正常，且引流量逐渐减少，可在术后 10d 左右，试行夹管 1～2d，夹管期间应注意观察病情，患者若无发热、腹痛、黄疸等症状，可经 T 管做胆管造影，如造影无异常发现，在持续开放 T 管 24 小时充分引流造影剂后，再次夹管 2～3d，患者仍无不适时即可拔管。拔管后残留窦道可用凡士林纱布填塞，1～2d 可自行闭合。若胆管造影发现有结石残留，则需保留 T 管 6 周以上，再做取石或其他处理。

五、护理效果评估

（1）患者自觉症状好转（腹痛等不适消失），食欲增加。

（2）疾病愈合良好，无并发症发生。

（3）患者对疾病的心理压力得到及时的调适与干预。

（4）患者依从性较好，并对疾病的治疗和预防有一定的了解。

第五节 胆管感染

胆道感染是临床上常见的疾病，按发生部位分为胆囊炎和胆管炎。按发病急缓和病程经过分为急性、亚急性和慢性炎症。胆道感染与胆石症互为因果关系。胆石症引起胆道梗阻胆汁淤积,细菌繁殖致胆道感染,胆道感染的发作又是胆石形成的重要的致病因素和促发因素。

急性胆囊炎是胆囊发生的急性化学性或细菌性炎症。约95％的患者合并有胆囊结石,称结石性胆囊炎,发病原因为结石导致胆囊管梗阻以及继发细菌感染所致。致病菌可通过胆道逆行侵入胆囊,或经血循环或淋巴途径进入胆囊,致病菌主要为革兰阴性杆菌,以大肠埃希菌最常见,其次有肠球菌、铜绿假单胞菌、厌氧菌等。5％的患者未合并有胆囊结石,称非结石性胆囊炎,发病原因尚不十分清楚,易发生在严重创伤、烧伤、手术后及危重患者中,可能是这些患者都有不同程度的低血压和组织低血流灌注,胆囊也受到低血流灌注损害,导致黏膜糜烂,胆囊壁受损。急性胆囊炎病理过程分为急性单纯性胆囊炎、急性化脓性胆囊炎和急性黄疸性胆囊炎3个阶段。

慢性胆囊炎是急性胆囊炎反复发作的结果,70％～95％的患者合并胆囊结石。

急性梗阻性化脓性胆管炎(AOSC)又名急性重症胆管炎(ACST),是急性胆管炎和胆道梗阻未解除,感染未控制,病情进一步发展的结果。由于胆管内压力持续升高,管腔内充满脓性胆汁,高压脓性胆汁逆流入肝,大量细菌和毒素经肝窦人血,导致脓毒症和感染性休克。

一、护理评估

(一)健康史

注意询问患者饮食习惯和饮食种类,发病是否有与饱食和高脂饮食有关,既往有无胆囊结石、胆囊炎、胆管结石、胆管炎及黄疸病史。

(二)身体状况

1.急性胆囊炎

(1)腹痛:急性发作典型表现是突发右上腹阵发性绞痛,常在饱餐、进油腻食物后,或在夜间发作。疼痛常放散到右肩部、肩胛部和背部。病变发展可出现持续性疼痛并阵发性加重。

(2)发热:患者常有轻度发热,通常无寒战。如果胆囊积脓、穿孔或合并急性胆管炎,可出现明显的寒战高热。

(3)消化道症状:疼痛时常伴有恶心、呕吐、厌食等消化道症状。

(4)体格检查:右上腹部可有不同程度和范围的压痛、反跳痛及肌紧张,墨菲征(Murphy)阳性,可扪及肿大的胆囊。

(5)并发症:胆囊积脓、胆囊穿孔、弥散性腹膜炎、急性化脓性胆管炎、急性坏死性胰腺炎。

2.慢性胆囊炎

临床症状常不典型,多数患者有胆绞痛病史,尔后有厌油腻、腹胀、嗳气等消化道症状,右上腹部和肩背部隐痛,一般无畏寒、高热和黄疸。体格检查右上腹胆囊区轻压痛或不适感,Murphy征可呈阳性。

3.急性梗阻性化脓性胆管炎

发病急骤、病情发展迅速、并发症凶险。除一般胆道感染的夏柯三联征(腹痛、寒战高热、黄疸)外,患者迅速出现休克、中枢神经系统受抑制表现,即雷诺(Reynolds)五联征,如果患者不及时治疗,可迅速死亡。查体可有不同程度的上腹部压痛和腹膜刺激征。

(三)心理-社会状况

患者因即将面临手术、担心预后、疾病反复发作等因素引起患者及其亲属的焦虑与恐惧。

急性梗阻性化脓性胆管炎患者,因病情危重,患者及其亲属常难以应对。

(四)辅助检查

1.实验室检查

胆囊炎患者白细胞计数和中性粒细胞比例增高;急性梗阻性化脓性胆管炎患者,白细胞计数$>10×10^9$/L,中性粒细胞比例增高,胞质可出现中毒颗粒。血小板计数降低,凝血酶原时间延长。

2.B超检查

急性胆囊炎可见胆囊肿大、壁厚、囊内有结石。慢性胆囊炎囊壁厚或萎缩,其内有结石或胆固醇沉着。急性梗阻性化脓性胆管炎患者可在床旁检查,能及时了解胆道梗阻的部位合病变性质,以及肝内外胆道扩张情况。

(五)治疗要点

1.非手术治疗

保守治疗包括禁食、输液、纠正水、电解质及酸碱失衡,全身支持疗法,选用有效的抗生素控制感染,解痉止痛等处理。大多数急性胆囊炎患者病情能控制,待以后行择期手术。而急性梗阻性化脓性胆管炎患者,如病情较轻,可在6h内试行非手术治疗,若无明显好转,应紧急手术治疗。

2.手术治疗

(1)急性胆囊炎发病在72h内、经非手术治疗无效且病情恶化或有胆囊穿孔、弥散性腹膜炎、急性化脓性胆管炎、急性坏死性胰腺炎等并发症者,均应急诊手术。争取行胆囊切除术,但高危患者,或局部炎症水肿、粘连重,解剖关系不清者,应选用胆囊造口术,3个月后再行胆囊切除术。

(2)其他胆囊炎患者均应在患者情况处于最佳状态时择期行胆囊切除术。

(3)急性梗阻性化脓性胆管炎手术的目的是抢救生命,应力求简单有效,常采用胆总管切开减压、T形管引流。其他方法还有PTCD、经内镜鼻胆管引流术(ENAD)等。

二、护理诊断及合作性问题

(一)焦虑与恐惧

与疼痛、病情反复发作、手术有关。

(二)急性疼痛

与疾病本身和手术伤口有关。

(三)体温升高

与术前感染、术后炎症反应有关。

(四)营养失调

低于机体需要量与胆道功能失调,胆汁排出受阻,或手术后胆汁引流至体外导致消化不良、食欲不佳、肝功能受损有关。

(五)体液不足

与T形管引流、呕吐、感染性休克有关。

(六)潜在并发症

胆囊穿孔、弥散性腹膜炎、急性化脓性胆管炎、急性坏死性胰腺炎、感染性休克等。

三、护理目标

患者情绪平稳,积极配合治疗,疼痛缓解,体温正常,营养得到改善,能维持体液平衡,无胆囊穿孔、弥散性腹膜炎、急性化脓性胆管炎、急性坏死性胰腺炎、感染性休克等并发症发生。

四、护理措施

(一)非手术疗法及术前护理

(1)心理护理:加强与患者沟通,介绍胆囊炎的有关知识,解释术前准备的目的和必要性,使之配合。急性梗阻性化脓性胆管炎患者应将其病情的严重性告知患者亲属,使其理解配合。

(2)病情观察:应密切观察体温、脉搏、血压、黄疸、神志、腹痛程度及腹部体征,发现异常,及时通知医生。

(3)禁食、输液:急性胆囊炎需禁食,补充水、电解质和纠正酸碱紊乱。凝血酶原低者,补充维生素 K。紧急手术者,可输全血供给凝血酶原。

(4)营养支持:向慢性胆囊炎患者解释进食低脂饮食的意义,提供低脂、高热量饮食。

(5)抗感染与对症处理:遵医嘱应用解痉、镇痛及抗感染药物,高热者用物理或药物降温。

(6)急性梗阻性化脓性胆管炎患者应及时完成手术前各项准备工作,如扩容、广谱、足量、联合使用抗生素,视病情使用激素、血管活性药物等抗休克措施,争取尽快手术。

(二)术后护理

同胆石症患者术后护理,急性梗阻性化脓性胆管炎患者仍需严密观察病情变化,继续积极抗休克治疗。

(三)健康指导

指导患者宜进低脂、高热量、高维生素易消化饮食,如出现发热、腹痛、黄疸等情况,及时来医院就诊。

五、护理评价

患者是否情绪平稳,是否积极配合治疗,疼痛是否缓解,体温是否恢复正常;营养是否得到改善,能否维持体液平衡,有无胆囊穿孔、弥散性腹膜炎、急性化脓性胆管炎、急性坏死性胰腺炎、感染性休克等并发症发生。

第六节 胰腺疾病

一、胰腺解剖生理概要

(一)解剖

胰腺位于腹膜后,横贴在腹后壁,相当于第 1~2 腰椎前方。分头、颈、体、尾四部分,总长 15~20cm,头部与十二指肠第二段紧密相连,两者属同一血液供应系统。胰尾靠近脾门,这两者也属同一血液供应系统。胰管与胰腺长轴平行,主胰管直径 2~3mm,多数人的主胰管与胆总管汇合形成共同通道开口于十二指肠第二段的乳头部,少数人胰管与胆总管分别开口在十二指肠。两者开口于十二指肠又是胆、胰发生逆行感染的解剖基础。胰腺除主胰管外,有时有副胰管。

(二)生理

胰腺具有内、外分泌的双重功能,内分泌主要由分散在胰腺实质内的胰岛来实现,其最主要功能是调控血糖。胰腺的外分泌功能是分泌胰液,每日分泌可达 $750\sim1500\text{mL}$。呈强碱性,含有多种消化酶,其中含有蛋白酶、淀粉酶、脂肪酶等。外分泌是由腺细胞分泌的胰液,进入胰管,经共同通道排入十二指肠,胰液的分泌受神经、体液的调节。

二、急性胰腺炎

(一)病因

1.梗阻因素

梗阻是最常见原因。常见于胆总管结石,胆管蛔虫症,Oddi 括约肌水肿和痉挛等引起的胆管梗阻以及胰管结石、肿瘤导致的胰管梗阻。

2.酒精中毒

酒精引起 Oddi 括约肌痉挛,使胰管引流不畅、压力升高。同时酒精刺激胃酸分泌,胃酸又刺激促胰液素和缩胆囊素分泌增多,促使胰腺外分泌增加。

3.暴饮暴食

尤其是高蛋白、高脂肪食物、过量饮酒可刺激胰腺大量分泌,胃肠道功能紊乱,或因剧烈呕吐导致十二指肠内压骤增,十二指肠液反流,共同通道受阻。

4.感染因素

腮腺炎病毒、肝炎病毒、伤寒杆菌等经血流、淋巴进入胰腺所致。

5.损伤或手术

胃胆管手术或胰腺外伤、内镜逆行胰管造影等因素可直接或间接损伤胰腺,导致胰腺缺血、Oddi 括约肌痉挛或刺激迷走神经,使胃酸、胰液分泌增加亦可导致发病。

6.其他因素

内分泌或代谢性疾病,如高脂血症、高钙血症等,某些药物,如利尿剂、吲哚美辛、硫唑嘌呤等均可损害胰腺。

(二)病理生理

根据病理改变可分为水肿性胰腺炎和出血坏死性胰腺炎两种。基本病理改变是水肿、出血和坏死,严重者可并发休克、化脓性感染及多脏器衰竭。

(三)临床表现

1.腹痛

大多为突然发作性腹痛,常在饱餐后或饮酒后发病。多为全上腹持续剧烈疼痛伴有阵发性加重,向腰背部放射,疼痛与病变部位有关;胰头部以右上腹痛为主,向右肩部放射;胰尾部以左上腹为主,向左肩放射;累及全胰则呈束带状腰背不疼痛。重型患者腹痛延续时间较长,由于渗出液扩散,腹痛可弥散至全腹,并有麻痹性肠梗阻现象。

2.恶心、呕吐

早期为反射性频繁呕吐,多为胃十二指肠内容物,后期因肠麻痹或肠梗阻可呕吐小肠内容物。呕吐后腹胀不缓解为其特点。

3.发热

发热与病变程度相一致。重型胰腺炎继发感染或合并胆管感染时可持续高热,如持续高热不退则提示合并感染或并发胰周脓肿。

4.腹胀

腹胀是重型胰腺炎的重要体征之一,其原因是腹膜炎造成麻痹性肠梗阻所致。

5.黄疸

黄疸多在胆源性胰腺炎时发生。严重者可合并肝细胞性黄疸。

6.腹膜炎体征

水肿性胰腺炎时,压痛只局限于上腹部,常无明显肌紧张;出血性坏死性胰腺炎压痛明显,并有肌紧张和反跳痛,范围较广泛或波及全腹。

7.休克

严重患者出现休克,表现为脉细速,血压降低,四肢厥冷,面色苍白等。有的患者以突然休克为主要表现,称为暴发性急性胰腺炎。

8.皮下瘀斑

少数患者因胰酶及坏死组织液穿过筋膜与基层渗入腹壁下,可在季肋及腹部形成蓝棕色斑(Grey-turner征)或脐周皮肤青紫(Cullen征)。

(四)辅助检查

1.胰酶测定

(1)血清淀粉酶:90%以上的患者血清淀粉酶升高,通常在发病后3~4h后开始升高,12~24h达到高峰,3~5d恢复正常。

(2)尿淀粉酶测定:通常在发病后12h开始升高,24~48h开始达高峰,持续5~7d开始下降。

(3)血清脂肪酶测定:在发病24h升高至1.5康氏单位(正常值0.5~1.0U)。

2.腹腔穿刺

穿刺液为血性混浊液体,可见脂肪小滴,腹腔积液淀粉酶较血清淀粉酶值高3~8倍之多。并发感染时显脓性。

3.B超检查

B超检查可见胰腺弥散性均匀肿大,界限清晰,内有光点反射,但较稀少,若炎症消退,上述变化持续1~2周即可恢复正常。

4.CT检查

CT扫描显示胰腺弥散肿大,边缘不光滑,当胰腺出现坏死时可见胰腺上有低密度,不规则的透亮区。

（五）临床分型

1.水肿性胰腺炎（轻型）

水肿性胰腺炎主要表现为腹痛、恶心、呕吐；腹膜炎体征、血和尿淀粉酶增高，经治疗后短期内可好转，死产率低。

2.出血坏死性胰腺炎（重型）

除上述症状、体征继续加重外，出血坏死性胰腺炎可有高热持续不退，黄疸加深，神志模糊和谵妄，高度腹胀，血性或脓性腹腔积液，两侧腰部或脐下出现青紫瘀斑，胃肠出血、休克等；实验室检查：白细胞增多（$>16\times10^9/L$），红细胞和血细胞比容降低，血糖升高（$>11.1mmol/L$），血钙降低（$<2.0mmol/L$），$PaO_2<8.0kPa$（$<60mmHg$），血尿素氮或肌酐增高，酸中毒等，甚至出现急性肾衰竭、DIC、ARDS等。病死率较高。

（六）治疗原则

1.非手术治疗

急性胰腺炎大多采用非手术治疗。①严密观察病情。②应用抑制或减少胰液分泌的药物。③解痉镇痛。④有效抗生素防治感染。⑤抗休克、纠正水电解质平衡失调。⑥抗胰酶疗法。⑦腹腔灌洗。⑧激素和中医中药治疗。

2.手术治疗

（1）目的：清除含有胰酶、毒性物质和坏死的组织。

（2）指征：采用非手术疗法无效者；诊断未明确而疑有腹腔脏器穿孔或肠坏死者；合并胆管疾病；并发胰腺感染者；应考虑手术探查。

（3）手术方式：有灌洗引流、坏死组织清除和规则性胰腺切除术、胆管探查，T形管引流和胃造瘘、空肠造瘘术等。

（七）护理措施

1.非手术期间的护理

（1）病情观察：严密观察神志，监测生命体征和腹部体征的变化，监测血气、凝血功能、血电解质变化，及早发现坏死性胰腺炎、休克和多器官衰竭。

（2）维持正常呼吸功能：给予高浓度氧气吸入，必要时给予呼吸机辅助呼吸。

（3）维护肾功能：详细记录每小时尿量、尿比重、出入水量。

（4）控制饮食、抑制胰腺分泌：对病情较轻者，可进少量清淡流质或半流质饮食，限制蛋白质摄入量，禁进脂肪。对病情较重或频繁呕吐者要禁食，行胃肠减压；遵医嘱给予抑制胰腺分泌的药物。

（5）预防感染：对病情重或胆源性胰腺炎患者给予抗生素，为预防真菌感染，应加用抗真菌药物。

（6）防治休克：维持水电平衡，应早期迅速补充水电解质、血浆、全血。患者还易发生低钾血症、低钙血症，在疾病早期应注意观察，及时矫正。

（7）心理护理：指导患者减轻疼痛的方法，解释各项治疗措施的意义。

2.术后护理

（1）术后各种引流管的护理：①熟练掌握各种管道的作用，将导管贴上标签后与引流装置正确连接,妥善固定,防止导管滑脱。②分别观察记录各引流管的引流液性状、颜色、量。③严格遵循无菌操作规程,定期更换引流装置。④保持引流通畅;防止导管扭曲,重型患者常有血块、坏死组织脱落,容易造成引流管阻塞。如有阻塞可用无菌温生理盐水冲洗。经常更换体位,以利引流。⑤冲洗液、灌洗液现用现配。⑥拔管护理:当患者体温正常并稳定 10d 左右,白细胞计数正常,腹腔引流液少于每天 5mL,引流液淀粉酶测定正常后可考虑拔管。拔管后要注意拔管处伤口有无渗漏,如有渗液应及时更换敷料。拔管处伤口可在 1 周左右愈合。

(2)伤口护理:观察有无渗液,有无裂开,按时换药;并发胰外瘘时,要注意保持负压引流通畅,并用氧化锌糊剂保护瘘口周围皮肤。

(3)营养支持治疗与护理:根据患者营养评定状况,计算需要量,制订计划。第 1 阶段,术前和术后早期,需抑制分泌功能,使胰腺处于休息状态,同时因胃肠道功能障碍,此时需完全胃肠外营养(TPN)2～3 周。第 2 阶段,术后 3 周左右,病情稳定,肠道功能基本恢复,可通过空肠造瘘提供营养 3～4 周,称为肠道营养(TEN)。第 3 阶段,逐渐恢复经口进食,称为胃肠内营养(EN)。

(4)做好基础生活护理和心理护理。

(5)并发症的观察与护理:①胰腺脓肿及腹腔脓肿:术后 2 周的患者出现高热,腹部肿块,应考虑其可能。一般均为腹腔引流不畅,胰腺坏死组织及渗出液局部积聚感染所致。非手术疗法无效时应手术引流。②胰瘘:如观察到腹腔引流有无色透明腹腔液经常外漏,其中淀粉酶含量高,为胰液外漏所致,合并感染时引流液可显脓性。多数可逐渐自行愈合。③肠瘘:主要表现为明显的腹膜刺激征,引流液中伴有粪渣。瘘管形成后用营养支持治疗。长期不愈者,应考虑手术治疗。④假性胰腺囊肿:多数需手术行囊肿切除或内引流手术,少数患者经非手术治疗 6 个月可自行吸收。⑤糖尿病:胰腺部分切除后,可引起内、外分泌缺失。注意观察血糖、尿糖的变化,根据化验报告补充胰岛素。⑥心理护理:由于病情重,术后引流管多,恢复时间长,患者易产生悲观急躁情绪,因此应关心体贴鼓励患者,帮助患者树立战胜疾病的信心,积极配合治疗。

(八)健康教育

(1)饮食应少量多餐,注意食用富有营养易消化食物,避免暴饮暴食及酗酒。

(2)有胆管疾病、病毒感染者应积极治疗。

(3)告知会引发胰腺炎的药物种类,不得随意服药。

(4)有高糖血症,应遵医嘱口服降糖药或注射胰岛素,定时查血糖、尿糖,将血糖控制在稳定水平,防治各种并发症。

(5)出院 4～6 周,避免过度疲劳。

(6)门诊应定期随访。

三、胰腺癌、壶腹部癌及护理

胰腺癌是常见消化道肿瘤之一,以男性多见,40 岁以上患者占 80%,癌肿发生在胰头部位占 70%～80%,体尾部癌约占 12%。其转移途径有血行、淋巴途径转移和直接浸润,癌细胞还可沿胰周神经由内向外扩散。壶腹部癌是指胆总管末段壶腹部和十二指肠乳头的恶性肿瘤,在临床上与胰腺癌有不少共同点,统称为壶腹周围癌。

(一)临床表现

1.腹痛和上腹饱胀不适

初期仅表现为上腹部胀闷感及隐痛。随病情加重,疼痛逐渐剧烈,并可牵涉到背部,胰头部癌疼痛多位于上腹居中或右上腹部疼痛,胰体尾部癌疼痛多在左上腹或左季肋部疼痛。晚期可向背部放射,少数患者以此为首发症状,当癌肿侵及腹膜后神经丛时,疼痛常剧烈难受,尤以夜间为甚,以至于患者常取端坐位。

2.消化道症状

患者常有食欲缺乏、恶心、呕吐、厌食油腻和动物蛋白饮食、消化不良、腹泻或便秘、呕吐和黑便。

3.黄疸

胰腺癌侵及胆管时可出现黄疸,其特征是进行性加深并伴尿黄,大便呈陶土色及皮肤瘙痒。胰头癌因其靠近胆管,故黄疸发生较早,胰体尾部癌距胆管较远,通常到晚期才发生黄疸。

4.乏力和消瘦

胰腺癌较早出现乏力及消瘦,常于短期内出现明显消瘦。

5.发热

少数患者可出现持续性或间歇性低热。

6.腹部肿块

患者主要表现为肝大,胆囊肿大,晚期患者可扪及胰腺肿大。

7.腹腔积液

晚期患者可见腹腔积液。

(二)辅助检查

1.实验室检查

(1)免疫学检查:癌胚抗原(CEA)、胰腺胚胎抗原(POA)、胰腺癌相关抗原(PCAA)、胰腺癌特异抗原(PaA)、糖类抗原 19-9(CA19-9)均增高。

(2)血清生化检查:早期可有血、尿淀粉酶增高、空腹血糖增高,糖耐量试验阳性,有黄疸时,血清胆红素增高,碱性磷酸酶升高,转氨酶轻度升高,尿胆红素阳性;无黄疸的胰体尾癌可见转肽酶升高。

2.影像学检查

主要影像学检查有超声波检查、CT、内镜逆行胰胆管造影(ERCP)、腹腔镜检查、X线钡餐检查。

(三)治疗原则

早期发现、早期诊断、早期手术治疗。手术切除是胰头癌最有效的治疗方法。胰腺癌无远处转移者,应争取手术切除,常用的手术方法有胰头十二指肠切除术。对不能切除的患者,应行内引流手术,即胆总管与空肠或十二指肠吻合。术后采用综合治疗包括化学、免疫和放射疗法及中医中药治疗。为控制晚期患者的疼痛可采用剖腹或经皮行腹腔神经丛无水酒精注射治疗。

(四)护理措施

1.手术前护理

(1)心理支持:每次检查及护理前给予解释,尊重患者心理调适的过程。

(2)控制血糖在稳定水平:检查患者血糖、尿糖,如有高血糖,应在严密监测血糖、尿糖的基础上调整胰岛素用量,将血糖控制在稳定水平。

(3)改善凝血功能:遵医嘱给予维生素 K。

(4)改善营养:术前应鼓励患者进富有营养饮食,必要时给予胃肠外营养。

(5)术前日常规皮肤准备,术前晚灌肠。

2.手术后护理

(1)观察生命体征:由于胰头癌切除涉及的器官多、创伤重,术后要严密观察生命体征。

(2)防治感染:胰头十二指肠切除术手术大、范围广,消化道吻合多,感染机会多,故术后应遵医嘱静脉加用广谱抗生素。术后更换敷料应严格遵循无菌操作规程。

(3)维持水、电解质和酸碱平衡:手术范围大、创伤大,术后引流管多,消化液及体液丢失,易导致脱水、低钾、低钙等,应准确记录出入量。按医嘱及时补充水和电解质,以维持其平衡。

(4)加强营养:术后给予静脉高营养,静脉输血、血浆、清蛋白及脂肪乳,氨基酸等。限制脂肪饮食,少量多餐。

(5)引流管护理:应妥善固定引流管,保持引流通畅,并观察记录引流液的颜色、性质和量。患者无腹胀、无腹腔感染、无引流液时可去除引流管。

(6)术后出血的防治与护理:观察患者有无切口出血、胆管出血及应激性溃疡出血。

(7)低血糖监测:胰头十二指肠切除患者术后易发生低血糖,注意每日监测血糖、尿糖变化。

(8)胰瘘的预防与护理:胰瘘多发生在术后 5～7d。

(9)胆瘘的预防与护理:多发生于术后 2～9d,表现为右上腹痛、发热、腹腔引流液呈黄绿色,T 形管引流量突然减少,有局限性或弥散性腹膜炎表现,严重者出现休克症状。术后应保持 T 形管引流畅通,将每日胆汁引流量做好记录,发现问题,及时与医师联系。

(10)化疗护理:适用于不能行根治性切除的胰腺癌,术后复发性胰腺癌和合并肝转移癌。

(11)心理护理:给予心理支持,促进早日痊愈。

(五)健康教育

(1)出院后对于胰腺功能不足,消化功能差的患者,除应用胰酶代替剂外,同时采用高蛋白、高糖、低脂肪饮食,给予脂溶性维生素。

(2)定期检测血糖、尿糖,发生糖尿病时给予药物治疗。

(3)3～6 个月复查一次,如出现进行性消瘦、乏力、贫血、发热等症状,应回医院诊治。

第七节 肝囊肿

一、概述

肝囊肿总体可分非寄生虫性和寄生虫性囊肿,非寄生虫性肝囊肿是常见的良性肿瘤,又可分为先天性、创伤性、炎症性和肿瘤性囊肿,临床以潴留性囊肿和先天肿瘤性多囊肝为多见。单发性肝囊肿可发生于任何年龄,女性多见,常位于肝右叶。多发性肝囊肿比单发性多见,可侵犯左、右肝叶。多发性肝囊肿约50%可合并多囊肾。此病一般没有明显的症状,体检时发现。肝囊肿一般是良性单发或多发,与胆管相通或不通。肝实质单发的大囊肿非常少见。大部分囊肿以胆管上皮,有的是实质细胞,或其他细胞内衬。右叶多发,囊肿因基膜的改变,逐步形成憩室,或小上皮细胞代谢失常、脱落、异常增生,或局部缺血、炎症反应、间质纤维化,最终小管梗阻形成囊肿。

(一)病因

肝囊肿有遗传性,特别是多囊肝有家族化倾向。肝囊肿是在胚胎时期胆管发育异常造成的。囊肿壁是由胆管上皮伴炎性增生及胆管阻塞致管腔内容滞留而逐渐形成。

非寄生虫性肝囊肿是指肝脏局部组织呈囊性肿大而出现肝囊肿,最常见有两种情况。

1.潴留性肝囊肿

为肝内某个胆小管由于炎症、水肿、瘢痕或结石阻塞引起分泌增多,或胆汁潴留引起,多为单个;也可因肝钝性挫伤致中心破裂而引起。病变囊内充满血液或胆汁,包膜为纤维组织,为单发性假性囊肿。

2.先天性肝囊肿

由于肝内胆管和淋巴管胚胎时发育障碍,或胎儿期患胆管炎,肝内小胆管闭塞,近端呈囊性扩大及肝内胆管变性,局部增生阻塞而成,多为多发。

(二)病理

孤立性肝囊肿发生于右叶较左叶多1倍。囊肿大小不一,小者直径仅数毫米,大者直径达20cm以上,囊液量由数毫升至数千毫升。囊肿呈圆形或椭圆形,囊壁光滑,多数为单房性,亦可为多房性。囊肿有完整的包膜,表面呈乳白色或灰蓝色,囊壁较薄,厚度为0.5～5.0mm,较厚的囊壁中有较大的胆管、血管及神经。囊液多数清亮、透明,有时含有胆汁,其比重为1.010～1.022,呈中性或碱性,含有少量胆固醇、胆红素、葡萄糖、酪氨酸、胆汁、酶、清蛋白、IgG和黏蛋白,显示囊壁上皮有分泌蛋白的能力。多囊肝的囊肿大多散布及全肝,以右叶为多见。肝脏增大变形,表面可见大小不一的灰白色囊肿,小如针尖,大如儿头。肝切面呈蜂窝状。囊壁多菲薄,内层衬以立方上皮或扁平胆管上皮,外层为胶原组织。囊液多数为无色透明或微黄色。囊肿间一般为正常肝组织,晚期可出现纤维化和胆管增生,引起肝功能损害、肝硬化和门静脉高压。

创伤性肝囊肿多发生于肝右叶,囊壁无上皮细胞内衬,系假囊肿。囊内含有血液、胆汁等混合物,合并感染时可形成脓肿。

二、护理评估

(一)临床表现

先天性肝囊肿生长缓慢,小的囊肿可无任何症状,常偶发上腹无痛性肿块、腹围增加,临床上多数是在体检 B 超发现,当囊肿增大到一定程度时,可因压迫邻近脏器而出现症状。

(1)肝区胀痛伴消化道症状:如食欲缺失、嗳气,恶心、呕吐、消瘦等。

(2)若囊肿增大压迫胆总管,则有黄疸。

(3)囊肿破裂可有囊内出血而出现急腹症。

(4)带蒂囊肿扭转可出现突然右上腹绞痛,肝大但无压痛,约半数患者有肾、脾、卵巢、肺等多囊性病变。

(5)囊内发生感染,则患者往往有畏寒、发热、白细胞计数升高等。

(6)体检时右上腹可触及肿块和肝大,肿块随呼吸上下移动,表面光滑,有囊性感,无明显压痛。

(二)辅助检查

1.B 超检查

是首选的检查方法,是诊断肝囊肿经济、可靠而非侵入性的一种简单方法。超声波显示肝大且无回声区,二维超声可直接显示囊肿大小和部位。

2.CT 检查

可发现直径 1～2cm 的肝囊肿,可帮助临床医师准确定位病变,尤其是多发性囊肿的分布状态定位,从而有利于治疗。

3.放射性核素肝扫描

显示肝区占位性病变,边界清楚,对囊肿定位诊断有价值。

(三)治疗原则

非寄生虫性肝囊肿治疗方法包括囊肿穿刺抽液术、囊肿开窗术、囊肿引流术或囊肿切除术等。

第八节　胰腺癌

一、疾病概述

(一)概念

胰腺癌是恶性程度很高的一种消化道肿瘤,发病率有明显增加趋势。本病多发于 40～70 岁中老年人,男女发病比例为 1.5：1,多发于胰头部,约占 75%,其次为胰体尾部,全胰癌少见。本病早期确诊率不高,而中晚期胰腺癌的手术切除率低,预后很差。

(二)病理

以导管细胞腺癌最多见,约占 90%;其次为腺泡细胞癌,黏液性囊腺癌和胰母细胞癌等较少见。导管细胞腺癌致密而坚硬,浸润性强,切面呈现或白色或灰黄色,常伴有纤维化增生及炎症反应,与周围胰腺组织无明确界限。胰腺癌转移和扩散途径主要为局部浸润和淋巴转移,也可经血行转移至肝、肺、骨等处。

(三)病因

尚未确定。胰腺癌好发于高蛋白、高脂肪摄入及嗜酒、吸烟者。长期接触某些金属、石棉、N-亚硝基甲烷、β-萘酚胺的人群及糖尿病、慢性胰腺炎患者,其胰腺癌的发病率明显高于一般人群。胰腺癌患者的亲属患胰腺癌的危险性增高。

(四)临床表现

胰腺癌出现临床症状往往已属晚期。早期无特异性症状,仅有上腹不适、饱胀、食欲减退等消化不良症状,极易与胃肠、肝胆等疾病相混淆。因此,常被患者及医生忽视而延误诊治。

1.症状

(1)上腹痛:是最早出现的症状。因胰管梗阻引起胰管内压力增高,甚至小胰管破裂,胰管外溢至胰腺组织呈慢性炎症所致,疼痛可向肩背部或腰胁部放射。晚期因癌肿侵及腹膜后神经组织,出现持续性剧烈疼痛,向腰背部放射,日夜不止,屈膝卧位可稍有缓解。胰体尾部癌的腹痛部位发生在左上腹或脐周,出现疼痛时已属晚期。

(2)黄疸:是胰腺癌的主要症状,约80%的胰腺癌患者在发病过程中出现黄疸,尤其是胰头癌患者最常见,因其接近胆总管,使之浸润或压迫,造成梗阻性黄疸。黄疸一般呈进行性加重,可伴有茶色尿、陶土样大便,出现皮肤瘙痒等。约25%的胰头癌患者表现为无痛性黄疸,10%左右的胰体尾部癌患者也可发生黄疸,与肿瘤发生肝内转移或肝门部淋巴结转移时压迫肝外胆管有关。黄疸伴无痛性胆囊增大称库瓦西耶征,对胰头癌具有诊断意义。肝和胆囊因胆汁淤积而肿大,胆囊常可触及,并有出血倾向及肝功能异常。

(3)消化道症状:早期常有上腹饱胀、食欲减退、消化不良、腹泻等症状;腹泻后上腹饱胀不适并不消失。晚期癌肿浸润或压迫胃十二指肠,可出现上消化道梗阻或消化道出血,患者可出现恶心、呕吐或黑便。

(4)消瘦和乏力:是主要临床表现之一,与饮食减少、消化不良、睡眠不足和癌肿消耗能量密切相关。随着病情进展,患者消瘦乏力,体重下降越来越严重,同时伴有贫血、低蛋白血症等。

(5)其他:可出现发热、胰腺炎发作、糖尿病、脾大并功能亢进及血栓性静脉炎等。

2.体征

肝大、胆囊肿大、胰腺肿块,可在左上腹或脐周闻及血管杂音。晚期可出现腹腔积液或扪及左锁骨上淋巴结肿大。

(五)辅助检查

1.实验室检查

(1)血清生化检查:继发胆管梗阻或出现肝转移时,常出现血清胆红素升高,以直接胆红素升高为主,碱性磷酸酶和转氨酶多有升高;空腹或餐后血糖升高及糖耐量异常;血、尿淀粉酶一过性升高。

(2)免疫学检查:诊断胰腺癌常用的肿瘤标志物有糖链抗原(CA19-9)、癌胚抗原(CEA)和胰胚抗原(POA)。对胰腺癌敏感性和特异性较好,其结果优于 CEA 和 POA,还可用于疗效判定、术后随访、监测肿瘤复发及估计预后。

2.影像学检查

(1)B超检查:是首选检查方法,可显示胆、胰管扩张,可检出直径≥2.0cm 的胰腺癌。

(2)内镜超声(EUS)检查:能发现直径≤1.0cm 的小胰癌。

(3)CT 检查:是诊断胰腺癌的较为可靠的检查方法,能清楚显示胰腺形态、肿瘤部位、肿瘤与邻近血管的关系及后腹膜淋巴转移情况,以判断肿瘤切除的可能性。

(4)经内镜逆行胰胆管造影(ERCP):可显示胆管或胰管狭窄或扩张,并能进行活检,同时还可经内镜放置鼻胆管或内支架引流,以减轻胆管压力和黄疸。

(5)经皮肝穿刺胆囊造影(PTC)和经皮肝穿刺胆囊引流术(PTCD):适用于深度黄疸且肝内胆道扩张者,可清楚显示梗阻部位、梗阻以上胆道扩张程度及受累胆管改变等。

(6)MRI 检查:显示胰腺肿块的效果较 CT 更好,诊断胰腺癌敏感性和特异性较高。

(7)磁共振胆胰造影(MRCP):可显示胰、胆道扩张的程度及梗阻的部位,具有重要诊断意义。且具有无创伤、多维成像、定位准确的特点。故优于单纯 MRI。

(8)选择性动脉造影:对胰腺癌诊断价值不大,但能显示肿瘤与邻近血管的关系,术前对肿瘤切除可行性的判断有较大帮助。因其具有创伤及并发症,目前多采用 CTA 或 MRA。

(9)正电子发射断层扫描(PET):是目前世界上发展的高科技现代化医疗技术和设备,其对胰腺良恶性肿瘤的鉴别有重要临床价值,但价格昂贵。

3.细胞学检查

做 ERCP 时逆行胰管插管收集胰液查找癌细胞以及在 B 超或 CT 引导下经皮细针穿刺胰腺病变组织,行细胞学检查,是很有价值的诊断方法。

4.胰管镜检查

是近 20 多年来国外开发的新技术,目前我国尚无有关报道。它对胰腺癌的诊断有较大价值。

(六)主要治疗原则

1.手术治疗

手术切除肿瘤是治疗胰腺癌最有效的方法。尚无远处转移的胰头癌,均应采取手术切除。

(1)胰十二指肠切除术(Whipple 手术):是腹外科最复杂的手术之一,胰头癌可施行胰十二指肠切除术。手术切除范围包括胰头(含钩突部)、胆囊和胆总管、远端胃、十二指肠及空肠上段,同时清除周围淋巴结,再做胰胆和胃肠吻合,重建消化道。

(2)保留幽门的胰头十二指肠切除术(PPPD):即保修全胃、幽门和十二指肠球部,其他切除范围和经典胰十二指肠切除术相同。适用于无幽门上下淋巴结转移、十二指肠切缘无癌细胞残留的壶腹周围癌。

PPPD 保留了胃的正常容量和生理功能,减少了手术创伤,避免了胃大部切除并发症,有利于改善术后营养状态。

(3)胰体尾切除术:适用于胰体尾部癌,因确诊时多属晚期,故切除率低。

2.姑息性手术

对不能手术切除的胰腺癌,可行肝—肠内引流术或经内镜放置内支架,以解除黄疸;伴有十二指肠梗阻者可做胃—空肠吻合术,以保证消化道通畅;对于不能切除者还可做区域性介入治疗。

3.辅助治疗

目前已被证实对胰腺癌有效的化疗药物中,氟尿嘧啶和吉西他滨最为常用;还可选择介入治疗、放射治疗、基因治疗及免疫治疗等。生物学治疗及基因治疗的基础是肿瘤免疫,特别是细胞免疫。目前肿瘤生物治疗的细胞因子、免疫活性细胞、单克隆抗体等领域均有很大进展,为胰腺癌的治疗提供了新的前景和希望。

二、护理评估

(一)术前评估

1.健康史

(1)一般情况:评估患者饮食习惯、是否长期进食高蛋白、高脂肪饮食;是否长期接触污染环境和有毒物质;有无吸烟史或(和)长期大量饮酒。

(2)既往史及家族史:有无糖尿病、慢性胰腺炎等;有无胰腺肿瘤或其他肿瘤家族史。

2.身体状况

(1)局部:腹痛部位和特点,影响疼痛的因素及药物镇痛效果;有无恶心、呕吐或腹胀;腹部是否触及肿大的肝和胆囊;有无移动性浊音。

(2)全身:有无消化道症状,如食欲减退、上腹饱胀等;大便次数、颜色和性状;有无黄疸及黄疸出现的时间、程度,是否伴有皮肤瘙痒。

(3)辅助检查:了解检查结果,评估疾病性质及手术的耐受力。

3.心理-社会-状况

评估患者有无焦虑、恐惧悲观等心理反应;患者家庭承受能力,家属对患者的关心和支持程度。

(二)术后评估

1.手术情况

了解麻醉方式和手术类型、范围,术中出血量补液量及引流管安置情况。

2.身体状况

评估患者生命体征及引流管情况;手术切口愈合情况;有无并发症发生,如出血、胰瘘等;术后疼痛程度及睡眠情况。

3.心理-社会状况

评估患者对疾病和术后有无各种不适心理反应,患者及家属对术后康复过程及出院健康教育知识的掌握程度。

三、主要护理诊断(问题)

(1)焦虑与诊断为癌症、对手术治疗缺乏信心及担心预后有关。

(2)急性疼痛与胰管阻塞、癌肿浸润、侵犯腹膜后神经丛及手术创伤有关。

(3)营养失调:低于机体需要量与食欲缺失、癌肿消耗有关。

(4)潜在并发症:感染、胰瘘、胆瘘、出血、血糖异常等。

四、主要护理措施

(一)术前护理

1.心理护理

多数患者就诊时已处于中晚期,得知诊断后易出现否认悲哀、畏惧和愤怒等不良情绪,对手术治疗产生焦虑情绪。护士应理解、同情患者,通过沟通了解真实感受。根据患者对疾病知识的掌握程度,有针对性地进行健康指导,使患者能配合治疗与护理,促进疾病的康复。

2.疼痛护理

疼痛剧烈者,及时使用镇痛药,评估镇痛效果,保证良好睡眠及休息。

3.营养支持

监测相关营养指标,如血清蛋白水平、皮肤弹性、体重等。指导患者进食高热量、高蛋白、高维生素、低脂饮食。营养不良者,可经肠内和肠外营养途径改善患者营养状况。

4.改善肝功能

遵医嘱予保肝药、复合 B 族维生素等。静脉输注高渗葡萄糖加胰岛素和钾盐,增加肝糖原储备。有黄疸者,静脉输注维生素 K_1,改善凝血功能。

5.肠道准备

术前 3d 开始口服抗生素抑制肠道细菌,预防术后感染;术前 2d 流质饮食;术前晚清洁灌肠,减少术后腹胀及并发症的发生。

6.其他措施

血糖异常者,通过饮食调节和注射胰岛素控制血糖。有胆管梗阻并继发感染者,遵医嘱予抗生素控制感染。

(二)术后护理

1.病情观察

密切观察生命体征、腹部体征、伤口及引流情况,准确记录 24h 入液量,必要时监测 CVP 及每小时尿量。

2.营养支持

术后早期禁食,禁食期间给予肠外营养支持,维持水电解质平衡,必要时输注入血清蛋白。拔除胃管后予以流质、半流质饮食,逐渐过渡至正常饮食。术后因胰外分泌功能减退,易发生消化不良、腹泻等,应根据胰腺功能予以消化酶制剂或止泻药。

3.并发症的观察及护理

主要包括出血、胰瘘、胆瘘、肠瘘、感染、血糖异常。

(1)出血:术后出血原因包括手术创面的活动性出血、感染坏死组织侵犯引起的消化道大出血、消化液腐蚀引起的腹腔大血管出血或应激性溃疡等。护理措施:①密切观察生命体征,特别是血压、脉搏的变化。②观察伤口渗液及引流液,保持引流通畅,准确记录引流液的量、颜色和性状变化。术后 1~2d 或 1~2 周时均可发生出血,表现为经引流管引流出血性液、呕血、黑便或血便等,患者同时有出汗、脉速、血压下降等现象。③遵医嘱使用止血和抑酸药物,出血量少者可予静脉补液,应用止血药、输血治疗等,出血量大者需要手术止血。④监测凝血功能,及时纠正凝血功能紊乱。有出血倾向者,按医嘱补充维生素 K 和维生素 C 出血。⑤应激性溃疡出血应采用冰盐水加去甲肾上腺素胃内灌洗;胰腺及周围坏死、大出血时行急诊手术治疗。

(2)胰瘘:是胰十二指肠切除术后最常见的并发症和死亡的主要原因。应密切观察患者,术后 1 周左右,患者出现腹痛、持续腹胀、发热、腹腔引流管或伤口流出无色清亮液体时,引流液测得淀粉酶,警惕发生胰瘘。取半卧位,保持引流通畅;根据胰瘘的程度,采取禁食、胃肠减压、静脉泵入生长抑素等措施;严密观察引流液颜色、量、性状,准确记录;必要时做腹腔灌洗引流,防止胰液积聚侵蚀内脏、继发感染或腐蚀大血管;持续负压引流者,应保持引流装置有效;用凡士林纱布覆盖或氧化锌软膏涂抹保护腹壁瘘口周围皮肤。

(3)胆瘘:是肝胆外科中一种严重并发症,并不少见。多出现于术后5~10d。表现为发热,右上腹痛、腹肌紧张及腹膜刺激征。胆瘘发生后由于失液、继发感染、腹胀等因素,易导致呼吸和循环功能障碍。应做好生命体征的监测、血氧饱和度及尿量的监测,合理安排好输液顺序,注意输液滴速,及时送检血常规和电解质,预防并纠正水电解质、酸碱失衡。此外,注意观察并记录引流物的颜色、性质、量,记录出入水量,敷料色泽的变化。

(4)肠瘘:出现明显的腹膜刺激征,引流出粪便样液体或输入的肠内营养液时,应考虑肠瘘。护理措施:持续灌洗,低负压吸引,保持引流通畅;纠正水电解质酸碱平衡紊乱,加强营养支持;指导患者正确使用造口袋,保护瘘口周围皮肤。

(5)感染:以腹腔内局部细菌感染最常见,若患者免疫力低下,还可合并全身感染。术后严密观察患者有无高热、腹胀、腹痛、白细胞计数升高等。合理使用抗生素,加强全身支持治疗。预防肺部感染,严格执行无菌操作技术。形成腹腔脓肿者,可在B超引导下做脓肿穿刺置管引流术。

(6)血糖异常:动态监测血糖水平,对合并高血糖者,调节饮食并遵医嘱注射胰岛素,控制血糖在适当水平;出现低血糖者,适当补充葡萄糖。

(三)健康教育

1.自我监测

年龄40岁以上者,短期内出现持续性上腹部疼痛、腹胀、黄疸、食欲减退、消瘦等症状时,需行胰腺疾病筛查。

2.合理饮食

戒烟酒、少量多餐、均衡饮食。

3.按计划化疗

化疗期间定期复查血常规,白细胞计数低于$4×10^9$/L者,暂停化疗。

4.定期复查

术后每3~6个月复查一次,若出现消瘦、贫血、发热、黄疸等症状,及时就诊。

五、护理效果评估

(1)焦虑减轻、情绪稳定。

(2)疼痛缓解或得到控制。

(3)营养状况改善,体重得以维持或增加。

(4)并发症得到预防或被及时发现和处理。

第九节　胆管肿瘤

一、疾病概述

(一)概念

胆管肿瘤包括胆囊和胆管的肿瘤。胆管良性肿瘤不常见。胆管癌发病率存在地区、性别和人群差异。

在世界上大部分地区,胆管癌的发病率是比较低的。

1.胆囊息肉样病变

是指来源于胆囊壁,并向胆囊腔内突出或隆起的局限性息肉样病变的总称。良性多见。形态多样,有球形或半球形,带蒂或基底较宽。

2.胆囊癌

是指发生在胆囊的癌性病变,以胆囊体和底部多见。发病率不高。但在胆管系统恶性肿瘤中却是较常见的一种,约占肝外胆管癌的 25%。发病年龄在 50 岁以上者占 82%,其中女性发病率约为男性的 3～4 倍。胆囊癌是为数很少的女性发病率高于男性的一种恶性肿瘤。我国胆囊癌的发生率在消化系统肿瘤中占第 6 位。

3.胆管癌

包括肝内胆管细胞癌、肝门胆管癌和胆总管癌 3 种。肝门胆管癌和胆总管癌属肝外胆管癌,男女发病率无差异,50 岁以上多见。肝外胆管癌发病率低于胆囊癌。我国是胆管癌发病率低的国家。由于胆管癌的预后甚差,故是一个值得重视的问题。女性胆管癌发病率增长速度在所有恶性肿瘤中名列前茅,而男性的增长速度仅次于前列腺癌和肾癌,位居第 3。

(二)相关病理生理

1.胆囊息肉样病变

在病理上分为肿瘤性息肉和非肿瘤性息肉。肿瘤性息肉包括腺瘤、腺癌、血管瘤、脂肪瘤、平滑肌瘤、神经纤维瘤等;非肿瘤性息肉包括胆固醇息肉、炎性息肉、腺肌性增生等。由于术前难以确诊病变性质,故统称为胆囊息肉样病变。

2.胆囊癌

有 40% 以上的胆囊癌患者合并有胆囊结石,同时胆囊结石患者中有 1.5%～6.3% 发生胆囊癌。多发生在胆囊体部和底部。癌细胞浸润可使胆囊壁呈弥散性增厚,乳头状癌突出于囊腔可阻塞胆囊颈和胆囊管而引起胆囊积液。以腺癌多见,约占胆囊癌的 85%,其次是未分化癌、鳞状细胞癌、腺鳞癌等。病理上分为肿块型和浸润型,前者表现为胆囊腔内大小不等的息肉样病变,后者表现为胆囊壁增厚与肝牢固粘连。转移方式主要为直接浸润肝实质及邻近组织器官,如十二指肠、胰腺、肝总管和肝门胆管。也可通过淋巴结转移,通常先累及胆囊周围和门静脉及胆总管淋巴结,然后转移至胰头部肠系膜上动脉、肝动脉周围淋巴结以及腹主动脉旁淋巴结。血行转移少见。

3.胆管癌

胆管癌较少见。国外资料报道尸检发现率为 0.012%～0.85%,在胆管手术中的发现率为 0.03%～1.8%。男性略多于女性(男∶女=1.3∶1),发病年龄在 17～90 岁,平均发病年龄约 60 岁。大多数胆管癌为腺癌,约占 95%,分化好;少数为低分化癌、未分化癌、乳头状癌或鳞癌。胆管癌生长缓慢,主要沿胆管壁向上、下浸润生长。肿瘤多为小病灶,呈扁平纤维样硬化、同心圆生长,引起胆管梗阻,并直接浸润相邻组织。沿肝内、外胆管及其淋巴分布和流向转移,并沿肝十二指肠韧带内神经鞘浸润是其转移的特点。亦可经腹腔种植或血行转移。

(三)危险因素

胆管肿瘤的病因尚不十分明确,但与下列因素密切相关。

1.胆石

是迄今所知与胆管癌尤其是胆囊癌关系最密切的危险因素。在胆囊未切除的胆石症患者随访的队列研究中发现,随访 20 年后胆囊癌的累计发病率约为 1%;与非胆石症者比较,胆石症者胆囊癌的相对危险度为 3,有 20 年以上胆囊症状者的相对危险度更高达 6 倍。约 85% 的胆囊癌患者合并有胆囊结石,可能与胆囊黏膜受结石长期物理性刺激、慢性炎症及细菌代谢产物中的致癌物质等因素的作用而导致细胞异常增生有关。

2.炎症与感染

胆管癌患者常有慢性胆囊炎病史,尤其是萎缩性胆囊炎患者患癌的危险性很高。手术史、先天畸形,如胰管和胆管的异常联合与胆囊癌和肝外胆管癌有关,患癌的危险性增高 20 倍。

3.遗传因素

研究中发现,一级亲属中有胆石症史者不仅胆石症危险性增高,胆囊癌和肝外胆管癌的危险性也升高。

4.其他危险因素

测定肥胖程度的身体质量指数(BMI)与胆囊癌危险性之间有紧密的联系性,尤其是女性胆囊癌。肥胖也与男、女性肝外胆管癌危险性升高有关。有些研究发现妊娠次数与胆石症及胆囊癌间有正相关,也曾报道月经生育史与胆管癌有联系。吸烟、饮酒与胆管癌的关系尚不明确,有待进一步研究。近年的流行病学调查显示胆囊癌发病与萎缩性胆囊炎、胆囊息肉样病变有一定的关系,胆囊空肠吻合术后、完全钙化的瓷化胆囊和溃疡性结肠炎等亦可能成为致癌因素。胆管癌与胆管结石、原发性硬化性胆管炎、先天性胆道扩张症、慢性炎性肠病、胆管空肠吻合术后及肝吸虫等有关。近年的研究提示,胆管癌的发生还与乙型肝炎、丙型肝炎病毒感染有关。

(四)临床表现

1.胆囊息肉样病变

常无特殊临床表现,部分患者有右上腹部疼痛或不适,偶尔有恶心呕吐、食欲减退、消化不良等轻微的症状。体格检查可有右上腹部深压痛。若胆囊管梗阻,可扪及肿大的胆囊。

2.胆囊癌

发病隐匿,早期无特异性症状,但并非无规律可循。按出现频率由高至低临床表现依次为腹痛、恶心呕吐、黄疸和体重减轻等。部分患者可因胆囊结石切除时意外发现。合并胆囊结石或慢性胆囊炎者,早期表现类似胆囊结石或胆囊炎的症状,如上腹部持续性隐痛食欲减退、恶心、呕吐等。当肿瘤侵犯浆膜层或胆囊床时,出现右上腹痛,可放射至肩背部,胆囊管梗阻时可触及肿大的胆囊。胆囊癌晚期,可在右上腹触及肿块,并出现腹胀、体重减轻或消瘦、贫血、黄疸、腹腔积液及全身衰竭等。少数肿瘤可穿透浆膜,导致胆囊急性穿孔、急性腹膜炎、胆管出血等。

3.胆管癌

(1)症状。①腹痛:少数无黄疸者有上腹部隐痛、胀痛或绞痛,可向腰背部放射。②寒战、高热:合并胆管炎时,体温呈持续升高达 39～40℃ 或更高,呈弛张热热型。③消化道症状:许多患者在黄疸出现之前,感上腹部不适、饱胀、食欲下降、厌油、易乏等症状。但这些并非特异性症状,常常被患者忽视。

(2)体征。①黄疸:临床上,90%的患者出现无痛性黄疸。包括巩膜黄染、尿色深黄、无胆汁大便(呈灰白色或陶土样)、皮肤黄染及全身皮肤瘙痒等;肝外胆管癌常常在相对早期时出现梗阻性黄疸,其程度可迅速进展或起伏。黄疸常在肿瘤相对小、未广泛转移时出现。②胆囊肿大:肿瘤发生在胆囊以下胆管时,常可触及肿大的胆囊,Murphy 征可呈阴性;当肿瘤发生在胆囊以上胆管和肝门部胆管时,如发生在近端胆管癌(左右肝管、肝总管),患者的肝内胆管常常扩张,胆囊不能触及,胆总管常常萎陷。③肝大:部分患者出现肝大、质硬,有触痛或叩痛;晚期可在上腹部触及肿块,可伴有腹腔积液和下肢水肿。

(五)辅助检查

1.实验室检查

(1)胆囊癌:患者的血清癌胚抗原(CEA)或肿瘤标志物、CA125 等均可升高,但无特异性。

(2)胆管癌:患者的血清总胆红素、直接胆红素、AKP、ALP 显著升高,肿瘤标志物CA19-9也可能升高。

2.影像学检查

(1)胆囊息肉样病变:B 超是诊断本病的首选方法,但很难分辨其良、恶性;CT 增强扫描、常规 B 超加彩色多普勒超声、内镜超声及超声引导下经皮细针穿刺活检等可帮助明确诊断。

(2)胆囊癌:B 超、CT 检查可见胆囊壁呈不同程度增厚或显示胆囊内新生物,亦可发现肝转移或淋巴结肿大;增强 CT 或 MRI 可显示肿瘤的血供情况;B 超引导下细针穿刺抽吸活检,可帮助明确诊断。经皮肝穿刺胆管造影(PTC)在肝外胆管梗阻时操作容易,诊断价值高,对早期胆囊癌诊断帮助不大。

(3)胆管癌:B 超可见肝内、外胆道扩张或查见胆管肿瘤,作为首选检查,其诊断胆管癌的定位和定性准确性分别为 96% 和 60%～80%。CT 扫描对胆管癌的诊断负荷率优于 B 超,其定位和定性准确性分别约为 72% 和 60%。磁共振胰胆管成像(MRCP)目前已成为了解胆系解剖和病理情况的一种理想的检查方法,其总体诊断精度已达 97% 以上,能清楚显示肝内、外胆管的影像,显示病变的部位效果优于 B 超、PTC、CT 和 MRI。

(六)主要治疗原则

1.胆囊息肉样病变

有明显症状者,排除精神因素、胃十二指肠和其他胆管疾病后,宜行手术治疗。无症状者,有以下情况需考虑手术治疗:胆囊多发息肉样变;单发息肉,直径超过 1cm;胆囊颈部息肉;胆囊息肉伴胆囊结石;年龄超过 50 岁者,短期内病变迅速增大者,若发生恶变,则按胆囊癌处理。暂不手术的患者,应每 6 个月 B 超复查一次。

2.胆囊癌

首选手术治疗。化疗及放疗效果均不理想。手术方法有单纯胆囊切除术、胆囊癌根治性切除术或扩大的胆囊切除术、姑息性手术。

3.胆管癌

手术切除是本病的主要治疗手段。化疗和放疗效果均不肯定。手术方法有肝门胆管癌可行肝门胆管癌根治切除术;中、上段胆管癌在切除肿瘤后行胆总管－空肠吻合术;下段胆管癌多需行十二指肠切除术。肿瘤晚期无法手术切除者,为解除梗阻,可选择胆总管－空肠吻合术,U 形管引流术,PTBD 或放置支架引流等。

二、护理评估

(一)术前评估

1.健康史及相关因素

(1)病因与发病:发病与饮食、活动的关系,有无明显诱因,有无肝内、外胆管结石或胆囊炎反复发作史,有无类似疼痛史等,以及发病的特点、病情及其程度。

(2)既往史:有无胆管手术史、有无用药史、过敏史及腹部手术史。

2.身体状况

(1)全身:生命体征(T、P、R、BP)患者在发病过程中体温变化情况。有无伴呼吸急促、出冷汗、脉搏细速及血压升高或下降等,有无神志改变,有无巩膜及皮肤黄染及黄染的程度等。

(2)局部:腹痛的部位、性质、程度及有无放射痛等;肝区有无压痛、叩击痛;腹膜刺激征是否为阳性;腹部有无不对称性肿大等。

(3)辅助检查:①实验室检查:检测患者的血清癌胚抗原(CEA)或肿瘤标志物,CA125,血清总胆红素、直接胆红素、AKP、ALP,肿瘤标志物 CA19-9 水平。②影像学检查:B 超检查是胆囊息肉样病变首选的检查方法,胆囊癌患者 B 超、CT 检查可见胆囊壁呈不同程度增厚或显示胆囊内新生物,亦可发现肝转移或淋巴结肿大;增强 CT 或 MRI 可显示肿瘤的血供情况;B 超引导下细针穿刺抽吸活检,可帮助明确诊断。胆管癌患者 B 超可见肝内、外胆道扩张或查见胆管肿瘤,作为首选检查。MRCP 能清楚显示肝内、外胆管的影像,显示病变的部位效果优于 B 超、PTC、CT 和 MRI。

3.心理-社会状况

了解患者和家属对疾病的认知、家庭经济状况、心理承受程度及对治疗的期望。

(二)术后评估

1.手术中情况

了解手术方案、术中探查、减压及引流情况;术中生命体征是否平稳;肿瘤清除及引流情况;各种引流管放置位置和目的等。

2.术后病情

术后生命体征及手术切口愈合情况;T 管及其他引流管引流情况等。

3.心理-社会状况

患者及其家属对术后康复的认知和期望程度。

三、主要护理诊断(问题)

(1)焦虑与担心肿瘤预后及病后家庭、社会地位改变有关。

(2)疼痛与肿瘤浸润、局部压迫及手术创伤有关。

(3)营养失调:低于机体需要量与肿瘤所致的高代谢状态、摄入减少及吸收障碍有关。

四、主要护理措施

1.减轻焦虑

根据患者的心理特点及心理承受能力提供相应的护理措施和心理支持。

(1)积极主动关心患者,鼓励患者表达内心的感受,让患者产生信赖感。

(2)说明手术的意义、重要性及手术方案,使患者积极配合检查、手术和护理。

(3)及时为患者提供有利于治疗和康复的信息,增强战胜疾病的信心。

2.缓解疼痛

根据疼痛的程度,采取非药物和药物法止痛。

3.营养支持

营造良好的进食环境,提供清淡饮食;对于因疼痛、恶心、呕吐而影响食欲者,餐前可适当用药控制症状,鼓励患者尽可能经口进食;不能经口进食或摄入不足者,根据其营养状况,给予肠内、外营养支持,以改善患者的营养状况,提高对手术及其他治疗的耐受性,促进康复。

五、护理效果评估

(1)患者对疾病的心理压力得到及时的调适与干预。依从性较好,并对疾病的诊治有一定的了解。

(2)患者自觉症状好转,腹痛得到有效缓解,能叙述自我缓解疼痛的方法。

(3)患者的营养状况保持良好。

(4)有效预防、处理并发症的发生。

第十节　肝硬化

肝硬化是临床常见的慢性进行性肝病,由一种或多种病因长期或反复作用形成的弥散性肝损害。病理组织学上有广泛的肝细胞坏死、残存肝细胞结节性再生、结缔组织增生与纤维隔形成,导致肝小叶结构破坏和假小叶形成,肝脏逐渐变形、变硬而发展为肝硬化。临床上以肝功能损害和门脉高压症为主要表现,并有多系统受累,晚期常出现上消化道出血、肝性脑病、继发性感染等并发症。

一、病因及发病机制

(一)发病原因

引起肝硬化的病因很多,不同地区的主要病因也不相同。欧美以酒精性肝硬化为主,我国以肝炎病毒性肝硬化多见,其次为血吸虫病肝纤维化,酒精性肝硬化亦逐年增加。研究证实,2 种病因先后或同时作用于肝脏,更易产生肝硬化。如血吸虫病或长期大量饮酒者合并乙型病毒性肝炎等。

(1)病毒性肝炎。乙型及丙型病毒性肝炎可以发展成肝硬化,称为病毒性肝炎后肝硬化。

(2)慢性血吸虫病的肝汇管区结缔组织增生,常引起显著的门脉高压症。

(3)酒精中毒。酗酒引起的肝硬化,称为酒精性肝硬化。

(4)化学毒物或药物。长期反复接触四氯化碳、磷、砷等化学毒物,或长期服用某些药物如双醋酚汀、辛可芬、甲基多巴等,可引起中毒性肝炎,最后演变为肝硬化,称为中毒性肝硬化。

(5)长期肝外胆管阻塞或肝内胆汁淤积时,高浓度的胆酸特别是双氢胆酸可使肝细胞发生变性、坏死及纤维化,而发展为肝硬化,称为胆汁性肝硬化。

(6)循环障碍。慢性心功能不全、缩窄性心包炎、下腔静脉阻塞等肝以上部位的心血管病变,使肝静脉回流受阻,肝脏长期阻塞性充血及缺氧,导致肝细胞坏死和萎缩、纤维组织增生,最终演变为肝硬化,称为瘀血性肝硬化,由心脏病引起者,称为心源性肝硬化。

(7)营养不良或失调作为肝硬化的病因尚有争议。

(8)由于遗传缺陷,导致某些物质的代谢障碍而沉积于肝脏,引起肝细胞变性坏死及结缔组织增生,发展为肝硬化。

(二)发病机制

1.病理过程

肝硬化的病因很多,其形成途径和发病机制亦不相同,有的通过慢性肝炎的途径(如病毒性肝炎);有的以大囊泡性肝脂肪变性途径(如酒精性肝病);有的以长期肝内、外胆汁淤积或肝静脉回流障碍,致门脉区或小叶中央区纤维化的途径等。不论何种病因、哪种途径,都涉及肝细胞炎性坏死,结节性肝细胞再生和肝纤维化等 3 个相互联系的病理过程。

2.病理分类

肝硬化因病因、炎症程度以及病情发展的不同,可呈现不同的病理类型,目前仍多采用1974 年国际肝胆会议所确定的病理分类,按结节大小、形态分为 4 型。

(1)小结节性肝硬化:结节大小比较均匀,一般在 3~5mm,最大不超过 1cm,纤维隔较细,假小叶大小一致。此型肝硬化最多见。

(2)大结节性肝硬化:结节较粗大,且大小不均,直径一般在 1~3cm,以大结节为主,最大直径可达 3~5cm,结节由多个小叶构成,纤维隔宽窄不一,一般较宽,假小叶大小不等。此型肝硬化多由大片肝坏死引起。

(3)大小结节混合性肝硬化:为上述二型的混合型,大结节和小结节比例大致相等。此型肝硬化亦甚多见。

(4)不完全分隔性肝硬化:又称再生结节不明显性肝硬化,其特点为纤维增生显著,向小叶内延伸,然肝小叶并不完全被分隔;纤维组织可包绕多个肝小叶,形成较大的多小叶结节,结节内再生不明显。此型的病因在我国主要为血吸虫病。

国外有人对 520 例肝硬化进行病理分类,大结节型达 58.8%,以大结节为主的混合型占12.2%,小结节型占 9.2%,小结节为主的混合型 6.7%,大小结节相等的混合型 12.2%,我国仍以小结节性肝硬化多见。同济医院 51 例肝硬化尸检中,小结节性肝硬化 32 例,大结节性肝硬化仅 2 例。梁伯强等报告 80 例肝硬化尸检结果,小结节型 58.75%,大结节型为 23.75%。在一些病例中,上述分类并非固定不变,小结节性肝硬化通过再生改建,可转变为大结节性或混合性肝硬化。病因与形态学改变有一定相关性,如乙肝性肝硬化常见嗜酸性小体,但也见于酒精性肝硬化;脂肪变性和 Mallory 小体常见于酒精性肝硬化,也见于 Wilson 病等;黄色瘤样变见于胆汁性肝硬化;PAS 阳性小体则见于 a1 抗胰蛋白酶(ar-AT)缺乏。

3.病理生理

肝硬化时病理生理变化广泛复杂,几乎累及全身各个系统脏器。

二、临床表现

临床上肝硬化分为肝功能代偿期与肝功能失代偿期。

(一)肝功能代偿期

症状较轻,常缺乏特征性,可有乏力、食欲减退、恶心、呕吐、右上腹隐痛或不适和腹泻等症状。体征可有肝、脾轻度肿大、蜘蛛痣、肝掌等。肝功能检查多在正常范围内或有轻度异常。

(二)肝功能失代偿期

1.肝功能减退征群

由于消化道瘀血、水肿及胃肠道分泌吸收功能障碍,可有恶心、呕吐、腹痛、腹泻等消化道症状。部分患者有轻度黄疸。黄疸进行性加深者,提示肝细胞有进行性坏死。可出现鼻出血牙龈出血、皮肤黏膜瘀点及紫癜等出血倾向,系由于肝功能减退时,凝血因子合成减少和脾功能亢进时血小板减少所致。因营养缺乏、肠道吸收功能障碍和脾功能亢进等而有贫血。由于内分泌代谢失衡,周围毛细血管扩张而出现蜘蛛痣与肝掌等,但两者发生机制不尽相同,蜘蛛痣分布于颜面、颈、上胸、肩背、上肢等上腔静脉分布区域。性激素失调可致男性患者性欲减退、阳痿、睾丸萎缩、阴毛女性化及乳房发育;女性患者有闭经及不育。肝脏质硬,表面呈结节状,一般无压痛。在有进行性肝细胞坏死或肝炎活动和肝周围炎时,可有触痛或叩击痛。

2.门静脉高压征群

脾脏一般中度肿大,有时可为巨脾。伴脾功能亢进时表现为血白细胞、红细胞与血小板数减少。侧支循环形成。在临床上最有重要意义的是食管下段和胃底静脉曲张,常易破裂而发生大出血;腹壁和脐周静脉曲张及痔核的形成。腹腔积液是肝硬化门静脉高压最突出的表现。腹腔积液量多时腹部隆起,腹壁皮肤张紧发亮,皮下静脉显露曲张。大量腹腔积液时,脐可突出而形成脐疝。由于膈肌抬高可出现呼吸困难和心悸。腹腔积液的产生和发展与门静脉高压,血浆胶体渗透压因清蛋白浓度降低而下降,肝与肠道淋巴循环障碍,肾功能障碍,继发性肾素、血管紧张素、醛固酮和抗利尿激素增多,激肽释放酶、缓激肽活力降低以及利钠因子活力降低有关。

三、检查

(一)实验室检查

1.血常规

血红蛋白(血色素)、血小板、白细胞数降低。

2.肝功能实验

代偿期轻度异常。失代偿期血清蛋白降低,球蛋白升高,A/G倒置;凝血酶原时间延长,凝血酶原活动下降;转氨酶、胆红素升高;总胆固醇及胆固醇脂下降;血氨可升高,氨基酸代谢紊乱。尿素氮、肌酐升高;电解质紊乱:低钠、低钾。

3.病原学检查

HBV-M 或 HCV-M 或 HDV-M 阳性。

4.免疫学检查

(1)免疫球蛋白:IgA、IgG、IgM 可升高。

(2)自身抗体:抗核抗体、抗线粒体抗体、抗平滑肌抗体、抗肝脂蛋白膜抗体可阳性。

(3)其他免疫学检查:补体减少、玫瑰花结形成率及淋转率下降、CD。(Ts)细胞减少,功能下降。

5.纤维化检查

PⅢP值上升,脯氨酰羟化酶(PHO)上升,单胺氧化酶(MAO)上升,血清板层素(LM)上升。

6.腹腔积液检查

新近出现腹腔积液者、原有腹腔积液迅速增加原因未明者应做腹腔穿刺,抽腹腔积液做常规检查、腺苷脱氨酶(ADA)测定、细菌培养及细胞学检查。

为提高培养阳性率,腹腔积液培养取样操作应在床边进行,使用血培养瓶,分别做需氧和厌氧菌培养。

(二)影像学检查

1.X 线检查

食管－胃底钡剂造影,可见食管－胃底静脉出现虫蚀样或蚯蚓样静脉曲张变化。

2.B 型及彩色多普勒超声波检查

肝被膜增厚,肝脏表面不光滑,肝实质回声增强,粗糙不均匀,门脉直径增宽,脾大,腹腔积液。

3.CT 检查

肝脏各叶比例失常,密度降低,呈结节样改变,肝门增宽、脾大、腹腔积液。

(三)内镜检查

可确定有无食管－胃底静脉曲张,阳性率较钡餐 X 线检查高,也可了解静脉曲张的程度,并对其出血的风险性进行评估。

食管－胃底静脉曲张是诊断门静脉高压的最可靠指标。在并发上消化道出血时,急诊胃镜检查可判明出血部位和病因,并进行止血治疗。

(四)肝组织活检

肝穿刺组织活检可确诊。

(五)腹腔镜检查

能直接观察肝、脾等腹腔脏器及组织,并可在直视下取活检,对诊断有困难者有价值。

(六)门静脉压力测定

经颈静脉插管测定肝静脉楔入压与游离压,二者之差为肝静脉压力梯度(HVPG),反映门静脉压力。正常多小于 5mmHg,大于 10mmHg 则为门脉高压症。

四、诊断与鉴别诊断

(一)诊断

失代偿期肝硬化诊断不难,肝硬化的早期诊断较困难。

1.代偿期

慢性肝炎病史及症状可供参考。如有典型蜘蛛痣、肝掌应高度怀疑。肝质地较硬或不平滑及(或)脾比正常大 2cm,质硬,而无其他原因解释,是诊断早期肝硬化的依据。肝功能可以正常。蛋白电泳或可异常,单氨氧化酶、血清 PⅡPP 升高有助诊断。必要时肝穿病理检查或腹腔镜检查以利确诊。

2.失代偿期

症状、体征、化验皆有较显著的表现,如腹腔积液、食管静脉曲张。明显脾大、有脾功能亢进及各项肝功能检查异常等,不难诊断。但有时须与其他疾病鉴别。

(二)鉴别诊断

(1)肝硬化的临床表现比较复杂,须与有类似表现的疾病相鉴别。腹腔积液须与下列疾病鉴别。①结核性腹膜炎:肝硬化腹腔积液初起,且进展较快时,可有腹部胀痛,触诊有压痛,须与结核性腹膜炎鉴别。后者有结核中毒症状,腹部可有柔韧感,压痛及反跳痛,症状及体征持续不退,腹腔积液性质为渗出液,极少数可为血性腹腔积液。②癌性腹膜炎:腹腔脏器的癌瘤可转移至腹膜而产生腹腔积液。年龄在 40 岁以上,起病快发展迅速,腹腔积液可呈血性,腹腔积液中可找到癌细胞。③卵巢癌:特别是假黏液性囊性癌,常以慢性腹腔积液为临床表现,病情进展缓慢,腹腔积液呈漏出液,有时造成诊断困难,妇科及腹腔镜检查有助于诊断。④缩窄性心包炎:可有大量腹腔积液、易误诊为肝硬化,但静脉压升高、颈静脉怒张,肝大明显,有奇脉,心音强、脉压小等表现可资鉴别。⑤巨大肾盂积水及卵巢囊肿:较少见,无移动性浊音,无肝病表现,前者肾盂造影,后者妇科检查可助诊断。

(2)上消化道出血须与消化性溃疡、出血性胃炎、胃黏膜脱垂、胆道出血等相鉴别。①消化性溃疡出血:常有溃疡病史,脾不大、无脾功能亢进表现。但与肝硬化同时存在,则鉴别困难。急诊内镜有助诊断。肝硬化患者因食管静脉曲张破裂出血者占53%。其余为溃疡病或胃黏膜病变。②出血性胃炎:可有诱因如酗酒、药物等引起,可有胃痛。与肝硬化合并存在胃黏膜病变时,鉴别困难。可靠的诊断法是急诊内镜检查。③胆道出血:较少见,常有上腹剧痛、发热、黄疸、胆囊肿大压痛等,呕血常在腹部剧痛后发生。胃镜检查,或止血后作逆行胰胆管造影或经皮经肝胆管造影,可发现胆道系统病变。以上各种出血均可在必要时选择腹腔动脉造影法进行鉴别诊断。④脾大:须与其他原因所致的疾病鉴别,如疟疾、白血病、霍奇金病、血吸虫及黑热病等。疟疾有反复发作史,血中可查到疟原虫。慢性粒细胞性白血病末梢血白细胞可达 10×10^9/L 以上,分类中有幼稚粒细胞,骨髓检查可确诊。霍奇金病常伴淋巴结肿大,依靠淋巴结活检可确诊。黑热病在我国已少见,偶有个别病例,不规则发热、鼻出血、牙龈出血、贫血及末梢血白细胞显著减少(3.0×10^9/L 以下),骨髓检查或脾穿刺可找到利杜体。血吸虫病有反复疫水接触史,血吸虫环卵试验、血吸虫补体结合试验及皮肤试验等检查为阳性;直肠黏膜活检可找到血吸虫卵;可做粪便孵化试验。

五、治疗

肝硬化是因组织结构紊乱而致肝功能障碍。目前尚无根治办法。主要在于早期发现和阻止病程进展,延长生命和保持劳动力。

(一)代偿期

肝硬化诊断确定后,注意劳逸结合,合理治疗及饮食,应以高热量、高蛋白、维生素丰富易消化的食物为宜,严禁饮酒。避免应用有肝损害的药物。一般可参加轻工作。定期随访。

(二)失代偿期

一般病情较重,须休息或住院治疗。

(1)饮食:以易消化,富营养的饮食为宜,适当高蛋白,按 $1.0 \sim 1.5 g/(kg \cdot d)$,适当的高糖、低脂,脂肪相当于热量的 1/3 左右,总热量每天 $8000 \sim 10000 J$。有肝性脑病时,应限制蛋白,每天 $0.5 \sim 1.0 g/(kg \cdot d)$。防止食管静脉曲张破裂出血,应免用刺激性及硬的食物。

有腹腔积液及水肿时应限钠和水的摄入。液体量的维持,以 24h 的排尿量和不显性消耗量为准,或每天在 1500mL 以下为宜。

(2)补充维生素:肝硬化时有维生素缺乏的表现,适当补充维生素 B_1、维生素 B_2、维生素 B_6、维生素 B_{12}、维生素 C、维生素 D 及维生素 K、烟酸、叶酸等。

(3)有慢性肝炎活动时,应控制肝炎,必要时抗病毒及免疫调节治疗,如干扰素、阿糖腺苷等,必要时应用泼尼松等治疗。

(4)抗肝纤维化药物:抗纤维化药物在动物实验中可阻止肝脏纤维化,但临床使用尚少。常有不良反应,影响应用。

泼尼松在肝硬化前期(肝纤维化时)有效,可以促进蛋白合成和胶原吸收,肝硬化晚期则无效。铃兰氨酸(AZC),置换前胶原的羟脯氨酸,影响胶原的合成和分泌,从而使胶原生成减少。秋水仙碱(Kershenobich 报道,$1 \sim 2 mg/d$,每周用药 5h,疗程 14.5 个月,经连续肝穿刺观察,可见纤维化显著减少。肝功能改善,腹腔积液、水肿消失、脾脏缩小。青霉胺(D 青霉胺)是含巯基化合物,与铜络合,抑制含铜氨基氧化酶如赖氨酰氧化酶的活力(即单胺氧化酶)切断胶原形成过程的前胶原的共价交联,使胶原纤维的形成受阻。激活胶原酶,促进胶原分解及吸收。

青霉胺每天 800mg。葫芦素 B(甜瓜蒂)有,报告其有明显抑制肝纤维化作用,机制尚不明。山蕴豆素、木瓜蛋白酶,具有对单胺氧化酶的抑制作用。丹参冬虫夏草有明显的抗纤维化作用。近年,有的活血化瘀中药方药在抗纤维化方面取得了明显的疗效。

(5)保护肝细胞,促肝细胞再生,防止肝细胞坏死的药物:常用有葡醛内酯(肝太乐)可有解除肝脏毒素作用。每次 $0.1 \sim 0.2g$,口服,3 次/d,或肌内注射、静脉点滴。水飞蓟宾片(益肝灵)有保护肝细胞膜、抗多种肝脏毒物作用,每次 2 片,3 次/d。肌苷、三磷酸胞苷、能量合剂、蛋白同化药等促进肝细胞再生。

近年的研究证明促肝细胞生长素、前列腺素 E_2、硫醇类(谷胱甘肽,半胱氨酸)、维生素 E 等均有抗肝细胞坏死,促进细胞再生作用。丹参也可改善肝缺氧,降低变性坏死,改善微循环,促肝糖原及三磷腺苷合成,可使心肌排出量增加、减少肝瘀血利于肝细胞再生。

第十一节　急性胰腺炎

急性胰腺炎是多种病因导致胰酶在胰腺内被激活后引起胰腺组织自身消化、水肿、出血甚至坏死的炎症反应。临床以急性上腹痛、恶心、呕吐、发热和血胰酶增高等为特点。病变程度轻重不等,轻者以胰腺水肿为主,临床多见,病情常呈自限性,预后良好,又称为轻症急性胰腺炎。少数重者的胰腺出血坏死,常继发感染、腹膜炎和休克等,病死率高,称为重症急性胰腺炎。

临床病理常把急性胰腺炎分为水肿型和出血坏死型两种。

一、病因

(一)梗阻因素

由于胆道蛔虫乏特壶腹部结石嵌顿、十二指肠乳头缩窄等导致胆汁反流。如胆管下端明显梗阻,胆道内压力甚高,高压的胆汁逆流胰管,造成胰腺腺泡破裂,胰酶进入胰腺间质而发生胰腺炎。

(二)酒精因素

长期饮酒者容易发生胰腺炎,在此基础上,当某次大量饮酒和暴食的情况下,促进胰酶的大量分泌,致使胰腺管内压力骤然上升,引起胰腺泡破裂,胰酶进入腺泡之间的间质而促发急性胰腺炎。

酒精与高蛋白高脂肪食物同时摄入,不仅胰酶分泌增加,同时又可引起高脂蛋白血症。这时胰脂肪酶分解三酰甘油释出游离脂肪酸而损害胰腺。

(三)血管因素

胰腺的小动、静脉急性栓塞、梗阻,发生胰腺急性血循环障碍而导致急性胰腺炎;另一个因素是建立在胰管梗阻的基础上,当胰管梗阻后,胰管内高压,则将胰酶被动性地"渗入"间质。由于胰酶的刺激则引起间质中的淋巴管、静脉、动脉栓塞,继而胰腺发生缺血坏死。

(四)外伤

胰腺外伤使胰腺管破裂、胰腺液外溢以及外伤后血液供应不足,导致发生急性重型胰腺炎。

二、临床表现

(一)症状

(1)腹痛:急性胰腺炎多数为突然发病,表现为剧烈的上腹痛,并多向肩背部放射,患者自觉上腹及腰背部有"束带感",腹痛的位置与病变的部位有关,如胰头的病变重者,腹痛以右上腹为主,并向右肩放射;病变在胰尾者,则腹痛以左上腹为重,并向左肩放射,疼痛强度与病变程度多相一致,若为水肿性胰腺炎,腹痛多为持续性伴有阵发性加重,采用针刺或注入解痉药物而能使腹痛缓解;若为出血性胰腺炎,则腹痛十分剧烈,常伴有休克,采用一般的止痛方法难以止痛。

(2)恶心呕吐:发病之初即出现,其特点是呕吐后不能使腹痛缓解,呕吐的频度亦与病变的严重程度相一致,水肿性胰腺炎中,不仅有恶心,还常呕吐 1~3 次;在出血性胰腺炎时,则呕吐剧烈或为持续性频频干呕。

(3)全身症状:可有发热,黄疸等,发热程度与病变严重程度多一致,水肿性胰腺炎,可不发热或仅有轻度发热;出血坏死性胰腺炎则可出现高热,若发热不退,则可能有并发症出现,如胰腺脓肿等。黄疸的发生,可能为并发胆道疾病或为肿大的胰头压迫胆总管所致,这两种原因引起的黄疸需要结合病史,实验室检查等加以鉴别。有极少数患者发病非常急骤,可能无明显症状或出现症状不久,即发生休克或死亡,称为猝死型或暴发性胰腺炎。

(二)体征

1.全身体征

(1)体位:多平卧或侧卧位,但喜静卧。

(2)血压,脉搏,呼吸:在水肿性胰腺炎时,多无明显变化,但在出血坏死性胰腺炎时,可有血压下降,脉搏及呼吸加快,甚至出现休克,值得指出的是,在急性出血坏死胰腺炎时,可以出现急性呼吸窘迫综合征(ARDS),这是一种十分危险的综合征,需要根据病史、实验室检查等方法,做到早期诊断与治疗。

(3)舌苔:舌质多淡红,伴有感染时多红或紫红;舌苔多薄白或白腻,严重病例则黄腻或黄燥。

2.腹部体征

(1)视诊:腹部多平坦,但出血坏死性胰腺炎可因肠麻痹而出现腹胀,并发胰腺囊肿或脓肿时,可有局限性隆起。

(2)触诊:压痛、反跳痛与肌紧张可因病变程度和部位不同而各异,一般情况下,多在上腹部有程度不同的压痛,但压痛部位与病变部位有关,病变在胰头者,压痛在右上腹;病变在胰尾者,压痛在左上腹;病变累及全胰腺者,全上腹有压痛,若出血坏死性胰腺炎,腹腔渗液多时,常为全腹的压痛、反跳痛和肌紧张。

急性胰腺炎时,也常在上腹部发现肿块,肿块的原因可能有:①胀大的胆囊,位于右上腹胆囊区;②肿大的胰头,位于右上腹,但位置较深;③胰腺囊肿或脓肿,多为圆形的囊性肿物;④水肿的发炎组织,如大网膜、肠管或小网膜囊内的积液。

三、检查

(一)实验室检查

1.血白细胞计数

轻型胰腺炎时,血白细胞可不增高或轻度增高,但在严重病例和伴有感染时,常明显增高,中性粒细胞也增高。

2.淀粉酶测定

这是诊断急性胰腺炎的重要客观指标之一,但并不是特异的诊断方法。在发病早期,胰腺血管有栓塞以及某些出血坏死性胰腺炎时,由于胰腺组织的严重破坏,则可不增高,有时休克、急性肾衰竭、肺炎、腮腺炎、溃疡病穿孔以及肠道和胆道感染的情况下,淀粉酶也可增高。因此,有淀粉酶增高时,还需要结合病史,症状与体征,排除非胰腺疾病所引起的淀粉酶增高,才能诊断为急性胰腺炎。

淀粉酶增高与胰腺炎发病时间也有一定的关系,根据临床观察可有以下几种表现。

(1)发病后 24h,血清淀粉酶达到最高峰,48h 后尿淀粉酶出现最高峰。

(2)发病后短期内尿淀粉酶达到最高峰,而血清淀粉酶可能不增高或轻度增高。

(3)血清淀粉酶与尿淀粉酶同时增高,但以后逐渐恢复正常。

(4)淀粉酶的升降曲线呈波浪式或长期增高,揭示已有并发症的发生。值得指出的是,淀粉酶的增高程度与炎症的轻重不一定成正比,如水肿性胰腺炎时,淀粉酶可以达到较高程度,而在某些坏死性胰腺炎,由于胰腺组织的大量破坏,淀粉酶反而不增高。关于血清淀粉酶与尿淀粉酶何者准确,文献上有分歧,有人认为,血清淀粉酶的测定准确,有人则认为尿淀粉酶测定准确,而且尿液收集容易,可反复进行检查,因此,目前临床上以测定尿淀粉酶者较多。

3.血液化学检查

重型胰腺炎时,二氧化碳结合力下降,血尿素氮升高,表明肾脏已有损害;胰岛受到破坏时,可有血糖升高,但多为一过性;出血性胰腺炎时,血钙常降低,当低于 1.7mmol/L(7mg%)时,常示预后不良。

4.腹腔穿刺术

对于有腹腔渗液的病例,行腹腔穿刺术有助于本病的诊断,穿刺液多为血性,如淀粉酶测定增高,即可确诊为该病。

5.淀粉酶同工酶检查

已确定的淀粉酶同工酶有两种,胰型同工酶(PIA)和唾液型同工酶(STI)。急性胰腺炎时,胰型同工酶可明显增高,对高度怀疑胰腺炎而淀粉酶正常者,对高淀粉酶血症的淀粉酶是否来源于胰腺,测定同工酶则更有价值,国内有人采用电泳方法,从阴极到阳极端显示 PIA 有 P_3,P_2,P_1 三种,其中 P_3 为诊断急性胰腺炎的敏感可靠指标。

6.放射免疫胰酶测定(RIA)

因淀粉酶测定对胰腺炎的诊断没有特异性,随着免疫测定技术的进步,许多学者寻找更为准确的诊断方法,即胰酶的放射免疫测定法,当前测定的酶大致有以下几种。

(1)免疫活性胰蛋白酶(IRT):急性胰腺炎时,胰腺腺泡损坏可释放大量胰蛋白酶及酶原,它是一种仅存在于胰腺内的蛋白酶,因此测定血清中胰蛋白酶及酶原的浓度,应具有一定的特异性,临床应用证明,血清 IRT 在重型胰腺炎时升高的幅度大,持续时间久,对急性胰腺炎的早期诊断与鉴别轻重程度具有一定帮助。

(2)弹力蛋白酶Ⅱ(elastaseⅡ):应用放射免疫法可测定血清免疫活性弹力蛋白酶(IRE),由于胰腺全切除后血清 IRE 可以消失,故对该酶的测定可有特异性。

(3)胰泌性胰蛋白酶抑制物(PSTI):PSTI 是由胰腺腺泡分泌,能阻抑胰内蛋白酶的激活,由于它是一种特异性胰蛋白酶抑制物,存在于胰液与血液中,测定其含量不仅能早期诊断急性胰腺炎,还能鉴别病情轻重程度,有利于病情观察。

(4)磷脂酶 A_2(PLA_2):PLA_2 是一种脂肪分解酶,是引起胰腺坏死的重要因素之一,急性胰腺炎早期即可升高,且持续时间较血清淀粉酶长,对重型胰腺炎的诊断是有用的。

（二）影像学检查

1.X 线检查

（1）腹平片。可能见到以下征象：①胰腺部位的密度增强（由于炎症渗出所致）；②反射性肠郁张（主要在胃，十二指肠，空肠和横结肠）；③膈肌升高，胸腔积液；④少数病例可见胰腺结石或胆道结石；⑤十二指肠环瘀滞，其内缘有平直压迹；⑥仰卧位腹平片，表现"横结肠截断"征，即结肠肝曲、脾曲充气，即使改变体位横结肠仍不充气，这是由于急性胰腺炎引起结肠痉挛所致。

（2）上消化道钡餐造影。可能见到以下征象：①胰腺头部肿大，十二指肠环有扩大；②胃窦部受压；③十二指肠有扩张、淤积现象；④十二指肠乳头部水肿或由于胰头肿大所致倒"3"字征；⑤胰腺假性囊肿时，可见胃肠受挤压现象。

2.超声检查

超声在急性胰腺炎的诊断中占有越来越加重要的位置，成为不可缺少的常规检查方法之一，但易受胃肠积气的影响，超声对胰腺炎的诊断可有以下发现。

（1）胰腺体积增大：在水肿型胰腺炎时，胰腺体积增大者少；而在重型胰腺炎时则多有增大，且胰腺轮廓模糊，表面不光滑，胰腺深面与脾静脉分界不清，有时胰腺前后界难以辨认。

（2）胰腺回声增强：在水肿型胰腺炎可见部分胰腺回声增强，但在重型胰腺炎时可见胰腺内部大幅度凹凸不平，多有强回声，间有不规则低回声区。

（3）腹腔渗液：在水肿型胰腺炎不多见，但在重型胰腺炎时多有之，其中多为弥散性积液，也可为胰腺周围之局限性积液，经治疗之后也可发现胰腺脓肿及假性囊肿。

根据以上所述，结合临床特点，超声可以作为鉴别水肿型与重型胰腺炎的手段之一。

3.CT 检查

CT 扫描也可显示胰腺及其周围组织从轻度水肿、出血到坏死和化脓的各种病理变化，CT 也能发现胰腺周围的积液和小网膜、肾周围间隙的水肿，有助于早期发现及追踪观察胰腺假性囊肿，因不受胃肠积气与肥胖的影响，CT 扫描较超声检查更具有优越性与准确性，但因检查费用较昂贵，尚不能常规使用。

4.纤维内镜检查

（1）纤维胃镜检查没有直接的诊断价值，可能看到胃十二指肠黏膜的水肿与充血，胃后壁可能见到凸起的改变（肿大胰腺所致）。

（2）纤维十二指肠镜除可看到胃十二指肠黏膜的病变外，可观察到十二指肠乳头部的异常或病变，特别是在壶腹部结石嵌顿引起的胰腺炎时，可看到凸起的乳头或结石，从而直接找到病因。

（3）内镜逆行性胆胰管造影术（ERCP）：只适合于急性症状控制后，作为了解胆道病变而使用，虽对胰管梗阻情况也能做出判断，但有造成胰腺炎再次发作，成为注入性胰腺炎的可能，故不宜常规使用。

5.腹腔镜检查

对于诊断尚不十分清楚的急性上腹痛或重型胰腺炎，腹腔镜检查可有一定意义，通过腹腔镜可见到一系列的病变，可分为准确征象和相对征象。

(1)准确征象。指镜下见到后即可肯定胰腺炎的诊断。①病灶性坏死:是由于脂肪酶与磷脂酶活化造成脂肪坏死的结果,在发病早期的病例,这种坏死见于上腹部小网膜腔内,由于病变的扩散,可发现于大网膜、小网膜、横结肠、胃结肠韧带、肾周围脂肪囊、结肠旁等处,这种灰白色脂肪坏死的范围与病变的程度是一致的。②渗出液:在重型胰腺炎中,可发现于 85.5% 的病例,渗液量在 10~600mL,最多的胰性腹腔积液可达 6L 以上,有人测定渗出液的淀粉酶活力增加,略增高者病死率 19%,淀粉酶高于 1024U 者,病死率为 59.1%,渗出液的颜色与预后也有关。

(2)相对征象。没有独立诊断意义,需结合准确征象与临床,才能做出正确的诊断。①腹腔充血:常伴有腹腔渗出液,在上腹部发现较多。②胃位置的抬高:这是由于肿大的胰腺,小网膜的炎症或囊肿将胃垫起所致,用纤维胃镜接触胃壁时,可感受出坚硬的胰腺。

6.血管造影术

为了诊断急性胰腺炎的血管性或出血性并发症,有选择地对一些患者进行腹腔血管造影,也是近几年来的一项新进展,血管造影可显示出胰腺和胰腺周围动脉的血管病变(如动脉瘤和假性动脉瘤),从而有助于制订治疗方案,如能施行动脉插管栓塞术,就可能避免因控制出血而施行的开腹手术。

7.核素扫描

发病早期多正常,但在重型胰腺炎时,可见不均匀或不显影或局限性放射性缺损区,由于这种检查方法需要一定的设备,故不能普遍使用。

8.其他检查方法

心电图、脑电图等,对本病的诊断虽无直接帮助,但在重型胰腺炎时也多有改变,可作为诊断与治疗的辅助检查方法。

四、诊断

(一)诊断标准

(1)具有典型的临床表现,如上腹痛或恶心呕吐,伴有上腹部压痛或腹膜刺激征。

(2)血清、尿液或腹腔穿刺液有胰酶含量增加。

(3)图像检查(超声,CT)显示有胰腺炎症或手术所见或尸解病理检查证实有胰腺炎病变。

(4)其他类似临床表现的病变。

(二)鉴别诊断

急性胰腺炎的正确诊断率近年来有显著提高,但在非典型的病例中,往往易与其他急性腹部疾患相混淆,故应随时提高警惕。

现将鉴别要点略述如下。

1.急性胆囊炎、胆石症

急性胆囊炎的腹痛较急性胰腺炎轻,其疼痛部位为右上腹部胆囊区,并向右胸及右肩部放射,血尿淀粉酶正常或稍高;如伴有胆道结石,其腹痛程度较为剧烈,且往往伴有寒战、高热及黄疸。

2.胆道蛔虫病

胆道蛔虫病发病突然,多数为儿童及青年,开始在上腹部剑突下偏右方,呈剧烈的阵发性绞痛,患者往往自述有向上"钻顶感",疼痛发作时,辗转不安,大汗,手足冷,痛后如常人,其特点为"症状严重,体征轻微"(症状与体征相矛盾),血尿淀粉酶正常,但在胆道蛔虫合并胰腺炎时,淀粉酶可升高。

3.胃及十二指肠溃疡穿孔

溃疡病穿孔为突然发生的上腹部剧烈疼痛,很快扩散至全腹部,腹壁呈板状强直,肠鸣音消失,肝浊音缩小或消失,腹平片有气腹存在,更可能帮助明确诊断。

4.急性肾绞痛

有时应与左侧肾结石或左输尿管结石相鉴别,肾绞痛为阵发性绞痛,间歇期可有胀痛,以腰部为重,并向腹股沟部与睾丸部放射,如有血尿、尿频、尿急,则更有助于鉴别。

5.冠心病或心肌梗死

在急性胰腺炎时,腹痛可反射性放射至心前区或产生各种各样的心电图改变,往往相混淆,然而,冠心病患者可有冠心病史,胸前区有压迫感,腹部体征不明显等,须仔细鉴别。

五、治疗

急性胰腺炎的非手术疗法合理应用则大部分急性水肿型胰腺炎可以治疗,同时也为出血坏死型胰腺炎做了较好的术前准备,非手术疗法包括:防治休克,改善微循环、解痉、止痛,抑制胰酶分泌,抗感染,营养支持,预防并发症的发生,加强重症监护的一些措施等。急性胰腺炎非手术治疗主要措施如下。

(一)防治休克,改善微循环

急性胰腺炎发作后数小时,由于胰腺周围(小网膜腔内)、腹腔大量炎性渗出,体液的丢失量很大,特别是胰腺炎导致的后腹膜"化学性烧伤"丧失的液体量尤大。因此,一个较重的胰腺、炎,胰周围、腹腔以及腹膜后的渗出,每24h体液丢失量可达5~6L,又因腹膜炎所致的麻痹性肠梗阻、呕吐、肠腔内积存的内容物等,则每日丢失量将远远超过5L。体液丢失造成大量电解质的丢失,并导致酸碱失衡。在24h内要相应地输入5~6L液体,以及大量的电解质,若输入速度过快则将造成肺水肿。为此对于大量输液,又要减少输液带来的并发症,应通过CVP和尿量的监测,通过中心静脉压的高低和尿量、比重的变化进行输液。为改善微循环予以适量输入右旋糖酐。右旋糖酐的分子量大、小,可灵活掌握,在快速扩充血容量时用高分子,随即改为低分子以改善微循环,并给以扩张微血管的药物如654-2等。为扩充血容量并减少炎性渗出,输入清蛋白。此外,根据血生化所检测的电解质变化,以及血气所测得的酸碱结果补充钾、钙离子和纠正酸碱失衡。

(二)抑制胰腺分泌

1.H_2受体阻断剂

如西咪替丁、雷尼替丁等均可减低胃酸的分泌,并能抑制胰酶的作用。有人将H_2受体阻断剂与5-FU同时应用,认为对胰腺外分泌有更好的抑制作用,500~1000mg/d静脉滴入。

2.抑肽酶

自Trapnell1974年大剂量应用于临床以来,现已广泛地临床使用大剂量用以抑制胰酶分泌。它除了能抑制胰蛋白酶分泌以外,并能抑制激肽酶、纤维蛋白溶酶的分泌。目前的剂量是2万单位/kg体重,加入静脉输液内滴注,1周为1个疗程。

3.5-FU(5-氟尿嘧啶)

5-FU 可以抑制核糖核酸(DNA)和脱氧核糖核酸(RNA)的合成。在急性胰腺炎时,用其阻断胰腺外分泌细胞合成和分泌胰酶。5-FU 治疗急性胰腺炎始于 20 世纪 70 年代,现已逐渐用于临床。要注意 5-FU 的作用要点:①免疫功能低下、重型胰腺炎但淀粉酶不高者或做胰部分切除后不宜使用。②对水肿性胰腺炎而且淀粉酶很高者、部分"清创"者应配合使用 5-FU,则效果良好,患者恢复顺利。

4.禁食和胃肠减压

这一措施在急腹症患者作为常规使用。急性胰腺炎时使用鼻胃管减压,不仅可以缓解因麻痹性肠梗阻所导致的腹胀呕吐,更重要的是可以减少胃液、胃酸对胰酶分泌的刺激作用,而抑制了胰腺炎的发展。由于食糜刺激胃窦部和十二指肠而致胰酶分泌,通常要禁食时间较长。当淀粉酶至正常后,再禁食 1~2 周,否则由于进食过早,而致胰腺炎复发。

(三)解痉止痛

急性重型胰腺炎腹痛十分剧烈,重者可导致疼痛性休克,并可通过迷走神经的反射,而发生冠状动脉痉挛。因此应定时给以止痛剂,传统方法如下静脉滴注 0.1% 的普鲁卡因用以静脉封闭,并可定时将哌替啶与阿托品配合使用,既止痛又可解除 Oddi 括约肌痉挛。另有亚硝酸异戊酯、硝酸甘油等在剧痛时使用,特别是在年龄大的患者使用,既可解除 Oddi 括约肌的痉挛,同时对冠状动脉供血大有益处。

(四)营养支持

急性胰腺炎时合理的营养支持甚为重要,若使用恰当则可明显的降低病死率,若使用不当有时可能增加病死率。急性重型腹膜炎时,机体的分解代谢高、炎性渗出、长期禁食、高烧等,患者处于负氮平衡及低血蛋白症,故需营养支持,而在给以营养支持时,又要使胰腺不分泌或少分泌。因此,必须掌握其内在的规律,以发挥营养支持的最大作用。

1.急性胰腺炎营养支持

应考虑下列几点:①轻度胰腺炎,又无并发症者,不需要营养支持。②中、重度急性胰腺炎,早期开始营养支持(在血流动力学和心肺稳定性允许的情况下)。③初期营养支持,应通过肠道外途径,要有足够量的热量。④患者在手术时做空肠造口输供肠饲。⑤当患者的症状、体检以及 CT 检查所显示的胰腺图像基本正常后,再行口服饮食,但含脂肪要少。

2.急性重型胰腺炎的营养支持

第一阶段应以全胃肠外营养(TPN)为主,一般需 2~3 周;第二阶段通过空肠造口,予以肠道要素饮食 2~3 周,胃肠造口注肠道要素饮食(EEN),仍有一定的胰酶刺激作用,因此,EEN 不宜过早使用;第三阶段逐步过渡到口服饮食。口服饮食开始的时间至关重要,必须对患者的全面情况进行综合后,再逐步开始进食。

3.急性胰腺炎发病的重要机制

激活的胰酶使腺体和胰组织自身消化,因此在治疗中的重要手段之一是要使胰腺分泌"静止"或"休息"。在使用营养支持时,一定要把握住何种营养成分从哪种途径进入体内,可使胰腺不分泌或少分泌,现对下列几个问题进行讨论。

(1)肠道营养和胰腺分泌:胃胰和肠胰反射则可刺激胰腺外分泌。有人对狗胃、十二指肠或空肠输注要素饮食(含葡萄糖、脂肪、氨基酸)与输注水对照进行研究,胃内输注要素饮食后,胰分泌量、蛋白、碳酸氢盐分泌量增加。十二指肠内输注要素饮食后,胰分泌量增加,而蛋白、碳酸氢盐的分泌无明显改变。空肠内输注要素饮食后,则胰外分泌量、蛋白、碳酸氢盐分泌增加。对照组空肠输注不增加胰外分泌。Stabile 将不同剂量的乳化脂肪注入实验狗十二指肠,发现超过基础量的乳化脂肪,则与蛋白和碳酸氢盐排出量的关系明显。因此,在急性胰腺炎的恢复期,口服脂肪饮食的量要低。而在肠饲中将脂肪饮食直接输入空肠,排除胃胰、肠胰的反射,则胰腺外分泌减少。

(2)胃肠外营养与胰腺分泌。①葡萄糖:Klein 报道静脉输注葡萄糖可抑制胰腺外分泌,可能与血清渗透性增高有关。②氨基酸:Fried 将晶体 1 氨基酸输入犬瘘管模型,发现胰蛋白分泌量无改变。Stabile 输注混合氨基酸液,不增加胰腺分泌、蛋白或碳酸氢盐的排出。说明静脉输注氨基酸并不刺激人的胰腺分泌。③脂肪酸:经研究证实十二指肠内注入脂肪酸有明显的刺激胰腺分泌作用。而静脉输注脂肪酸,则不刺激胰腺外分泌。

上述说明经静脉注射氨基酸和葡萄糖,或单用脂肪乳剂,均不刺激胰腺外分泌。

(3)营养支持对急性胰腺炎的作用:TPN 已是用作治疗急性胰腺炎的营养支持和治疗手段,TPN 在减少胰腺外分泌,使负氮平衡转为正氮平衡,以及预防并发症方面均起到积极作用。TPN 应用时糖量不宜过多,以免引起血糖升高。

近几年来生长抑素八肽用于临床,尤其是用于治疗急性坏死性胰腺炎、胰漏(瘘)取得了良好的效果。现已广泛用于胰腺疾病、上消化道出血、胃肠道瘘管、消化系内分泌肿瘤。Sandostatin(奥曲肽),是一种人工合成的八肽环化合物,保留了天然的生长抑素的药理活性,并有长效的作用。它能抑制生长激素和胃肠胰内分泌激素的病理性分泌过多;还可以明显改善胰腺微循环,抑制胰酶释放,又可减少肺的含水量及肺血管外水量,从而达到治疗胰腺炎和防止肺水肿之目的(但大剂量的 Sandostatin 可导致胰腺微循环血量下降);奥曲肽对 Oddi 括约肌的作用,近来通过动物实验发现,它可使其压力下降,注射奥曲肽 3min 后压力即开始下降,在 5、10、15min 后下降尤为明显,持续时间达 4h,从而减少胆汁反流于胰管内。

(五)抗生素的应用

抗生素对急性胰腺炎的应用,是综合性治疗中不可缺少的内容之一。急性出血坏死性胰腺炎时应用抗生素是无可非议的。急性水肿性胰腺炎,作为预防继发感染,应合理使用一定量的抗生素。胰腺坏死并发化脓感染的细菌种类较多,最常见的为肠道 G-杆菌,如大肠埃希菌、克雷伯氏杆菌、粪链球菌、产碱杆菌、肺炎杆菌、变形杆菌、金黄色葡萄球菌等。胰腺炎合并感染时病死率甚高。因此,在急性胰腺炎时怎样正确地使用抗生素是一个重要的课题。

1.抗生素的血-胰液屏障

将胰液及血清经微生物法、酶免疫法以及接受高效液相色谱法测定抗生素的含量,发现抗生素在透入胰液受很多因素的影响,最主要的是在胰腺内存在着一种类似血—脑屏障的血胰屏障。抗生素在透过血—胰屏障时,首先要透过毛细血管内皮细胞层和基底膜,然后透过胰腺腺泡及导管的细胞膜而进入胰液。由于细胞膜含有较多量的脂类,故极性小、脂溶性高的抗生素较极性大、水溶性高者更易透过,抗生素的血清蛋白结合率、作为载体的结合蛋白分子量大小、抗生素的 pH 均可影响其进入胰液。

因此,在急性胰腺炎时,炎症影响细胞膜通透性改变,亦影响抗生素向胰液的透入。既然胰液中含有抗生素、胰组织中也应含有抗生素,但胰液中的抗生素浓度能否代表胰组织中的浓度,经实验证明,胰组织和胰液中抗生素的浓度,两者是平行的。到目前经研究的30多种抗生素能够进入胰腺且能达到有效浓度的仅1/3。在血-胰屏障作用下有的抗生素如青霉素G和一些头孢类抗生素不能进入胰组织。四环素、庆大霉素、氨苄西林进入胰组织很少,不能形成有效的浓度。

2.急性胰腺炎对抗生素应用的原则

能透过血-胰屏障;能在胰腺组织内形成有效浓度;能有效地抑制已知的致病菌。近些年研究,胰腺感染的菌种出现的频率依次为:大肠埃希菌、肺炎克雷伯氏菌、肠球菌、金葡菌、绿脓杆菌、奇异假单孢菌、链球菌、产气肠杆菌、脆弱类杆菌等。近年来真菌(念珠菌)感染有所增加。经研究发现超广谱的抗生素,亚胺培南—西司他丁钠(泰宁)以及环丙沙星能够抑制以上的细菌(脆弱杆菌除外)。

头孢他唑(头孢他啶)、头孢噻肟、西索米星、利福平、复方新诺明能够抑制上述9种中的5种菌,克林霉素能抑制3种菌,而甲硝唑只能抑制脆弱类杆菌。

3.急性胰腺炎时细菌的来源

①因肠黏膜屏障功能受损、免疫力下降、肠道菌群失衡则某些致病菌生长繁殖从而发生肠道细菌易位。②TPN的因素,在TPN时感染甚易发生,特别是因导管的护理不当尤易发生。

(六)腹膜腔灌洗

1.腹腔灌洗的方法

局麻下在脐下腹中线作小切口,置入软而不易折断的硅胶管,而后将硅胶管周围封闭。灌洗液为等渗,包括有右旋糖酐和葡萄糖15g/L、钾4mmol/L、肝素100U/L、氨苄西林125～250mg/L,每15min灌入2L,保留30min后再由引流管引出(又需15min),一个循环时间为1h,如此进行48h或更长些时间(当视患者情况而定),一般为2～7d。

2.灌洗的目的

灌洗的目的是将胰腺炎渗出液中含有多种毒性物质和有害物质如淀粉酶、脂肪酶、磷脂酶A、胰蛋白酶元、类前列腺素活性酶和激肽形成酶等,引出体外减少中毒,并能将继续坏死的胰组织引出体外。在实施腹膜腔灌洗时要注意:在置管时切勿损伤高度胀气的肠管;灌注液,按常规为每次用量约2L,但由于急性胰腺炎常并发呼吸衰竭,若在短时间内再增加腹内的容量,则将加重呼吸衰竭,因此必须减少灌注量和延长灌注时间。同时要加强监护,如定时测血气的改变;若用葡萄糖作为维持渗透压时,要密切检测患者的血糖变化,因重型胰腺炎患者的糖耐受量常有降低,若有降低则可同时使用胰岛素。

腹腔灌洗在早期由于减少了毒素物质的吸收,减少了心、肺的并发症,起到了良好的作用。但其引流的效果仍不理想,部分胰腺的坏死或液化物不能引出体外,后期的引流灌洗效果不及开腹后经小网膜腔的胰周和后腹膜的引流效果好。

3.灌洗方法

无论是腹膜腔灌洗,抑或双下腹小切口置管引流,在术前必须对胰腺的病理变化有所了解,即经过B超、CT检查若胰腺有坏死变化不能使用。而且在灌洗的过程中,仍应以B超和

CT 做动态观察,当出现胰腺坏死并有感染时即改为剖腹探查,按手术治疗原则进行病灶处理。

(七)加强监护

急性重型胰腺炎的围手术期均应进行加强监护。监护的重点:肺、肾、心及其他。监护的指征:$PaO_2<8kPa$;尿素氮$>1.8mmol/L$;血糖$>11.0mmol/L$;CT 分级为Ⅲ和Ⅳ级;腹腔抽出血性腹腔积液等。

ARDS 的监测与支持。ARDS 在急性重型胰腺炎时的发生率为 30%～45%,它远远高于一般急腹症的发生率(19%)。在急性胰腺炎中病死率最高的亦为 ARDS,而肾衰竭和其他的并发症如应急性溃疡胃肠道出血、腹内大血管胰液消化性破溃出血等病死率均较 ARDS 为低。而因 ARDS 又占急性胰腺炎死亡的 60%,若临床能将 ARDS 早期认识,早期予以合理的治疗,则病死率可以大为减少。但临床上发现 ARDS 往往已属晚期,失去了救治的时机。

据 Ranson 报道的 85 例急性胰腺炎,在开始治疗的 48h 内有 38% 的病例的 PaO_2 在 8.78kPa 以下(临界水平为 9.31kPa),但临床体征并不明显,胸片的毛玻璃状阴影者约 10%。倘此时不予纠正,病情继续发展则可发展为不可逆性变化。因此,在急性重型胰腺炎,应常规进行血气分析监测。重症者应每 8h 测一次血气。当 $PaO_2<8kPa$,$PaCO_2<4kPa$ 时,则 ARDS 的诊断已成立。应予以气管切开,使用呼吸机给以 PEEP 治疗,使 PaO_2 迅速提高,心排量不受损害,保持适当的氧输送(DO_2)。由于红细胞容积以及血 pH 和体温等可以改变动脉血氧的含量而影响氧的输送,当氧的输送低于某临界值时,则组织不能增加氧摄取率以保持氧耗量不变,因而出现氧耗量依赖氧输送,呈同向变化,此临界氧输送是反应患者对缺氧的最低耐受限度。应改善微循环,消除炎性肺水肿、改善线粒体等功能提高组织氧的摄取;同时应限制液体的输入量,使用利尿剂,静脉滴入清蛋白、肾上腺皮质激素、α受体阻滞剂、肝素等,对防止肺水肿、改善肺功能大有益处。

急性肾衰竭:急性胰腺炎时并发肾衰竭并不少见,各家报道不一,发生率为 10%～15%,主要病理改变为急性肾小管坏死。其原因可概括为:低血容量血压下降致肾脏灌血不足;胰腺坏死后释出的血管活性物质,通过血流入肾导致肾血管通透增加,肾间质水肿而使肾小管坏死;一些脱落的碎屑形成管型堵塞肾小管等。这些诸多因素使肾小球滤过率下降,则少尿或无尿。处理的方法:首先扩充血容量,并给以强效利尿剂。

为鉴别少尿或无尿是肾前性抑或肾脏的损害,可采用"快速利尿"法进行试验,使用甘露醇、呋塞米、多巴胺静脉推注,观察注射后 1h 的尿量,若尿量达 60～100mL,系血容量不足,如未达到上述标准可再重复 1 次,若仍未达到上述指标,则进一步证实为肾衰竭。则应采用腹腔(膜)透析以及相应方法治疗。

(八)间接降温疗法

急性胰腺炎的间接降温方法可分为开放式间接降温和封闭式间接降温疗法两种。前者是应用冷溶液行胃灌洗,但并发症较多,而改用封闭式间接降温。封闭式间接降温,是应用含有冷液的封闭式管道系统,在胃内循环用以降低胰腺的温度。动物实验证明可降低淀粉酶 100%,脂肪酶可降低 40%,动物的生存率提高。1964 年临床应用,也被许多人所承认。它虽然没有开放式间接降温的并发症,如冷溶液反流或吸入呼吸道、严重腹泻、电解质紊乱、低氯性碱中毒、手足抽搐等,但封闭式间接降温也有一些并发症,如期外收缩、呼吸抑制和代谢紊乱等。相继有人用冷液循环在体外进行腰部和腹部降温;用1～5℃普鲁卡因200～500mL腹膜后注射进行渗透降温;用1～4℃液体以(9～10)mg/(kg·min)的速度进行腹腔动脉灌注。但由于急性胰腺炎时胰腺微循环遭到破坏而使局部降温的效果不佳,未能广泛使用。

第十二节　慢性胰腺炎

慢性胰腺炎是由于各种不同因素造成的胰腺组织和功能持续性的损害。胰腺可有不同程度的腺泡萎缩或胰管变形,有部分或广泛的胰腺纤维化或钙化,有轻重不一的胰腺外分泌或内分泌功能障碍。慢性胰腺炎时即使某些致病因素去除后,胰腺仍有持续组织及功能损害的特定病变,因此不能把有多次发作的急性胰腺炎诊断为慢性胰腺炎。慢性胰腺炎临床表现不一,重症患者可有腹痛、腹泻或脂肪泻、消瘦、胰腺钙化等典型症状和体征。轻度和中度患者大多仅有腹胀、消化不良、食欲缺乏、腹痛等不特异症状,常易误诊、漏诊,有些甚至延误诊断数年得不到及时治疗。

慢性胰腺炎可由胆道疾病、酒精中毒、急性胰腺炎、遗传代谢病等许多因素造成。

一、诊断

(一)诊断标准

(1)胰腺组织学检查有慢性炎症改变、伴胰腺假性囊肿。

(2)X线检查确实发现胰腺有钙化。

(3)有显著的胰腺外分泌功能降低。

(4)胆道或胰实质造影显示特征性损害。

(5)上腹痛、压痛持续6个月以上。

(二)诊断要点

1.临床表现

慢性胰腺炎的病程常超过数年,临床表现为无症状期与症状轻重不等的发作期的交替出现,也可无明显症状而发展为胰腺功能不全的表现。

(1)腹痛:是慢性胰腺炎最突出的症状,初可为间歇性后转为持续性腹痛,性质可为隐痛、钝痛、钻痛甚至剧痛,多位于上腹或左右上腹,可放射至后背、两胁部。患者取坐位,膝屈曲位时疼痛可有所缓解,但躺下或进食时疼痛加剧。

(2)胰腺功能不全表现:慢性胰腺炎的后期,可出现吸收不良综合征和糖尿病的表现。由于胰腺外分泌功能障碍引起腹胀、食欲减退、恶心、嗳气、厌食油腻、乏力、消瘦、腹泻甚至脂肪泻。常伴有维生素A、维生素D、维生素E、维生素K缺乏症,如夜盲症、皮肤粗糙、肌无力和出血倾向等。约半数的慢性胰腺炎患者可因胰腺内分泌功能不全发生糖尿病。

(3)其他:腹部压痛与腹痛不相称,多仅有轻度压痛。当并发假性囊肿时,腹部可扪及表面光整的包块。当胰头肿大和纤维化肿块及胰腺囊肿压迫胆总管,可出现黄疸。少数患者可出现腹腔积液和胸腔积液、消化性溃疡和上消化道出血、多发性脂肪坏死、血栓性静脉炎或静脉血栓形成及精神症状。

慢性胰腺炎症状繁多而无特异性,典型病例可出现五联症:上腹疼痛、胰腺钙化、胰腺假性囊肿、糖尿病及脂肪泻。但同时具五联症者不多,临床上常以某一些症状为主要特征。

2.实验和其他检查

(1)胰腺外分泌功能试验。①直接刺激试验:胰泌素可刺激胰腺腺泡分泌胰液和碳酸氢钠。静脉注射胰泌素 1U/kg,其后收集十二指肠内容物,测定胰液分泌及碳酸氢钠浓度。慢性胰腺炎患者 80min 内胰液分泌<2mL/kg(正常>2mL/kg),碳酸氢钠浓度<90mmol/L(正常 90mmol/L)。②间接刺激试验。a.Lundh 试验:餐后十二指肠液中胰蛋白酶浓度<6U/L 为胰功能不全。b.苯替酪胺试验(N-苯甲酰-L 酪氨酰对氨苯甲酸,简称 BT-PABA):试验的原理是胰分泌的糜蛋白酶能分解 BT-PABA 而释出 PABA,后者经尿排出,根据尿中 PABA 排出率可反映胰腺泡功能。在口服 BT-PABA0.5g 后,收集 6h 内全部尿液,正常人回收率(72.9±6.9)%,慢性胰腺炎为(51.4±11.3)%。

(2)吸收功能试验。①粪便脂肪和肌纤维检查:慢性胰腺炎患者因胰酶分泌不足,脂肪和肌肉的消化不良,粪便中性脂肪、肌纤维和氮含量增高。正常人每天进食 100g 脂肪的食物后,72h 粪便的脂肪排泄量应<6g/d。每天进食含 70g 蛋白质的食物后,正常人粪便中含氮量<2g/d。②维生素 B_{12} 吸收试验:应用 ^{58}Co 维生素 B_{12} 吸收试验显示不正常时,口服碳酸氢钠和胰酶片后被纠正者,提示维生素 B_{12} 的吸收障碍与胰分泌不足有关。

(3)淀粉酶测定:慢性胰腺炎急性发作时,血、尿淀粉酶清除率与肌酐清除率比值(Cam/Ccr%)可一过性增高。严重的胰外分泌功能不全时,血清型淀粉酶同工酶大多降低。

(4)胰腺内分泌测定。①血清胆囊收缩素(CCK):正常为 30～300pg/mL,慢性胰腺炎可高达 8000pg/mL,因胰外分泌减少,对 CCK 的反馈抑制作用减弱有关;②血浆胰多肽:主要由胰腺 PP 细胞分泌,空腹血浓度正常为 8～313pmol/L。餐后血浆中其浓度迅速增高,而慢性胰腺炎患者血浆胰多肽明显下降;③空腹血浆胰岛素水平:大多正常,口服葡萄糖、甲苯磺丁脲(D860)或静脉注射胰升糖素后血浆胰岛素不上升者,反映胰腺内胰岛素贮备减少。

(5)影像学检查。①X 线腹部摄片:观察位于第 1～3 腰椎左侧胰腺区钙化或结石,对诊断有价值。②B 超显像和 CT 检查:可见胰腺增大或缩小、边缘不清、密度异常、钙化斑或结石、囊肿等改变。③经十二指肠镜逆行胰胆管造影(ERCP):对诊断慢性胰腺炎有重要价值。可显示主胰管口径增大而不规则,呈串珠状,胰管扭曲变形,可有胰管不规则狭窄或胰管中断,胰管小分支有囊性扩张。并可显示胆管系统病变。

(6)经超声引导或手术探查作细针穿刺活检,或经 ERCP 收集胰管分泌液做细胞学检查,对慢性胰腺炎及胰腺癌的鉴别有重要价值。

二、并发症

(一)糖尿病

糖尿病是慢性胰腺炎最常见的并发症。尿糖、血糖升高或波动大,以及糖尿病并发症的一些表现。

(二)胰腺假性囊肿

有的慢性胰腺炎可并发胰腺假性囊肿,于中、上腹可触及包块,急性发作时可有压痛。

(三)脂肪坏死

有些慢性胰腺炎患者可发生多发性脂肪坏死,常出现下肢皮下脂肪坏死、长骨骨髓脂肪坏死、股骨头无菌坏死。

(四)上消化道出血

由于慢性胰腺炎并发消化性溃疡,胰腺纤维化或胰腺囊肿压迫脾静脉或有门静脉血栓造成门静脉高压而并发出血。

(五)腹腔、胸腔积液

也是并发症之一。

(六)腹泻

典型的可为脂肪泻,见于重度慢性胰腺炎,主要由于胰腺外分泌功能障碍,消化吸收不良所致。

三、诊断思维程序

慢性胰腺炎临床表现变化多且无特异性,诊断有一定困难。有胆道疾病或长期饮酒史,出现持续性上腹痛、体重减轻应疑及本病。结合实验室及影像学检查后才能肯定。传统的五联症即上腹疼痛、胰腺钙化、胰腺假性囊肿、糖尿病及脂肪泻可作为诊断依据,但同时具备五联症者并不多。

四、治疗

内科治疗主要包括以下几方面:①去除病因;②防止急性发作;③治疗胰腺外分泌功能不足症状;④止痛;⑤治疗其他并发症。应根据患者不同病因、不同状况及存在主要症状制订不同的治疗方案。

(一)去除病因治疗

去除或减轻原发病因对胰腺的进一步损害是治疗慢性胰腺炎的基础。如酒精性慢性胰腺炎患者应完全戒酒,如继续酗酒,其他治疗就不会收效。与胆管疾病有关的慢性胰腺炎应积极治疗胆管病变,如去除胆管结石,解除梗阻。

(二)防止急性发作

慢性胰腺炎患者应进低脂肪高蛋白食物,应避免进食过多油腻食物及其他刺激性食物,勿暴饮暴食。

(三)治疗胰腺外分泌功能不足症状

可用胰酶替代治疗,治疗时要考虑有关下列几方面问题。

1.胰酶制剂的活性

要给足够量的胰酶制剂。目前商品供应的胰酶制剂胰酶有效活力都较低。一般人餐后分泌的最大胰脂肪酶活性约为 140000U/h,如胰脂肪酶分泌排出至肠中含量小于正常排量 5%时,会发生消化吸收不良症状,这就要求餐后 4h 中至少要补充胰脂肪酶 280000U(7000U/h)才能防止吸收不良症状。

2.胰酶激活所需酸碱度环境

胰酶要在一定酸碱环境中才能发挥作用。当 pH<4.0 时,脂肪酶便失活,pH<3.5 时,胰蛋白酶便会失活。为了防止胃酸影响补充胰酶的活性,可用抗酸的胶囊或肠溶片,也可用抗酸剂或 H_2 受体阻断剂抑制胃酸分泌,使 pH>4.0。

(四)止痛

慢性胰腺炎常有不同程度腹痛,有的还是顽固持续性的腹痛,及时有效地处理腹痛是治疗慢性胰腺炎中重要的问题。对严重疼痛的患者可用止痛剂,但在应用止痛剂时应注意以下几点。

(1)尽量先用小剂量非成瘾性类止痛药。

(2)积极配合其他治疗。

(3)如症状缓解应及时减药或停药,尽可能间歇交替用药。

(4)警惕止痛药成瘾或药物依赖性,避免长期大量用成瘾性止痛药。对有痉挛性疼痛可用解痉药,如 654-2。

(五)治疗其他并发症

并发糖尿病可给胰岛素治疗,营养不良者应给予补充营养,脂溶性维生素 B_{12}、叶酸、钙剂及多种维生素。

五、预后

积极治疗可缓解症状,不易根治,常反复发作,逐渐加重。晚期多死于并发症,如并发糖尿病、代谢紊乱、继发感染、严重营养不良等。极少数变为胰腺癌。

第十三节　急性胃炎

一、概述

急性胃炎指由各种原因引起的急性胃黏膜炎症,其病变可以仅局限于胃底、胃体、胃窦的任何一部分,病变深度大多局限于黏膜层,严重时则可累及黏膜下层、肌层,甚至达浆膜层。临床表现多种多样,可以有上腹痛、恶心、呕吐、上腹不适、呕血、黑便,也可无症状,而仅有胃镜下表现。急性胃炎的病因虽然多样,但各种类型在临床表现、病变的发展规律和临床诊治等方面有一些共性。大多数患者,通过及时诊治能很快痊愈,但也有部分患者其病变可以长期存在并转化为慢性胃炎。

二、护理评估

(一)健康史

评估患者既往有无胃病史,有无服用对胃有刺激的药物,如阿司匹林、保泰松、洋地黄、铁剂等,评估患者的饮食情况及睡眠。

(二)临床症状评估与观察

1.腹痛的评估

患者主要表现为上腹痛、饱胀不适。多数患者无症状，或症状被原发疾病所掩盖。

2.恶心、呕吐的评估

患者可有恶心、呕吐、食欲缺乏等症状，注意观察患者呕吐的次数及呕吐物的性质、量的情况。

3.腹泻的评估

食用沙门菌、嗜盐菌或葡萄球菌毒素污染食物引起的胃炎患者常伴有腹泻。评估患者的大便次数、颜色、性状及量的情况。

4.呕血和(或)黑便的评估

在所有上消化道出血的病例中，急性糜烂出血性胃炎所致的消化道出血占 10%～30%，仅次于消化性溃疡。

(三)辅助检查的评估

1.病理

主要表现为中性粒细胞浸润。

2.胃镜检查

可见胃黏膜充血、水肿、糜烂、出血及炎性渗出。

3.实验室检查

(1)血常规检查：糜烂性胃炎可有红细胞、血红蛋白减少。

(2)便常规检查：便潜血阳性。

(3)血电解质检查：剧烈腹泻患者可有水、电解质紊乱。

(四)心理-社会因素评估

1.生活方式

评估患者生活是否规律，包括学习或工作、活动、休息与睡眠的规律性，有无烟酒嗜好等。评估患者是否能得到亲人及朋友的关爱。

2.饮食习惯评估

患者是否进食过冷、过热、过于粗糙的食物；是否食用刺激性食物，如辛辣、过酸或过甜的食物，以及浓茶、浓咖啡、烈酒等；是否注意饮食卫生。

3.焦虑或恐惧

因出现呕血、黑便或症状反复发作而产生紧张、焦虑、恐惧心理。

4.认知程度

是否了解急性胃炎的病因及诱发因素，以及如何防护。

(五)腹部体征评估

上腹部压痛是常见体征，有时上腹胀气明显。

三、护理问题

(1)腹痛是由于胃黏膜的炎性病变所致。

(2)营养失调：低于机体需要量由于胃黏膜的炎性病变所致的食物摄入、吸收障碍所致。

（3）焦虑是由于呕血、黑便及病情反复所致。

四、护理目标

（1）患者腹痛症状减轻或消失。

（2）患者住院期间保证机体需热量，维持水电解质及酸碱平衡。

（3）患者焦虑程度减轻或消失。

五、护理措施

（一）一般护理

1.休息

患者应注意休息，减少活动，对急性应激造成者应卧床休息，同时应做好患者的心理疏导。

2.饮食

一般可给予无渣、半流质的温热饮食。如少量出血可给予牛奶、米汤等以中和胃酸，有利于黏膜的修复。剧烈呕吐、呕血的患者应禁食，可静脉补充营养。

3.环境

为患者创造整洁、舒适、安静的环境，定时开窗通风，保证空气新鲜及温湿度适宜，使其心情舒畅。

（二）心理护理

1.解释症状出现的原因

患者因出现呕血、黑便或症状反复发作而产生紧张、焦虑、恐惧心理。护理人员应向其耐心说明出血原因，并给予解释和安慰。应告知患者，通过有效治疗，出血会很快停止；并通过自我护理和保健，可减少本病的复发次数。

2.心理疏导

耐心解答患者及家属提出的问题，向患者解释精神紧张不利于呕吐的缓解，特别是有的呕吐与精神因素有关，紧张、焦虑还会影响食欲和消化能力，而树立信心及情绪稳定则有利于症状的缓解。

3.应用放松技术

利用深呼吸、转移注意力等放松技术，减少呕吐的发生。

（三）治疗配合

1.患者腹痛的时候

遵医嘱给予局部热敷、按摩、针灸，或给予止痛药物等缓解腹痛症状，同时应安慰、陪伴患者以使其精神放松，消除紧张恐惧心理，保持情绪稳定，从而增强患者对疼痛的耐受性；非药物止痛方法还可以用分散注意力法，如数数、谈话、深呼吸等；行为疗法，如放松技术、冥想、音乐疗法等。

2.患者恶心、呕吐、上腹不适评估

症状是否与精神因素有关，关心和帮助患者消除紧张情绪。观察患者呕吐的次数及呕吐物的性质和量的情况。一般呕吐物为消化液和食物时有酸臭味。混有大量胆汁时呈绿色，混有血液呈鲜红色或棕色残渣。及时为患者清理呕吐物、更换衣物，协助患者采取舒适体位。

3.患者呕血、黑便

排除鼻腔出血及进食大量动物血、铁剂等所致呕吐物呈咖啡色或黑便。观察患者呕血与黑便的颜色性状和量的情况,必要时遵医嘱给予输血、补液、补充血容量治疗。

(四)用药护理

(1)向患者讲解药物的作用、不良反应、服用时的注意事项,如抑制胃酸的药物多于饭前服用;抗生素类多于饭后服用,并询问患者有无过敏史,严密观察用药后的反应;应用止泻药时应注意观察排便情况,观察大便的颜色、性状、次数及量,腹泻控制时应及时停药;保护胃黏膜的药物大多数是餐前服用,个别药例外;应用解痉止痛药如 654-2 或阿托品时,会出现口干等不良反应,并且青光眼及前列腺肥大者禁用。

(2)保证患者每日的液体入量,根据患者情况和药物性质调节滴注速度,合理安排所用药物的前后顺序。

(五)健康教育

(1)应向患者及家属讲明病因,如是药物引起,应告诫今后禁止用此药;如疾病需要必须用该药,必须遵医嘱配合服用制酸剂以及胃黏膜保护剂。

(2)嗜酒者应劝告戒酒。

(3)嘱患者进食要有规律,避免食生、冷、硬及刺激性食物和饮料。

(4)让患者及家属了解本病为急性病,应及时治疗及预防复发,防止发展为慢性胃炎。

(5)应遵医嘱按时用药,如有不适,及时就医。

第十四节　慢性胃炎

一、概述

慢性胃炎系指不同病因引起的慢性胃黏膜炎性病变,其发病率在各种胃病中居位首。随着年龄增长而逐渐增高,男性稍多于女性。

二、护理评估

(一)健康史

评估患者既往有无其他疾病,是否长期服用 NSAID 类消炎药如阿司匹林、吲哚美辛等,有无烟酒嗜好及饮食、睡眠情况。

(二)临床症状评估与观察

1.腹痛的评估

评估腹痛发生的原因或诱因,疼痛的部位、性质和程度;与进食、活动、体位等因素的关系,有无伴随症状。慢性胃炎进展缓慢,多无明显症状。部分患者可有上腹部隐痛与饱胀的表现。腹痛无明显节律性,通常进食后较重,空腹时较轻。

2.恶心、呕吐的评估

评估恶心、呕吐发生的时间、频率、原因或诱因,与进食的关系;呕吐的特点及呕吐物的性质、量;有无伴随症状,是否与精神因素有关。慢性胃炎的患者进食硬、冷、辛辣或其他刺激性食物时可引发恶心、反酸、嗳气、上腹不适、食欲缺乏等症状。

3.贫血的评估

慢性胃炎合并胃黏膜糜烂者可出现少量或大量上消化道出血,表现以黑便为主,持续 3～4d 停止。长期少量出血可引发缺铁性贫血,患者可出现头晕、乏力及消瘦等症状。

(三)辅助检查的评估

1.胃镜及黏膜活组织检查

这是最可靠的诊断方法,可直接观察黏膜病损。慢性萎缩性胃炎可见黏膜呈颗粒状、黏膜血管显露、色泽灰暗、皱襞细小;慢性浅表性胃炎可见红斑、黏膜粗糙不平、出血点(斑)。两种胃炎皆可见伴有糜烂、胆汁反流。活组织检查可进行病理诊断,同时可检测幽门螺杆菌。

2.胃酸的测定

慢性浅表性胃炎胃酸分泌可正常或轻度降低,而萎缩性胃炎胃酸明显降低,其分泌胃酸功能随胃腺体的萎缩、肠腺化生程度的加重而降低。

3.血清学检查

慢性胃体炎患者血清抗壁细胞抗体和内因子抗体呈阳性,血清胃泌素明显升高;慢性胃窦炎患者血清抗壁细胞抗体多呈阴性,血清胃泌素下降或正常。

4.幽门螺杆菌检测

通过侵入性和非侵入性方法检测幽门螺杆菌。慢性胃炎患者胃黏膜中幽门螺杆菌阳性率的高低与胃炎活动与否有关,且不同部位的胃黏膜其幽门螺杆菌的检测率亦不相同。幽门螺杆菌的检测对慢性胃炎患者的临床治疗有指导意义。

(四)心理-社会因素评估

1.生活方式

评估患者生活是否有规律;生活或工作负担及承受能力;有无过度紧张、焦虑等负性情绪;睡眠的质量等。

2.饮食习惯

评估患者平时饮食习惯及食欲,进食时间是否规律;有无特殊的食物喜好或禁忌,有无食物过敏,有无烟酒嗜好。

3.心理-社会状况

评估患者的性格及精神状态;患病对患者日常生活、工作的影响。患者有无焦虑、抑郁、悲观等负性情绪及其程度。评估患者的家庭成员组成,家庭经济、文化、教育背景,对患者的关怀和支持程度;医疗费用来源或支付方式。

4.认知程度

评估患者对慢性胃炎的病因、诱因及如何预防的了解程度。

(五)腹部体征的评估

慢性胃炎的体征多不明显,少数患者可出现上腹轻压痛。

三、护理问题

(1)疼痛由胃黏膜炎性病变所致。

(2)营养失调:低于机体需要量由厌食、消化吸收不良所致。

(3)焦虑由病情反复、病程迁延所致。

(4)活动无耐力由慢性胃炎引起贫血所致。

(5)知识缺乏:缺乏对慢性胃炎病因和预防知识的了解。

四、护理目标

(1)患者疼痛减轻或消失。

(2)患者住院期间能保证机体所需热量、水分、电解质的摄入。

(3)患者焦虑程度减轻或消失。

(4)患者活动耐力恢复或有所改善。

(5)患者能自述疾病的诱因及预防保健知识。

五、护理措施

(一)一般护理

1.休息

指导患者急性发作时应卧床休息,并可用转移注意力、做深呼吸等方法来减轻。

2.活动

病情缓解时,进行适当的锻炼,以增强机体抵抗力。嘱患者生活要有规律,避免过度劳累,注意劳逸结合。

3.饮食

急性发作时可予少渣半流食,恢复期患者指导其食用富含营养、易消化的食物,避免食用辛辣、生冷等刺激性食物及浓茶、咖啡等饮料。嗜酒患者嘱其戒酒。指导患者加强饮食卫生并养成良好的饮食习惯,定时进餐、少量多餐、细嚼慢咽。如胃酸缺乏者可酌情食用酸性食物如山楂、食醋等。

4.环境

为患者创造良好的休息环境,定时开窗通风,保证病室的温湿度适宜。

(二)心理护理

1.减轻焦虑

提供安全舒适的环境,减少患者的不良刺激。避免患者与其他有焦虑情绪的患者或亲属接触。指导其散步、听音乐等转移注意力的方法。

2.心理疏导

首先帮助患者分析这次产生焦虑的原因,了解患者内心的期待和要求;然后共同商讨这些要求是否能够实现,以及错误的应对机制所产生的后果。指导患者采取正确的应对机制。

3.树立信心

向患者讲解疾病的病因及防治知识,指导患者如何保持合理的生活方式和去除对疾病的不利因素。并可以请有过类似疾病的患者讲解采取正确应对机制所取得的良好效果。

(三)治疗配合

1.腹痛

评估患者疼痛的部位、性质及程度。嘱患者卧床休息,协助患者采取有利于减轻疼痛的体位。可利用局部热敷、针灸等方法来缓解疼痛。必要时遵医嘱给予药物止痛。

2.活动无耐力

协助患者进行日常生活活动。指导患者体位改变时动作要慢,以免发生直立性低血压。根据患者病情与患者共同制订每日的活动计划,指导患者逐渐增加活动量。

3.恶心、呕吐

协助患者采取正确体位,头偏向一侧,防止误吸。安慰患者,消除患者紧张、焦虑的情绪。呕吐后及时为患者清理,更换床单位并协助患者采取舒适体位。观察呕吐物的性质、量及呕吐次数。必要时遵医嘱给予止吐药物治疗。

4.呕吐物性质及特点分析

(1)呕吐不伴恶心:呕吐突然发生,无恶心、干呕的先兆,伴明显头痛,且呕吐于头痛剧烈时出现,常见于神经血管头痛、脑震荡、脑出血、脑炎、脑膜炎及脑肿瘤等。

(2)呕吐伴恶心:多见于胃源性呕吐,例如胃炎、胃溃疡、胃穿孔、胃癌等,呕吐多与进食、饮酒、服用药物有关,吐后常感轻松。

(3)清晨呕吐:多见于妊娠呕吐和酒精性胃炎的呕吐。

(4)食后即恶心、呕吐:如果食物尚未到达胃内就发生呕吐,多为食管的疾病,如食管癌、食管贲门失弛缓症。食后即有恶心、呕吐伴腹痛、腹胀者常见于急性胃肠炎、阿米巴痢疾。

(5)呕吐发生于饭后 2~3h:可见于胃炎、胃溃疡和胃癌。

(6)呕吐发生于饭后 4~6h:可见于十二指肠溃疡。

(7)呕吐发生在夜间:呕吐发生在夜间,且量多有发酵味者,常见于幽门梗阻、胃及十二指肠溃疡、胃癌。

(8)大量呕吐:呕吐物如为大量,提示有幽门梗阻、胃潴留或十二指肠淤滞。

(9)少量呕吐:呕吐常不费力,每口吐出量不多,可有恶心,进食后可立即发生,吐完后可再进食,多见于神经官能性呕吐。

(10)呕吐物性质辨别如下所述。①呕吐物酸臭:呕吐物酸臭或呕吐隔日食物见于幽门梗阻、急性胃炎。②呕吐物中有血:应考虑消化性溃疡、胃癌。③呕吐黄绿苦水:应考虑十二指肠梗阻。④呕吐物带粪便:见于肠梗阻晚期,带有粪臭味见于小肠梗阻。

(四)用药护理

(1)向患者讲解药物的作用、不良反应及用药的注意事项,观察患者用药后的反应。

(2)根据患者的情况进行指导,避免使用对胃黏膜有刺激的药物,必须使用时应同时服用抑酸剂或胃黏膜保护剂。

(3)有幽门螺杆菌感染的患者,应向其讲解清除幽门螺杆菌的重要性,嘱其连续服药两周,停药 4 周后再复查。

(4)静脉给药患者,应根据患者的病情、年龄等情况调节滴注速度,保证入量。

(五)健康教育

(1)向患者及家属介绍本病的有关病因,指导患者避免诱发因素。

(2)教育患者保持良好的心理状态,平时生活要有规律,合理安排工作和休息时间,注意劳逸结合,积极配合治疗。

(3)强调饮食调理对防止疾病复发的重要性,指导患者加强饮食卫生和饮食营养,养成有规律的饮食习惯。

(4)避免刺激性食物及饮料,嗜酒患者应戒酒。

(5)向患者介绍所用药物的名称、作用、不良反应,以及服用的方法剂量和疗程。

(6)嘱患者定期按时服药,如有不适及时就诊。

第十五节　假膜性肠炎

一、概述

假膜性肠炎是一种主要发生于结肠,也可累及小肠的急性黏膜坏死、纤维素渗出性炎症,黏膜表面覆有黄白或黄绿色假膜,其多系在应用抗生素后导致正常肠道菌群失调,难辨梭状芽孢杆菌(CD)大量繁殖,产生毒素致病,因此,有人称其为 CD 相关性腹泻(CDAD)。Henoun 报道 CDAD 占医院感染性腹泻患者的 25%。该病多发生于老年人、重症患者、免疫功能低下和外科手术后等患者。年龄多在 50~59 岁,女性稍多于男性。

二、护理评估

(一)评估患者的健康史及家族史

询问患者既往身体状况,尤其是近期是否发生过比较严重的感染,以及近期使用抗生素的情况。

(二)临床症状评估与观察

1.评估患者腹泻的症状

临床表现可轻如一般腹泻,重至严重血便。患者表现为水泻(90%~95%),可达 10 次/d,较重病例水样便中可见漂浮的假膜,5%~10%的患者可有血便。顽固腹泻可长达 2~4 周。

2.评估患者腹痛的情况

80%~90%的患者会出现腹痛。

3.评估患者有无发热症状

近 80%的患者有发热。

4.评估患者营养状况

因患者腹泻、发热可致不同程度的营养不良。

5.评估患者精神状态

有些患者可表现为精神萎靡、乏力和神志模糊,严重者可进入昏迷状态。

(三)辅助检查评估

1.血液检查

白细胞增多,多在(10~20)×10⁹/L 以上,甚至高达 40×10⁹/L 或更高,以中性粒细胞增多为主。有低清蛋白血症、电解质失常或酸碱平衡失调。

2.粪便检查

大便涂片如发现大量革兰阳性球菌,提示葡萄球菌性肠炎。难辨梭状芽孢杆菌培养及毒素测定对诊断假膜性肠炎具有非常重要的意义。

3.内镜检查

是诊断假膜性肠炎快速而可靠的方法,轻者内镜下可无典型表现,肠黏膜可正常或仅有轻度充血水肿。严重者可见黏膜表面覆以黄白或黄绿色假膜。早期,假膜呈斑点状跳跃分布;进一步发展,病灶扩大、隆起,周围有红晕,红晕周边黏膜正常或水肿。假膜相互融合成各种形态,重者可形成假膜管型。假膜附着较紧,强行剥脱后可见其下黏膜凹陷、充血、出血。皱襞顶部最易受累,可因水肿而增粗增厚。

4.X线检查

腹平片可见结肠扩张、结肠袋肥大、肠腔积液和指压痕。气钡灌肠双重造影显示结肠黏膜紊乱,边缘呈毛刷状,黏膜表面见许多圆形或不规则结节状阴影、指压痕及溃疡征。

5.B超检查

可见肠腔扩张、积液。

6.CT检查

提示肠壁增厚,皱襞增粗。

(四)心理-社会因素评估

(1)评估患者对假膜性肠炎的认识程度。

(2)评估患者心理承受能力、性格类型。

(3)评估患者是否缺少亲人及朋友的关爱。

(4)评估患者是否存在焦虑及恐惧心理。

(5)评估患者是否有经济负担。

(6)评估患者的生活方式及饮食习惯。

(五)腹部体征的评估

其中10%～20%的患者在查体时腹部会出现反跳痛。

三、护理问题

(1)腹泻由于肠毒素与细胞毒素在致病过程中的协同作用,肠毒素通过黏膜上皮细胞的 cAMP系统使水、盐分泌增加所致。

(2)腹痛由于肠内容物通过充血、水肿的肠管而引起的刺激痛。

(3)体温过高由于肠道炎症活动及继发感染所致。

(4)部分生活自理能力缺陷与静脉输液有关。

(5)营养失调:低于机体需要量由于腹泻、肠道吸收障碍所致。

(6)有体液不足的危险与肠道炎症所致腹泻有关。

(7)有肛周皮肤完整性受损的危险与腹泻有关。

(8)潜在的并发症:肠穿孔、中毒性巨结肠与肠黏膜基底层受损,结肠扩张有关。

(9)潜在的并发症:水、电解质紊乱,低蛋白血症与腹泻、肠黏膜上皮细胞脱落、基底膜受损、液体和纤维素有关。

(10)焦虑由于腹痛腹泻所致。

四、护理目标

(1)患者主诉大便次数减少或恢复正常排便。

(2)患者主诉腹痛症状减轻或缓解。

(3)患者体温恢复正常。

(4)患者住院期间生活需要得到满足。

(5)患者住院期间体重增加,贫血症状得到改善。

(6)保持体液平衡,患者不感到口渴,皮肤弹性良好,血压和心率在正常范围。

(7)患者住院期间肛周皮肤完整无破损。

(8)患者住院期间,通过护士的密切观察,能够及早发现并发症,得到及时治疗。

(9)患者住院期间不出现水、电解质紊乱,或通过护士的密切观察,能够及早发现,得到及时纠正;血清总蛋白、清蛋白达到正常水平。

(10)患者住院期间保持良好的心理状态。

五、护理措施

(一)一般护理

(1)为患者提供舒适安静的环境,嘱患者卧床休息,避免劳累。

(2)室内定时通风,保持空气清新,调节合适的温度湿度。

(3)患者大便次数多,指导患者保护肛周皮肤,每次便后用柔软的卫生纸擦拭,并用温水清洗、软毛巾蘸干,避免用力搓擦,保持局部清洁干燥,如有发红,可局部涂抹鞣酸软膏或润肤油。

(4)将日常用品放置于患者随手可及的地方,定时巡视病房,满足患者各项生理需要。

(二)心理护理

(1)患者入院时主动接待,热情服务,向患者及家属介绍病房环境及规章制度,取得患者及家属的配合,消除恐惧心理。

(2)患者腹痛、腹泻时,应耐心倾听患者主诉,安慰患者,稳定患者情绪,帮助患者建立战胜疾病的信心。

(3)向患者讲解各项检查的目的、方法,术前准备及术后注意事项,消除患者的恐惧心理。

(三)治疗配合

(1)观察患者大便的次数、性状、量以及有无黏液脓血,及时通知医生给予药物治疗。

(2)观察患者腹痛的部位、性质、持续时间、缓解方式及腹部体征的变化,及时发现,避免肠穿孔及中毒性巨结肠的发生。

(3)观察患者生命体征变化,尤其是体温变化,注意观察热型,遵医嘱应用物理降温及药物降温。

(4)评估患者营养状况,监测血常规、电解质及血清蛋白、总蛋白的变化,观察患者有无皮肤黏膜干燥、弹性差、尿少等脱水表现。

(5)指导患者合理选择饮食,一般给予高营养低渣饮食,适量补充维生素及微量元素。

(6)指导患者合理用药,观察药物效果及不良反应。

（四）用药护理

（1）抗菌治疗。

（2）保证患者每日液体入量，根据药物的性质和患者自身情况合理调节滴注速度。

（五）健康教育

（1）向患者及家属介绍假膜性肠炎的病因、疾病过程以及预防方法。

（2）指导患者合理选择饮食，避免粗纤维和刺激性食物。

（3）讲解用药的注意事项、不良反应及服用方法，教会患者自我观察。

（4）嘱患者注意腹部保暖，避免受凉，如有不适随时就医。

第十六节　上消化道大出血

一、概述

上消化道出血系指屈氏韧带以上的消化道，包括食管、胃、十二指肠、胃空肠吻合术后的空肠病变，以及胰、胆病变的出血，是常见急症之一。

上消化道大量出血：指数小时内的失血量大于 100mL，或大于循环血容量的 20%，临床表现为呕血或黑便，常伴有血容量减少而引起的急性周围循环衰竭，导致失血性休克而危及患者的生命。

二、护理评估

（一）临床表现

上消化道出血的临床表现一般取决于病变性质、部位和出血量与速度。

1.呕血与黑便

是上消化道出血的特征性表现。上消化道大量出血之后，均有黑便。出血部位在幽门以上者常伴有呕血。若出血量较少、速度慢也可无呕血。反之，幽门以下出血如出血量大、速度快，可因血反流入胃腔引起恶心、呕吐而表现为呕血。

呕血多为棕褐色，呈咖啡渣样，这是血液经胃酸作用形成正铁血红素所致。如出血量大，未经胃酸充分混合即呕出，则为鲜红或有血块。黑便呈柏油样，黏稠而发亮，系血红蛋白的铁经肠内硫化物作用形成硫化铁所致。出血量大时，血液在肠内推进快，粪便可呈暗红甚至鲜红色，酷似下消化道出血。呕吐物及黑便潜血试验呈强阳性。

2.失血性周围循环衰竭

急性大量失血由于循环血容量迅速减少而导致周围循环衰竭。一般表现为头晕、心慌、乏力，突然起立发生昏厥、口渴、出冷汗、心率加快、血压偏低等。严重者呈休克状态，表现为烦躁不安或神志不清、面色苍白、四肢湿冷、口唇发绀、呼吸急促、血压下降、脉压缩小、心率加快，休克未改善时尿量减少。

3.贫血和血常规变化

慢性出血可表现为贫血。急性大量出血后均有急性失血后贫血，但在出血的早期，血红蛋白浓度、红细胞计数与血细胞比容可无明显变化。在出血后,一般须经 3~4h 以上才出现贫血,出血后 24~72h 红细胞稀释到最大限度。贫血程度除取决于失血量外,还和出血前有无贫血基础、出血后液体平衡状况等因素有关。

急性出血患者为正细胞正色素性贫血,在出血后骨髓有明显代偿性增生,可暂时出现大细胞性贫血,慢性失血则呈小细胞低色素性贫血。出血 24h 内网织红细胞即见增高,至出血后 4~7d 可高达 5%~15%,以后逐渐降至正常。如出血未止,网织红细胞可持续升高。

上消化道大量出血 2~5h,白细胞计数升达($10\sim20$)$\times10^9$/L,出血停止后 2~3d 才恢复正常。但在肝硬化患者,如同时有脾功能亢进,则白细胞计数可不增高。

4.发热

上消化道大量出血后,多数患者在 24h 内出现低热,但一般不超过 38.59℃,持续 3~5d 降至正常。

5.氮质血症

在上消化道大量出血后,由于大量血液蛋白质的消化产物在肠道被吸收,血中尿素氮浓度可暂时增高,称为肠性氮质血症。一般于一次出血后数小时血尿素氮开始上升,24~48h 可达高峰,大多不超出 14.3mmol/L(40mg/dL),3~4d 后降至正常。

血容量减少及低血压,导致肾血流量减少、肾小球过滤率下降,亦可引起一过性氮质血症。对血尿素氮持续升高超过 3~4d 或明显升高超过 17.9mmol/L(50mg/dL)者,若活动性出血已停止,且血容量已基本纠正而尿量仍少,则应考虑由于休克时间过长或原有肾脏病变基础而发生肾衰竭。

(二)辅助检查

1.实验室检查

测定红细胞、白细胞和血小板计数,血红蛋白浓度、血细胞比容、肝功能、肾功能、粪潜血等,有助于估计失血量及动态观察有无活动性出血,判断治疗效果及协助病因诊断。

2.胃镜检查

是目前诊断上消化道出血病因的首选检查方法。胃镜检查在直视下顺序观察食管、胃、十二指肠球部直至降段,从而判断出血病变的部位、病因及出血情况。多主张检查在出血后 24~48h 内进行,称急诊胃镜检查。一般认为这可大大提高出血病因诊断的准确性,因为有些病变如急性糜烂出血性胃炎可在短短几天内愈合而不留痕迹;有些病变如血管异常在活动性出血或近期出血期间才易于发现;对同时存在两个或多个病变者可确定其出血所在。急诊胃镜检查还可根据病变的特征判断是否继续出血或估计再出血的危险性,并同时进行内镜止血治疗。在急诊胃镜检查前需先纠正休克、补充血容量、改善贫血。如有大量活动性出血,可先插胃管抽吸胃内积血,并用生理盐水灌洗,以免积血影响观察。

3.X 线钡餐检查

X 线钡餐检查目前已多为胃镜检查所代替,故主要适用于有胃镜检查禁忌证或不愿进行胃镜检查者,但对经胃镜检查出血原因未明,疑病变在十二指肠降段以下小肠段,则有特殊诊断价值。检查一般在出血停止且病情基本稳定数日后进行。

4.其他检查

选择性动脉造影、放射性核素^{99m}Tc标记红细胞扫描、吞棉线试验及小肠镜检查等主要适用于不明原因的小肠出血。由于胃镜检查已能彻底搜寻十二指肠降段以上消化道病变,故上述检查很少应用于上消化道出血的诊断。但在某些特殊情况,如患者处于上消化道持续严重大量出血紧急状态,以致胃镜检查无法安全进行或因积血影响视野而无法判断出血灶,而患者又有手术禁忌,此时行选择性肠系膜动脉造影可能发现出血部位,并同时进行介入治疗。

(三)治疗原则

上消化道大量出血病情急、变化快,严重者可危及生命,应采取积极措施进行抢救。抗休克、迅速补充血容量应放在一切医疗措施的首位。

1.一般急救措施

患者应卧位休息,保持呼吸道通畅,避免呕血时血液吸入引起窒息,必要时吸氧,活动性出血期间禁食。

严密监测患者生命体征,如心率、血压、呼吸、尿量及神志变化。观察呕血与黑便情况。定期复查血红蛋白浓度、红细胞计数、血细胞比容与血尿素氮。必要时行中心静脉压测定。对老年患者根据情况进行心电监护。

2.积极补充血容量

立即查血型和配血,尽快建立有效的静脉输液通道,尽快补充血容量。在配血过程中,可先输平衡液或葡萄糖盐水。遇血源缺乏,可用右旋糖酐或其他血浆代用品暂时代替输血。改善急性失血性周围循环衰竭的关键是要输足全血。下列情况为紧急输血指征。

输血量视患者周围循环动力学及贫血改善情况而定,尿量是有价值的参考指标。应注意避免因输液、输血过快、过多而引起肺水肿,原有心脏病或老年患者必要时可根据中心静脉压调节输入量。肝硬化患者宜用新鲜血。

(四)护理诊断

1.组织灌注量改变

与上消化道大量出血有关。

2.体液不足

与出血有关。

3.恐惧

与出血有关。

4.活动无耐力

与血容量减少有关。

5.有受伤的危险

如创伤、窒息、误吸与食管胃底黏膜长时间受压、囊管阻塞气道、血液或分泌物反流入气管有关。

(五)护理目标

患者无继续出血的征象,组织灌注恢复正常;没有脱水征,生命体征稳定;因出血引起的恐惧感减轻;能够获得足够休息,活动耐力逐渐增加,能叙述活动时保证安全的要点;患者呼吸道通畅,无窒息、误吸,食管胃底黏膜未因受气囊压迫而损伤。

三、护理措施

(一)评估

(1)患者生命体征,观察发生呕血、黑便的时间、颜色、性质,准确记录出入量。

(2)评估患者脱水的程度、尿量、尿色、电解质水平。

(3)评估患者的耐受力,观察患者有无出血性改变。

(4)评估患者的情绪状况。

(二)生活护理

1.休息与体位

大出血时患者应绝对卧床休息,保持安静,及时帮助患者清理被污染的床单,取平卧位并将下肢略抬高,以保证脑部供血。呕吐时头偏向一侧,保证呼吸道通畅,防止窒息或误吸;必要时用负压吸引器清除气道内的分泌物、血液或呕吐物,保持呼吸道通畅。遵医嘱给予吸氧。

2.饮食护理

如下所述。

(1)出血活动期应禁食。

(2)出血停止后:①消化性溃疡引起的出血,于出血停止 6h 可进温凉、清淡无刺激性的流食,以后可改为半流食、软食,或营养丰富、易消化食物。开始需少量多餐,逐步过渡到正常饮食。忌食生冷食物、粗糙、坚硬、刺激性食物。②食管胃底静脉曲张破裂出血,出血停止后 1～2d 可进高热量、高维生素流食,限制钠和蛋白质摄入,避免诱发和加重腹腔积液、肝性脑病。避免进食粗糙的硬食,应细嚼慢咽,防止损伤曲张静脉而再次出血。

(三)心理护理

突然大量的呕血,常使患者及其家属极度恐惧不安。反复长期消化道出血,则容易使患者产生恐惧、悲观、绝望的心理反应,对疾病的治疗失去信心。而患者的消极情绪,又可加重病情,不利于疾病的康复。应关心、安慰、陪伴患者,但避免在床边讨论病情。抢救工作应迅速、忙而不乱,以减轻患者的紧张情绪及恐惧心理。经常巡视,大出血时陪伴患者,使其有安全感。呕血或解黑便后及时清除血迹、污物,以减少对患者的恶性刺激。解释各项检查、治疗措施,听取并解答患者或家属的提问,以减轻他们的疑虑。

(四)治疗配合

1.病情观察

上消化道大量出血在短期内出现休克症状,为临床常见的急症,应做好病情的观察。

(1)出血量的估计及出血程度的分类。

(2)继续或再次出血的判断:观察迹象,提示有活动性出血或再次出血。

(3)出血性休克的观察:大出血时严密监测患者的心率、血压、呼吸和神志变化,必要时进行心电监护。准确记录出入量,疑有休克时留置导尿管,测每小时尿量,应保持尿量 30mL/h。注意症状、体征的观察,如患者烦躁不安、面色苍白、皮肤湿冷、四肢湿冷提示微循环血液灌注不足;而皮肤逐渐转暖、出汗停止则提示血液灌注好转。

2.用药护理

立即建立静脉通道。遵医嘱迅速、准确地实施输血、输液、各种止血药物治疗及用药等抢救措施,并观察治疗效果及不良反应。输液开始应快,必要时测定中心静脉压作为调整输液量和速度的依据。避免因输液、输血过多、过快而引起急性肺水肿,对老年患者和心肺功能不全者尤应注意。肝病患者忌用吗啡、巴比妥类药物;应输新鲜血,因库存血含氨量高,易诱发肝性脑病。血管升压素可引起腹痛、血压升高、心律失常、心肌缺血,甚至发生心肌梗死,故滴注速度应遵医嘱准确无误,并严密观察不良反应。患有冠心病的患者忌用血管升压素。

3.三(四)腔气囊管的护理

熟练的操作和插管后的密切观察及细致护理是达到预期止血效果的关键。

(五)健康指导

1.介绍病因

上消化道出血的临床过程及预后因引起出血的病因而异。

2.介绍治疗

应帮助患者和家属掌握有关疾病的预防、治疗和护理知识,以减少再度出血的危险。

3.饮食指导

注意饮食卫生和规律,进食营养丰富、易消化的食物,避免过饥或暴饮暴食,避免粗糙、刺激性食物,或过冷、过热、产气多的食物、饮料等,合理饮食是避免诱发上消化道出血的重要环节。

4.生活指导

加强口腔护理,保持皮肤清洁,预防并发症。生活起居要有规律,劳逸结合,保持乐观情绪,保证睡眠,减少外部刺激,重者需卧床休息并注意保暖。应戒烟、戒酒,在医师指导下用药。

5.特殊交代

指导患者及家属学会早期识别出血征象及应急措施,若出现呕血、黑便或头晕、心悸等不适,立即卧床休息,保持安静,减少身体活动;呕吐时取侧卧位以免误吸;立即送医院治疗。

6.复查指导

有呕血、黑便、上腹不适应随时就诊。

(六)护理评价

患者出血停止,组织灌注恢复正常;无脱水征,生命体征恢复正常;恐惧感减轻;休息和睡眠充足,活动耐力增加或恢复至出血前的水平;患者活动时无昏厥、跌倒等意外发生;无窒息或误吸,食管胃底黏膜无糜烂、坏死。

第二章 呼吸系统疾病的护理

第一节 急性呼吸道感染

一、急性上呼吸道感染

急性上呼吸道感染简称上感,是鼻腔、咽或喉部的急性炎症的概称,是呼吸道最常见的急性感染性疾病。全年皆可发病,冬春季节多发,多数为散发性,在气候突变时可造成流行。病原体主要通过飞沫传播,也可由于接触被病毒污染的用具而传播。

(一)病因与发病机制

急性上感有 $70\%\sim80\%$ 由病毒引起,包括鼻病毒、流感病毒、副流感病毒、呼吸道合胞病毒、腺病毒、埃可病毒、柯萨奇病毒、麻疹病毒和风疹病毒等。由于病毒的类型较多,人体对各种病毒感染后产生的免疫力较弱且短暂,病毒间又无交叉免疫,故一个人一年内可多次发病,特别是老幼体弱、呼吸道有慢性炎症者更易患病。少数上感由原发或继发细菌感染引起,以溶血性链球菌最常见,其次为流感嗜血杆菌、肺炎球菌和葡萄球菌等,偶见革兰阴性杆菌。上感在受凉、淋雨、过度疲劳、全身或呼吸道局部防御功能降低时诱发。

(二)护理评估

1.健康史

有无受凉、淋雨、过度疲劳等使机体抵抗力降低等情况,发病前有无与急性呼吸道感染患者密切接触史;应注意询问本次起病情况,既往健康状况,有无呼吸道慢性炎症等。

2.身体状况

(1)症状和体征。①普通感冒:俗称"伤风",又称急性鼻炎或上呼吸道卡他,以鼻咽部卡他症状为主要表现。起病较急。初期有咽干、喉痒、喷嚏、鼻塞、流清水样鼻涕,2~3d后分泌物变稠。可伴咽痛,有时因耳咽管炎使听力减退,也可出现流泪、味觉迟钝、咳嗽或少量黏液痰等。一般无发热,或仅有低热、轻度头痛、全身不适等症状。检查可见鼻腔黏膜充血、水肿、有分泌物,咽部充血。如无并发症,一般5~7d痊愈。②病毒性咽炎和喉炎:咽炎,表现为咽痒和灼热感,咽痛不明显;喉炎,表现为声嘶,可有咳嗽,咳嗽时喉部疼痛。体格检查可见咽喉部充血、水肿,局部淋巴结肿大、触痛。③疱疹性咽峡炎:常为柯萨奇病毒 A 引起,多见于儿童,好发于夏季。表现为明显咽痛、发热。检查可见咽部充血,咽和扁桃体表面有灰白色疱疹和浅表溃疡,周围伴红晕。④咽结膜热:常为腺病毒和柯萨奇病毒引起。常发生于夏季,儿童多见,由游泳传播。表现为发热、咽痛、畏光、流泪、咽和结膜明显充血。⑤细菌性咽扁桃体炎:起病急,明显咽痛,吞咽时加剧,伴畏寒、发热,体温可达 39℃ 以上。检查可见咽部明显充血,扁桃体充血肿大、表面有黄色脓性分泌物,颌下淋巴结肿大、压痛,肺部无异常体征。

(2)并发症:急性鼻窦炎、中耳炎、气管-支气管炎。部分患者可并发风湿热、病毒性心肌炎、肾小球肾炎等。

3.心理-社会状况

上呼吸道感染的患者虽然症状明显，但经休息和(或)治疗能很快痊愈，一般不影响生活和工作，患者心理上比较轻松。部分患者因发热，全身酸痛而表现疲惫不堪，情绪低落。少数患者对疾病轻视，不能及时就诊，易致病情延误而使感染向下蔓延而加重病情。

4.辅助检查

(1)血常规:病毒感染时白细胞计数正常或偏低，淋巴细胞比例升高。细菌感染时白细胞计数及中性粒细胞计数可偏高，可有核左移。

(2)病原学检查:需要时可做病毒分离或血清学检查，可判断病毒的类型。细菌培养可判断细菌类型并做药物敏感试验以指导临床用药。

(三)治疗要点

急性上呼吸道感染传染性强，少数可引起严重并发症，必须积极预防和治疗。病毒感染者，目前尚无特效的抗病毒药物，治疗原则以对症处理为主，确定为细菌感染时可用抗生素治疗。

(四)护理诊断及合作性问题

1.体温过高

与病毒和(或)细菌感染有关。

2.舒适度减弱:鼻塞、咽痛、流涕

与感染有关。

(五)护理目标

患者体温恢复正常，躯体不适缓解，日常生活不受影响。

(六)护理措施

1.一般护理

(1)休息:适当休息，减少体力活动，发热患者应卧床休息，保持室内空气流通，调节适宜的温度、湿度。

(2)营养:给予清淡、易消化的高热量、高维生素、低脂肪的流质或半流质饮食，鼓励患者多饮水，以补充出汗等消耗，维持体液平衡。

2.病情观察

每 4h 测 1 次体温、脉搏、呼吸并记录，观察患者发热程度和热型。警惕并发症，若咳嗽加重、咳脓痰，体温升高，提示并发下呼吸道感染;如耳痛、听力减退提示中耳炎;头痛伴脓性鼻涕等提示鼻窦炎;恢复期患者出现心悸、胸闷、眼睑水肿、高血压及关节痛等提示心肌炎、肾炎、风湿热等。

(三)用药护理

发热伴全身酸痛者，可遵医嘱服用阿司匹林、索米痛片、感冒清冲剂等解热止痛药;应注意避免大量出汗引起虚脱;咽痛、声嘶可用淡盐水含漱或润喉片含服，局部雾化治疗;鼻塞、流涕用 1% 麻黄碱滴鼻;遵医嘱给予抗生素或抗病毒药物治疗，防治感染并注意观察药物疗效。

（四）对症护理

当患者体温超过 39℃ 时可进行物理降温，如头部冷敷、温水或酒精擦浴等。必要时遵医嘱使用药物降温，并观察记录降温效果。患者寒战时可用热水袋保暖。患者退热时常大汗淋漓，应及时擦干汗液，更换衣服及被褥。

（五）健康指导

（1）避免受凉、淋雨、过度疲劳等诱发因素，吸烟者应戒烟。

（2）加强体育锻炼，坚持耐寒训练，增强体质。

（3）在疾病流行季节不去公共场所，防止交叉感染；室内可用食醋加热熏蒸，每日 1 次，连用 3d；可酌情用流感疫苗行鼻腔喷雾；也可用板蓝根、野菊花、桑叶等中草药熬汤饮用。

（4）恢复期若出现眼睑水肿、心悸、腰酸、关节痛等症状，应及时诊治。

（六）护理评价

（1）体温是否降至正常。

（2）鼻塞、咽喉痛等症状是否减轻。

二、急性气管-支气管炎

急性气管-支气管炎是指由于各种原因导致气管-支气管黏膜的急性炎症，临床主要症状为咳嗽和咳痰。本病多发生于寒冷季节或气候变化明显时，常继发于上呼吸道感染。

（一）病因与发病机制

感染是最常见的病因。凡能引起上呼吸道感染的病毒和细菌均可导致本病。常见病毒有腺病毒、流感病毒、呼吸道合胞病毒等，细菌以流感嗜血杆菌、肺炎球菌、链球菌、葡萄球菌为主。细菌和病毒可直接感染，也可由上呼吸道感染蔓延引起。其他病因包括吸入过冷空气、粉尘、烟雾或刺激性气体。此外，花粉、有机粉尘，真菌孢子等变应原的吸入也引起气管-支气管的变态反应，均可引起本病。

（二）护理评估

1.健康史

（1）评估患者发病前有无上呼吸道感染史。

（2）询问患者发病前有无吸入刺激性气体，有无过敏史等。

2.身体状况

（1）症状：起病较急，大多先有上呼吸道感染的症状，随之出现咳嗽，咳痰。先为干咳，或伴少量黏液性痰，随着感染加重，痰量逐渐增加，可由黏液性痰转变成黏液脓痰，偶有痰中带血。全身症状一般较轻，常表现为发热、乏力、食欲减退等，多 3～5d 后恢复正常。伴支气管痉挛时，可出现胸闷、气促。咳嗽、咳痰可持续 2～3 周。少数患者迁延不愈，可演变为慢性支气管炎。

（2）体征：双肺呼吸音增粗，可闻及不固定的散在干、湿性啰音。

3.心理-社会状况

评估患者有无因咳嗽、咳痰影响日常工作和休息，是否伴有焦虑等。

4.辅助检查

（1）血液检查：病毒感染者，白细胞计数正常或偏低；细菌感染者，白细胞计数和中性粒细胞明显增多。

（2）痰液检查：痰涂片或痰培养可发现致病菌。

（3）X线检查：胸部X线检查多无异常，或表现为肺纹理增粗，肺门阴影增深。

（三）治疗要点

治疗原则主要是控制感染和止咳祛痰、解痉平喘等对症治疗。具体措施：①控制感染。病毒感染可给予抗病毒药物，细菌感染可选用青霉素类、头孢菌素类、大环内酯类、氟喹诺酮类抗生素，或根据细菌培养和药敏试验结果选择有效药物。给药方式以口服为主，必要时可静脉注射。②对症治疗。剧烈干咳者可选用喷托维林或氢溴酸右美沙芬等镇咳剂，痰多不易咳出可用溴己新（必嗽平）、复方氯化铵合剂或盐酸氨溴索（沐舒坦），也可行雾化治疗，还可口服兼有咳嗽和祛痰作用的复方甘草合剂，不宜使用强力镇咳药如可卡因，以免抑制咳嗽反射，影响痰液排出。支气管痉挛者可给予解痉平喘的药物，常用氨茶碱或 β_2 受体激动剂。

（四）护理诊断及合作性问题

1. 清理呼吸道无效

与呼吸道分泌物过多、痰液黏稠不易咳出有关。

2. 体温过高

与病毒或细菌感染有关。

（五）护理目标

（1）能有效咳嗽，顺利排出痰液，咳嗽减轻，呼吸道通畅。

（2）体温恢复到正常范围。

（六）护理措施

1. 一般护理

（1）休息：充分休息，保持室内空气清新流通，温、湿度适宜，避免粉尘、烟雾的刺激。

（2）饮食：提供清淡、易消化、营养丰富的流质或半流质饮食。多饮水，以稀释痰液促进排出。

2. 病情观察

观察咳嗽、咳痰的情况，记录痰的颜色、量和性状。密切观察体温变化。

3. 促进排痰，保持呼吸道通畅

指导患者正确排痰，鼓励有效咳嗽，痰液黏稠行超声雾化吸入，辅以拍背以促进痰液排出。

4. 用药护理

遵医嘱予抗生素、止咳化痰剂、平喘剂，观察药物疗效及不良反应。

5. 发热护理

参见"急性上呼吸道感染患者的护理"。

6. 健康指导

（1）积极预防上呼吸道感染，根据气温变化及时增减衣物，感冒流行季节少去人多拥挤处，避免交叉感染。

（2）平时加强体质锻炼，选择合适的体育活动，如跑步、跳健身操、打太极拳等，进行耐寒训练。

（3）患病期间避免劳累,加强休息,补充营养,及时就诊。

（七）护理评价

咳嗽、咳痰是否减轻,肺部干、湿啰音是否消失,体温是否恢复正常。

第二节　慢性阻塞性肺疾病

慢性阻塞性肺疾病(COPD)是以一组气流受限为特征的肺部疾病,气流受限不完全可逆,呈进行性发展。COPD 与慢性支气管炎及肺气肿密切相关。慢性支气管炎(简称慢支)是指气管、支气管黏膜及其周围组织的慢性非特异性炎症。阻塞性肺气肿(简称肺气肿)是指终末细支气管远端(呼吸性细支气管、肺泡管、肺泡囊和肺泡)的气道弹性减退、过度膨胀、充气和肺容积增大,或同时伴有气道管壁破坏的病理状态。当慢支、肺气肿患者肺功能检查出现气流受阻,并且不完全可逆时,则诊断为 COPD。

COPD 是呼吸系统疾病中的常见病和多发病,1992 年在我国北部及中部地区,对 102230名农村成年人的调查显示,COPD 的患病率为 3%,近年来,对我国 7 个地区 20245 名成年人的调查显示,COPD 的患病率占 40 岁以上人群的 8.2%。肺功能进行性减退严重影响患者的劳动力和生活质量,其中部分患者经过一定时间可发展至呼吸衰竭和右心衰竭。

一、病因与发病机制

（一）病因

COPD 可能与下列因素有关。

1.吸烟

吸烟为重要的发病因素,烟龄越长,吸烟量越大,COPD 患病率越高。香烟可损伤气道上皮细胞和纤毛运动,促使支气管杯状细胞分泌黏液增多,使气管净化能力减弱,还可破坏肺弹力纤维,诱发肺气肿的形成。

2.感染

感染是本病发生、发展的重要因素,多为病毒和细菌感染。常见病毒为鼻病毒、流感病毒、腺病毒和呼吸道合胞病毒等;常见细菌为肺炎球菌、流感嗜血杆菌、甲型链球菌等。

3.大气污染

空气中的刺激性烟雾、有害气体等大气污染对支气管黏膜损伤,使纤毛清除功能下降,分泌增加,为细菌入侵创造了条件。

4.气候及过敏

冷空气刺激、气候变化,使呼吸道黏膜防御能力减弱;喘息型慢支往往有过敏史,接触抗原物质如细菌、真菌、尘螨、花粉、某些食物和化学气体等都可引起发病。

5.遗传因素

α_1 抗胰蛋白酶缺乏与肺气肿的发生有密切关系。此外,机体内在因素与慢支的发生也有关,如呼吸道的副交感神经反应性增高、呼吸道局部防御功能及免疫功能降低等。

（二）发病机制

在病因的作用下,支气管壁有各种炎性细胞浸润,炎性物质释放,导致黏膜下腺体增生、分泌增加及黏液纤毛运动障碍、气道清除能力减弱,黏膜充血水肿,加重了气道阻塞,易于导致感染。慢性炎症使白细胞和巨噬细胞蛋白水解酶的释放增加,使肺组织和肺泡壁损害导致多个肺泡融合成肺大疱,形成肺气肿。另外,肺泡壁的毛细血管受压,血液供应减少,也引起肺泡壁弹力减弱,易促成肺气肿的发生。

二、护理评估

（一）健康史

（1）应询问慢支、肺气肿患者吸烟史和慢性咳嗽、咳痰病史;评估患者吸烟的时间和量。

（2）询问患者是否存在引起慢支的各种因素,如感染、大气污染、职业性有害气体的长期吸入、过敏等。患者每次发作是否与季节和气候的突变有关。寒冷常为本病发作的重要原因和诱因,冷空气刺激使呼吸道局部小血管痉挛,纤毛运动障碍,呼吸道防御功能降低,有利于病毒、细菌入侵和繁殖。

（二）身体状况

1.慢性支气管炎

多缓慢起病,病程较长,因反复急性发作而加重。初期症状轻微,在寒冷季节、吸烟、劳累、感冒后可引起急性发作或症状加重,气候转暖时可自然缓解。主要症状有慢性咳嗽、咳痰,或伴有喘息。具体症状与体征如下。

（1）症状:①咳嗽。一般晨间起床时咳嗽较重,白天较轻,睡眠时有阵咳;急性发作时咳嗽加重。②咳痰。常以清晨排痰较多,由于夜间副交感神经兴奋,支气管分泌物增加,故起床后或体位改变时可刺激排痰;痰为白色黏液或浆液泡沫状,伴有细菌感染时,则变为黏液脓性。③喘息或气急。喘息明显者称为喘息性慢性支气管炎,患者因支气管痉挛而出现喘息,常伴有哮鸣音。

（2）体征:早期可无任何异常体征。急性发作期可在背部或双肺底听到干、湿啰音,咳嗽后可减少或消失。喘息性慢性支气管炎可听到哮鸣音和呼气延长。

2.阻塞性肺气肿

慢支反复发作,不断加重可发展为阻塞性肺气肿。其具体症状与体征如下。

（1）症状:在原有咳嗽、咳痰、喘息等症状的基础上出现逐渐加重的呼吸困难。早期在劳力时出现,后逐渐加重,甚至休息时也感到呼吸困难。这是 COPD 的标志性症状。当慢支急性发作时,通气功能障碍进一步加重,胸闷、气急加剧。

（2）体征:典型体征为桶状胸,呼吸运动减弱、触诊语颤减弱或消失、叩诊呈过清音、听诊两肺呼吸音减弱,呼气延长,并发感染时肺部可有湿啰音,心音遥远。

3.COPD 病程分期

（1）急性加重期:指在疾病过程中,短期内咳嗽咳痰、气短和（或）喘息加重,痰量增多,呈脓性或黏液脓性,可伴发热等症状。

（2）稳定期:指患者咳嗽咳痰、气短等症状稳定或症状较轻。

4.并发症

COPD 可并发慢性呼吸衰竭、自发性气胸、慢性肺源性心脏病等。

(三)心理-社会状况

慢性支气管炎患者早期由于症状和体征不明显,尚不影响生活和工作。慢性阻塞性肺气肿由于病程长,反复发作,患者易出现焦虑、悲观、沮丧、孤独等心理反应,甚至对治疗失去信心。

(四)辅助检查

1.血液检查

一般无异常,继发感染时白细胞、中性粒细胞增多,喘息型 COPD 者嗜酸性粒细胞可增多。

2.胸部 X 线检查

肺气肿的典型 X 线片改变为:胸廓前后径增大,肋间隙增宽,肋骨平行,膈低平;两肺透亮度增加;心脏常呈垂位,心影狭长。

3.肺功能检查

早期常无异常,随着病情发展,可出现阻塞性通气功能障碍。第一秒用力呼气容积占用力肺活量百分比减少($FEV_1/FVC < 70\%$),残气容积占肺总量百分比增加($RV/TLC > 40\%$)。这是诊断肺气肿的重要指标。

三、治疗要点

(一)稳定期治疗

支气管舒张药短期按需使用可暂时缓解症状,长期有规律地使用可减轻症状。常选用 β_2 肾上腺素受体激动剂、抗胆碱能药、氨茶碱及其缓(控)释片。祛痰药可选用盐酸氨溴索,30mg,每日 3 次,或羧甲司坦 0.5g,每日 3 次。此外,采用长期家庭氧疗(LTOT)护理,持续低流量吸氧能改善生活质量。

(二)急性加重期治疗

使用支气管舒张药,吸氧,合理选用抗生素,如给予 β 内酰胺类/β 内酰胺酶抑制剂、第二代头孢菌素、大环内酯类或喹诺酮类等,如出现持续气道阻塞,可使用糖皮质激素。

四、护理诊断及合作性问题

(一)气体交换受损

与肺组织弹性降低、通气功能障碍、残气量增加有关。

(二)清理呼吸道无效

与分泌物过多、痰液黏稠、咳嗽无效有关。

(三)活动无耐力

与慢性阻塞性肺气肿引起的缺氧有关。

(四)营养失调:低于机体需要量

与食欲减退、能量消耗增加有关。

五、护理目标

(1)患者能有效进行呼吸肌功能锻炼,呼吸功能逐渐改善。

（2）患者能进行有效咳嗽、排痰,呼吸道通畅。

（3）患者缺氧有所好转,活动后无明显不良反应。

（4）患者食欲增加,摄入的营养物质能满足机体的需要。

六、护理措施

（一）一般护理

1.休息

保证患者充分睡眠,降低机体耗氧量,促进心肺功能恢复。休息时取半卧位,使膈肌下降,增加肺通气,减轻呼吸困难。

2.饮食

鼓励患者多饮水,根据机体每日的需要量、体温、痰液黏稠度,估计每日水分补充量,使痰液稀释,易于排出。饮食应给予高热量、高蛋白、高维生素的食物,避免产气食物摄入,以防腹胀而影响肺部换气功能。呼吸困难伴有便秘者,应鼓励多食含纤维素高的蔬菜和水果,保持大便通畅。

（二）病情观察

监测呼吸、体温、脉搏变化,如体温超过 39℃ 应给予物理或药物降温。观察患者咳嗽、咳痰情况,呼吸频率、节律、幅度及其变化特点。

（三）用药护理

遵医嘱使用祛痰、镇咳药,应以抗感染、祛痰为主,不宜选用强烈镇咳药,如可卡因,以免抑制咳嗽中枢,加重呼吸道阻塞,导致病情恶化。观察药物的疗效和不良反应。

（四）保持呼吸道通畅

及时清除呼吸道分泌物,包括指导患者有效咳嗽,协助患者翻身、胸部叩击和震荡、湿化和雾化吸入,机械吸痰等。

（五）呼吸功能锻炼

教会患者有效呼吸的技巧,指导患者做深而慢的呼吸,做缩唇呼吸、膈式或腹式呼吸。

1.膈式或腹式呼吸

具体方法如下:①患者采取舒适而松弛的半坐卧位姿势;②指导患者用鼻进行深吸气,吸气时腹肌松弛,腹部凸出,用口缓慢呼气,呼气时腹肌收缩,腹部下陷;③开始训练时,患者可将两手分别放于前胸和上腹部,以感知胸腹起伏,呼吸时应使胸廓保持最小的活动度,吸气与呼气时间比为 1:2 或 1:3;④每分钟训练 10 遍左右,每日训练 2 次,每次 10~15min,熟练后增加训练次数和时间;⑤患者熟练掌握上述呼吸运动后,也可以平卧、站立及运动中进行练习。

2.缩唇呼吸

鼓励患者全身放松,由鼻吸气,然后通过缩唇(吹口哨样)缓慢呼气,产生一种"吹"的效果。缩唇呼气可使呼出的气体流速减慢,延缓呼气气流下降,防止小气道因塌陷而过早闭合,改善通气和换气。

（六）氧疗护理

氧疗是纠正 COPD 缺氧的最直接和最有效的方法,应给予低流量(1~2L/min)低浓度(25%~29%)持续吸氧,使 PaO_2 达到 60mmHg 以上,$PaCO_2$ 呈逐渐下降趋势。每天氧疗时间达到或超过 15h。

（七）心理护理

应聆听患者的叙述，做好患者与家属的沟通，减轻其心理压力。

（八）健康指导

（1）戒烟：吸烟是 COPD 的主要病因，有资料表明戒烟能有效地延缓病情的进展，应教育患者及家属认识到戒烟的重要性。

（2）指导患者适当休息，加强营养，注意保暖，避免受凉，预防感冒。

（3）教育患者认识积极预防感染的重要性，鼓励患者坚持锻炼，以加强耐寒能力和提高机体抵抗力。

（4）避免刺激呼吸道，消除及避免烟雾、粉尘和刺激性气体等诱发因素对呼吸道的影响。

（5）对于长期接受家庭氧疗的患者，须向患者说明长期家庭氧疗的必要性，取得患者的积极配合，同时指导患者，长期家庭氧疗每天吸氧的时间必须超过 15h，否则疗效将会受到影响。此外，长时间高浓度（超过 50%）吸氧还会引起氧中毒，应避免长时间吸入高浓度氧。

七、护理评价

（1）呼吸困难是否改善，咳嗽有无减轻，痰液是否顺利排出。

（2）活动耐力有无增强，饮食营养是否足够。

第三节　慢性肺源性心脏病

慢性肺源性心脏病简称慢性肺心病，是由支气管、肺组织、肺动脉血管或胸廓的慢性病变引起的肺组织结构和（或）功能异常，产生肺血管阻力增加、肺动脉高压、使右心室扩张、肥厚，伴或不伴右心衰竭的心脏病。慢性肺心病患病年龄多在 40 岁以上，随年龄增长患病率增高，在我国平均患病率为 4%，以老年人、寒冷地区、高原地区、农村、吸烟者患病率高，男女无明显差异。

一、病因与发病机制

（一）病因

慢性肺心病的病因以慢性阻塞性肺疾病（COPD）最为多见，占 80%～90%。其次为肺结核、支气管哮喘、支气管扩张、尘肺、慢性弥散性肺间质纤维化等支气管、肺部疾病；胸廓运动障碍性疾病（如严重的脊椎后凸或侧凸）、神经肌肉疾病（如脊髓灰质炎等）；肺血管疾病，如广泛或反复发生的多发性肺小动脉栓塞及肺小动脉炎等。急性呼吸道感染是肺心病急性发作的主要诱因，常导致肺、心功能衰竭。

（二）发病机制

1.肺动脉高压的形成

缺氧高碳酸血症和呼吸性酸中毒使肺血管收缩、痉挛，其中缺氧是肺动脉高压形成的最重要因素。慢支反复发作引起血管炎,肺气肿引起肺泡内压增高,压迫肺毛细血管,造成管腔狭窄或闭塞,毛细血管网毁损使肺循环阻力增大,使肺血管重塑而产生肺动脉高压。

2.心脏病变和心力衰竭

肺动脉高压的早期,右心室发挥代偿作用而导致右心室肥厚。随着病情发展,肺动脉高压超过右心室的负荷,右心室渐失代偿,出现右心室扩大和右心衰竭。

二、护理评估

(一)健康史

(1)慢性肺源性心脏病多由慢性呼吸道疾病发展而来,患者常有漫长病史,因此,应了解有无慢性阻塞性肺疾病、支气管哮喘、支气管扩张等病史。

(2)注意收集诱发病情加重的因素及季节变化对病情的影响。慢性肺心病急性发作以冬、春季多见,常因急性呼吸道感染、吸烟、寒冷季节而加重。

(二)身体状况

慢性肺源性心脏病进展缓慢,除原发病的各种症状和体征外,可逐步出现肺、心功能衰竭以及其他器官损害的征象。现按其功能的代偿期与失代偿期进行介绍。

1.肺、心功能代偿期

咳嗽咳痰、气促,活动后心悸、乏力、呼吸困难、活动耐力下降,可有不同程度的发绀和肺气肿体征。偶可闻及干、湿啰音,肺动脉瓣区第二心音亢进,三尖瓣区出现收缩期杂音或剑突下出现心脏搏动,提示右心室肥厚。

2.肺、心功能失代偿期

最为突出的表现是呼吸衰竭和心力衰竭。

(1)呼吸衰竭:多因急性呼吸道感染而诱发,出现呼吸困难加重,甚至出现头痛、烦躁、谵妄、嗜睡、抽搐、昏迷等肺性脑病的表现。

(2)右心衰竭:表现为:气促加重、心悸、厌食、恶心、腹胀、少尿等;严重发绀,颈静脉怒张,心率加快,剑突下可闻及收缩期杂音,肝大、肝颈静脉回流征阳性,下肢水肿,严重右心衰竭者腹腔积液征阳性。

3.并发症

由于低氧血症和高碳酸血症,可出现严重的并发症,如肺性脑病、心律失常、休克、酸碱失衡及电解质紊乱、消化道出血、弥散性血管内凝血等。

(三)心理-社会状况

肺心病患者多因疾病迁延不愈,临床疗效不显著而出现情绪低落,对治疗缺乏信心,易产生绝望厌世心理。

(四)辅助检查

1.血液检查

红细胞和血红蛋白可升高,全血黏度和血浆黏度可增加,并发感染时白细胞总数增加,中性粒细胞增多。

2.X线检查

慢性肺心病除原有肺、胸疾病的特征外,尚有肺动脉高压综合征,如:右下肺动脉干扩张,肺动脉段明显突出;右心室增大征等。

3.心电图检查

主要为右心室肥大的改变,如电轴右偏、重度顺钟向转位、$RV_1 + SV_5 \geqslant 1.05mV$ 及肺型 P 波。

4.动脉血气分析

可出现低氧血症或合并高碳酸血症,当 $PaO_2 < 60mmHg$、$PaCO_2 > 50mmHg$ 时,表示有呼吸衰竭。

5.其他检查

如痰细菌学检查对急性加重期慢性肺心病使用抗生素有指导意义。

三、治疗要点

急性加重期应积极控制感染,保持呼吸道通畅,改善呼吸功能,纠正缺氧和二氧化碳潴留,控制呼吸衰竭和心力衰竭;缓解期应防治原发病,增强机体免疫力,促进肺、心功能恢复,防止反复急性发作,从而延缓病情发展。①控制感染:参考痰菌培养及药敏试验选择抗生素,常用的有青霉素类、氨基糖苷类、喹诺酮类及头孢菌素类等。②改善呼吸功能:通畅呼吸道,合理氧疗,纠正缺氧和二氧化碳潴留(见本章第十节相关内容)。③控制心力衰竭:在控制感染、改善呼吸功能后,心力衰竭便能得到改善。但对治疗无效的重症患者,可适当选用利尿药、强心药或扩血管药物。

四、护理诊断及合作性问题

(1)气体交换受损与肺泡及毛细血管丧失、弥散面积减少而导致通气与血流比例失调有关。

(2)清理呼吸道无效与痰液增多而黏稠、无效咳嗽等有关。

(3)体液过多与右心衰竭使静脉回流障碍、水钠潴留有关。

(4)活动无耐力与肺部原发病及肺、心功能下降引起组织慢性缺氧有关。

(5)潜在并发症:肺性脑病、酸碱平衡失调、上消化道出血等。

五、护理目标

(1)患者呼吸困难缓解,发绀减轻。

(2)能有效排痰,肺部啰音消失

(3)尿量增加,水肿减轻或消失。

(4)活动耐力增强。

(5)无并发症发生,一旦发生能及时发现并处理。

六、护理措施

(一)一般护理

1.休息

卧床休息,减少机体耗氧量,从而减慢心率和减轻呼吸困难,以有利于肺、心功能的改善。

2.饮食护理

给予高蛋白、高维生素,低糖类、易消化、清淡和富含纤维素的饮食。对水肿、少尿患者应限制水钠的摄入。同时进食含钾丰富的食物。

（二）病情观察

监测呼吸、心率、心律、血压、脉搏、尿量及意识，记录24h液体出入量，观察有无下肢水肿、厌食、腹胀等右心衰竭的表现。定时监测动脉血气分析的变化，密切观察有无头痛、烦躁、意识障碍等肺性脑病的表现，一旦出现应及时通知医生并协助抢救。根据病情限制输液量，输液量每天不超过1L，速度不超过30滴/min。

（三）氧疗护理

缺氧伴二氧化碳潴留者，一般给予持续低流量（1~2L/min）、低浓度（25%~29%）吸氧。

（四）用药护理

1.利尿剂

使用利尿剂应以缓慢、小量和间歇用药为原则，避免过度脱水引起血液浓缩、痰液黏稠而导致排痰不畅，防止低钾、低氯性碱中毒而加重感染等不良反应。尽可能在白天给药，以免因频繁排尿而影响患者夜间睡眠。

2.强心剂

由于肺心病患者长期处于缺氧状态，对洋地黄类药物耐受性很低，故疗效差、易中毒，宜选用速效、排泄快的制剂，剂量宜小。

3.慎用镇静催眠药

以免诱发或加重肺性脑病，从而进一步加重呼吸衰竭。

4.血管扩张剂

使用血管扩张剂时，注意观察心率增快、血氧分压降低、二氧化碳分压升高等不良反应。

（五）心理护理

了解患者的心理反应和情绪变化，当患者出现情绪波动、焦虑、紧张等心理反应时可引起交感神经兴奋，儿茶酚胺分泌增加，心率加快，心肌耗氧量增加，进而导致出现呼吸困难，心力衰竭加重等症。因此，应做好患者心理护理，帮助患者认识这些问题并指导应对措施。

（六）健康指导

（1）向患者及家属介绍肺心病的病因，向患者宣传及时控制呼吸道感染的重要性，积极防治呼吸道慢性疾病，避免各种诱发因素。

（2）教会患者呼吸训练的方法，嘱家属督促患者长期坚持。

（3）告知患者增加营养，保证足够的热量和蛋白质的供应。

（4）坚持家庭氧疗和定期门诊随访。患者如感到呼吸困难加重、咳嗽剧烈、咳痰、尿量减少、水肿明显或家属发现患者神志淡漠、嗜睡或兴奋躁动、口唇发绀时，提示病情变化或加重，需及时就医诊治。

七、护理评价

（1）呼吸困难是否缓解，尿量是否增加、水肿是否减轻。

（2）日常活动是否疲乏、心悸，情绪是否稳定、睡眠是否正常。

第四节　支气管哮喘

支气管哮喘(简称哮喘)是以嗜酸性粒细胞、肥大细胞和 T 淋巴细胞等多种炎症细胞参与的气道慢性炎症性疾病。这种炎症导致易感者对各种激发因子具有气道高反应性,并引起可逆性气道阻塞。临床上以反复发作性呼气性呼吸困难伴哮鸣音为特点,多数患者可自行缓解或经治疗后缓解。约 40%的哮喘有家族史;儿童发病率高于成人,约半数在 12 岁以前发病;发达国家高于发展中国家;城市高于农村。

一、病因与发病机制

哮喘的病因尚不十分清楚,目前认为多与基因遗传有关,也受环境因素影响。哮喘发病有明显的家族聚集现象。环境因素中主要包括:吸入性变应原,如花粉、尘螨、动物毛屑、二氧化硫、氨气等;感染,如病毒、细菌、原虫、寄生虫等;食物,如鱼、虾、蛋、牛奶等;药物,如普萘洛尔、阿司匹林等;以及精神因素、气候变化、运动、妊娠等。

哮喘的发病机制不完全清楚,但大致可概括为免疫—炎症反应、气道高反应性和神经机制及其相互作用。多种炎症细胞、炎症介质及细胞因子引起气道平滑肌收缩、腺体分泌增加、血管通透性增高,加上气道对各种刺激因子出现过强或过早的收缩反应(气道高反应性)和神经机制(β受体功能低下和迷走神经张力亢进),从而产生气道阻塞哮喘发作。

疾病早期病理变化不明显,随疾病发展可出现肺泡高度膨胀,支气管壁增厚,黏膜及黏膜下血管增生、黏膜水肿。若长期反复发作可使气管壁增厚、气管狭窄,逐渐发展为阻塞性肺气肿。

二、护理评估

(一)健康史

询问家族史,了解患者哮喘发作的病因和诱因;了解患者的生活起居、环境;了解患者有无呼吸道感染(尤其病毒感染);了解患者有无药物接触史;了解患者有无过敏史等。

(二)身体状况

1.症状

哮喘发作前可有干咳、打喷嚏、流泪等先兆症状,典型表现为发作性伴有哮鸣音的呼气性呼吸困难或发作性胸闷和咳嗽。严重者被迫采取坐位或呈端坐呼吸,甚至出现发绀等症。哮喘起病急,可在数分钟内发作,经数小时至数天,可自行或用支气管舒张剂缓解。根据发作期病情轻重,临床上将哮喘分为以下四度。

(1)轻度:行走、上楼时感气促,尚能平卧,说话连续成句,血气分析各项指标在正常范围,两次发作间正常。

(2)中度:稍事活动即感明显气短,说话常有中断,日常生活受限,可有三凹征,PaO_2下降。

(3)重度:休息时亦明显气促,呈端坐呼吸,发绀,说话困难,焦虑或烦躁不安,日常生活明显受限,呼吸和脉搏明显增快,呼吸频率>30 次/min,常有三凹征,脉率>120 次/min,有奇脉,PaO_2下降的同时有二氧化碳潴留。

(4)危重:患者出现意识改变如嗜睡或意识障碍,呼吸音、哮鸣音减弱或消失,脉率变慢或不规则,血压下降,严重脱水,严重发作时可持续1～2d(称为重症哮喘)。

2.体征

哮喘发作时胸部呈过度充气状态,胸廓饱满,叩诊呈过清音,听诊双肺可闻及广泛的哮鸣音,呼气延长,但在严重发作时哮鸣音可不出现。严重哮喘可出现发绀、奇脉和胸腹反常运动,非发作期体格检查可无异常。

3.并发症

发作时可并发自发性气胸、纵隔气肿和肺不张;长期反复发作和感染可并发慢支、肺气肿、慢性肺源性心脏病、慢性呼吸衰竭等。

(三)心理-社会状况

哮喘发作严重的患者,因呼吸困难、濒死感等症状而导致焦虑、恐惧,甚至丧失生活信心,易对医务人员和支气管舒张药产生依赖心理。

(四)辅助检查

1.血常规检查

发作时可有嗜酸性粒细胞增高,合并感染时白细胞总数和中性粒细胞增高。

2.痰液检查

痰液涂片在显微镜下可见较多嗜酸性粒细胞。

3.肺功能检查

哮喘发作时有关呼气流速的全部指标均显著下降,如第一秒用力呼气量(FEV_1)、第一秒用力呼气量占用力肺活量的比值($FEV_1/FVC\%$)、呼气峰流速(PEF)等均减小,残气量增加,残气量占肺总量百分比增高。

4.动脉血气分析

哮喘发作时可有PaO_2降低,由于过度通气可使$PaCO_2$下降,pH上升,表现为呼吸性碱中毒。如重症哮喘,气道阻塞严重,可有缺氧和二氧化碳潴留,$PaCO_2$上升,出现呼吸性酸中毒。若缺氧明显,可合并代谢性酸中毒。

5.胸部X线检查

早期哮喘发作时双肺透亮度增加,呈过度充气状态;缓解期多无明显异常。

6.特异性变应原检测

体外检测可检测患者的特异性IgE,哮喘患者血清特异性IgE可明显增高。在缓解期用可疑的变应原做皮肤敏感试验,有助于变应原的判断,从而可用于指导如何避免接触变应原和脱敏治疗。

三、治疗要点

目前哮喘不能根治,但长期规范化治疗可使大多数患者达到良好或完全的临床控制。哮喘治疗的目的是长期控制症状,防止病情恶化,尽可能保持肺功能正常,维持患者正常活动能力(包括运动),避免治疗不良反应,防止不可逆气道阻塞,避免死亡。

(一)脱离变应原

找到引起哮喘发作的变应原或其他非特异性的刺激因素,迅速脱离变应原是防治哮喘最有效的方法。

(二)药物治疗

1.糖皮质激素类

是当前控制哮喘最有效的抗感染药物。吸入剂有倍氯米松、莫米松、布地奈德等,通常需规律吸入 1 周以上方能起效。口服剂有泼尼松、泼尼松龙,泼尼松起始剂量为每日 30~60mg,症状缓解后逐渐减量至每日≤10mg,然后停用。重症哮喘发作时应静脉给药,可用琥珀氢化可的松(每日 100~400mg)或甲泼尼龙(每日 80~160mg)。

2.β_2肾上腺素受体激动剂(简称 β_2 受体激动剂)

是控制哮喘急性发作的首选药物。常用药物有沙丁胺醇(又称舒喘宁、喘乐宁)、特布他林(博利康尼、喘康速)、福莫特罗、丙卡特罗(美喘清)、沙美特罗等。用药方法可采用吸入,包括定量气雾剂、干粉吸入、持续雾化吸入等,也可采用口服或静脉注射。首选吸入法,因药物吸入气道直接作用于呼吸道,局部药物浓度高且作用迅速,所用剂量小,全身不良反应少。干粉吸入方便,患者较易掌握。

3.茶碱类

有舒张支气管平滑肌作用,增强呼吸肌的收缩、抗气道炎症,增强黏膜纤毛功能的作用。常用药物有氨茶碱、茶碱等,可口服和静脉给药。口服氨茶碱、茶碱控(缓)释片(舒弗美),茶碱控(缓)释片尤其适用于夜间哮喘。对重症哮喘,必要时可用氨茶碱加入葡萄糖溶液中缓慢静脉推注或滴注,每天总量一般不超过 1.0g。

4.抗胆碱能药物

具有舒张支气管、减少痰液的作用。与 β_2受体激动剂联合应用有协同作用,对于夜间哮喘、痰多的患者尤其适用。常用溴化异丙托品和溴化泰乌托品。

5.其他药物

白三烯调节剂如扎鲁司特、孟鲁司特,具有抗感染和舒张支气管平滑肌的作用;色甘酸钠通过抑制炎症细胞,预防变应原引起速发和迟发反应,对预防运动和变应原诱发的哮喘最有效。

(三)其他治疗

如控制感染、湿化气道、采用脱敏疗法等。

四、护理诊断及合作性问题

(1)低效性呼吸形态与支气管狭窄、气道阻塞有关。

(2)清理呼吸道无效与支气管痉挛、痰液黏稠、无效咳嗽、疲乏有关。

(3)焦虑/恐惧与哮喘发作伴呼吸困难、濒死感有关。

(4)潜在并发症:自发性气胸、肺气肿、慢性肺源性心脏病、呼吸衰竭等。

五、护理目标

(1)患者呼吸困难缓解,能平卧,情绪稳定。

(2)能进行有效咳嗽,排痰顺畅。

(3)预防哮喘发作,不发生呼吸衰竭。

六、护理措施

(一)一般护理

1.环境

保持室内空气流通、新鲜,维持室温在 18~22℃,湿度在 50%~70%。应避免环境中的变应原,不宜在室内放置花草、地毯、皮毛,不宜用羽毛枕头,注意避免吸入刺激性物质。

2.休息与体位

哮喘发作时,协助患者采取半卧位或坐位并较舒适地伏在床旁小桌上休息,以减轻体力消耗。

3.饮食护理

指导患者进食营养丰富、高维生素、清淡的流质或半流质饮食,忌食鱼、虾、蛋等易致敏食物。对痰液黏稠者鼓励其多饮水,每日进液量为 2500～3000mL,必要时可遵医嘱静脉补液,注意输液速度。

4.氧疗护理

哮喘发作时,PaO_2可有不同程度的下降,按医嘱给予吸氧,速度为 2～4L/min,伴有高碳酸血症时应低流量(1～2L/min)低浓度吸氧。注意呼吸道的湿化和通畅。

(二)病情观察

严密观察病情变化,重症哮喘患者应有专人护理,检测动脉血气分析结果、肺功能指标等。如重症哮喘经治疗病情无缓解,应做好机械通气准备工作。

(三)用药护理

1.糖皮质激素

口服用药不良反应为向心性肥胖、糖尿病、高血压、骨质疏松、消化性溃疡等,宜饭后服用,以减少对胃肠道黏膜的刺激。吸入剂可引起口咽部念珠菌感染、声音嘶哑或呼吸道不适,喷药后应用清水漱口。

2.β_2受体激动剂

指导患者按需用药,以免出现耐受性。注意观察药物的不良反应,如心悸、肌震颤、低血钾等。

3.茶碱类

主要不良反应为恶心、呕吐、心律失常、血压下降,偶可兴奋呼吸中枢,严重者可引起抽搐,甚至死亡。因此静脉注射时浓度不宜过高,速度不宜过快,注射时间应大于 10min。茶碱缓释片必须整片吞服。

(四)吸入剂类型与吸入器的使用

治疗哮喘的吸入剂主要有两大类,一是气雾剂,二是粉剂。

1.气雾剂

药物为液体,用药前应将吸入器摇动数次,在慢慢尽力呼气后,口含吸入器,在手指按压吸入器的同时,经口做深吸气,然后屏息 10s 再缓慢呼气。若要做另一次吸入需等候 10s 以上,才可重复上述步骤。使用气雾剂需要按压动作与吸入动作配合好,按压时气雾剂必须呈垂直状态。

2.粉剂

药物呈粉状。这类药物需要用力吸入,它与气雾剂的缓慢吸入不同。药物吸入肺内的量也比气雾剂多。粉剂吸入器避免了协调的问题,因而夜间发作时不需起身即可启动吸入器吸入药物。

无论使用何种吸入剂及其装置,吸入后均应充分漱口,然后将漱口水吐掉,以避免留在口腔和咽部的激素引起咽部肿痛和鹅口疮。

(五)心理护理

哮喘发作时患者精神紧张、恐惧,而不良情绪常会加重哮喘发作。因此,护士应提供良好的心理支持,尽量守护在患者床旁,使其产生安全感。哮喘发作时多伴有背部发胀、发凉的感觉,可按摩背部使患者感觉轻松,以有利于症状的缓解。

(六)健康指导

(1)向患者介绍哮喘的诱因以及避免诱因的方法,尽量不用可能引起哮喘的药物,如阿司匹林、吲哚美辛、普萘洛尔等。熟悉哮喘发作的先兆及相应的处理方法。

(2)了解所用药物的用法、作用和不良反应,掌握正确的药物吸入方法。

(3)指导患者摄入营养丰富的清淡饮食,避免摄入易诱发哮喘发作的食物,避免摄入刺激性食物,不饮酒,鼓励多饮水。

(4)适当锻炼,保证充足睡眠,增强体质,保持有规律的生活和乐观情绪。

(5)注射哮喘疫苗以增强非特异性体液因子,提高白细胞吞噬功能。

七、护理评价

(1)呼吸困难是否改善,痰液能否顺利咳出。

(2)情绪是否稳定,睡眠是否好转。

第五节　支气管扩张

支气管扩张多见于儿童和青年。支气管及其周围组织的慢性炎症可损坏管壁,导致支气管管腔扩张和变形。该病症的临床特点为慢性咳嗽、咳大量脓痰和(或)反复咯血。

一、病因与发病机制

支气管扩张的主要病因是支气管-肺组织感染和支气管阻塞,两者互为因果。其中继发于婴幼儿期的麻疹、百日咳和迁延不愈的支气管肺炎是最常见病因。细菌反复感染使充满炎性介质和病原菌黏稠液体的气道逐渐扩大,形成瘢痕和扭曲。感染使支气管黏膜充血、水肿,分泌物增多,引起管腔狭窄甚至阻塞,导致引流不畅而加重感染,促发支气管扩张。支气管先天性发育缺损和遗传因素引起的支气管扩张较少见。另有约30%的支气管扩张患者可能与机体,免疫功能失调等因素有关。

支气管扩张包括囊状扩张、柱状扩张及不规则扩张三种类型。支气管扩张好发于左肺下叶,肺结核引起的支气管扩张多发生在上叶。

二、护理评估

(一)健康史

(1)了解既往病史,是否曾患麻疹、百日咳或有支气管肺炎迁延不愈的病史和呼吸道感染反复发作史。

（2）了解患者吸烟史及生活、工作环境是否有尘埃或废气污染等。

（二）身体状况

1.症状

症状主要包括慢性咳嗽、咳大量脓痰和反复咯血。

（1）慢性咳嗽咳大量脓痰：咳嗽、咳痰与体位变化有关，晨起及晚间卧床改变体位时咳嗽明显、咳痰量增多。急性感染发作时，黄绿色脓痰量每日可达数百毫升。如有厌氧菌混合感染，则还带有恶臭味。痰液收集于玻璃瓶中静置后可分四层：上层为泡沫，泡沫下悬脓性成分，中层为混浊黏液，下层为坏死组织沉淀物。

（2）反复咯血：50％～70％的患者反复咯血，量不等，从痰中带血至大咯血，咯血量与病情严重程度有时不一致。少数患者咯血为唯一症状，无咳嗽、咳痰等呼吸道症状，临床上称为干性支气管扩张。

2.体征

轻者无异常肺部体征。病变较重或继发感染时常可在两肺下方、背部闻及局限性、固定的湿啰音，有时可闻及哮鸣音，部分慢性患者伴有杵状指（趾）。

（三）心理-社会状况

由于长期反复感染，咳嗽、咳痰、咯血等症状迁延不愈，患者易产生焦虑、悲观情绪。因发病年龄较轻，会给患者的学习、工作甚至婚姻带来影响，特别是痰多伴口臭的患者，在心理上会产生极大压力，害怕到人群中去，从而将自己孤立起来。

（四）辅助检查

1.实验室检查

白细胞计数一般正常，如继发急性感染时白细胞总数和中性粒细胞数可增多。痰涂片或培养可发现致病菌。

2.胸部 X 线片

可见患侧肺纹理增多或增粗，典型者表现为多个不规则的蜂窝状透亮阴影，或沿支气管的卷发状阴影，感染时阴影内可见液平面。CT 检查可显示管壁增厚的柱状扩张或成串成簇的囊样改变。

3.支气管造影

可确定病变部位、范围、严重程度，从而可作为手术切除的重要参考依据。

4.纤维支气管镜检查

可明确出血、扩张或阻塞部位，还可进行局部灌洗，取冲洗液做微生物学检查。

三、治疗要点

治疗原则是防治呼吸道感染和促进痰液引流。反复呼吸道感染或大咯血者，若病灶比较局限，内科治疗无效者可行肺叶切除术。

四、护理诊断及合作性问题

（1）清理呼吸道无效与痰多黏稠、咳嗽无力有关。

（2）有窒息的危险与痰多黏稠、大咯血造成气道阻塞有关。

（3）焦虑/恐惧与疾病迁延、反复发作、大咯血有关。

五、护理目标

(1)患者能有效清除痰液。

(2)呼吸道通畅,不发生窒息。

(3)患者情绪稳定,焦虑、恐惧程度减轻或消失。

六、护理措施

(一)一般护理

1.休息与体位

急性感染时应卧床休息,大咯血患者应绝对卧床休息,取患侧卧位。

2.饮食

加强营养,摄入高热量、高蛋白及富含维生素的饮食,以增强机体的抵抗力。鼓励患者多饮水,保证摄入足够的水分,每日饮水量应在 1500～2000mL 以利于稀释痰液,使痰液易于咳出。保持口腔清洁,要勤漱口,以减少感染并增进食欲。

(二)病情观察

观察患者体温、脉搏、呼吸的变化,痰液的量、性质及咯血的情况等。密切观察有无窒息先兆,以便及时抢救。

(三)体位引流的护理

体位引流是利用重力作用使肺、支气管内分泌物排出体外,适用于支气管扩张、肺脓肿、慢性支气管炎等痰液较多者。严重高血压,心功能Ⅲ、Ⅳ级,肺水肿患者,近期内有大咯血的患者禁忌体位引流。

体位引流的方法如下安置患者于引流体位,使病变部位处于高处,引流支气管开口向下,利于痰液流进大支气管和气管而排出。具体措施:①引流前向患者说明体位引流的目的及操作过程,消除顾虑,以取得患者及其家属的合作;②依病变部位不同,采取相应的体位并保持该姿势 5min 以上,同时辅以拍背,以借重力作用使痰液流出;③每次引流用时 15～20min,每日 1～3 次,时间安排在早晨起床时、进餐前及睡前;④引流过程中注意观察患者反应,如出现咯血、头晕、发绀、呼吸困难、出汗、疲劳等情况应及时停止;⑤在体位引流过程中,鼓励患者做深呼吸运动,有效咳嗽;⑥引流完毕,给予漱口,擦净口周的痰液,并记录排出的痰量和性质,必要时送检。

(四)用药护理

1.祛痰剂

盐酸溴己新 8～16mg 或盐酸氨溴索 30mg,每日 3 次。

2.抗菌药物

急性感染时应根据临床表现,必要时根据痰培养及药物敏感试验选用合适的抗生素。常用阿莫西林、头孢菌素、喹诺酮类抗生素口服,或青霉素肌内注射。重症者,尤其是铜绿假单胞菌感染时,常需第三代头孢菌素加氨基糖苷类药物联合静脉用药。如有厌氧菌混合感染,加用甲硝唑或替硝唑。

(五)健康指导

(1)向患者及其家属解释预防呼吸道感染的重要性,指导患者正确认识疾病,积极配合治疗。

(2)积极治疗口腔及上呼吸道的慢性病灶,如扁桃体炎、鼻窦炎等,避免受凉;吸烟者应戒烟;注意口腔卫生,可用复方硼酸溶液漱口,一日数次。

(3)培养患者自我保健意识,学会自我监测病情,掌握体位引流的方法。对并发肺气肿者,应鼓励和指导其进行适当的呼吸运动锻炼,促进呼吸功能的改善。

(4)生活起居要有规律,保证适当休息,防止情绪激动和过度活动而导致咯血的发生和加重。

七、护理评价

(1)患者痰液是否清除。

(2)呼吸道是否通畅。

(3)神情是否安逸,恐惧感是否减轻或消失。

第六节　肺炎

肺炎是指终末气道、肺泡和肺间质的炎症,为呼吸系统常见病,可由多种病原体引起,如细菌、病毒、真菌、寄生虫等,其他如放射线、化学因素、过敏因素等亦可引起肺炎。肺炎在我国发病率及病死率较高,尤其是老年人和机体免疫力低下者。

一、分类

肺炎可根据病因、解剖或患病环境进行分类。

(一)病因分类

细菌性肺炎最为常见,占80％左右,其次为病毒、真菌、支原体、衣原体及寄生虫感染所致的肺炎。细菌性肺炎最常见的致病菌为肺炎链球菌,其次为金黄色葡萄球菌、肺炎克雷白杆菌等。化学物质(特别是药物)、放射线、误吸等理化因素,以及过敏性、风湿性疾病等免疫和变态反应亦可引起肺炎。

(二)解剖分类

肺炎按解剖特征分为大叶性(肺泡性)肺炎、小叶性(支气管性)肺炎、间质性肺炎等。大叶性肺炎的致病菌多为肺炎链球菌。

(三)患病环境分类

肺炎按患病环境分为社区获得性肺炎和医院获得性肺炎。

1.社区获得性肺炎

这是指在医院外罹患的感染性肺实质炎症,包括具有明确潜伏期的病原体感染而在入院后的平均潜伏期内发病的肺炎。其主要病原菌为肺炎链球菌、肺炎支原体、肺炎衣原体等。

2.医院获得性肺炎

这是指患者入院时不存在、也不处于潜伏期,而于入院48h后在医院内发生的肺炎。常见病原菌为革兰阴性杆菌,包括铜绿假单胞菌、肺炎克雷白杆菌、肠杆菌等。

二、护理评估

(一)健康史

肺炎的发生与微生物的侵入和机体防御能力的下降有关。注意询问患者起病前是否存在使机体抵抗力下降、呼吸道防御功能受损的因素。了解患者既往健康状况。了解患者有无吸入口咽部的分泌物。了解患者有无周围组织感染的直接蔓延。了解患者有无菌血症等。吸烟、酗酒、年老体弱、长期卧床、意识不清、吞咽和咳嗽反射障碍、长期使用糖皮质激素或免疫抑制剂、接受机械通气及大手术者均可因机体防御机制降低而继发肺炎。

(二)身体状况

1.症状

肺炎症状因类型不同而有所差异。

(1)肺炎链球菌肺炎:多见于既往健康的男性青壮年。起病急骤,高热,呈稽留热型,多伴寒战、全身肌肉酸痛、食欲缺乏;患侧胸部疼痛,可放射到肩、腹部,咳嗽或深呼吸时加重;咳嗽、咳痰,可痰中带血,典型者痰呈铁锈色;病变范围广泛时,可出现低氧血症,表现为呼吸困难、发绀。

(2)革兰阴性杆菌肺炎:中毒症状较重,早期即可出现休克、肺脓肿,甚至有心包炎的表现。患者起病急,高热、胸痛、可有发绀、气急、心悸。咳嗽、咳痰,其中痰中带血、黏稠脓性、量多、呈砖红色胶冻状,多见于肺炎克雷白杆菌肺炎;绿色脓痰见于铜绿假单胞菌感染。

(3)葡萄球菌肺炎:起病多急骤,可有寒战、高热、胸痛、咳嗽、咳痰,痰为脓性、量多,带血丝或呈粉红色乳状,常伴头痛、全身肌肉酸痛、乏力等。病情严重者早期即可出现周围循环衰竭症状。

(4)肺炎支原体肺炎:起病较为缓慢,2~3d后出现明显的呼吸道症状,如阵发性刺激性咳嗽,咳少量黏痰或黏液脓性痰,有时痰中带血,发热可持续2~3周,多无胸痛。

(5)病毒性肺炎:临床症状较轻,起病较急,发热、头痛、全身酸痛、乏力等较为突出,以后逐渐出现咳嗽、咳少量白色黏液痰、咽痛等呼吸道症状,少有胸痛。

2.体征

肺炎链球菌肺炎患者多呈急性病容,双颊绯红,鼻翼翕动,皮肤干燥,唇周可出现单纯疱疹。有败血症者,皮肤黏膜可有出血点,巩膜黄染。肺实变时有典型体征,如呼吸运动减弱、触觉语颤增强、叩诊呈浊音,并可闻及支气管呼吸音,消散期可闻及湿啰音。心率增快或心律不齐。

3.并发症

休克型或中毒性肺炎可发生于多种病原体所致的肺炎。肺炎链球菌引起者,病情一般较轻;金黄色葡萄球菌及革兰阴性杆菌引起者,多较险恶。表现为血压降低、四肢厥冷、出冷汗、少尿或无尿、脉快、心音弱,伴烦躁、嗜睡及意识障碍等。

(三)心理-社会状况

由于肺炎起病多急骤,短期内病情严重,高热和全身中毒症状明显,患者及家属常出现忧虑和恐惧。

(四)辅助检查

1.血常规检查

白细胞计数升高,可达$(10\sim20)\times10^9/L$,中性粒细胞占80%以上。休克型肺炎、免疫功能低下者白细胞计数常不增高,只是存在中性粒细胞的比例增高,有核左移现象;而病毒性肺炎,白细胞计数正常、稍高或偏低。

2.痰液检查

使用抗生素前进行痰涂片或培养,肺炎链球菌肺炎可见革兰染色阳性、带荚膜的双球菌或链球菌。

3.胸部X线检查

早期仅见肺纹理增多。典型表现为与肺叶、肺段分布一致的片状、均匀致密的阴影。病变累及胸膜时,可见肋膈角变钝的胸腔积液征象。葡萄球菌肺炎可见片状阴影伴空洞及液平。

4.动脉血气分析

可出现动脉血氧分压下降和(或)二氧化碳分压增高。休克型肺炎可出现呼吸性酸中毒合并代谢性酸中毒。

三、治疗要点

肺炎的治疗原则为抗感染、对症治疗和支持疗法,如止咳化痰、降温、纠正缺氧、补充营养和水分等。休克型肺炎应早期使用足量有效的抗生素、补充血容量、纠正酸中毒,使用血管活性药物和糖皮质激素。肺炎大部分预后良好,免疫功能低下者预后较差,其主要死因为感染性休克。

四、护理诊断及合作性问题

(1)气体交换受损与肺部病变所致的有效呼吸面积减少有关。

(2)清理呼吸道无效与痰液过多、黏稠或咳痰无力有关。

(3)体温过高与细菌感染所致的体温调节障碍有关。

(4)疼痛:胸痛与炎症累及胸膜有关。

(5)潜在并发症:感染性休克。

五、护理目标

(1)患者呼吸平稳,发绀消失。

(2)咳嗽、咳痰症状减轻,呼吸道通畅。

(3)体温逐渐恢复至正常范围。

(4)疼痛减轻或消失。

(5)感染得到控制,不发生休克。

六、护理措施

(一)一般护理

1.休息与体位

室内应阳光充足、空气新鲜,室内通风每日2次,室温应保持在$18\sim20℃$,湿度以55%~60%为宜,以防止因空气过于干燥,降低气管纤毛运动的功能,而导致排痰不畅。急性期要强调卧床休息的重要性,卧床休息可以减少组织耗氧量,利于机体组织的修复。协助患者取半卧位,可增加肺通气量,以减轻呼吸困难。

2.饮食护理

补充营养和水分,高热时机体分解代谢增加,糖类、蛋白质、脂肪及维生素等营养物质消耗增多,故应给予高热量、高蛋白、丰富维生素、易消化的流质或半流质饮食。鼓励患者多饮水,每日摄水 2000mL 以上。

(二)病情观察

(1)注意患者呼吸频率、节律、深度的改变;观察皮肤黏膜的色泽和意识状态;监测白细胞计数和分类、动脉血气分析结果。

(2)观察体温,每 4h 测量体温、脉搏和呼吸一次,体温骤变时应随时测量并记录。观察体温热型及其变化规律。

(三)对症护理

(1)清除痰液,保持气道通畅:指导患者进行有效的咳嗽,协助排痰,采取翻身、拍背、雾化吸入等措施。对痰量较多且不易咳出者,可遵医嘱使用祛痰剂。

(2)气急发绀者用鼻导管或鼻塞法给氧,流量一般为 2～4L/min,以迅速提高血氧饱和度,纠正组织缺氧,改善呼吸困难。

(3)高热时予以物理降温,尽量不用退热药,避免大量出汗而影响临床判断。寒战时应注意保暖,适当增加被褥。高热持续不退者,可遵医嘱给予解热镇痛药物。患者退热时,出汗较多,应勤换床单、衣服,保持皮肤干燥清洁。

(4)缓解疼痛:胸痛患者宜采取患侧卧位,通过减小呼吸幅度来减轻局部疼痛。

(5)保持口腔、皮肤清洁:高热时,由于水分消耗过多及胃肠道消化吸收障碍,导致口腔黏膜干燥、口唇干裂,出现疱疹、炎症,甚至出现口腔溃疡。因此,应定时清洁口腔,保持口腔的清洁湿润,口唇干裂可涂润滑油保护。

(四)心理护理

以通俗易懂的语言耐心地讲解有关疾病的知识,各种检查、治疗的目的,解除患者紧张、焦虑等不良心理,使之积极主动地配合治疗,促进疾病的康复。

(五)休克型肺炎的观察与护理

(1)将患者安置在监护室,取仰卧位并抬高头胸部和下肢约 30°,以利于呼吸和静脉血的回流,增加心排血量。减少搬动,注意保暖。

(2)吸氧,给氧前应注意清除气道内分泌物,保证呼吸道通畅,达到有效吸氧。流量为 4～6L/min。如患者发绀明显或发生抽搐,应适当加大吸氧浓度,以改善组织器官的缺氧状态。

(3)迅速建立两条静脉输液通道,遵医嘱给予扩充血容量,纠正酸中毒,使用血管活性药物、糖皮质激素等抗休克治疗,使用抗生素进行抗感染治疗。①扩充血容量:一般先输入低分子右旋糖酐,以迅速扩充血容量,继之输入 5% 葡萄糖盐、水、复方氯化钠溶液、葡萄糖溶液等。输液速度应先快后慢,输液量宜先多后少,可在中心静脉压的监测下决定补液的量和速度。扩容治疗要求达到的效果:收缩压>90mmHg,脉压>30mmHg;中心静脉压≤10cm H_2O;每小时尿量>30mL;脉率<100 次/min;患者口唇红润、肢端温暖。②纠正酸中毒:常用 5% 碳酸氢钠溶液静脉滴注。③使用血管活性药物:在补充血容量和纠正酸中毒后,末梢循环仍无改善

时可使用血管活性药物,如多巴胺、酚妥拉明、间羟胺等血管活性药物,并随时根据血压的变化来调整滴速。应注意观察用药后的反应。滴注多巴胺时,注意勿使药液外溢至组织中,以免引起局部组织的缺血坏死。④抗感染治疗:应早期使用足量、有效的抗生素,重症患者常需联合用药。用药过程中应注意观察疗效和毒副作用,发现异常及时报告并处理。⑤使用糖皮质激素:病情严重、经以上药物治疗仍不能控制者,可使用糖皮质激素,以解除血管痉挛,改善微循环,从而达到抗休克的作用。常用氢化可的松、地塞米松加入葡萄糖液中静脉滴注。

(六)用药护理

1.肺炎球菌肺炎

应首选青霉素 G,对于轻症患者,可用 160 万 U/d,分 2 次肌内注射;病情较重者,可用 240 万～480 万 U/d,静脉滴注,每 6～8h1 次。滴注时,每次量尽可能在 1h 内滴完,以维持有效血浓度。对青霉素过敏者,可用红霉素、头孢菌素等。抗生素疗程一般为 5～7d,或在热退后 3d 停药,或由静脉用药改为口服,维持数日。

2.革兰阴性杆菌肺炎

其预后较差,病死率高,应尽早使用有效抗生素,使用之前做药敏试验。院内感染的重症肺炎在未明确致病菌前,即可给予氨基糖苷类抗生素与半合成青霉素或第二代、第三代头孢菌素。宜大剂量、长疗程、联合用药,以静脉滴注为主,辅以雾化吸入。针对肺炎克雷白杆菌肺炎,目前主要用第二代、第三代头孢菌素联合氨基糖苷类抗生素。对铜绿假单胞菌有效的抗生素有 β 内酰胺类、氨基糖苷类及氟喹诺酮三类。使用氨基糖苷类抗生素时,要注意观察药物对肾功能及听神经的损害,如出现尿量减少,管型尿、蛋白尿或血尿素氮、肌酐升高,或耳鸣、眩晕,甚至听觉障碍等,应及时通知医生改用其他有效的抗生素。对肺炎支原体肺炎的治疗,首选红霉素,每次 0.3g,每日 4 次。口服红霉素因食物会影响其吸收,故应在进食后一段时间给药,口服红霉素之前或当时,嘱患者不要饮用酸性饮料(如橘子汁等)以免降低疗效。葡萄球菌肺炎宜早期选用敏感的抗菌药物。对于病毒性肺炎,主要以对症治疗为主。可选用抗病毒药物,如金刚烷胺、利巴韦林(病毒唑)、阿糖腺苷等。抗生素治疗无效时,可选用中药制剂和生物制剂治疗。

(七)健康指导

(1)向患者宣传有关肺炎的基本知识,避免受凉、过劳或酗酒,平时应注意锻炼身体,增加营养物质的摄取,保证充足的休息和睡眠时间,以增强机体的抵抗力。

(2)老年人及久病卧床的慢性病患者,更应根据天气的变化随时增减衣物,积极避免各种诱因,预防呼吸道感染。必要时可进行预防接种。

(3)做好出院后需继续用药的患者的用药指导。

七、护理评价

(1)患者呼吸困难是否减轻或消失。

(2)呼吸道是否通畅。

(3)体温是否恢复正常范围。

(4)疼痛是否缓解或消失。

(5)感染是否控制,有无休克发生。

第七节 肺结核

肺结核是由结核分枝杆菌引起的肺部慢性传染病。临床常有低热、乏力、盗汗、消瘦等全身症状和咳嗽、咳痰、咯血、胸痛等呼吸系统表现。从 20 世纪 60 年代起,结核病化学治疗的应用使其发病率显著降低。但到 20 世纪 80 年代中期结核病又卷土重来,严重危害人类健康。

在全球传染性疾病中,肺结核已成为 5 岁以上人口的首要死因。但结核病若能及时诊断并予合理治疗,大多可获得痊愈。

一、病因与发病机制

(一)结核分枝杆菌

结核菌属分枝杆菌,涂片染色具有抗酸性,故又称抗酸杆菌,其中引起人类结核病的主要为人型结核菌。结核菌的生物学特征有:①生长缓慢,为需氧菌,在改良罗氏培养基上培养需 4~6 周才能繁殖成明显的菌落;②对外界抵抗力较强,在阴湿环境中能生存 5 个月以上,但在烈日下曝晒 2h,或 70% 酒精接触 2min,或煮沸 1min 可被杀死。

(二)肺结核的传播

传染源是排菌的肺结核患者,呼吸道飞沫传播是肺结核最重要的传播途径。经消化道和皮肤等其他途径传播现已罕见。易感人群包括:与肺结核患者密切接触者、免疫抑制剂使用者、HIV 感染者、居住拥挤者年老体弱者、婴幼儿等机体抵抗力低下者。

(三)发病机制

人体感染结核菌后是否发病,取决于结核菌的数量和毒力、人体的免疫状态及变态反应。

结核病的免疫主要是细胞免疫,结核菌侵入人体后 4~8 周,身体组织对结核菌及其代谢产物所发生的反应称为变态反应,属于 IV 型(迟发型)变态反应,与免疫反应同时存在。人仅在受大量毒力强的结核菌侵袭而机体免疫力低下时才会发病。

结核菌侵入人体后引起炎症反应,结核菌与人体抵抗力之间的较量互有消长,可使病变过程十分复杂,但其基本病变主要有渗出、增生和变质三种性质。三种病变可同时存在于一个肺部病灶中,但往往以一种病变为主。

二、护理评估

(一)健康史

了解有无接触史,生活环境和卡介苗接种史;了解有无引起机体免疫力低下的情况,如生活贫困、营养不良、婴幼儿、老年人、糖尿病、硅肺、免疫缺陷疾病和长期使用免疫抑制剂;了解抗结核治疗经过和疗效,目前的用药情况,能否按医嘱服药等。

(二)身体状况

1.症状

(1)全身症状:表现为长期午后潮热、盗汗、乏力、食欲减退、消瘦等,妇女可有月经失调和闭经,当肺部病灶急剧进展播散时,可有不规则高热。

(2)呼吸系统症状。①咳嗽、咳痰:一般为干咳或带少量黏液痰,继发感染时痰液呈脓性且量增多。②咯血:1/3~1/2 的患者有咯血,多数患者为少量咯血,少数为大咯血。大咯血时若血块阻塞大气道可引起窒息。③胸痛:炎症波及壁层胸膜,可有相应部位胸痛。④呼吸困难:慢性重症肺结核时,常出现渐进性呼吸困难,并发大量胸腔积液者,可出现重度呼吸困难。

2.体征

早期一般无明显体征。若病灶广泛,可见患侧呼吸运动减弱,叩诊浊音,听诊呼吸音减弱。肺结核好发于肺尖,在锁骨上下、肩胛间区叩诊稍浊,于咳嗽后可闻及湿啰音,对肺结核的诊断具有重要意义。

3.临床类型

(1)原发型肺结核,多见于儿童,为初次感染结核菌引起,首先在肺部形成渗出性炎性原发病灶,继而引起淋巴管炎和肺门淋巴结炎,原发病灶、淋巴管炎、淋巴结炎三者统称为原发复合征,X 线片表现为哑铃状阴影。症状多轻微,时间短暂,类似感冒,常有低热、咳嗽、盗汗、食欲缺乏、体重减轻等。

(2)血行播散型肺结核,为各型肺结核中较严重者,包括急性、亚急性和慢性血行播散型肺结核。儿童多由原发型肺结核发展而来,成人多继发于肺或肺外结核病灶破溃至血管而引起。急性血行播散型肺结核发病急骤,主要为较重的全身毒血症状,如高热,盗汗、气急、发绀等,少数并发脑膜炎,出现脑膜刺激征;X 线片可见两肺粟粒状阴影,分布均匀,密度大小一致。

(3)继发型肺结核,多发生于成人,病程长、易反复,包括浸润性肺结核、纤维空洞性肺结核等。浸润性肺结核病变部位多在肺尖和锁骨下,可为浸润渗出性结核病变和纤维干酪增生病变。纤维空洞性肺结核为肺结核未及时发现或治疗不当,或由于病灶吸收、修复与恶化、进展交替出现,导致空洞长期不愈,病灶出现广泛纤维化。继发型肺结核轻者可有低热、盗汗等;重者病情有明显毒血症状和呼吸道症状,如高热、咳嗽、咳痰、呼吸困难等。X 线片可见片状、絮状阴影,边缘模糊。一侧或两侧单个或多个厚壁空洞,多伴有支气管播散病灶及明显的胸膜增厚。

(4)结核性胸膜炎,为结核菌侵入胸膜腔引起的胸膜炎,包括结核性干性胸膜炎,结核性渗出性胸膜炎、结核性脓胸。结核性胸膜炎除出现全身中毒症状外,有胸痛和呼吸困难。早期出现局限性胸膜摩擦音,随着胸腔积液增多出现胸腔积液体征。X 线片可见中下肺野均匀致密阴影,上缘弧形向上,外侧升高。

(5)其他肺外结核,按部位和脏器命名,有肠结核、骨关节结核、肾结核等。

(6)菌阴肺结核,三次痰涂片及一次培养阴性的肺结核为菌阴肺结核。

(三)心理及社会资料

由于肺结核病具有传染性,患者患病期间十分关注亲友、同事对他(她)的态度,对人际交往有紧张、恐惧情绪,从而造成心理上的压抑和孤独,并且还会因疾病导致角色的改变而产生自卑、悲观和抑郁情绪。

(四)辅助检查

1.痰结核菌检查

该项检查是确诊肺结核病最特异、最可靠的方法,其方法有痰涂片检查法、痰培养检查法。痰培养检查法更精确,且可鉴定菌型。

2.结核菌素(简称结素)试验

目前多采用结素的纯蛋白衍化物(PPD)。通常取 0.1mL(5IU)PPD 在左前臂屈侧中上部 1/3 处做皮内注射,注射后 48～72h 测皮肤硬结直径,如<5mm 为阴性,5～9mm 为弱阳性,10～19mm 为阳性,≥20mm 或虽<20mm 但局部有水疱和淋巴管炎为强阳性。结核菌素试验阳性仅表示结核分枝杆菌感染,并不一定患病,接种过卡介苗的人也呈阳性。3 岁以下强阳性者,应视为有新近感染的活动性结核病,须给予治疗。凡是呈阴性反应的儿童一般可以排除结核病,但以下情况例外:①结核菌感染尚未到 4～8 周,机体内变态反应尚未完全建立者;②使用了糖皮质激素、免疫抑制剂者,营养不良和老年体弱病者;③严重结核病和危重患者。

3.影像学检查

胸部 X 线检查是早期诊断肺结核和临床分型的重要方法,可确定病灶部位、范围、性质,且可观察病情变化及治疗效果;胸部 CT 检查能发现微小或隐蔽性病变。

4.其他检查

严重病例可有贫血、血沉增快,可作为判断结核病活动程度的指标之一。

三、治疗要点

肺结核的治疗原则主要是抗结核化学药物治疗(简称化疗)和对症治疗。抗结核化学药物治疗对结核病的控制起着决定性作用,合理的化疗可使病灶全部灭菌痊愈。传统的休息和营养疗法都只起辅助作用。

(一)结核病的化疗

1.化疗原则

即早期、联合、适量、规律和全程用药。

(1)早期是指一旦发现和确诊活动性结核应立即治疗。

(2)联合是指同时使用多种抗结核药物进行治疗,以增强疗效,并减少或预防耐药菌的产生。

(3)适量是指根据不同病情和抗结核药物的作用特点给予适当药物剂量。药物剂量不足不能有效杀菌,还会导致继发耐药,剂量过大毒副作用增加。

(4)规律是指严格按照化疗方案规定的用药方法按时服药,不漏服,不停药,亦不可自行更改方案。

(5)全程是指必须按治疗方案,坚持治满疗程。

2.化疗方法

(1)短程化疗:现在联用异烟肼、利福平等两个以上杀菌剂,具有较强杀菌和灭菌效果,可将化疗疗程从常规 12～18 个月(标准化疗)缩短至 6～9 个月(短程化疗),效果相同,目前应用广泛。

(2)间歇用药:结核菌与药物接触数小时后,生长会延缓数天。因此,临床上有规律地每周 3 次用药(间歇用药),与每天用药效果相同。在开始化疗的 1～3 个月内,每天用药(强化阶段),其后每周 3 次间歇用药(巩固阶段),与每日用药效果同样好,且因减少投药次数而使毒副反应和药费都降低,也方便了患者,还有利于监督用药,保证全程化疗。

3.化疗方案

化疗方案分强化和巩固两个阶段。视病情轻重、痰中带菌情况和细菌耐药情况,以及经济条件、药源供应情况等,选择化疗方案。

(1)初治病例:初治涂阳病例,无论培养是否阳性,可以用异烟肼(H)、利福平(R)和吡嗪酰胺(Z)组合为基础的 6 个月短程化疗方案,痰菌常较快转阴,疗程短,便于随访管理。①每日用药方案:前 2 个月强化期用异烟肼、利福平、吡嗪酰胺和链霉素(或乙胺丁醇),每日 1 次;后 4 个月继续用异烟肼和利福平,每日 1 次,记作 2S(E)HR2/4HR。②间歇用药方案:可隔日用药(即每周用药 3 次),记作 $2H_3R_3Z_3E_3/4H_3R_3$。

(2)复治病例:结核菌产生继发耐药性,痰菌阳性,病变迁延反复。复治病例应该选择联用敏感药物。故临床常用的方法如下根据患者既往详细用药情况,选出过去未用的或很少用过的,或曾规则联合使用过的药物(结核菌可能仍对之敏感),另拟方案,联用两种或两种以上敏感药物进行治疗。复治病例,可用方案 2S(E)HR2/4HR,督导化疗,保证规律用药。6 个月疗程结束时痰菌仍未阴转者,巩固期可延长 2 个月。如延长治疗仍未阴转,可采用方案 $2S_2H_3R_3$ $23E_3/6H_3R_3E_3$。

(二)手术治疗

近年来外科手术在肺结核治疗上已较少应用。对于多重耐药的厚壁空洞、结核球、单侧的毁损肺、反复大咯血经内科治疗无效者,结核性脓胸和(或)支气管胸膜瘘患者,可做肺叶或全肺切除。

四、护理诊断及合作性问题

(一)营养失调:低于机体需要量

与机体消耗增加、食欲减退有关。

(二)知识缺乏

即缺乏结核病防治知识和坚持服药原则的知识。

(三)活动无耐力

与结核菌感染引起的毒血症状有关。

(四)有窒息的危险

与结核病灶内大出血阻塞大气道有关。

五、护理目标

(1)保证营养物质的摄入,维持足够的营养和液体。

(2)患者获得结核病的有关知识,治疗期间按时服药。

(3)患者身心得到休息,能够维持日常生活和社交活动,乏力等不适症状减轻。

(4)呼吸道通畅,无窒息发生。

六、护理措施

(一)一般护理

1.休息与活动

急性期应取半坐卧位卧床休息;进展期或咯血时,以卧床休息为主,适当离床活动;大咯血时应绝对卧床休息,保持患侧卧位,以免病灶扩散;稳定期可适当增加户外活动,如散步、打太极拳做保健操等,加强体质锻炼,提高机体耐力和抗病能力。协助患者日常活动,减少机体消耗和减轻疲乏感。

2.饮食护理

制订较全面的饮食营养摄入计划。补充蛋白质、维生素等营养物质,如鱼、肉、牛奶、蛋和豆制品等动植物蛋白,成人每日蛋白质总量为 90～120g,以增加机体的抗病能力及修复能力;每天摄入一定量的新鲜蔬菜和水果,满足机体对维生素 C、维生素 B_2 等的需要;应补充足够的水分,每日 1500～2000mL,既保证机体代谢的需要,又有利于体内毒素的排泄。每周测体重 1 次并记录,观察患者营养状况的改善情况。

(二)病情观察

注意观察患者咳嗽、咳痰的性质、咯血的颜色、咯血量,是否伴随高热,并观察生命体征和意识状态的变化,若发现窒息先兆、气胸等并发症应及时处理。

(三)用药护理

(1)掌握早期、联合、适量、规律和全程的抗结核化疗的用药原则,督促患者按化疗方案用药,不遗漏或中断。

(2)向患者说明用药过程中可能出现的不良反应,并注意观察有无巩膜黄染、肝区疼痛及胃肠道反应等,发现异常随时报告医生并协助处理。

(四)对症护理

1.毒性症状

结核毒性症状严重者,如有高热等,可在有效抗结核药物治疗的基础上短期使用糖皮质激素。

2.咯血

遵医嘱使用止血药物。垂体后叶素 10U 加入 20～30mL 生理盐水或 50％葡萄糖溶液中,在 15～20min 内缓慢静脉推注;然后以 10U 垂体后叶素加入 500mL5％葡萄糖溶液中静脉滴注维持治疗。使用过程中须密切观察药物不良反应。

3.预防窒息

护理措施见本章第一节。

(五)心理护理

帮助住院患者尽快适应环境,消除焦虑、紧张心理,充分调动人体内在的自身康复能力,增进机体免疫功能,使患者处于接受治疗的最佳心理状态,积极配合治疗。

尊重理解患者,指导患者进行自我心理调节,了解患者家庭主要成员对患者的关怀和支持程度,了解患者家庭的经济条件,患者有无医疗保障的支持,指导患者使用全身放松术,解除精神负担和心理压力。

(六)健康指导

1.用药指导

根据患者及家属对结核病知识的认识程度及接受知识的能力,进行卫生宣教,使其了解结核病是一种慢性呼吸道传染病,抗结核用药时间至少半年,有时可长达一年半之久。告知患者,只有坚持合理的、全程的化疗,才能完全康复,不规则服药或过早停药是治疗失败的主要原因。

2.营养指导

宣传饮食营养与人体健康及疾病痊愈的关系,宣传在坚持药物治疗的同时,辅以营养疗法的意义。使患者了解:结核病是一种慢性消耗性疾病,由于体内分解代谢加速和抗结核药物的毒性反应,会导致营养代谢的失衡和机体抵抗力下降,从而使疾病恶化,因此必须高度重视饮食营养疗法。

3.生活指导

指导患者进行有利于身心健康和疾病恢复的有益活动,如保健体操、行走、太极拳等,以促进疾病早日康复。宣传休息、营养、阳光、空气对结核病康复的重要性。有条件的患者可选择在空气新鲜、阳光充足、气候温和的海滨、湖畔疗养。

4.消毒与隔离

指导患者采取有效的消毒、隔离措施,并能自觉遵照执行。

(1)患者应实行呼吸道隔离,保持室内通风良好,每日用紫外线照射消毒,或用 1% 过氧乙酸 1~2mL 加入空气清洁剂内做空气喷雾消毒。

(2)注意个人卫生,为避免结核菌的传播,外出时应戴口罩。严禁随地吐痰,痰液须经灭菌处理,将痰吐在纸上直接焚烧是最简易的灭菌方法。打喷嚏或咳嗽时应使用双层纸巾遮住口鼻,纸巾用后焚烧,以控制传染源。进餐时实行分餐制,患者使用的餐具、痰杯应煮沸消毒或用消毒液浸泡消毒。被褥、书籍应在烈日下曝晒,时间不少于 6h。

5.定期复查

指导出院患者定期做胸部 X 线片检查和肝、肾功能检查,以了解病情变化及监测药物的不良反应,及时调整治疗方案。

七、护理评价

(1)患者营养状况是否改善。

(2)患者能否正确认识结核病的危害,能否坚持化疗、合理用药。

(3)活动耐力是否提高。

(4)呼吸道是否通畅,有无窒息发生。

第八节 原发性支气管肺癌

原发性支气管肺癌简称肺癌,是最常见的肺部原发性恶性肿瘤。世界卫生组织(WHO)2003 年报告,肺癌的发病率和病死率均居全球癌症首位。在我国,肺癌已超过癌症死因的 20%,且发病率和病死率均迅速增高。肺癌多在 40 岁以上发病。男女患病率为 2.3∶1。

一、病因与发病机制

肺癌的病因和发病机制迄今尚未明确。吸烟是肺癌的重要危险因素。烟雾中含有多种致癌物质,与肺癌有关的主要是苯并芘。开始吸烟年龄越小,吸烟量越大,吸烟时间越长,则肺癌的发病率越高。被动吸烟也是肺癌的病因之一。导致肺癌的其他因素包括职业致癌因子(石棉、砷、烟尘等)、空气污染、电离辐射、维生素 A 缺乏、结核、病毒感染、真菌毒素(如黄曲霉毒素)、遗传因素等。

肺癌肿瘤细胞起源于支气管黏膜上皮。癌肿可向支气管腔内和(或)邻近的肺组织生长,并可通过淋巴、血行或经支气管转移扩散。右肺肺癌多于左肺,上叶多于下叶。

二、分类

临床上将肺癌按解剖学和组织学进行分类,具体如下。

按解剖学分类分为中央型和周围型:发生在段支气管以上至主支气管的肿瘤称为中央型肺癌,约占 3/4,以鳞状上皮细胞癌和小细胞肺癌较多见;发生在段支气管以下的肿瘤称为周围型肺癌,约占 1/4,以腺癌多见。

按组织学分类分为非小细胞肺癌和小细胞肺癌两大类,其中非小细胞肺癌包括鳞癌、腺癌、大细胞癌等。①鳞状上皮细胞癌(鳞癌)是最常见的肺癌,老年男性多见,与吸烟关系密切,多为中央型,管内生长,常因支气管狭窄致肺不张或阻塞性肺炎,生长慢,转移晚,手术切除机会大。②腺癌,女性多见,多为周围型,倾向于管外生长,较鳞癌转移早,胸腔积液多见。③大细胞癌(大细胞未分化癌),可发生于肺门或肺边缘,恶性程度较高,但转移较小细胞未分化癌晚,手术切除机会大。④小细胞癌(小细胞未分化癌),肺癌中恶性程度最高,生长快,侵袭力强,转移早,对放疗、化疗最敏感。

三、护理评估

(一)健康史

有无吸烟和被动吸烟史,有无石棉、无机砷化物、放射线等长期接触史,有无肿瘤家族史。了解生活和工作环境中有无空气污染情况。

(二)身体状况

1.原发肿瘤引起的症状和体征

(1)咳嗽:早期为刺激性干咳或少量黏液痰。肿瘤引起的支气管狭窄,咳嗽呈持续性、高调金属音或刺激性呛咳是特征性表现。继发感染时痰量增多,呈黏液脓性。

(2)咯血:多为持续性痰中带血,癌肿侵蚀大血管可引起大咯血。

(3)气急、喘鸣:肿瘤引起支气管阻塞。

(4)全身表现:发热,晚期消瘦或恶病质。

2.肺外胸内扩展引起的症状和体征

(1)胸痛:肿瘤侵犯胸膜、肋骨、胸壁可引起疼痛,累及胸膜可伴血性胸腔积液。

(2)声音嘶哑:肿瘤压迫喉返神经可引起声音嘶哑。

(3)咽下困难:肿瘤压迫或侵犯食管可导致咽下困难。

(4)上腔静脉阻塞综合征:癌肿侵犯纵隔,压迫上腔静脉时,上腔静脉回流受阻,引起头面部和上半身瘀血水肿、颈部肿胀、颈静脉怒张,引起头痛、头昏或眩晕。

(5)Horner 综合征:肺尖部肺癌又称肺上沟瘤(Pancoast 瘤),其压迫颈部交感神经,引起病侧眼睑下垂、瞳孔缩小、眼球内陷,同侧额部与胸壁无汗或少汗,称 Horner 综合征。

3.胸外转移引起的症状和体征

可转移至中枢神经系统、骨骼、肝、淋巴结、皮肤。锁骨上淋巴结是肺癌转移的常见部位,多无痛感。

　　4.胸外表现

　　胸外表现指肺癌非转移性胸外表现又称副癌综合征,包括肥大性骨关节病、杵状指(趾)、内分泌紊乱(男性乳房发育,Cushing 综合征)、神经肌肉综合征及高钙血症等。

　　(三)心理-社会状况

　　了解患者能否适应角色的转变而采取有效的应对方式,判断患者的心理准备程度和知识缺乏程度,对治疗的知晓情况,如手术、放疗及化疗的目的等。患者得知病情后,会产生巨大的心理应激反应,表现为恐惧、否认悲伤愤怒、抑郁等,甚至拒绝治疗。强烈的恐惧反应影响患者身心健康和疾病的预后。

　　(四)辅助检查

　　1.影像学检查

　　这是发现肺癌的最主要的一种方法。X 线片可发现肺部阴影;CT 可发现直径达 3mm 或以上的小病灶,早期可发现肺门淋巴结肿大;磁共振显像(MRI)可明确血管与肿瘤之间的关系。

　　2.痰脱落细胞学检查

　　这是简单有效的早期诊断肺癌的方法之一。一般收集上午 9—10 时从深部咳出的新鲜痰送检,连续送检 3～4 次。

　　3.纤维支气管镜检查

　　该项检查对确定病变范围、获取组织供组织学诊断及明确手术方式均具有重要意义。

　　4.其他

　　如针吸细胞学检查、胸腔积液细胞学检查、淋巴结活检、开胸肺活检和肿瘤标志物检查等。

四、治疗要点

　　目前,肺癌的治疗原则是采取以手术切除肺部原发癌肿病灶和局部及纵隔淋巴结为主,配合化疗、放疗及生物缓解调解剂等措施进行综合治疗。早期肺癌首选手术治疗,化学药物治疗对小细胞未分化癌最敏感,鳞癌次之,腺癌治疗效果最差。放射治疗主要用于不能手术的患者,配合化疗,小细胞未分化癌效果最好,鳞癌次之,腺癌效果最差。生物缓解调节剂可作为辅助治疗,其他如中医中药治疗、冷冻治疗、支气管动脉灌注及栓塞治疗,对缓解症状和控制肿瘤的发展有较好效果。

五、护理诊断及合作性问题

　　(一)疼痛:胸痛、头痛

　　与癌细胞浸润、肿瘤压迫或转移、手术有关。

　　(二)恐惧

　　与肺癌的确诊、治疗对机体的影响和死亡威胁有关。

　　(三)营养失调:低于机体需要量

　　与癌肿致机体消耗、化疗反应等有关。

　　(四)气体交换受损

　　与肺组织破坏导致气体交换面积减少有关。

(五)潜在并发症

化疗药物毒性反应等。

六、护理目标

(1)患者掌握减轻疼痛的相关知识,疼痛程度维持在最低限度。

(2)心理上和生理上的感受舒适有所增加,能诉说内心感受,恐惧程度减轻或消失,配合护理。

(3)愿意遵从饮食计划,能维持基本营养需要,全身营养状况改善。

(4)患者呼吸平稳,发绀消失。

(5)化疗药物的毒性反应减轻。

七、护理措施

(一)一般护理

1.休息与体位

安排适当休息,对胸痛或骨骼疼痛的患者,指导其取舒适体位,减轻不适。

2.饮食护理

给予高热量、高蛋白、高维生素、易消化饮食;对吞咽困难者给予流质饮食;对不能进食者,遵医嘱采取鼻饲或静脉输入脂肪乳剂、氨基酸、清蛋白等。

(二)病情观察

注意观察化疗、放疗的不良反应,有无肿瘤转移的症状,监测生命体征、评估营养状况。

(三)用药护理

1.化疗药物的护理

常用的化疗药物有:依托泊苷(VP-16)、环磷酰胺(CTX)、阿霉素(ADM)、长春新碱(VCR)等。化疗时注意保护和合理使用静脉血管,注意骨髓抑制反应或消化道反应,做好口腔护理。

2.放疗护理

放疗照射部位是否出现红斑、表皮脱屑等,保持皮肤干燥,不用刺激性洗液清洗照射部位,也不可热敷、涂擦油膏等,穿宽松衣服,防止皮肤擦伤。

(四)对症护理

1.疼痛

帮助患者寻找减轻疼痛的方法,如取舒适体位、避免剧烈咳嗽,又如局部按摩、冷敷、针灸、再如采用放松疗法等。遵医嘱使用止痛药物。肺癌止痛应个体化,按阶梯给药。24h按时给药,使疼痛处于持续被控制状态。首选口服给药,必要时可采用非肠道给药,尽量避免肌内给药,也可让患者自控给药。

2.呼吸困难

遵医嘱供氧,对大量胸腔积液者,协助医生进行胸腔穿刺抽积液。

(五)心理护理

根据患者的具体情况,决定是否向其透露病情,给予沟通和心理支持,为患者创造一个清静和谐的治疗环境,建立良好的护患关系,取得患者的信任,使其保持良好的精神状态,增强治疗信心,维持生命质量。对晚期癌肿,应指导患者家属做好临终护理。

(六)健康指导

(1)宣传肺癌的预防知识,提倡不吸烟或戒烟。

(2)防治慢性疾病,如慢支、结核等。

(3)对 40 岁以上有重度吸烟史者和高危职业人群组织肺癌普查,以争取早期诊断与治疗。

(4)督促出院患者坚持化疗或放疗,症状加重或不适时应及时到医院诊治。

八、护理评价

患者能否正视病情,恐惧是否减轻,疼痛是否缓解或控制,营养状况是否改善或维持,患者呼吸困难是否减轻或消失。

第九节　自发性气胸

胸膜腔是脏层胸膜与壁层胸膜之间不含气体的密闭潜在腔隙,各种原因导致气体进入胸膜腔,造成积气状态,称为气胸。气胸可分为自发性、外伤性和医源性 3 种。自发性气胸是指肺组织及脏层胸膜的自发破裂,使肺和支气管内空气进入胸膜腔所致的气胸。

一、病因与发病机制

自发性气胸以继发于肺部基础疾病为多见,其次是原发性(或特发性)气胸。①继发性自发性气胸是指在原有肺部疾病的基础上发生的气胸,由于慢性阻塞性肺疾病、肺结核、支气管哮喘、肺癌、肺脓肿等肺部基础疾病可引起细支气管的不完全阻塞,形成肺大疱破裂,以继发于慢性阻塞性肺疾病及肺结核最常见。②原发性自发性气胸是指常规胸部 X 线检查无明显异常,多由脏层胸膜下肺大疱破裂引起的气胸。好发于体型瘦长的男性青壮年,其肺大疱形成原因不明,可能与吸烟、肺组织先天性弹力纤维发育不全、非特异性炎症瘢痕等有关。此外,航空、潜水作业时如防护措施不当,或从高压环境突然进入低压环境均可发生气胸。剧烈运动、抬举重物、上臂高举、剧咳、喷嚏、屏气,甚至大笑、用力排便等均是气胸发生的诱因。

二、临床类型

根据脏层胸膜破裂口的情况以及气胸发生后对胸膜腔内压力的影响,自发性气胸通常分为以下三种类型。

(一)闭合性(单纯性)气胸

胸膜破裂口较小,随肺萎陷而自行关闭,气体停止进入胸膜腔。胸膜腔内压的正负取决于进入腔内的气体量,抽气后压力下降不再复升。

(二)开放性(交通性)气胸

胸膜破裂口较大,或两层胸膜粘连牵拉使破裂口持续开放,气体随呼吸经裂口自由出入胸膜腔。患侧胸腔内压在 $0cmH_2O$ 上下波动,抽气后可恢复负压,但很快又复升至抽气前水平。

(三)张力性(高压性)气胸

胸膜破裂口呈单向活瓣或活塞作用,吸气时胸廓扩大,胸膜腔内压变小,活瓣开放,空气进入胸膜腔;呼气时胸廓缩小,胸膜腔内压升高,压迫活瓣使之关闭,导致胸膜腔内气体不能排出而越积越多,胸膜腔内压力持续上升,常大于 $10cmH_2O$。抽气后腔内压可显著下降,但很快又复升。此型因纵隔向健侧移位,健侧肺脏受压,心脏血液回流受阻,严重影响呼吸、循环功能,危及生命,必须立即抢救处理。

三、护理评估

(一)健康史

评估患者既往有无慢性呼吸道疾病如慢性支气管炎、阻塞性肺气肿、肺结核等病史;有无抬举重物、用力排便、剧烈咳嗽、屏气、大笑等诱发因素;是否首次发病,是在活动中还是安静休息时发生。

(二)身体状况

1.症状

(1)胸痛:常在剧烈咳嗽用力排便、提举重物、屏气大笑时突发一侧胸痛,呈刀割样或针刺样,持续时间较短,随后出现胸闷、呼吸困难。

(2)呼吸困难:常与胸痛同时出现,轻者自觉呼吸受限,重者呼吸困难明显,张力性气胸呈进行性加重的呼吸困难,伴烦躁不安,大汗、发绀、脉速、血压下降,甚至休克、昏迷。

(3)咳嗽:轻至中度刺激性干咳,与气体刺激胸膜有关。

2.体征

少量气胸时体征不明显,气胸量超过 30% 时,出现呼吸增快,明显发绀,气管向健侧移位,患侧胸廓饱满,肋间隙增宽,呼吸运动减弱,触觉语颤减弱或消失,叩诊鼓音或过清音,心或肝浊音界消失,患侧呼吸音减弱或消失。

3.并发症

脓气胸、血气胸、纵隔气肿、皮下气肿等。

(三)心理-社会状况

患者常因突然发生的剧烈胸痛和呼吸困难而出现紧张、焦虑、恐惧等不良心理反应。部分年轻患者,平素身体健康,无慢性呼吸道疾病病史,对于疾病的发生不能充分重视,导致疾病反复发生;原有慢性呼吸系统疾病的患者,则过分担心病情,从而忧心忡忡。

(四)辅助检查

1.胸部 X 线检查

胸部 X 线检查是诊断气胸的重要方法。典型表现为被压缩肺边缘呈外凸弧形线状阴影,称为气胸线,是肺组织和胸膜腔内气体的交界线,线外透亮度增高,无肺纹理,线内为压缩的肺组织。积气量少时,气体多局限在肺尖部;大量积气时,肺被压向肺门,呈球形高密度影,纵隔和心脏向健侧移位;合并胸腔积液或积血时,可见气液平面。

2.胸部 CT

表现为胸膜腔内极低密度气体影,伴有不同程度的肺萎缩改变。

3.动脉血气分析

可有不同程度低氧血症。

四、治疗要点

自发性气胸的治疗目的是促进患肺复张、消除病因及减少复发。具体措施包括以下几种。①保守治疗：适用于肺萎缩在 20% 以下，不伴呼吸困难的闭合性气胸，患者应卧床休息，辅以吸氧、镇痛、止咳、控制感染、积极治疗肺部原发病。②排气治疗：适用于气胸量大，呼吸困难明显，肺压缩程度较重者，特别是张力性气胸。排气方法常用的有紧急排气、胸腔穿刺抽气或胸腔闭式引流。③其他：胸膜粘连术、手术治疗等。

五、护理诊断及合作性问题

(一)低效性呼吸形态

与胸膜腔内积气，肺扩张受限有关。

(二)疼痛：胸痛

与脏层胸膜破裂、胸腔置管引流有关。

(三)焦虑

与突发胸痛、呼吸困难、担心气胸复发有关。

(四)潜在并发症

纵隔气肿、皮下气肿、血气胸、脓气胸。

六、护理目标

(1)呼吸平稳，频率和节律恢复正常。

(2)疼痛感减轻或消失。

(3)情绪稳定，焦虑感减轻或消失，能积极配合治疗。

七、护理措施

(一)一般护理

①休息：应绝对卧床休息，协助患者取舒适体位，如半坐位或端坐位等以利于呼吸、咳嗽排痰及胸腔引流。避免一切可增加胸腔内压的活动，如用力、屏气、咳嗽等。②饮食护理：给予高蛋白、高热量、高维生素及含粗纤维的食物，保持大便通畅，防止因用力排便引起胸膜腔内压力升高，延误胸膜破裂口愈合。③给氧：根据患者缺氧的程度合理选择鼻导管或面罩吸氧，高浓度吸氧有利于促进胸膜腔内气体的吸收，促进肺复张。

(二)病情观察

密切观察病情，注意患者的呼吸频率、呼吸困难和缺氧的程度、血氧饱和度的变化；监测生命体征、意识状态；观察胸痛的表现；观察胸腔闭式引流的情况及效果等。如患者出现体温升高、寒战、胸痛加重、血白细胞增多，提示可能并发胸膜炎或脓气胸；如患者出现严重呼吸困难、伴心率加快、血压下降、脉搏细速等休克症状，应立即通知医生进行抢救。

(三)胸腔闭式引流护理

1.术前准备

①向患者说明排气治疗的目的、意义、过程及注意事项，取得患者的理解与配合。②严格检查胸腔引流装置内是否密闭，引流管是否通畅。在水封瓶内注入适量无菌蒸馏水或生理盐水，标记液面水平。③将连接胸腔引流管的玻璃管一端置于水面下 $1\sim2cm$，使胸膜腔内压力维持在 $1\sim2cmH_2O$。引流瓶塞上的另一短玻璃管为排气管，其下端应距离液面 5cm 以上。

如同时引流液体时,需在水封瓶之前增加一贮液瓶,促使液体引流入贮液瓶中,确保水封瓶液面的恒定。④引流效果不佳时,可遵医嘱连接负压引流装置,注意保持负压在$-20\sim-10cm$ H_2O,防止因负压过大造成肺损伤,为确保患者安全,可在水封瓶与负压吸引之间增加一调压瓶。瓶中的压力调节管末端应保持在水面下$10\sim20cm$处,并确保压力调节管的瓶外端处于开放状态。当负压过大时,外界空气可经压力调节管进入调压瓶,从而确保胸腔所承受的吸引负压不会超过设置值。⑤所有引流装置在使用前应全部灭菌,严格按照无菌操作进行安装,防止感染发生。

2.引流中的注意事项

①引流瓶应放在低于患者胸部,不易被踢到或打破的地方,其液平面应低于引流管胸腔出口平面60cm,防止瓶内液体反流入胸腔。②保持引流管通畅,密切观察引流管内的水柱是否随呼吸上下波动,有无气体自水封瓶逸出。必要时,可嘱患者做深呼吸或咳嗽,如水柱随呼吸波动明显,提示引流通畅;若波动不明显,液面无气体逸出,患者无胸闷、呼吸困难,可能肺组织已复张;如患者呼吸困难加重,伴发绀、大汗、胸闷、气管向健侧偏移,可能为引流管不畅或部分脱出胸膜腔,应立即通知医生处理。③引流过程中,应观察和记录引流液的量、颜色和性状。引流液黏稠或引流出血液时,为防止管腔被凝血块或脓块堵塞,应定时由胸腔端向引流瓶端的方向挤压引流管。④妥善固定引流管于床旁,引流管长度合适,既要便于患者翻身活动,又要避免过长发生折叠、扭曲和受压。⑤搬动患者前,先用2把血管钳双重夹紧引流管,防止发生引流管滑脱、漏气或引流液反流。如引流管不慎脱出,应嘱患者呼气,同时用凡士林纱布及胶布立即封闭引流口,并及时通知医生进行处理。⑥鼓励患者每隔2h进行1次咳嗽及深呼吸,以促进肺组织扩张,加快胸腔内气体排出,促进肺复张,但应避免剧烈咳嗽。

3.引流装置及伤口护理

严格执行无菌操作,引流瓶上的排气管外端应用1~2层纱布包裹,避免空气中尘埃或脏物进入引流瓶内,注意连接管和接口处的消毒,防止感染。一次性的引流装置可每周更换一次,非一次性闭式引流装置需每日更换引流瓶。更换时,应先将近心端的引流管用双钳夹紧,更换完毕经检查无误后方可放开,以防止气体进入胸腔。伤口敷料每1~2d更换1次,如敷料被分泌物渗湿或污染应及时更换。

4.拔管护理

①若24h引流液少于50mL,脓液少于10mL,引流管管口无气体逸出,夹闭引流管1~2d后患者无呼吸困难,听诊呼吸音正常,X线检查显示肺膨胀良好,可拔除引流管。②嘱患者坐在床旁或躺向健侧,深吸气后屏气拔管,用凡士林纱布覆盖,再盖上无菌纱布,胶布固定。③拔管后24h内应注意观察患者有无呼吸困难、胸闷、伤口处有无渗液、漏气、出血、皮下气肿等,如发现异常应通知医生处理。

(四)心理护理

向患者介绍气胸的相关知识,在做各项检查、操作前应解释操作目的、方法,取得患者配合。患者呼吸困难发作、疼痛剧烈时,医护人员应尽量陪伴、安慰,增加其安全感。

(五)健康指导

(1)向患者介绍气胸的形成与肺部原发疾病关系密切,指导患者积极治疗原发病,减少气胸的发生。

（2）避免诱因，如抬举重物、剧烈咳嗽、屏气、大笑、用力排便等。

（3）保持心情愉悦，情绪稳定，注意劳逸结合，在气胸痊愈后的 1 个月内，不要进行剧烈运动，如跑步、球类运动等。吸烟者应戒烟。

（4）告知患者一旦出现胸闷、气急、突发胸痛，可能为气胸复发，应及时就诊。

八、护理评价

（1）呼吸是否平稳，频率和节律是否恢复正常。

（2）疼痛感有无减轻或消失。

（3）情绪是否稳定，焦虑感是否减轻或消失，能否积极配合治疗。

第十节　呼吸衰竭

呼吸衰竭简称呼衰，是各种原因引起的肺通气和（或）换气功能严重障碍，甚至在静息状态下亦不能维持足够的气体交换，导致缺氧伴（或不伴）二氧化碳潴留，引起一系列生理功能和代谢紊乱的临床综合征。在静息状态下，呼吸大气压空气时，排除心内解剖分流和原发心排出量降低等情况后，动脉血氧分压（PaO_2）低于 60mmHg（8.0kPa），伴或不伴有动脉血二氧化碳分压（$PaCO_2$）高于 50mmHg（6.7kPa），即为呼吸衰竭。

临床上对呼吸衰竭有两种分类方法。①根据动脉血气分析结果，分为Ⅰ型和Ⅱ型：Ⅰ型呼吸衰竭仅有缺氧而无二氧化碳潴留，即 $PaO_2 < 60mmHg$，$PaCO_2$ 降低或正常，见于存在换气功能障碍的患者，如 ARDS 等；Ⅱ型呼吸衰竭既有缺氧又有二氧化碳潴留，即 $PaO_2 < 60mmHg$ 且 $PaCO_2 > 50mmHg$，系肺泡通气不足所致。②按病程可分为急性呼吸衰竭和慢性呼吸衰竭。

一、慢性呼吸衰竭

（一）病因与发病机制

慢性呼吸衰竭多发生在慢性疾病基础上，由于呼吸功能损害逐渐加重，经过较长时间最终发展成为呼吸衰竭。

慢性呼吸衰竭常见的病因是支气管肺疾病，最常见的是慢性阻塞性肺疾病（COPD），其他病因如重症肺结核、尘肺、肺间质纤维化等。上呼吸道梗阻、肺血管疾病、胸廓及神经肌肉病变如胸廓畸形、重症肌无力等亦可导致慢性呼吸衰竭。呼吸道感染是引起慢性呼吸衰竭的最常见诱因。

慢性呼吸衰竭发生的主要机制为肺泡通气量不足，通气与血流比例失调，以及气体弥散障碍。慢性呼吸衰竭出现的缺氧和二氧化碳潴留对中枢神经系统、循环系统、呼吸系统、体液平衡、肝肾功能均造成影响。

（二）护理评估

1.健康史

了解患者是否有慢性呼吸道疾病及呼吸道感染史。感染、手术、创伤、高浓度吸氧、使用麻醉药等均可诱发呼吸衰竭。在评估患者一般状况时,还应注意:发热、呼吸困难、肌肉抽搐等可增加耗氧量,使缺氧加重。

2.身体状况

除原发病症状外,主要是缺氧和二氧化碳潴留引起的呼吸困难和多脏器功能紊乱的表现。

(1)呼吸困难:呼吸困难是最早、最突出的症状,表现为呼吸频率、节律和深度的改变。呼吸浅快,或出现三凹征。严重者有呼吸节律的改变,呈潮式、间停或抽泣样呼吸。二氧化碳麻醉时,可出现浅慢呼吸。

(2)发绀:发绀是缺氧的典型症状,可在口唇、甲床等处出现发绀。因发绀的程度与还原血红蛋白含量相关,故伴有严重贫血或出血者,发绀可不明显。

(3)精神神经症状:慢性缺氧多表现为智力或定向力障碍。二氧化碳潴留常表现为先兴奋后抑制的症状,如烦躁不安、多汗、白天嗜睡、夜间失眠等。二氧化碳潴留加重时,中枢神经系统则表现为抑制作用,出现表情淡漠、肌肉震颤、间歇抽搐、昏睡、昏迷等(称肺性脑病)。

(4)心血管系统症状:二氧化碳潴留使外周浅表静脉充盈,皮肤潮红、温暖多汗,血压升高、球结膜充血水肿。多数患者有心动过速,严重缺氧、酸中毒时,可出现周围循环衰竭、血压下降、心率减慢、心律失常甚至心搏骤停。

(5)其他表现:严重呼吸衰竭损害肝、肾功能,损害胃肠黏膜而引起上消化道出血,少数可出现休克及弥散性血管内凝血等。

3.心理-社会状况

呼吸衰竭患者的意识状态发生改变,对外界环境及自我的认识能力逐渐减弱或消失,出现记忆、思维、定向力、性格、行为等一系列精神紊乱。

4.辅助检查

(1)动脉血气分析:呼吸衰竭时,$PaO_2<60mmHg$,$PaCO_2>50mmHg$,$SaO_2<75\%$,血液pH常降低。

(2)电解质测定:可有高血钾、低血钾、低血钠、低血氯等。

(三)治疗要点

本综合征为临床急症,一旦发现,应立即采取有效措施。处理原则是在保持呼吸道通畅的条件下,改善缺氧,纠正二氧化碳潴留,以及纠正代谢功能紊乱,防止多器官功能损害。慢性呼吸衰竭病死率的高低,与能否早期诊断、合理治疗有密切关系。

(四)护理诊断及合作性问题

1.气体交换受损

与通气不足、通气与血流比例失调、气体弥散障碍有关。

2.清理呼吸道无效

与分泌物过多呼吸肌无力、无效咳嗽、意识障碍有关。

3.意识障碍

与缺氧和二氧化碳潴留引起的中枢神经系统抑制有关。

4.营养失调:低于机体需要量

与呼吸困难、人工气道、缺氧致食欲下降有关。

5.语言沟通障碍

与脑组织缺氧和二氧化碳潴留抑制大脑皮质或气管切开有关。

6.潜在并发症

肺性脑病、心力衰竭、休克、消化道出血。

（五）护理目标

（1）患者呼吸困难缓解，发绀减轻或消失。

（2）气道通畅，痰能排出。

（3）患者精神状态好转，神志逐渐清醒。

（4）体重增加，营养状态好转。

（5）能够与医护人员有效沟通。

（6）无并发症发生。

（六）护理措施

1.一般护理

协助患者取半卧位或坐位，以利于呼吸。营养支持有利于提高呼吸衰竭抢救的成功率，应鼻饲高蛋白、高脂肪、低糖类、适量维生素和微量元素的流质饮食，必要时给予静脉营养。

2.合理给氧

目前多采用鼻导管、鼻塞或面罩给氧，配合机械通气可进行气管内给氧。根据患者病情和动脉血气分析结果采用不同的给氧浓度和给氧方法。慢性呼吸衰竭患者常既有缺氧又有二氧化碳潴留，应低流量（1～2L/min）、低浓度（25％～29％）持续给氧。主要原因在于：缺氧伴二氧化碳潴留的慢性呼吸衰竭患者，其呼吸中枢化学感受器对二氧化碳的敏感性降低，此时呼吸中枢兴奋主要依靠缺氧对颈动脉窦和主动脉体化学感受器的刺激作用；若吸入高浓度氧，PaO_2迅速上升，则削弱了缺氧对呼吸中枢的兴奋作用，结果使呼吸受到抑制，从而加重了二氧化碳潴留，严重时可陷入二氧化碳麻醉状态，诱发肺性脑病。给氧过程中，注意观察氧疗效果，若呼吸困难缓解、心率减慢、发绀减轻、神志清醒，提示氧疗有效。若呼吸过缓、意识障碍加深，可能是二氧化碳潴留加重。

3.病情观察

监测生命体征和意识改变，记录24h液体出入量，监测动脉血气分析等检查结果，根据血气分析结果判断酸碱失衡情况。注意有无肺性脑病、上消化道出血、心力衰竭、休克等并发症。一旦发现异常情况应及时报告医生。

4.保持呼吸道通畅

注意清除口咽分泌物或胃内反流物，预防呕吐物反流入气管。遵医嘱给予抗生素和祛痰剂，对昏迷患者可使用无菌多孔导管吸痰，以保持呼吸道通畅。对昏迷或呼吸道大量痰液潴留伴有窒息危险、全身状态较差、$PaCO_2$进行性增高的患者，应及时建立人工气道和机械通气支持。

5.经鼻插管护理

为避免气管插管及气管切开，近年来多采用经鼻插管。经鼻插管的患者耐受性好，可停留较长时间，从而可减少发生并发症。插管前将塑料导管用30℃的液体加温使之变软，这样易于经鼻腔后鼻孔插入气道，减少插管对气道的机械损伤；吸痰管必须超过导管顶端，吸痰时边抽边旋转吸痰,将深部分泌物吸出;充分湿化气道使痰液稀释,防止管腔阻塞;塑料导管气囊每日需放气1~2次。

6.用药护理

(1)抗生素:在保持气道通畅的条件下,根据痰的细菌培养和药敏试验结果,选择有效的抗生素控制感染。注意观察药物的疗效和不良反应。

(2)支气管扩张剂:可缓解支气管痉挛,松弛支气管平滑肌,减少气道阻力,改善通气功能。

(3)呼吸兴奋剂:可以刺激呼吸中枢,增加呼吸频率和潮气量,从而改善通气。尼可刹米(可拉明)是目前常用的呼吸中枢兴奋剂。使用时必须保持呼吸道通畅,适当提高吸入氧浓度。静脉滴注时速度不宜过快,如出现恶心、呕吐、烦躁不安、面色潮红、肌肉颤动等现象,表示过量,应减慢滴速或停用。

(4)镇静剂:对烦躁不安、夜间失眠的患者,慎用镇静剂,以免引起呼吸抑制。

7.心理护理

建立人工气道和使用呼吸机治疗的患者,语言表达和沟通障碍,应经常床旁巡视,通过语言或非语言方式抚慰患者,以缓解焦虑/恐惧的情绪,增强患者战胜疾病的信心。向患者解释监护仪、异常声音、各项操作和器械的作用,并以关切的态度给患者以安全感,取得患者的信任和合作。

8.健康指导

(1)向患者及家属讲解疾病的发生机制、诱发因素、发展和转归、护理过程,与患者共同制订长期防治措施。

(2)教会患者缩唇、腹式呼吸等呼吸功能锻炼的方法,以促进康复、延缓肺功能恶化。

(3)增强体质,积极避免各种引起呼吸衰竭的诱因,不去人多拥挤的公共场所,以减少呼吸道感染的机会。鼓励患者进行耐寒锻炼(如冷水洗脸)。加强营养,改进膳食结构。避免吸入刺激性气体,劝告吸烟者戒烟。避免劳累、情绪激动等,以免加重气急而诱发呼吸衰竭。

(4)嘱患者坚持正确用药,熟悉药物的用法、剂量和注意事项。

(5)教会患者和家属合理的家庭氧疗方法,告知氧疗时应注意的问题,保证用氧安全。若有咳嗽加重、痰量增多、出现脓性痰、气急加重或神志改变应及时就医。

(七)护理评价

患者呼吸困难是否减轻,动脉血气分析的指标是否正常,气道是否畅通,意识障碍是否好转,有无明显的体重减轻。

二、急性呼吸窘迫综合征

急性呼吸窘迫综合征(ARDS)是指患者原心肺功能正常,但在肺内外致病因素的作用下发生的急性、进行性呼吸窘迫和难以纠正的低氧血症。急性呼吸窘迫综合征是一种典型的急性呼吸衰竭,病死率较高。

(一)病因与发病机制

引起 ARDS 的病因常见于:急性呼吸道阻塞、重度哮喘、急性肺水肿、肺血管疾病、外伤、气胸;急性颅内感染、颅脑损伤、脑血管病变;重症肌无力、有机磷中毒等。发病机制为通气功能障碍、通气与血流比例失调、气体弥散障碍。主要病理改变为肺广泛性充血水肿和肺泡内透明膜形成。

（二）护理评估

1.健康史

了解患者是否有肺通气或换气功能障碍的基础疾病，呼吸中枢是否受抑制，有无神经系统受损情况等。

2.身体状况

（1）症状：在上述疾病发病后 1～3d 内出现进行性呼吸窘迫、发绀呼吸频率＞28 次/min 且常规氧疗无效。

（2）体征：早期两肺多无阳性体征，中期两肺可闻及湿啰音，晚期有广泛湿啰音，也可出现浊音及其他实变体征。

3.心理-社会状况

患者由于多器官功能障碍，表现为恐惧、濒死感，又因人工气道或机械通气的建立，还可出现紧张、焦虑等情绪。

4.辅助检查

（1）影像学检查：X 线片可见两肺区出现边缘模糊斑片状阴影，逐渐融合成大片浸润阴影。

（2）动脉血气分析：这是最重要的指标，典型改变为 PaO_2 降低、$PaCO_2$ 降低、pH 升高。氧合指数（PaO_2/FiO_2）＜200mmHg 为诊断 ARDS 的必要条件。

（三）治疗要点

治疗原则是迅速纠正缺氧、克服肺泡萎陷、改善肺循环、消除肺水肿、维持重要脏器功能和控制原发病。

（四）护理诊断及合作性问题

气体交换受损与肺毛细血管损伤、肺水肿、肺泡内透明膜形成致换气功能障碍有关。

（五）护理目标

患者呼吸困难缓解，发绀减轻或消失，动脉血气分析指标恢复正常。

（六）护理措施

1.一般护理

安置患者于监护室实施特别监护。取半卧位，以利于增加通气量。注意室内空气清新、温暖，定时消毒，防止交叉感染。根据病情给予鼻饲或肠道外营养，以维持有足够的能量供应，避免代谢功能和电解质紊乱。

2.氧疗护理

迅速纠正缺氧是抢救 ARDS 的中心环节。一般均需高浓度（＞50％）高流量（4～6L/min）给氧，无效时早期给予机械通气。开始选用间歇正压通气（IPPV），如仍无效则应采用呼气末正压通气（PEEP），PEEP 时患者吸气及呼气均保持在大气压以上，有利于萎陷的肺泡扩张，提高肺顺应性，促进肺间质和肺泡水肿消退。

3.病情观察

观察生命体征和意识状态以及呼吸困难和发绀的病情变化，记录 24h 液体出入量。

4.治疗配合

维持液体平衡，在保证血容量足够、血压稳定的前提下，要求液体出入量呈轻度负平衡

（－1000～－500mL）。为促进肺水肿消退，可适当给予利尿剂，如呋塞米。早期不宜补充胶体溶液，以防止肺水肿加重。早期大剂量短疗程使用糖皮质激素可控制病情，应注意观察其不良反应。

其他护理措施、护理评价、健康指导同慢性呼吸衰竭。

第三章 泌尿系统疾病的护理

第一节 肾损伤

一、概述

肾脏隐藏于腹膜后,一般受损伤机会很少,但肾脏为一实质性器官,结构比较脆弱,外力强度稍大即可造成肾脏的创伤。肾损伤大多为闭合性损伤,占 60%～70%,可由直接暴力,如腰、腹部受硬物撞击或车辆撞击,肾受到沉重打击或被推向肋缘而发生损伤;肋骨和腰椎骨折时,骨折片可刺伤肾,间接暴力,如从高处落下、足跟或臀部着地时发生对冲力,可引起肾或肾蒂伤。开放性损伤多见于战时和意外事故,常伴有胸腹部创伤,在临床上按其损伤的严重程度可分为肾挫伤、肾部分裂伤、肾全层裂伤、肾蒂损伤、病理性肾破裂等类型。

二、诊断

(一)症状

1.血尿损伤后

血尿是肾损伤的重要表现,多为肉眼血尿,血尿的轻重程度与肾脏损伤严重程度不一定一致。

2.疼痛

局限于上腹部及腰部,若血块阻塞输尿管,则可引起绞痛。

3.肿块

因出血和尿外渗引起腰部不规则的弥散性胀大的肿块,常伴肌强直。

4.休克

面色苍白,心率加快,血压降低,烦躁不安等。

5.高热

由于血、尿外渗后引起肾周感染所致。

(二)体征

1.一般情况

患者可有腰痛或上腹部疼痛、发热。大出血时可有血流动力学不稳定的表现,如面色苍白、四肢发凉等。

2.专科体检

上腹部及腰部压痛,腹部包块。刀伤或穿透伤累及肾脏时,伤口可流出大量鲜血。出血量与肾脏损伤程度以及是否伴有其他脏器或血管损伤有关。

（三）检查

1.实验室检查

尿中含多量红细胞。血红蛋白与血细胞比容持续降低提示有活动性出血。血白细胞计数多应注意是否存在感染灶。

2.特殊检查

早期积极的影像学检查可以发现肾损伤部位、程度、有无尿外渗或肾血管损伤以及对侧肾情况。根据病情轻重，除需紧急手术外，有选择地应用以下检查。

（1）B超检查：能提示肾损害的程度，包膜下和肾周血肿及尿外渗情况。为无创检查，病情重时更有实用意义，并有助于了解对侧肾情况。

（2）CT扫描：可清晰显示肾皮质裂伤、尿外渗和血肿范围，显示无活力的肾组织，并可了解与周围组织和腹腔内其他脏器的关系，为首选检查。

（3）排泄性尿路造影：使用大剂量造影剂行静脉推注造影，可发现造影剂排泄减少，肾、腰大肌影消失，脊柱侧突以及造影剂外渗等。可评价肾损伤的范围和程度。

（4）动脉造影：适宜于尿路造影未能提供肾损伤的部位和程度，尤其是伤侧肾未显影，选择性肾动脉造影可显示肾动脉和肾实质损伤情况。若伤侧肾动脉完全梗阻，表示为创伤性血栓形成，宜紧急施行手术。有持久性血尿者，动脉造影可以了解有无肾动静脉瘘或创伤性肾动脉瘤，但系有创检查，已少用。

（5）逆行肾盂造影：易招致感染，不宜应用。

（四）诊断要点

一般都有创伤史，可有腰痛、血尿、腰部肿块等症状体征，出血严重时出现休克。定时查血、尿常规，根据血尿增减、血红蛋白变化评估伤情。检查首选。肾脏超声，快速并且无创，对于评价肾脏损伤程度有意义，CT检查可以进一步显示肾实质损伤、肾脏出血及肾蒂损伤情况。条件允许时行静脉肾盂造影检查。

（五）鉴别诊断

1.腹腔脏器损伤

主要为肝、脾损伤，有时可与肾损伤同时发生。表现为出血、休克等危急症状，有明显的腹膜刺激症状。腹腔穿刺可抽出血性液体。尿液检查无红细胞；超声检查肾脏无异常发现；静脉尿路造影（IVU）示肾盂、肾盏形态正常，无造影剂外溢情况。

2.肾梗死

表现为突发性腰痛、血尿、血压升高；IVU示肾显影迟缓或不显影。逆行肾盂造影可发现肾被膜下血肿征象。肾梗死患者往往有心血管疾患或肾动脉硬化病史，血清乳酸脱氢酶及碱性磷酸酶升高。

3.自发性肾破裂

突然出现腰痛及血尿病状。体检示腰腹部有明显压痛及肌紧张，可触及边缘不清的囊性肿块。

IVU检查示肾盂、肾盏变形和造影剂外溢。B超检查示肾集合系统紊乱，肾周围有液性暗区。一般无明显的创伤史，既往多有肾肿瘤、肾结核、肾积水等病史。

三、治疗

肾损伤的处理与损伤程度直接相关。轻微肾挫伤经短期休息可以康复,多数肾挫裂伤可用保守治疗,仅少数需手术治疗。

(一)紧急治疗

有大出血、休克的患者需迅速给以抢救措施,观察生命体征,进行输血、复苏,同时明确有无并发其他器官损伤,做好手术探查的准备。

(二)保守治疗

(1)绝对卧床休息 2~4 周,病情稳定,血尿消失后才可以允许患者离床活动。通常损伤后 4~6 周肾挫裂伤才趋于愈合,过早过多离床活动,有可能再度出血。恢复后 2~3 个月内不宜参加体力劳动或竞技运动。

(2)密切观察,定时测量血压、脉搏、呼吸、体温,注意腰、腹部肿块范围有无增大。观察每次排出的尿液颜色深浅的变化。定期检测血红蛋白和血细胞比容。

(3)及时补充血容量和热量,维持水、电解质平衡,保持足够尿量。必要时输血。

(4)应用广谱抗生素以预防感染。

(5)使用止痛剂、镇静剂和止血药物。

(三)手术治疗

1.开放性肾损伤

几乎所有这类损伤的患者都要施行手术探查,特别是枪伤或从前面腹壁进入的锐器伤,需经腹部切口进行手术,清创、缝合及引流并探查腹部脏器有无损伤。

2.闭合性肾损伤

一旦确定为严重肾裂伤、肾碎裂及肾蒂损伤需尽早经腹入路施行手术。若肾损伤患者在保守治疗期间发生以下情况,需施行手术治疗:①经积极抗休克后生命体征仍未见改善,提示有内出血。②血尿逐渐加重,血红蛋白和血细胞比容继续降低。③腰、腹部肿块明显增大。④有腹腔脏器损伤可能。

手术方法:经腹部切口施行手术,先探查并处理腹腔损伤脏器,再切开后腹膜,显露肾静脉、肾动脉,并阻断,而后切开肾周围筋膜和肾脂肪囊,探查患肾。先阻断肾蒂血管,并切开肾周围筋膜,快速清除血肿,依具体情况决定做肾修补、部分肾切除术或肾切除。必须注意,在未控制肾动脉之前切开肾周围筋膜,往往难以控制出血,而被迫施行肾切除。只有在肾严重碎裂或肾血管撕裂,无法修复,而对侧肾良好时,才施行肾切除。肾实质破损不大时,可在清创与止血后,用脂肪或网膜组织填入肾包膜缝合处,完成一期缝合,既消除了无效腔,又减少了血肿引起继发性感染的机会。肾动脉损伤性血栓形成一旦被确诊即应手术取栓,并可行血管置换术,以挽救肾功能。

(四)并发症及其处理

常由血或尿外渗以及继发性感染等引起。腹膜后囊肿或肾周脓肿可切开引流。输尿管狭窄、肾积水需施行成形术或肾切除术。恶性高血压要做血管修复或肾切除术。动静脉瘘和假性肾动脉瘤应予以修补,如在肾实质内则可行部分肾切除术。持久性血尿可施行选择性肾动脉造影及栓塞术。

四、病情观察

(1)观察生命体征,如:体温、血压、脉搏、呼吸、神智反应。

(2)专科变化,腹部或腰腹部有无肿块及大小变化,血尿程度。

(3)重要生命脏器,心、肺、肝、脾等脏器及骨骼系统有无合并伤。

五、注意事项

(一)医患沟通

(1)如拟保守治疗,应告知患者及家属仍有做手术的可能性及肾损伤后的远期并发症。

(2)做开放手术,应告知可能切肾的方案,如作保肾手术,则有继续出血、尿外渗的可能。

(3)手术探查决定做肾切除时,应再一次告知家属,并告知术后肾功能失代偿或需做肾代替治疗的可能。如合并腹腔或其他部位脏器损伤,手术时要一期处理,亦应告知家属并签字。

(4)交代病情时要立足于当前患者病情,对于病情变化不做肯定与否定的预测。

(二)经验指导

(1)对于肾损伤的患者应留院观察或住院 1d,必须每 0.5～1h 检测 1 次血压、心率、呼吸,记录每小时尿量。并做好血型分析及备血。

(2)对于肾损伤病情明确者,生命体征不稳时,可重复做腹腔穿刺及 CT、B 超影像学检查。

(3)手术后要观察腹部情况,伤口有无渗血,敷料有无潮湿,为防止切口裂开,可使用腹带保护。

(4)肾切除患者要计算每日出入量,了解肾功能变化。

(5)确保引流管无扭曲,密切观察引流量、颜色的变化。

(6)腹部创伤合并。肾损伤的比例不是很高,临床工作中易忽视。血尿是肾创伤的重要表现,但与病情严重程度不成比例;输尿管有血块堵塞、肾蒂损伤或低血压休克时可无血尿出现。

六、护理

(一)护理评估

1.健康史

详细了解受伤的原因、部位、受伤的经过,以往的健康状况等。

2.身体状况

(1)血尿:是肾损伤的主要症状。肾挫伤时血尿轻微,肾部分裂伤或肾全层裂伤时,可出现大量肉眼血尿。当血块堵塞输尿管、肾盂或输尿管断裂、肾蒂血管断裂时,血尿可不明显,甚至无血尿。

(2)疼痛:肾包膜张力增加、肾周围软组织损伤,可引起患侧腰、腹部疼痛;血液、尿液渗入腹腔或伴有腹部器官损伤时,可出现全腹痛和腹膜刺激征;血块通过输尿管时,可发生肾绞痛。

(3)腰、腹部包块:血液、尿液渗入肾周围组织,可使局部肿胀形成包块,可有触痛。

(4)休克:严重的肾损伤,尤其是合并其他器官损伤时,易引起休克。

(5)发热:肾损伤后,由于创伤性炎症反应,伤区血液、渗出液及其他组织的分解产物吸收引起发热,多为低热;由于血肿、尿外渗继发感染引起的发热多为高热。

3.心理状况

由于突发的暴力致伤,或因损伤出现大量肉眼血尿、疼痛、腰腹部包块等表现时,患者常有恐惧、焦虑等心理状态的改变。

4.辅助检查

(1)尿常规检查：了解尿中有无大量红细胞。

(2)B超检查：能提示肾损害的程度，包膜下和肾周血肿及尿外渗情况。

(3)X线平片检查：肾区阴影增大，提示有肾周围血肿的可能。

(4)CT检查：可清晰显示肾皮质裂伤、尿外渗和血肿范围。

(5)排泄性尿路造影：可评价肾损伤的范围和程度。

(6)肾动脉造影：可显示肾动脉和肾实质损伤的情况。

(二)护理诊断及相关合作性问题

1.不舒适

与疼痛等有关。

2.恐惧/焦虑

与损伤后出现血尿等有关。

3.有感染的危险

与损伤后免疫力降低有关。

4.体温过高

与损伤后的组织产物吸收和血肿、尿外渗继发感染等有关。

(三)护理目标

(1)疼痛不适感减轻或消失。

(2)情绪稳定，能安静休息。

(3)患者发生感染和休克的危险性降低，未发生感染和休克。

(4)体温正常。

(四)护理措施

1.非手术治疗及手术前患者的护理

(1)嘱患者绝对卧床休息2～4周，待伤情稳定、血尿消失1周后方可离床活动，以防再出血。

(2)迅速建立静脉输液通路，及时输血、输液，维持水、电解质及酸碱平衡，防治休克。

(3)急救护理：有大出血、休克的患者需配合医生迅速进行抢救及护理。

(4)心理护理：对恐惧不安的患者，给予心理疏导、安慰、体贴和关怀。

(5)伤情观察：患者的生命体征；血尿的变化；腰、腹部包块大小的变化；腹膜刺激征的变化。

(6)配合医生做好影像学检查前的准备工作。

(7)做好必要的术前常规准备，以便随时中转手术。

2.手术后患者的护理

(1)卧床休息：肾切除术后需卧床休息2～3d，肾修补术、肾部分切除术或肾周引流术后需卧床休息2～4周。

(2)饮食：禁食24h，适当补液，肠功能恢复后进流质饮食，并逐渐过渡到普通饮食，但要注意少食易胀气的食物,以减轻腹胀。鼓励患者适当多饮水。

(3)伤口护理:保持伤口清洁干燥,注意无菌操作,注意观察有无渗血、渗尿,应用抗菌药物,预防感染。

3.健康指导

(1)向患者介绍康复的基本知识,卧床的意义以及观察血尿、腰腹部包块的意义。

(2)告诉患者恢复后3个月内不宜参加重体力劳动或竞技运动;肾切除术后患者,应注意保护对侧肾,尽量不要应用对肾有损害的药物。

(3)定期到医院复诊。

第二节　尿道损伤

较为常见,多发生在男性。男性尿道较长,以尿生殖膈为界,分为前、后两部分,前尿道包括球部和阴茎部,后尿道包括前列腺部和膜部。前尿道损伤多发生在球部,后尿道损伤多在膜部。

一、病因及病理

(一)根据损伤病因

1.开放性损伤

因子弹、弹片、锐器伤所致,常伴有阴茎、阴囊、会阴部贯通伤。

2.闭合性损伤

会阴部骑跨伤,将尿道挤向耻骨联合下方,引起尿道球部损伤。骨盆骨折可引起尿生殖膈移位,产生剪力,使膜部尿道撕裂或撕断。经尿道器械操作不当可引起球部膜部交界处尿道损伤。

(二)根据损伤程度病理

可分为下列3种类型。

1.尿道挫伤

尿道内层损伤,阴茎筋膜完整,仅有水肿和出血,可以自愈。

2.尿道裂伤

尿道壁部分断裂,引起尿道周围血肿和尿外渗,愈合后可引起尿道狭窄。

3.尿道断裂

尿道完全断裂时,断部退缩、分离,血肿和尿外渗明显,可发生尿潴留。

尿外渗的范围以生殖膈为分界,前尿道损伤时,尿外渗范围在阴茎、会阴、下腹壁和阴囊的皮下;后尿道前列腺部损伤时,尿外渗主要在前列腺和膀胱周围,外阴部不明显。

二、临床表现

(一)休克

骨盆骨折所致尿道损伤,一般较严重,常因合并大出血,引起创伤性、失血性休克。

（二）疼痛

尿道球部损伤时会阴部肿胀、疼痛,排尿时加重。后尿道损伤时,下腹部疼痛、局部压痛、肌紧张,伴骨盆骨折者,移动时加剧。

（三）排尿困难

尿道挫伤时因局部水肿或疼痛性括约肌痉挛,出现排尿困难。尿道断裂时,不能排尿,发生急性尿潴留。

（四）尿道出血

前尿道损伤即使不排尿时尿道外口也可见血液滴出;后尿道损伤尿道口无流血或仅少量血液流出。

（五）尿外渗及血肿

尿生殖膈撕裂时,会阴、阴囊部出现血肿及尿外渗,并发感染时则出现全身中毒症状。

三、诊断

（一）病史及体格检查

有明显外伤史及上述典型的临床表现。

（二）导尿

轻缓插入导尿管,如顺利进入膀胱,说明尿道是连续而完整的。若一次插入困难,不应勉强反复试插,以免加重损伤及感染,尿道损伤并骨盆骨折时一般不易插入导尿管。

（三）X 线检查

可显示骨盆骨折情况,必要时从尿道注入造影剂 20mL,确定尿道损伤部位、程度及造影剂有无外渗,了解尿液外渗情况。

四、治疗

（一）紧急处理

损伤严重伴失血性休克者,及时采取输血、输液等抗休克措施。骨盆骨折患者须平卧,勿随意搬动,以免加重损伤。尿潴留不宜导尿或未能立即手术者,可行耻骨上膀胱穿刺,吸出膀胱内尿液。

（二）保守治疗

尿道挫伤及轻度损伤,症状较轻、尿道连续性存在而无排尿困难者;排尿困难或不能排尿、插入导尿管成功者,留置尿管1～2周。使用抗生素预防感染,一般无须特殊处理。

（三）手术治疗

1.前尿道裂伤导尿失败或尿道断裂

行经会阴尿道修补或断端吻合术,并留置导尿管 2～3 周。病情严重、会阴或阴囊形成大血肿及尿外渗者,施行耻骨上膀胱穿刺造瘘术,3 个月后再修补尿道,并在尿外渗区做多个皮肤切口,深达浅筋膜下,以引流外渗尿液。

2.骨盆骨折致后尿道损伤

病情稳定后,作耻骨上高位膀胱造瘘术。一般在 3 周内能恢复排尿;如不能恢复排尿,则留置造瘘管 3 个月,二期施行解除尿道狭窄的手术。

3.并发症处理

为预防尿道狭窄,待患者拔除导尿管后,需定期作尿道扩张术。对于晚期发生的尿道狭窄可用腔内技术行经尿道切开或切除狭窄部的瘢痕组织,或于伤后 3 个月经会阴部切口切除瘢痕组织,作尿道端端吻合术。后尿道合并肠损伤应立即修补,并作暂时性结肠造瘘。如并发尿道直肠瘘,应待 3~6 个月后再施行修补手术。

五、护理

(一)护理评估

1.健康史

搜集病史资料时,要注意询问受伤的原因、受伤时的姿势,是否有骑跨伤骨盆骨折或经尿道的器械检查治疗史。

2.身体状况

(1)尿道出血:前尿道损伤后,即使在不排尿时也可见尿道外口滴血或流血;后尿道损伤后,尿道外口不流血或仅流出少量血液;排尿时,可出现血尿。

(2)疼痛:前尿道损伤时,受伤处疼痛,有时可放射到尿道外口,排尿时疼痛加重;后尿道损伤时,疼痛位于下腹部,在移动时出现或加重。

(3)排尿困难与尿潴留:尿道挫裂伤时,因损伤和疼痛导致尿道括约肌痉挛,发生排尿困难;尿道断裂时,可引起尿潴留。

(4)局部血肿和瘀斑:骑跨伤或骨盆骨折造成尿生殖膈撕裂时,可发生会阴及阴囊部肿胀、瘀斑和血肿。

(5)尿液外渗:前尿道损伤时,尿液外渗至会阴、阴囊、阴茎部位,有时向上扩展至腹壁,造成这些部位肿胀;后尿道损伤时,尿液外渗至耻骨后间隙和膀胱周围。

(6)直肠指检:尿道膜部完全断裂后,可触及前列腺尖端浮动;若指套上染有血迹,提示可能合并直肠损伤。

(7)休克:骨盆骨折合并后尿道损伤,常有休克表现。

3.心理状况

可因尿道出血、疼痛、排尿困难等而出现焦虑,有的患者担心发生性功能障碍而加重焦虑,甚至出现恐惧。

4.辅助检查

(1)尿常规检查:了解有无血尿和脓尿。

(2)试插导尿管:若导尿管插入顺利,说明尿道连续,提示可能为尿道部分挫裂伤;一旦插入导尿管,即应留置导尿 1 周,以引流尿液并支撑尿道;若插入困难,多提示尿道严重断裂伤,不能反复试插,以免加重损伤和导致感染。

(3)X 线检查:平片可了解骨盆骨折情况;尿道造影可显示尿道损伤的部位和程度。

(4)B 超检查:可了解尿液外渗情况。

(二)护理诊断及相关合作性问题

1.疼痛

与损伤、尿液外渗等有关。

2.焦虑

与尿道出血、排尿障碍以及担心预后等有关。

3.排尿异常

与创伤、疼痛、尿道损伤等有关。

4.有感染的危险

与尿道损伤、尿外渗等有关。

(三)护理目标

(1)疼痛减轻或缓解。

(2)解除焦虑,情绪稳定。

(3)解除尿潴留,恢复正常排尿。

(4)降低感染发生率或不发生感染。

(四)护理措施

1.轻症患者的护理

主要是多饮水及预防感染。

2.急重症患者的护理

(1)抗休克:安置患者于平卧位,尽快建立静脉输液通路,及时输液,严密观察生命体征。

(2)解除尿潴留:配合医生试插导尿管,若能插入,即应留置导尿管;若导尿管插入困难,应配合医生于耻骨上行膀胱穿刺排尿或做膀胱造口术。

3.饮食护理

能经口进食的患者,鼓励其适当多饮水,进高热量、高蛋白、高维生素的饮食。

4.心理护理

对有心理问题的患者,进行心理疏导,帮助其树立战胜疾病的信心。

5.留置导尿管的护理

同膀胱损伤的护理。

6.耻骨上膀胱造口管的护理

同膀胱损伤的护理。

7.尿液外渗切开引流的护理

同膀胱损伤的护理。

8.健康指导

(1)向患者及其亲属介绍康复的有关知识。

(2)嘱患者适当多饮水,以增加尿量,稀释尿液,预防泌尿系统感染和结石的形成。

(3)嘱尿道狭窄患者,出院后仍应坚持定期到医院行尿道扩张术。

第三节 泌尿系统结石

结石是最常见的泌尿外科疾病之一。男女比例约 3:1,好发于 25～40 岁,复发率高。发病有地区性,我国南方多于北方。近年来,上尿路结石发病率明显提高,下尿路结石日趋减少。

一、肾、输尿管结石

肾和输尿管结石,又称上尿路结石。肾结石多原发,位于肾盂和肾盏。输尿管结石绝大多数来于肾,多为单侧发病。

(一)病因

结石成因不完全清楚,研究认为,脱落细胞和坏死组织形成的核基质与高浓度的尿盐以及尿中抑制晶体形成物质不足是尿结石形成的主要原因。

1.流行病学因素

结石的形成与年龄、性别、职业、饮食成分和结构、摄水量、气候、代谢及遗传等因素有关。

2.全身因素

长期卧床、甲亢患者,摄入过多的动物蛋白,维生素 D 以及维生素 C、维生素 B_6 摄入不足,与结石形成有关。

3.尿液因素

尿量减少、尿液浓缩;尿液中抑制晶体形成物质不足;尿 pH 改变,盐类结晶;尿液中钙、草酸、尿酸物质排出过多。

4.局部因素

尿路狭窄、梗阻、感染及留置尿管常诱发结石形成。

(二)病因生理

1.直接损伤

结石损伤肾盂、输尿管黏膜导致出血。

2.梗阻

结石位于输尿管 3 个狭窄处致尿路梗阻。

3.感染

梗阻基础上,细菌逆行蔓延导致尿路感染。

4.癌变

肾盂内的结石长期慢性刺激诱发肾癌。

(三)临床表现

主要表现是与活动有关的疼痛和血尿,少数患者长期无症状。

1.疼痛

较大的结石,引起腰腹部钝痛或隐痛,活动后加重;较小的结石,梗阻后出现绞痛,肾绞痛常突然发生,如刀割样,沿输尿管向下腹部、外阴部和大腿内侧放射,伴有面色苍白、出冷汗、恶心、呕吐、血压下降,呈阵发性发作。输尿管末端结石引起尿路刺激症状。尿内排出结石,对诊断有重要意义。

2.血尿

常在活动或剧痛后出现镜下血尿或肉眼血尿。

3.脓尿

并发感染时可有高热、腰痛,易被误诊为肾盂肾炎。

4.其他

梗阻引起肾积水,可触到肿大的肾脏。上尿路完全梗阻可导致无尿,继发肾功能不全。

(四)辅助检查

1.实验室检查

(1)尿常规:可有红细胞、白细胞或结晶。

(2)肾功能、血生化,有条件则化验尿石形成的相关因素。

2.影像学检查

(1)X线检查:约95%以上的上尿路结石可在X线平片上显影。

(2)排泄性或逆行性尿路造影:排泄性或逆行性尿路造影对于确定结石的部位、有无梗阻及程度、对侧肾功能是否良好、鉴别钙化阴影等都有重要价值。

(3)B超检查:B超检查可探及密集光点或光团。

(五)诊断要点

1.临床表现

典型的肾绞痛、血尿,首先考虑上尿路结石,合并肾区压痛、肾肿大,则可能性更大。

2.检查结果

根据尿常规、X线平片可初步诊断,泌尿系统造影可确定结石。

(六)诊疗要点

1.非手术治疗

适用于直径小于0.6cm的光滑圆形结石,无尿路梗阻、感染,肾功能良好者。

(1)充分饮水,根据结石成分调节饮食。

(2)根据结石性质选用影响代谢药物。

(3)酌情选用抗生素,预防或控制尿路感染。

(4)对症治疗:肾绞痛者,单独或联合应用解痉剂,酌情选用阿托品、哌替啶、黄体酮等药物。

2.体外冲击波碎石术

体外冲击波碎石术适用于直径小于2.5cm的单个结石。有效率达90%左右。

3.手术治疗

对不适于上述治疗者选用。

(1)非开放手术:包括输尿管镜取石或碎石术、经皮肾镜取石或碎石术、腹腔镜输尿管取石。

(2)开放手术:包括输尿管、肾盂、肾窦切开取石和肾部分、全部切除术。

4.中医中药

清热利湿,排石通淋。

(七)护理评估

1.健康史

评估年龄、性别、职业等个人生活史,泌尿系感染、梗阻或异物病史。

2.目前身体状况

(1)症状体征:是否出现肾绞痛,疼痛性质,压痛部位,有无血尿、膀胱刺激征。

(2)辅助检查:尿常规、X线平片及造影。

3.心理-社会状况

了解患者和家属对结石的危害、手术、治疗配合、康复知识、并发症的认知程度和心理承受能力。

(八)常见的护理诊断/问题

1.疼痛

疼痛与结石导致的损伤、炎症及平滑肌痉挛有关。

2.血尿

血尿与结石损伤肾及输尿管黏膜有关。

3.有感染的危险

感染与结石梗阻、尿液潴留有关。

4.知识缺乏

患者缺乏有关病因、预防复发的相关知识。

(九)护理目标

(1)患者的疼痛减轻。

(2)患者恢复正常排尿。

(3)感染得到预防或控制。

(4)患者能说出结石形成的原因、预防结石复发的方法。

(十)护理措施

1.非手术治疗的护理

(1)病情观察:排尿是否有结石排出,观察排出尿液的颜色。

(2)促进排石:鼓励患者多饮水,指导患者适当运动,如跳跃、跑步等。

(3)指导饮食、用药:根据结石成分指导饮食和用药,鼓励多食高纤维的食物,少食高动物蛋白、高脂肪、高糖食物。

(4)肾绞痛的护理:卧床休息,选用恰当的物理疗法,遵医嘱应用止痛药。

2.体外冲击波碎石术护理

(1)术前护理。①心理护理:解释治疗的原理、方法。②术前准备:术前3天忌食产气食物,术前1天服用缓泻剂,术晨禁饮食,术前排空膀胱。

(2)术后护理。①体位:术后患者无不适,可变换体位,适当活动,促进排石,巨大结石碎石后,采用患侧侧卧位。②指导饮食:术后大量饮水,无药物反应即可进食,硬膜外麻醉者术后6h进食。③疗效护理:术后绞痛者,解痉镇痛;观察记录排石情况,定时拍腹平片了解排石效果。

3.手术取石的护理

(1)术前护理。①心理护理:解释手术相关知识,安慰患者。②术前准备:皮肤准备,女性患者行会阴冲洗,输尿管结石术前X线平片定位,供手术参考。

(2)术后护理。①病情观察:观察和记录尿液颜色、性状、量,术后 12h 尿中有鲜血且较浓,提示出血严重。②体位:术后 48h 内,麻醉平稳后取半卧位,以利于呼吸及引流,肾实质切开者,卧床 2 周。③输液与饮食:输液利尿,达到冲洗尿路和改善肾功能的目的;肠蠕动恢复、肛门排气即可进食。④换药及引流管护理:保持伤口敷料的清洁干燥,防止尿液浸湿。观察引流液的颜色、性状与量;正确安置引流袋,防止逆流;严格无菌条件下换管或冲洗;按时更换引流管,导尿管每周更换 1 次。

(十一)护理评价

(1)患者的疼痛是否减轻、消失。

(2)患者能否正常排尿。

(3)感染是否得到预防或控制。

(4)患者是否了解结石形成的原因、预防结石复发的方法。

(十二)健康指导

(1)宣传预防结石的知识。

(2)讲解术后饮水、适当活动、放置引流管的重要性。

(3)熟悉食物理化特性,根据结石成分指导饮食。

(4)熟悉药物特性,正确指导患者用药。

二、膀胱结石

膀胱结石常在膀胱内形成,亦可来自肾脏。发病有地区性,多见于儿童及老年男性。

(一)病因分类

1.原发性结石

原发性结石与气候、饮水、营养不良和长期低蛋白饮食有关。

2.继发性结石

继发性结石与膀胱憩室、异物、出口梗阻有关,可从肾、输尿管移行而来。

(二)病理生理

结石、梗阻、感染三者互为因果关系。与肾结石相同,膀胱结石可直接刺激黏膜引起损伤,亦可阻塞尿道内口引起梗阻和感染,结石长期刺激可诱发癌变。

(三)临床表现

1.症状

典型表现是排尿突然中断,合并耻骨上剧烈疼痛,向阴茎头部、尿道远端放射。小儿常牵拉阴茎或变换体位后,疼痛缓解并继续排尿,伴随出现尿频、尿急和排尿终末疼痛及终末血尿。

2.体征

直肠指检或双合诊可触及较大结石。

(四)辅助检查

1.X 线检查

X 线检查可显示绝大多数膀胱内结石。

2.B 超检查

B 超检查可探及膀胱内结石声影,确定结石大小、形状、数目。

3.膀胱镜

X线、B超不能确诊时首选。

(五)诊断要点

根据典型病史、症状、体征、双合诊检查、X线及 B 超检查结果，一般确诊不难。膀胱镜不仅可以诊断，还可镜下取石。

(六)诊疗要点

小的膀胱结石可经尿道自行排出。较大结石可行膀胱内碎石术，包括体外冲击波、液电冲击波、超声波碎石及碎石钳碎石、气压弹道碎石。无条件碎石者行膀胱切开取石术。

(七)护理评估

1.健康史

评估是否有上尿路结石病史，饮水、饮食习惯。

2.目前的身体状况

(1)症状体征：是否有排尿突然中断的表现，是否伴随膀胱刺激征、血尿。

(2)辅助检查：X线、B超、膀胱镜检查。

3.心理-社会状况

评估患者和家属对结石、手术的危害及并发症的认知程度和心理承受能力。家庭和社会支持情况。

(八)常见的护理诊断/问题

1.疼痛

疼痛与结石导致的损伤、炎症及括约肌痉挛有关。

2.血尿

血尿与结石损伤膀胱黏膜有关。

3.排尿异常

排尿异常与结石导致梗阻、尿液潴留有关。

(九)护理目标

(1)患者的疼痛减轻。

(2)患者尿液正常。

(3)患者恢复正常排尿。

(十)护理措施

(1)鼓励患者多饮水，观察结石排出情况。

(2)酌情应用抗生素，有效解痉止痛。

(3)经尿道碎石、取石后，观察出血的颜色、性状与量。

(4)耻骨上膀胱切开取石术后，保持切口清洁干燥，按时换药。术后留置尿管7～10d，保持通畅，一旦堵塞，可用生理盐水冲洗。

(十一)护理评价

(1)患者疼痛是否减轻。

(2)患者尿液是否正常。

(3)患者能否正常排尿。

(十二)健康指导

(1)指导儿童多饮水、多食纤维含量高的食物。

(2)指导前列腺增生症患者尽早治疗。

三、尿道结石

尿道结石多由肾、输尿管或膀胱结石移行而来,常因阻塞尿道就诊。多发生于 1～10 岁的儿童,90％为男性。

(一)临床表现

1.症状

排尿时疼痛,前尿道结石疼痛局限在结石停留处,后尿道放射至阴茎头部或会阴部。结石阻塞尿道引起排尿困难,尿线变细、滴沥,甚至急性尿潴留。

2.体征

后尿道结石经直肠指检触及,前尿道结石直接沿尿道体表扪及。

(二)辅助检查

1.尿道探子

尿道探子经尿道探查时可有摩擦音及碰击感。

2.X 线检查

X 线检查可明确结石部位、大小及数目。

3.尿道造影

明确结石与尿道的关系。

(三)诊断要点

根据肾、输尿管或膀胱结石病史及尿痛和排尿困难典型表现,辅助以尿道探子、X 线检查结果,不难确诊。

(四)诊疗要点

1.舟状窝结石

舟状窝结石直接用镊子取出或钳碎后取出,直径较大者,麻醉后切开尿道外口取出。

2.前尿道结石

前尿道结石经尿道直接取出,若失败,可用金属探子将结石推回到尿道壶腹部后行尿道切开取石。

3.后尿道结石

金属探子将结石推回膀胱,再按膀胱结石处理。

(五)护理评估

1.健康史

评估是否有肾、输尿管、膀胱结石的病史。

2.目前的身体状况

(1)症状体征:是否有尿痛和排尿困难的典型表现,是否合并急性尿潴留。

(2)辅助检查:尿道探子、X 线及造影检查结果。

3.心理-社会状况

评估患者和家属对结石、手术的危害、并发症的认知程度。

(六)常见的护理诊断/问题

1.疼痛

疼痛与结石梗阻及尿道括约肌痉挛有关。

2.排尿异常

排尿异常与结石梗阻、尿潴留以及感染有关。

3.潜在并发症

急性尿潴留。

(七)护理目标

(1)患者疼痛减轻。

(2)患者恢复正常排尿。

(3)患者不发生并发症或及时解除症状。

(八)护理措施

(1)尿道取石后,观察尿道出血的颜色、性状与量。

(2)尿道切开取石后,保持切口清洁干燥,按时换药。术后留置尿管 2 周左右,防止粘连、狭窄。

(3)术后尿道狭窄者,配合医生进行尿道扩张。

(九)护理评价

(1)患者的疼痛是否减轻或消失。

(2)患者能否正常排尿。

(3)患者有无发生并发症或及时解除症状。

(十)健康指导

(1)及时有效治疗肾、输尿管、膀胱结石。

(2)指导患者定时复查和治疗。

第四节   泌尿系统肿瘤

泌尿系统肿瘤大多数为恶性。最常见的是膀胱癌,其次是肾癌。男性多于女性,多在 40 岁以后发生。是泌尿外科最常见的疾病之一。

一、肾肿瘤

肾肿瘤多为恶性,成人以肾癌多见,男比女为 2∶1,高发年龄为 50～70 岁。小儿以肾母细胞瘤最常见,占小儿恶性实体肿瘤的 8%～24%,也是最常见的小儿腹部肿瘤。

(一)病因

肾肿瘤的病因至今不明。肾癌有一定的家族遗传倾向,与吸烟量及开始吸烟的年龄相关,研究认为男性吸烟相对危险性增加 1.1～2.3 倍。喝咖啡会增加女性肾癌的机会。

（二）病理生理

肾癌来自肾小管上皮细胞,呈圆形,外有假包膜,切面黄色。有时呈多囊性,可有出血、坏死和钙化。肾癌局限时恶性程度低,穿破假包膜后经血液或淋巴转移。癌细胞可直接侵入肾静脉、腔静脉形成癌栓,也可转移到肺脑、骨、肝等。

（三）临床表现

1.血尿

无明显原因的间歇性、无痛性肉眼血尿是常见症状,提示肿瘤已侵入肾盏、肾盂。肾盂癌早期出现血尿。肾母细胞瘤血尿不明显。

2.疼痛

腰部钝痛或隐痛,血块堵塞输尿管时发生绞痛。

3.肿块

肾癌常在腹部或腰部发现肿块,质地较硬,活动度较差。发生于体弱婴幼儿的腹部巨大肿块是肾母细胞瘤的特点。

4.肾外表现

常见的有低热、高血压、高血钙、血沉快、贫血、消瘦等。

（四）辅助检查

1.实验室检查

镜下或肉眼血尿,尿三杯试验有助于确定出血部位。

2.影像学检查

（1）X 线检查:可见不规则增大的肾形。造影可见肾盏、肾盂呈不规则变形、狭窄。

（2）B 超检查:可发现早期无症状癌性肿块,可鉴别占位病变的性质。

（3）CT、MRI、肾动脉造影:有助于早期诊断和鉴别诊断。

（五）诊断要点

1.临床表现

出现血尿、疼痛、肿块三大症状表明肾癌进入晚期,一旦出现无痛肉眼血尿就应想到肾癌。婴幼儿腹部进行性增大肿块应高度怀疑肾母细胞瘤。

2.辅助检查

对高度可疑患者,酌情选择影像学检查,如 X 线、B 超、CT、MRI 等以确定诊断。

（六）诊疗要点

1.手术治疗

肾癌行根治性肾切除,包括患侧肾、肾周围筋膜及脂肪和肾门淋巴结。肾盂癌切除患肾、患侧输尿管及输尿管开口部位的膀胱。肾母细胞瘤经腹部行患肾切除术。

2.术后辅助治疗

放疗和化疗对肾癌效果不佳,免疫疗法对肾转移癌有一定效果。肾母细胞瘤术后配合化疗和放疗可显著提高生存率。

(七)护理评估

1.健康史

评估年龄、性别与职业,有无长期吸烟史,有无家族遗传史。

2.目前的身体状况

(1)症状体征:有无间歇性无痛性全程肉眼血尿,有无腹部进行性增大的肿块,有无腰部疼痛。

(2)辅助检查:包括特殊检查结果及有关手术耐受性检查。

3.心理-社会状况

了解患者和家属对病情严重程度、对拟行手术方式的认知程度和心理承受能力。对预后的担心程度,家庭和社会对患者的心理和经济上的支持程度。

(八)常见的护理诊断/问题

1.恐惧/焦虑

恐惧/焦虑与对癌症的惧怕,对手术及并发症的担忧有关。

2.疼痛

疼痛与肾包膜张力增大、血块堵塞输尿管有关。

3.营养失调:低于机体需要量

营养失调与长期血尿、癌肿消耗、手术创伤有关。

4.有感染的危险

感染与手术切口、置管引流有关。

5.潜在并发症

潜在并发症为出血。

(九)护理目标

(1)患者恐惧/焦虑感减轻。

(2)患者的疼痛被有效控制。

(3)患者营养状况得到改善。

(4)患者感染的危险性下降或未感染。

(5)患者术后未出血。

(十)护理措施

1.术前护理

(1)病情观察:癌症晚期,卧床休息,观察记录排尿情况、血尿情况。观察疼痛性质,出现绞痛时,有效止痛处理。

(2)饮食护理:鼓励多饮水,以稀释尿液。给予高热量、高蛋白易消化饮食,纠正贫血。

(3)术前准备:常规术前准备,了解重要脏器功能。

(4)心理护理:肾癌一旦出现典型表现多已进入晚期,患者绝望、恐惧,对治疗失去信心。耐心解释,细心护理,精心疏导,消除不良心理或行为。

2.术后护理

(1)一般护理:取半卧位,卧床5～7d,防止过早活动导致出血。肛门排气后进食,鼓励多饮水,静脉营养。切口疼痛者酌情止痛。

(2)术后观察:观察血压、脉搏和呼吸。记录 24h 尿量、颜色。检测尿常规,了解健侧肾功能。

(3)预防感染:遵医嘱应用抗生素。保持敷料干燥,及时换药。定时翻身、叩背、雾化稀释痰液以利于咳痰,防止肺部感染。

(4)引流管护理:监测引流液的性质、颜色和量。常规引流管的护理,避免压迫、折叠。一般术后 2～3d 无引流物排出时拔除。

(十一)护理评价

(1)患者恐惧/焦虑是否减轻。

(2)患者的疼痛是否有效控制。

(3)患者营养状况是否得到改善。

(4)患者有无感染征象,切口有无感染。

(5)患者术后是否发生出血。

(十二)健康指导

(1)指导患者及时进行化疗、放疗,定期查血、尿常规,出现骨髓抑制,暂停治疗。

(2)指导患者定期复查肺、肝、肾等易转移脏器。

二、膀胱肿瘤

膀胱肿瘤是泌尿系最常见肿瘤,大多来自上皮组织,其中 90% 以上为移行上皮肿瘤。好发于 50～70 岁人群,男女比例约为 4:1。

(一)病因

1.环境和职业

研究表明生活接触染料、橡胶塑料、油漆等或从事此类工作的人群易诱发膀胱癌。

2.吸烟

吸烟是膀胱癌的重要病因。吸烟者尿中色氨酸的代谢增加 50%。吸烟量越大,吸烟时间越长,发生膀胱肿瘤的危险性也越大。

3.代谢异常

色氨酸和烟酸异常代谢物影响细胞 RNA 和 DNA 合成,产生诱发膀胱癌变的物质。

4.其他

膀胱白斑、膀胱结石、尿潴留等也可能是膀胱癌的诱因。遗传和免疫与膀胱癌亦有一定关系。

(二)病理生理

1.组织类型

膀胱癌根据来源分为上皮性和非上皮性两类,前者占 95% 以上,以移行细胞癌最多见,后者少见,多为肉瘤。

2.分化程度

根据肿瘤细胞大小、形态、染色、分裂象等分为 3 级:Ⅰ级分化良好,低度恶性;Ⅲ级分化不良,高度恶性;Ⅱ级介于两者之间,中度恶性。

3.生长方式

分为原位癌、乳头状癌和浸润性癌。原位癌局限,不浸润。鳞癌和腺癌多有浸润。

4.浸润程度

浸润程度是膀胱癌临床(T)和病理(P)分期的依据,分别在 T 后标明 1~4 表示浸润深度,Tis 表示原位癌。

(三)临床表现

1.血尿

多以反复发作的间歇性无痛性全程肉眼血尿、终末加重而就诊。出血量与肿瘤大小、数目、恶性程度不一致,可多可少,重时可有血块。

2.膀胱刺激征

癌灶浸入深层并发坏死、溃疡、感染时,出现尿频、尿急、尿痛,为预后不良征兆。

3.排尿困难

瘤体增大或靠近尿道内口堵塞膀胱出口时,出现排尿困难、尿潴留。

4.晚期表现

晚期可有肾积水、下腹部巨大肿块、下肢水肿、腰骶部疼痛等表现,亦可有恶心、呕吐、疲乏、消瘦、贫血、低热、食欲缺乏等恶病质表现。

(四)辅助检查

1.尿常规检查

尿中可见红细胞、血红蛋白等。

2.尿脱落细胞学检查

留取晨起第 2 次尿液,离心后找肿瘤细胞,阳性率可达 70%~80%。

3.影像学检查

(1)B 超检查:可探及直径 0.5cm 以上的膀胱肿瘤。

(2)CT、MRI 检查:了解肿瘤浸润深度及局部转移病灶。

4.膀胱镜检查

常为首选,在直视下观察肿瘤的位置、数目、大小、形态及浸润范围等,并可取活检。

(五)诊断要点

1.症状体征

出现反复发作的无痛性全程肉眼血尿、终末加重的患者应高度怀疑膀胱占位性病变。

2.辅助检查

膀胱镜检查可明确诊断。

(六)诊疗要点

1.手术治疗

(1)保留膀胱手术:适应于表浅膀胱癌。最常应用经尿道切除,亦可选用膀胱开放术、膀胱内药物灌注治疗。

(2)膀胱切除术:适应于浸润性膀胱癌。根据浸润范围及深度选择膀胱部分切除术或全切除术。膀胱全部切除手术后须行尿流改道手术。

2.其他治疗

浸润邻近器官的膀胱癌手术已无意义,放疗和化疗可延长生命、减轻痛苦。

(七)护理评估

1.健康史

了解患者的年龄、性别与职业,了解有无吸烟史,有无癌前期病变。

2.目前的身体状况

(1)症状体征:有无间歇性无痛性全程肉眼血尿,终末加重表现,是否合并膀胱刺激征及排尿困难。

(2)膀胱镜检查、影像学检查以及病理学检查结果有助于定位定性。

3.心理-社会状况

评估患者和家属对病情、手术方式及术后排尿形态改变的认知程度和心理承受能力,对术后护理配合及健康教育等知识的掌握程度。家人及社会的经济支持程度。

(八)常见的护理诊断/问题

1.恐惧

恐惧与对癌症的惧怕,对手术的担忧有关。

2.血尿

血尿与肿瘤坏死、溃疡、感染有关。

3.营养失调:低于机体需要量

营养失调与长期血尿、癌肿消耗、手术创伤有关。

4.排尿异常

排尿异常与肿瘤浸润膀胱、尿潴留有关。

5.有感染的危险

感染与手术切口、置管引流有关。

(九)护理目标

(1)患者的恐惧/焦虑减轻。

(2)患者尿液正常。

(3)患者营养状况得到改善。

(4)患者排尿正常。

(5)患者感染危险性下降或未感染。

(十)护理措施

1.术前护理

(1)病情观察:观察记录尿量、颜色、性状。观察有无腰部疼痛,有无下肢水肿、腹部肿块等晚期表现。

(2)饮食护理:多饮水以稀释尿液。补充营养,纠正贫血。

(3)术前准备:除常规术前准备外,膀胱全切回肠代膀胱术患者,术前3d无渣饮食,术前1d禁食,应用肠道抗生素,术日晨灌肠。

(4)心理护理:患者可出现对癌症的否认,对改变正常排尿生理的不理解,甚至对治疗失去信心,应安慰鼓励患者,消除不良心理或行为。

2.术后护理

(1)体位与饮食:膀胱肿瘤经尿道电切除术,术后平卧位,术后 6h 进食。膀胱癌全切术,术后卧床 8～10d,肛门排气后进食,禁食期间给予静脉高营养。

(2)术后观察:密切观察生命体征,如出现休克征象,应及早处理。观察记录 24h 尿量、颜色与性状。观察记录各种引流管、造瘘管是否通畅及引流液的量和颜色。

(3)膀胱冲洗:膀胱造瘘术后每天冲洗。膀胱部分切除术后,根据血尿情况间断或持续膀胱冲洗。常用冲洗液有 0.02% 呋喃西林溶液、0.1% 新霉素溶液等。冲洗时,抽吸不宜用力过猛,吸出液不得再注入膀胱。

(4)预防感染:遵医嘱应用抗生素。膀胱全切除回肠代膀胱术,术后留置胃管,常规口腔护理,每日 2 次,防止口腔感染。

(5)各种引流管护理。①贴标签注明各种引流管的性能。②妥善固定,保持引流通畅,一旦堵塞,及时挤压或冲洗。③保证尿道外口、造瘘口周围皮肤的清洁、干燥。④拔管:回肠代膀胱术后 10～12d 拔管,改为佩戴皮肤接尿器;可控性尿流改道术后 8～10d 拔除肾盂输尿管引流管,12～14d 拔除尿囊引流管,2～3 周拔除输出道引流管,训练自行排尿。

(十一)护理评价

(1)患者的恐惧/焦虑是否减轻。

(2)患者尿液是否正常。

(3)患者营养状况是否改善。

(4)患者排尿是否恢复正常。

(5)患者是否发生感染。

(十二)健康指导

(1)职业保护教育,指导戒烟。

(2)向患者说明尿路改道的意义,教会患者自行护理人造尿口和引流袋。

(3)膀胱癌保留膀胱手术后,定期膀胱镜复查。

第五节　泌尿系统梗阻

尿路上任何部位发生梗阻都可导致肾积水、肾功能损害,重则肾衰竭。泌尿系统梗阻最基本的病理变化是尿路扩张,从代偿到失代偿,诱发肾积水、尿潴留、肾脏滤过率和浓缩能力受损,最终导致肾功能障碍。

一、前列腺增生症

良性前列腺增生症主要是前列腺组织及上皮增生,简称前列腺增生。是老年男性常见病,50 岁以后发病,随着年龄增长发病率不断升高。

（一）病因

目前病因不十分清楚,研究认为前列腺增生与体内雄激素及雌激素的平衡失调关系密切,睾酮对细胞的分化、生长产生作用,雌激素对前列腺增生亦有一定影响。

（二）病理

前列腺分两组,外为前列腺组,内为尿道腺组。前列腺增生有两类结节,包括由增生的纤维和平滑肌细胞组成的基质型和由增生的腺组织组成的腺泡型。增生的最初部位多在尿道腺组,增生的结节挤压腺体形成外科包膜,是前列腺摘除术的标志。前列腺增生使尿道弯曲、受压、伸长、狭窄,出现尿道梗阻。

（三）临床表现

1.尿频

尿频是最常见的症状,夜间明显,逐渐加重。早期是由膀胱颈部充血引起。晚期是由增生前列腺引起尿道梗阻,膀胱内残余尿增多,膀胱有效容量减少所致。

2.进行性排尿困难

进行性排尿困难是最重要症状,表现为起尿缓慢,排尿费力,射尿无力,尿线细小,尿流滴沥,分段排尿及排尿不尽等。

3.尿潴留、尿失禁

前列腺增生晚期,膀胱残余尿增加,收缩无力,发生尿潴留,当膀胱内压力增高超过尿道阻力后,发生充盈性尿失禁。前列腺增生常因受凉、劳累、饮酒等诱发急性尿潴留。

4.其他表现

常因局部充血、出血发生血尿。合并感染或结石,可有膀胱刺激症状。

（四）辅助检查

1.尿流动力学检查

尿道梗阻时,最大尿流率小于 15mL/s;当尿流率小于 10mL/s 时,表示梗阻严重。

2.残余尿测定

膀胱残余尿量反映膀胱代偿衰竭的严重程度,不仅是重要的诊断步骤之一,也是决定手术治疗的因素。

3.膀胱镜检查

膀胱镜检查直接观察前列腺各叶增生情况。

4.B超检查

B超测定前列腺的大小和结构,测量残余尿量。

（五）诊断要点

1.临床表现

老年男性出现夜尿频、进行性排尿困难表现就应考虑前列腺增生,排尿后直肠指检,可触及增大的腺体,光滑、质韧、中央沟变浅或消失。

2.辅助检查

尿动力学、膀胱镜、B超等检查有助于确定前列腺增生程度及膀胱功能。

(六)诊疗要点

1.急性尿潴留的治疗

急性尿潴留是前列腺增生常见急症,需紧急治疗。选用肾上腺素受体阻滞剂、留置导尿管或耻骨上膀胱穿刺造瘘术等,解除潴留。

2.药物治疗

药物治疗适用于尿道梗阻较轻,或年老体弱、心肺功能不全等而不能耐受手术的患者。常用药物有特拉唑嗪、哌唑嗪等。

3.手术治疗

前列腺摘除术是理想的根治方法,手术方式有经尿道、经耻骨上、经耻骨后及经会阴四种,目前临床常用前两种。

4.其他治疗

尿道梗阻严重而不宜手术者,冷冻治疗、微波和射频治疗、激光治疗、体外超声、金属耐压气囊扩张术等都能产生一定疗效。

(七)护理评估

1.健康史

评估患者的年龄、诱因,既往病史。

2.目前的身体状况

(1)症状体征:是否有夜尿频、进行性排尿困难的表现,是否合并尿潴留、尿失禁。

(2)辅助检查:尿流动力学、膀胱镜、B超检查结果。

3.心理-社会状况

评估患者对疾病和手术的心理反应及对并发症的认知程度,患者及家属对术后护理配合及有关康复知识的掌握程度。

(八)常见的护理诊断/问题

(1)恐惧/焦虑:与认识不足、角色改变、对手术和预后的担忧有关。

(2)排尿形态异常:与尿道梗阻、残余尿量增多、留置导管等有关。

(3)有感染的危险:与尿路梗阻、导尿、免疫力低下、伤口引流有关。

(4)潜在并发症:出血。

(九)护理目标

(1)患者的恐惧/焦虑减轻。

(2)患者能够正常排尿。

(3)患者感染危险性下降或未感染。

(4)患者术后未发生出血。

(十)护理措施,

1.非手术治疗的护理

(1)饮食护理:为防止尿潴留,不可在短期内大量饮水,忌饮酒、辛辣食物,有尿意勤排尿,适当运动,预防便秘。

(2)观察疗效:药物治疗 3 个月之后前列腺缩小、排尿功能改善。

(3)适应环境:前列腺增生患者多为老年人,行动不便,对医院环境不熟悉,加之夜尿频,入院后帮助患者适应环境,确保舒适和安全。

2.手术治疗的护理

(1)术前护理。①观察生命体征,测量各项生理指标。②做好重要脏器功能检查,了解患者能否耐受手术。③术前已有造瘘管或留置导尿管的患者,保证引流通畅。

(2)术后护理。①病情观察:观察记录 24h 出入量,判断血容量有无不足。观察意识状态和生命体征。②体位:平卧 2 天后改为半卧位,固定各种导管的肢体不得随意移动。③饮食与输液:术后 6h 无不适即可进流质饮食,鼓励多饮水,1～2d 后无腹胀即可恢复饮食,以易消、营养丰富、富含纤维素的食物为主,必要时静脉补液,但要注意输液速度。④预防感染:早期预防性应用抗生素。保持切口敷料的清洁与干燥。置管引流者常规护理尿道外口。⑤膀胱冲洗:术后用生理盐水持续冲洗膀胱 3～7d。保持引流通畅,必要时高压冲洗抽吸血块。根据尿液颜色控制冲洗速度,色深则快、色浅则慢。

(3)不同手术方式的护理。①经尿道切除术(TUR):观察有无 TUR 综合征的发生,即术后几小时内出现恶心、呕吐、烦躁、抽搐、昏迷或严重的脑水肿、肺水肿、心力衰竭等。可能是冲洗液被吸收,血容量剧增,稀释性低钠血症所致,护理时应减慢输液速度,遵医嘱应用利尿剂、脱水剂,对症处理。②开放手术:固定各种引流管,观察记录引流液量、颜色,保持引流通畅。及时拔除引流管,如耻骨后引流管,术后 3～4d 拔除;耻骨上引流管,术后 5～7d 拔除;膀胱造瘘管多在术后 10～14d 排尿通畅后拔除,瘘口无菌堵塞或压迫,防止漏尿,一般 2～3d 愈合。③预防并发症:出血是常见并发症。术后 1 周,患者可逐渐离床活动,禁止灌肠、肛管排气,同时避免腹压增高的诱因。

(十一)护理评价

(1)患者的恐惧/焦虑是否减轻。

(2)患者能否正常排尿。

(3)患者感染未发生或得到及时治疗。

(4)患者术后是否出血,或出血后是否得到有效处理。

(十二)健康指导

(1)讲解手术、术式及手术前后护理的注意事项。

(2)术后 1～2 个月避免剧烈活动,忌烟酒,防感冒。

(3)指导患者学会提肛肌锻炼,以尽快恢复尿道括约肌的功能。

(4)指导患者定期复查尿流率及残余尿量。

二、肾积水

结石、肿瘤、结核等原因导致尿液排出受阻、肾内压力增高、肾盂肾盏扩张、肾实质萎缩、肾功能减退,称为肾积水。成人积水超过 1000mL,小儿超过 24h 的正常尿量,为巨大肾积水。

（一）临床表现

1.腰痛

腰痛是重要症状。慢性梗阻仅为钝痛；急性梗阻出现明显腰痛或肾绞痛。

2.腰部肿块

慢性梗阻形成肾脏肿大，长期梗阻者在腹部可扪及囊性肿块。

3.多尿和无尿

慢性梗阻致肾功损害表现为多尿，而双侧完全梗阻、孤立肾完全梗阻可发生无尿。

4.其他表现

因结石、肿瘤、结核等继发肾积水时，原发病表现掩盖了肾积水征象。肾积水并发感染或肾积脓时，出现全身中毒症状。

（二）辅助检查

1.实验室检查

血尿常规，必要时做尿细菌检查，化验血生化、电解质等了解肾功能情况。

2.影像学检查

（1）B超检查：是鉴别肾积水和腹部肿块的首选方法。

（2）X线造影：排泄性尿路造影可了解肾积水程度和对侧肾功能。

（3）CT、MRI检查：明确腰部肿块的性质，对确诊肾积水有重要价值。

（三）诊断要点

根据原发病史、典型症状、腰腹部肿块以及B超等辅助检查结果可明确诊断，确定原发病对诊断有重要意义。

（四）诊疗要点

1.病因治疗

最理想的治疗是根除肾积水的病因，保留患肾。

2.肾造瘘术

原发病严重或肾积水病因暂不能去除者，先行肾引流术，病情好转或稳定后行去除病因的手术。

3.肾切除术

肾积水后功能丧失或并发肾积脓，对侧肾功能良好者，可切除患肾。

（五）护理评估

1.健康史

评估患者是否有肾结石、肿瘤、结核等原发病史。

2.目前的身体状况

（1）症状体征：原发病基础上是否出现腰痛、腰腹部肿块，是否有肾功能减退表现。

（2）辅助检查：血、尿常规化验，B超、X线等影像学检查结果。

3.心理-社会状况

评估患者对肾积水及治疗的认知程度，对术后康复知识的掌握程度。家人及社会的心理和经济支持程度。

(六)常见的护理诊断/问题

1.排尿形态异常

排尿形态异常与尿路急慢性梗阻有关。

2.有感染的危险

感染与尿路梗阻、免疫低下、肾造瘘引流有关。

3.潜在并发症

潜在并发症为尿漏。

(七)护理目标

(1)患者排尿形态正常。

(2)患者感染危险性下降或未感染。

(3)患者未发生尿漏。

(八)护理措施

1.饮食

多食含纤维较高的食物,多饮水。

2.活动

鼓励患者加强床上活动,定时按序协助患者变换体位。

3.感染的护理

遵医嘱使用抗生素;用0.1%新苯扎氯铵清洗尿道口,每天2次;每天更换引流袋;及时更换浸湿的切口敷料。

4.引流管的护理

妥善固定,引流通畅,观察记录引流量与颜色,冲洗肾盂引流管,每天2次。若无尿漏,肾周围引流物一般术后3～4d拔除;肾盂输尿管支架引流管一般于术后3周拔除;肾造瘘管在吻合口通畅后拔除。

(九)护理评价

(1)患者排尿形态是否正常。

(2)患者感染是否得到治疗或术后有无感染发生。

(3)患者有无发生尿漏。

(十)健康指导

(1)向患者讲解手术及术后引流的重要性。

(2)指导患者养成良好的排便习惯。

(3)指导患者正确进行摄水、饮食搭配。

三、尿道狭窄

尿道因损伤、炎症使尿道壁形成瘢痕,瘢痕萎缩导致尿道扭曲、狭窄。

(一)病因及分类

1.先天性尿道狭窄

先天性尿道狭窄如尿道外口狭窄,尿道瓣膜狭窄等。

2.炎症性尿道狭窄

炎症性尿道狭窄如淋病性尿道狭窄,留置导尿管引起的尿道狭窄。

3.外伤性尿道狭窄

外伤性尿道狭窄最常见,尿道损伤严重,初期处理不当或不及时所致。

(二)病理生理

其与狭窄的程度、深度及长度有关。淋病性狭窄为多处狭窄,狭窄易继发感染,形成尿道憩室、周围炎、前列腺炎、附睾睾丸炎。尿道梗阻如长期不能解除,导致肾积水。肾功能损害,出现尿毒症。

(三)临床表现

1.排尿异常

最常见的是排尿困难,重者出现尿潴留。

2.继发疾病表现

尿道长期狭窄继发膀胱炎、睾丸附睾炎等,出现膀胱刺激征、血尿症状。

3.并发症表现

由于排尿困难而使腹内压长期增高,并发疝、痔、直肠脱垂等,并出现相应症状。

(四)辅助检查

1.尿道探子检查

尿道探子检查可确定狭窄部位,程度。

2.B超

B超明确尿道狭窄长度、程度及周围瘢痕组织的厚度。

3.膀胱尿道造影

膀胱尿道造影确定尿道狭窄的部位程度、长度。

(五)诊断要点

根据尿道外伤史、感染史及典型的排尿困难,尿潴留表现,结合尿道探子检查、B超、膀胱尿道造影结果,诊断尿道狭窄一般不难。

(六)诊疗要点

1.尿道扩张术

尿道扩张术是防止和治疗尿道狭窄的有效措施。尿道狭窄的原因不同,扩张时间不同。

2.耻骨上膀胱造瘘术

耻骨上膀胱造瘘术适用于慢性尿潴留或已有肾功能损害的患者。

3.尿道内切开术

尿道内切开术是目前临床治疗的主要术式,术后放置网状合金支架管于狭窄部位扩张,一般放置4～8周,术后不需尿道扩张。

4.开放手术

切除尿道狭窄部及周围瘢痕后,行尿道端端吻合术。

(七)护理评价

1.健康史

儿童尿道狭窄多为先天性,成人有外伤、感染病史者,多为继发性狭窄。

2.目前的身体状况

(1)症状体征:原发病基础上是否出现排尿困难,尿潴留,是否继发感染、结石。

(2)辅助检查:尿道探子检查、B超、膀胱尿道造影的检查结果。

3.心理-社会状况

评估患者对尿道狭窄的严重性及手术治疗的认知程度,对术后康复知识的掌握程度。

(八)常见的护理诊断/问题

1.排尿形态异常

排尿形态异常与尿道狭窄、梗阻有关。

2.有感染的危险

感染与尿道梗阻、免疫力低下、膀胱造瘘引流、手术等有关。

3.潜在并发症

潜在并发症为尿失禁。

(九)护理目标

(1)患者排尿形态正常。

(2)患者感染危险性下降或未感染。

(3)患者未发生尿失禁。

(十)护理措施

1.尿道扩张术的护理

尿道扩张术的护理指导患者定时进行尿道扩张。术后观察尿量及颜色,有无尿道出血。患者疼痛明显者给予止痛处理。

2.尿道内切开术的护理

严密观察血尿转清情况。留置导尿管1个月左右,保持通畅,遵医嘱尿道冲洗,及时拔出尿管,防止狭窄复发。

3.开放手术的护理

遵医嘱应用抗生素。及时更换切口浸湿的敷料,确保各种引流导管通畅。

4.并发症护理

术后尿失禁常为暂时性,用较细导尿管引流数日后可恢复。如不能恢复,指导患者进行肛门括约肌收缩练习。

(十一)护理评价

(1)患者排尿形态是否正常。

(2)患者是否感染或感染后是否得到控制。

(3)患者是否发生尿失禁。

(十二)健康指导

(1)指导患者定时进行尿道扩张。

（2）讲解尿道扩张的意义及护理配合注意事项。

（3）鼓励患者多饮水。适当运动，进食纤维素高的食物，防止便秘。

第六节　肾结核

肾结核是结核杆菌所致的肾脏特异性感染，是全身结核的一部分。原发病灶大多在肺，其次是骨关节及肠道，主要经血液途径播散，好发于 20～40 岁青壮年，男性略多于女性，约 90% 发生于单侧，是最常见的肺外结核。

一、病理生理

结核菌从原发病灶经血行侵入双肾，在肾小球血管丛中形成多发粟粒状结节。机体抵抗力强，大都自愈，无临床症状，为病理型肾结核。机体抵抗力降低，结核菌侵入肾小球毛细血管壁，并在肾小管襻停留，形成病灶，继而经肾小管、淋巴管或直接蔓延到肾乳头，穿破肾乳头达肾盏、肾盂，发生结核性肾盂肾炎，引起症状，为临床型肾结核。结核结节主要是纤维组织增生，浆细胞、淋巴细胞和上皮样细胞围绕菌落形成。如病灶范围扩大、融合、中心坏死，则形成干酪样脓肿，当肾内充满干酪样钙化物质时，形成钙化肾。肾结核发生后，尿中结核杆菌流经输尿管、膀胱和尿道，使其发生继发感染。输尿管结核主要是黏膜结节和溃疡，继而管壁纤维化，管腔节段性狭窄，引起输尿管、肾盂积水，加重肾脏损害。膀胱结核早期，黏膜充血、水肿、结核结节形成，而后发生溃疡、肉芽肿、纤维化，晚期病变达肌层，发生严重纤维增生和瘢痕收缩，膀胱容量减小（常不足 50mL），形成挛缩性膀胱。尿道结核病变主要是溃疡、纤维化，形成狭窄。肾结核男性患者常合并生殖系统结核，以附睾结核最多见，可致不育。

二、临床表现

肾结核早期症状不明显，尿液检查时可发现异常，如尿液呈酸性、白细胞等，可查到结核杆菌。

（一）尿频、尿急和尿痛

尿频是肾结核典型症状之一。尿频有发生最早、进行性加重和消退最晚特点。夜尿频次显著增加，早期为酸性脓尿刺激所致，晚期膀胱挛缩后尿频最重。伴随尿频出现尿急和尿痛。

（二）血尿和脓尿

有 60%～70% 的患者可有血尿。血尿可为肉眼或镜下血尿，多为终末血尿。患者均有不同程度的脓尿，严重者尿似洗米水样，且有干酪样坏死物或絮状物，镜下可见大量脓细胞。

（三）肾区疼痛

结核性脓肾或病变延及肾周围时致患侧腰痛，并发对侧肾积水时可出现对侧腰痛。

（四）全身症状

晚期肾结核或合并其他脏器活动性结核时出现低热、盗汗、消瘦等中毒症状。

三、辅助检查

(一)尿液检查

尿呈酸性,有少量蛋白及红细胞、白细胞。连续 3 次检查晨尿,结核杆菌阳性对诊断有重要意义。

(二)影像学检查

X 线检查对确定诊断,明确部位范围、程度及对侧肾脏情况有重要意义。尿路平片显示钙化灶。排泄性尿路造影早期为肾盏边缘虫蛀样变。晚期肾盏、肾盂不显影。输尿管结核表现为边缘不光滑,狭窄或僵直。对中晚期肾结核或尿路造影显影不良时,CT、MRI 有助于确定诊断。

(三)B 超检查

B 超检查显示病肾结构紊乱,有钙化显示强回声。

四、诊断要点

(一)症状与体征

以尿频为主的慢性膀胱炎患者,症状持续存在,伴有终末血尿,抗感染治疗无明显好转,应考虑肾结核。

(二)辅助检查

根据尿结核杆菌化验阳性以及 X 线、B 超等检查结果可诊断肾结核。

五、诊疗要点

(一)抗结核药物治疗

药物治疗适用于早期肾结核,病变局限,无空洞破坏及脓肿形成。首选药物为吡嗪酰胺、异烟肼及利福平和链霉素等。

(二)手术治疗

抗结核药物治疗 6～9 个月无效,肾结核破坏严重者,应在药物治疗下实施手术治疗。

1.肾切除术

适用于组织破坏严重,对侧结核病变轻且经治疗一定时间后或对侧肾功能正常的肾结核。

2.保留肾组织的手术

适用于局限的结核性脓肿或闭合性空洞。如结核病灶清除术、部分肾切除术。

3.挛缩膀胱的手术治疗

肾结核并发挛缩膀胱可行肠膀胱扩大术。

六、护理评估

(一)健康史

评估患者年龄、性别及发病时间,既往有无肺部结核病史,有无接触结核患者史。

(二)目前的身体状况

1.临床表现

是否有尿频、尿急和尿痛,是否合并血尿或脓尿,是否出现结核中毒表现。

2.辅助检查

尿常规、尿细菌培养、X 线、B 超检查。

(三)心理、社会状况

评估患者和家属对肾结核治疗方法、预后的认知程度,对长期药物治疗以及手术改变排尿形态的理解和承受能力,对术后护理配合及有关康复知识的掌握程度。

七、常见的护理诊断/问题

(一)恐惧/焦虑

恐惧/焦虑与疾病时间长、肾切除等有关。

(二)营养失调:低于机体需要量

营养失调与结核病变消耗有关。

(三)排尿形态异常

排尿形态异常与膀胱炎、膀胱挛缩有关。

(四)自我形象紊乱

自我形象紊乱与尿频、尿流改道手术有关。

(五)有感染的危险

有感染的危险与营养消耗、置管引流、肾积水有关。

(六)潜在并发症

肾功能不全。

八、护理目标

(1)患者的焦虑或恐惧减轻。

(2)患者营养状况改善。

(3)患者恢复正常排尿。

(4)患者情绪稳定,接受手术。

(5)患者感染的危险性下降或感染得到防治。

(6)患者的肾功能不全的危险性下降。

九、护理措施

(一)非手术治疗的护理

1.一般护理

多饮水,促进排泄,减少炎性物质的刺激。给予高蛋白、易消化、营养丰富的饮食,必要时输血、输液。

2.药物治疗的护理

指导患者按时定量服用药物,观察药物治疗效果以及对肝、肾的毒副作用,并及时处理。

3.心理护理

解释全身治疗及药物治疗的重要性,消除对药物可能出现的不良反应和不良反应的担心,使患者保持愉快心情,积极配合治疗。

(二)手术治疗的护理

1.一般护理

术后抗结核治疗3~6个月,适当应用镇痛、镇静剂,以利于活动、咳痰。术后肛门排气后开始进食。

2.病情观察

(1)术后出血的观察:术后 48h 内每 2～4h 测量血压、脉搏 1 次。肾部分切除或肾病灶切除可能有大量血尿。肾切除后伤口内血性渗液 24h 内不减少,每小时超过 100mL,达到 300～500mL 提示有内出血。术后 7～14d,因腹压增高易致晚期内出血。

(2)健侧肾功能观察:肾切除术后,健肾能否代偿,是护理观察的重点。术后连续 3d 记录 24h 尿量,尤其是第一次排尿的时间、量、颜色。若术后 6h 内无排尿或 24h 尿量减少,提示健肾功能障碍,应报告医生及时处理。

3.体位与术后活动

术后取半卧位。肾部分切除或肾病灶切除术后,卧床 7～14d,减少活动,以免发生继发性出血或肾下垂。

4.预防感染

结核病灶使患者免疫力下降,加之梗阻或手术的影响,易诱发感染。术后 3d 内每日测体温 4 次,遵医嘱应用抗生素,及时更换浸湿的切口敷料,严格无菌操作。

十、护理评价

(1)患者的焦虑、恐惧是否减轻。

(2)患者营养状况是否得到改善。

(3)患者是否恢复正常排尿。

(4)患者情绪是否稳定,是否积极配合手术和护理。

(5)患者是否发生感染,切口愈合是否良好。

(6)患者的健侧肾功能是否可以代偿。

十一、健康指导

(1)加强营养,劳逸结合,增强抵抗力,促进恢复。

(2)讲述手术前后饮食、卧床、置管引流、活动的注意事项。

(3)指导患者合理用药,坚持联合、规律、全程原则,不可随意间断或减量,勿用或慎用对肾脏有害的药物。

(4)指导患者定时复查尿常规和尿结核杆菌,连续半年尿中无结核杆菌为稳定转阴。

第七节　急性肾小球肾炎

一、定义

急性肾小球肾炎简称肾炎,主要为 A 组 β 溶血性链球菌感染后引起的免疫复合物性肾小球肾炎。好发于儿童,是小儿泌尿系统最常见的疾病。

二、临床表现

前驱链球菌感染后经 1～3 周无症状间歇期而急性起病,表现为水肿、血尿、高血压。

(一)水肿、少尿

是最常见的症状,晨起重。轻者仅眼睑、面部水肿,重者全身水肿,呈非凹陷性,一般 2～3 周随着尿量的增多而消退,水肿的同时尿量减少。

(二)血尿

常为首发症状,几乎见于所有患者。镜下血尿为主,肉眼血尿时尿色可呈洗肉水样。

(三)高血压

因水钠潴留致血容量增加所致,1～2 周后随尿量增多而降至正常。

(四)并发症

严重的循环充血状态、高血压脑病和急性肾衰竭。

三、治疗要点

自限性疾病,休息和利尿、降压对症治疗。

四、护理措施

(一)血清补体恢复正常的时间

血清补体恢复正常的时间为:6～8 周。

(二)休息

起病 2 周内应卧床休息,待水肿消退、血压正常、肉眼血尿消失后,可下床轻微活动或散步;尿红细,胞减少,血沉恢复正常才可上学,但仍需避免体育活动,尿细胞计数正常后恢复正常生活。1～2 个月限制活动量,3 个月内避免剧烈活动;Addis 计数正常后恢复正常活动。

(三)饮食护理

给予高热量、高维生素、适量蛋白质和低盐饮食。急性期 1～2 周内,应控制钠的摄入,每日 1～2g,水肿消退后每日 3～5g。水肿严重、尿少、氮质血症者,应限制水及蛋白质的摄入,给优质动物蛋白每日 0.5g/kg。尿量增加、水肿消退、血压正常后,可恢复正常饮食。

(四)并发症

1.高血压脑病

严密观察生命体征,每日测血压 2 次,如患者出现剧烈头痛、呕吐、眼花,视物不清等症状,应考虑高血压脑病。

2.心力衰竭

密切观察患者生命体征变化,水肿严重者如出现烦躁不安、呼吸困难、心率增快、不能平卧、肺底湿性啰音、肝脏增大等,应考虑患者出现心力衰竭。

(五)病情观察

1.水肿观察

注意水肿程度及部位,每日或隔日测体重 1 次,准确记录 24h 出入量。

2.尿量及尿色观察

每周 2 次尿常规检查。

(六)健康教育

增强体质、避免上呼吸道感染、彻底清除感染灶是预防的关键。

第八节 慢性肾小球肾炎

一、病因
感染后引起免疫复合物介导性炎症,少数由急性发展而来。

二、临床表现
起病缓慢、隐匿。

(一)蛋白尿
必有的表现,常 $1\sim3g/d$。

(二)血尿
多为镜下血尿。

(三)水肿
轻、中度凹陷性水肿,表现为晨起眼睑、颜面水肿。

(四)高血压
多为持续性轻中度高血压。

(五)肾功能损害
呈慢性进行性损害。

三、辅助检查
肾活检可确定病理类型。

四、治疗要点
目的是防止或延缓肾功能进行性减退,改善症状,一般不使用激素及细胞毒药物,多采用综合治疗。

(一)休息与饮食
优质低蛋白(如牛奶、鸡蛋、鱼肉、瘦肉)、低磷饮食,水肿、高血压应限制盐<3g/d。

(二)利尿
水肿较明显者,可利尿消肿。

(三)降压
容量依赖性高血压首选利尿药(氢氯噻嗪),肾素依赖型高血压首选血管紧张素转化酶抑制剂 ACEI(卡托普利)和血管紧张素 Ⅱ 受体拮抗剂(ARB)。

(四)抗血小板药物
改善微循环,延缓肾功能衰退。

(五)低清蛋白血症
血浆蛋白从尿中丢失,及肾小管对重吸收的清蛋白进行分解,出现低清蛋白血症。

(六)高脂血症
当肝脏代偿合成蛋白质时,脂蛋白合成亦随之增加,导致高脂血症。

(七)水肿

低清蛋白血症导致血浆胶体渗透压减低,水分外渗。另外,部分水肿患者循环血容量不足,激活肾素-血管紧张素-醛固酮系统,水钠潴留加重,产生水肿。

五、并发症

(1)感染:是主要并发症。常发生呼吸道、泌尿道、皮肤感染。

(2)血栓及栓塞:多数肾病综合征患者血液呈高凝状态,常可自发形成血栓,多见于肾静脉、下肢静脉。

(3)动脉粥样硬化:长期高脂血症易引起动脉粥样硬化、冠心病等心血管并发症。

(4)急性肾衰竭。

六、辅助检查

(一)尿检查

尿常规检查示大量蛋白尿,24h尿蛋白定量测定>3.5g,尿沉渣常见颗粒管型及红细胞。

(二)血液检查

血浆清蛋白低于30g/L,血清胆固醇及三酰甘油可升高。

七、治疗护理措施

(1)休息:严重水肿、体腔积液时需卧床休息。

(2)饮食:采用优质蛋白(富含必需氨基酸的动物蛋白),热量要保证充分,每日每kg体重不少于126～147kJ(30～35kcal)。水肿时应低盐(食盐<3g/d)。

(3)利尿消肿。

(4)减少尿蛋白:血管紧张素转换酶抑制剂能直接降低肾小球内高压,从而减少尿蛋白排泄,并延缓肾功能损害。

(5)药物治疗护理措施。①激素治疗,糖皮质激素应用一定要遵从下列用药原则:起始用量要足;减撤药物要慢;维持用药要久,服半年至1年或更久。②细胞毒药物环磷酰胺,不良反应有骨髓抑制、中毒性肝炎、出血性膀胱炎及脱发,并可出现性腺抑制(尤其男性)。③激素和细胞毒药物:应用环孢素的患者,服药期间应注意监测血药浓度,观察有无不良反应的出现,如肝肾毒性、高血压、高尿酸血症、高血钾、多毛及牙龈增生等。使用激素期间应限制探视,房间每日紫外线消毒1h,患者应戴口罩,以防感染。④利尿药物:观察利尿药的治疗效果及有无不良反应发生,如低钾、低钠、低氯血症性碱中毒等。使用大剂量呋塞米时,应注意观察有无恶心、直立性眩晕、口干、心悸等。注意初始利尿不能过猛,以免血容量不足,诱发血栓形成和损伤肾功能。

第九节　肾病综合征

肾病综合征(NS)可由多种病因引起,以肾小球基膜通透性增加,表现为大量蛋白尿、低蛋白血症、高度水肿、高脂血症的一组临床症候群。

一、病因

分为原发性、继发性和遗传性三大类,原发性 NS 属于原发性肾小球疾病,有多种病理类型构成。

二、临床表现

(一)大量蛋白尿

大量蛋白尿是 NS 患者最主要的临床表现,也是肾病综合征的最基本的病理生理机制。大量蛋白尿是指成人尿蛋白排出量>3.5g/d。在正常生理情况下,肾小球滤过膜具有分子屏障及电荷屏障,致使原尿中蛋白含量增多,当远超过近曲小管重吸收量时,形成大量蛋白尿。在此基础上,凡增加肾小球内压力及导致高灌注、高滤过的因素(如高血压、高蛋白饮食或大量输注血浆蛋白)均可加重尿蛋白的排出。

(二)低蛋白血症

血浆清蛋白降至≤30g/L。NS 时大量清蛋白从尿中丢失,促进清蛋白肝脏代偿性合成和肾小管分解的增加。当肝脏清蛋白合成增加不足以克服丢失和分解时,则出现低清蛋白血症。此外,NS 患者因胃肠道黏膜水肿导致饮食减退、蛋白质摄入不足、吸收不良或丢失,也是加重低清蛋白血症的原因。除血浆清蛋白减少外,血浆的某些免疫球蛋白(如 IgG)和补体成分、抗凝及纤溶因子、金属结合蛋白及内分泌素结合蛋白也可减少,尤其是大量蛋白尿,肾小球病理损伤严重和非选择性蛋白尿时更为显著。患者易产生感染、高凝、微量元素缺乏、内分泌紊乱和免疫功能低下等并发症。

(三)水肿

NS 时低清蛋白血症、血浆胶体渗透压下降,使水分从血管腔内进入组织间隙,是造成 NS 水肿的基本原因。近年的研究表明,约 50% 的患者血容量正常或增加,血浆肾素水平正常或下降,提示某些原发于肾内钠、水潴留因素在 NS 水肿发生机制中起一定作用。

(四)高脂血症

NS 合并高脂血症的原因目前尚未完全阐明。高胆固醇和(或)高三酰甘油 血症,血清中 LDL、VLDL 和脂蛋白(a)浓度增加,常与低蛋白血症并存。高胆固醇血症主要是由于肝脏合成脂蛋白增加,但是在周围循环中分解减少也起部分作用。高三酰甘油 血症则主要是由于分解代谢障碍所致,肝脏合成增加为次要因素。

三、诊断

(一)肾病综合征(NS)诊断标准

(1)尿蛋白大于 3.5g/d。

(2)血浆清蛋白低于 30g/L。

(3)水肿。

(4)高脂血症。其中前两项两项为诊断所必需。

(二)NS 诊断

(1)确诊 NS。

(2)确认病因:首先排除继发性和遗传性疾病,才能确诊为原发性 NS;最好进行肾活检,做出病理诊断。

(3)判断有无并发症。

四、治疗

(一)一般治疗

凡有严重水肿、低蛋白血症者需卧床休息。水肿消失、一般情况好转后，可起床活动。给予正常量 0.8～1.0g/(kg·d) 的优质蛋白(富含必需氨基酸的动物蛋白为主)饮食。热量要保证充分，每日每 kg 体重不应少于 125.5～146.4kJ。尽管患者丢失大量尿蛋白，但由于高蛋白饮食增加肾小球高滤过，可加重蛋白尿并促进肾脏病变进展，故目前一般不再主张应用。水肿时应低盐(3g/d)饮食。为减轻高脂血症，应少进富含饱和脂肪酸(动物油脂)的饮食，而多吃富含多聚不饱和脂肪酸(如植物油、鱼油)及富含可溶性纤维(如豆类)的饮食。

(二)对症治疗

1.利尿消肿

(1)噻嗪类利尿剂。主要作用于髓袢升支粗段皮质部和远曲小管前段，通过抑制钠和氯的重吸收，增加钾的排泄而利尿。长期服用应防止低钾、低钠血症。

(2)潴钾利尿剂。主要作用于远曲小管后段，排钠、排氯，但潴钾，适用于低钾血症的患者。单独使用时利尿作用不显著，可与噻嗪类利尿剂合用。常用氨苯蝶啶或醛固酮拮抗剂螺内酯。长期服用需防止高钾血症，肾功能不全患者应慎用。

(3)袢利尿剂。主要作用于髓袢升支，对钠、氯和钾的重吸收具有强力的抑制作用。常用呋塞米或布美他尼(丁尿胺)(同等剂量时作用较呋塞米强 40 倍)，分次口服或静脉注射。在渗透性利尿药物应用后随即给药，效果更好。应用袢利尿剂时需谨防低钠血症及低钾、低氯血症性碱中毒发生。

(4)渗透性利尿剂。通过一过性提高血浆胶体渗透压，可使组织中水分回吸收入血。此外，它们又经过肾小球滤过，造成肾小管内液的高渗状态，减少水、钠的重吸收而利尿。常用不含钠的右旋糖酐 40(低分子右旋糖酐)或羟乙基淀粉(706 羧甲淀粉)(分子量均为 2.5 万～4.5 万)静脉点滴。随后加用袢利尿剂可增强利尿效果。但对少尿(尿量<400mL/d)患者应慎用此类药物，因其易与肾小管分泌的 Tamm-Horsfall 蛋白和肾小球滤过的清蛋白一起形成管型，阻塞肾小管，并由于其高渗作用导致肾小管上皮细胞变性、坏死，诱发"渗透性肾病"，导致急性肾衰竭。

(5)提高血浆胶体渗透压。血浆或血浆清蛋白等静脉输注均可提高血浆胶体渗透压，促进组织中水分回吸收并利尿，如再用呋塞米加入葡萄糖溶液中缓慢静脉滴注，有时能获得良好的利尿效果。但由于输入的蛋白均将于 24～48h 内由尿中排出，可引起肾小球高滤过及肾小管高代谢，造成肾小球脏层及肾小管上皮细胞损伤、促进肾间质纤维化，轻者影响糖皮质激素疗效、延迟疾病缓解，重者可损害肾功能。故应严格掌握适应证，对严重低蛋白血症、高度水肿而又少尿(尿量<400mL/d)的 NS 患者，在必须利尿的情况下方可考虑使用，但也要避免过频过多。心力衰竭患者应慎用。

对 NS 患者利尿治疗的原则是不宜过快过猛，以免造成血容量不足、加重血液高凝倾向、诱发血栓、栓塞并发症。

2.减少尿蛋白

持续性大量蛋白尿本身可导致肾小球高滤过、加重肾小管－间质损伤、促进肾小球硬化，是影响肾小球病预后的重要因素。已证实减少尿蛋白可以有效延缓肾功能的恶化。

血管紧张素转换酶抑制剂(ACEI)或血管紧张素 Ⅱ-受体拮抗剂(ARB),除可有效控制高血压外,均可通过降低肾小球内压和直接影响肾小球基底膜对大分子的通透性,有不依赖于降低全身血压的减少尿蛋白作用。用 ACEI 或 ARB 降尿蛋白时,所用剂量一般应比常规降压剂量大,才能获得良好疗效。

(三)主要治疗(抑制免疫与炎症反应)

1.糖皮质激素治疗

糖皮质激素(以下简称激素)用于肾脏疾病,主要是其抗感染作用。它能减轻急性炎症时的渗出,稳定溶酶体膜,减少纤维蛋白的沉着,降低毛细血管通透性而减少尿蛋白漏出。此外,尚可抑制慢性炎症中的增生反应,降低成纤维细胞活性,减轻组织修复所致的纤维化。糖皮质激素对疾病的疗效反应在很大程度上取决于其病理类型,微小病变的疗效最为迅速和肯定。使用原则和方案一般如下。

(1)起始足量:常用药物为泼尼松,口服 8 周,必要时可延长至 12 周,

(2)缓慢减药:足量治疗后每 2~3 周减原用量的 10%,当减至 20mg/d 左右时症状易反复,应更加缓慢减量,

(3)长期维持:最后以最小有效剂量再维持数月至半年。

激素可采取全日量顿服或在维持用药期间两日量隔日一次顿服,以减轻激素的不良反应。水肿严重、有肝功能损害或泼尼松疗效不佳时,可更换为泼尼松龙口服或静脉滴注。根据患者对糖皮质激素的治疗反应,可将其分为"激素敏感型"(用药 8~12 周内 NS 缓解)、"激素依赖型"(激素减药到一定程度即复发)和"激素抵抗"(激素治疗无效)三类,其各自的进一步治疗有所区别。长期应用激素的患者可出现感染、药物性糖尿病、骨质疏松等不良反应,少数病例还可能发生股骨头无菌性缺血性坏死,需加强监测,及时处理。

2.细胞毒性药物

激素治疗无效,或激素依赖型或反复发作型,可以细胞毒药物协助治疗。由于此类药物多有性腺毒性、肝脏损伤及大剂量可诱发肿瘤的危险,因此,在用药指征及疗程上应慎重掌握。目前此类药物中,环磷酰胺(CTX)和苯丁酸氮芥(CB1348)临床应用较多。

3.免疫抑制剂

目前临床上常用的免疫抑制剂有环孢霉素 A、他克莫司(FK506)、麦考酚吗乙酯和来氟米特等。既往免疫抑制剂常与糖皮质激素联合应用治疗多种不同病理类型的肾病综合征,近年来也推荐部分患者因对糖皮质激素相对禁忌或不能耐受(如未控制糖尿病、精神因素、严重的骨质疏松),及部分患者不愿接受糖皮质激素治疗方案或存在禁忌证的患者,可单独应用免疫抑制剂治疗(包括作为初始方案)某些病理类型的肾病综合征,如局灶节段性肾小球硬化、膜性肾病、微小病变型肾病等。应用糖皮质激素及免疫抑制剂(包括细胞毒药物)治疗 NS 可有多种方案,原则上应以增强疗效的同时最大限度地减少不良反应为宜。对于是否应用激素治疗、疗程长短以及应否使用和选择何种免疫抑制剂(细胞毒药物)等应结合患者肾小球病的病理类型、年龄、肾功能和有否相对禁忌证等情况不同而区别对待,依据免疫抑制剂的作用靶目标,制订个体化治疗方案。近年来根据循证医学的研究结果,针对不同的病理类型,提出相应治疗方案。

五、护理

(一)心理护理

患者常有恐惧、烦躁、忧愁、焦虑等心理失调表现,这不利于疾病的治疗和康复。护理者的责任心,热情亲切的服务态度,首先给患者安全和信赖感,进而帮助他克服不良的心理因素,解除其思想顾虑,避免情志刺激,培养乐观情绪。要做好卫生宣教,预防疾病的复发。

(二)临床护理

如水肿明显、大量蛋白尿者应卧床休息;眼睑面部水肿者枕头应稍高些;严重水肿者应经常改换体位;胸腔积液者宜半卧位;阴囊水肿者宜用托带将阴囊托起。同时给高热量富含维生素的低盐饮食。在肾功能不全时,因尿素氮等代谢产物在体内潴留,刺激口腔黏膜易致口腔溃疡,应加强卫生调护,用生理盐水频漱口,保持室内空气新鲜,地面用 84 液消毒,每日 1 次,并减少陪人等。

(三)药物治疗的护理

用利尿剂后,应观察用药后的反应,如患者的尿量、体重、皮肤的弹性。用强效利尿剂时,要观察患者的循环情况及酸碱平衡情况;在用激素时,应注意不良反应,撤药或改变用药方式不能操之过急,不可突然停药,做好调护,可促进早日康复。

第十节　急性肾衰竭

急性肾衰竭是指由各种病因引起的肾功能在短期内(数小时或数日)急剧下降的临床综合征。主要表现为少尿或无尿,血尿素氮和肌酐迅速升高,水、电解质、酸碱失衡及尿毒症症状。

一、病因

(一)肾前性急性肾衰竭

肾血流量减少(休克、大量脱水、心功能不全、大出血等)。

(二)肾性急性肾衰竭

肾缺血、肾中毒等肾实质病变引起(挤压伤)。

(三)肾后性急性肾衰竭

尿路梗阻(双肾结石、双侧肾盂输尿管梗阻)。

二、临床表现

急性肾衰竭临床上将其分为少尿期、多尿期及恢复期三个阶段。

(一)少尿或无尿期

持续 7～14d,尿色深而比重低。高钾血症是本期最主要和最危险的并发症,还可并发进行性氮质血症,水、电解质和酸碱平衡失调。

(二)多尿期

每日尿量超过 400mL,则进入多尿期,尿量增加的速度较快,经 5～7d 达到多尿高峰,尿量可达 3000mL 以上。早期仍有高钾血症,后期可发生低钾血症。

（三）恢复期

血肌酐及尿素氮逐渐下降，待尿素氮处于稳定后进入恢复期，部分患者较长时间不能恢复而转入慢性肾衰竭。

三、辅助检查

（一）血液检查

血尿素氮和肌酐升高。

（二）尿常规检查

外观混浊，尿色深、有时呈酱油色；尿比重低且固定，尿呈酸性；尿蛋白定性＋～＋＋＋；尿沉渣镜检可见肾小管上皮细胞、上皮细胞管型、颗粒管型及少许红细胞、白细胞等。

四、治疗原则

①积极治疗原发病、去除病因。②少尿期：保持液体平衡。③多尿期：最初 1～2d 仍按少尿期的治疗原则处理。尿量明显增多后注重钾的平衡。④恢复期的治疗：除继续病因治疗外，一般无须特殊治疗，注重营养。

五、护理问题

（一）体液过多

与急性肾衰竭致肾小球滤过功能受损、水分控制不严有关。

（二）营养失调

低于机体需要量与营养的摄入不足及透析等原因有关。

（三）有感染的危险

与饮食限制蛋白质摄入、机体抵抗力低下及透析有关。

（四）潜在并发症

高钾血症、代谢性酸中毒、高血压脑病、急性左心衰竭、心律失常、DIC、多脏器功能衰竭。

六、护理措施

（一）饮食护理

（1）限制蛋白质摄入，降低血尿素氮，减轻尿毒症症状，可给予高生物效价优质蛋白质（如瘦肉、鱼、禽、蛋、奶类）饮食；接受透析的患者给予高蛋白饮食，蛋白质摄入量为每日每 kg 体重 1.0～1.2g。

（2）保证热量供给：低蛋白饮食的患者需注意提供足够的热量，以减少体内蛋白质的消耗，保持机体的正氮平衡。维持水平衡：少尿期应严格计算 24h 的出入液量，按照"量出为入"的原则补充入液量，进水量＝前一天总排出量＋500mL。

（3）减少钾的摄入：尽量避免食用含钾多的食物，如白菜、萝卜、榨菜、橘子、香蕉、梨、桃、葡萄、西瓜等。

（二）用药护理

遵医嘱对心力衰竭患者使用利尿剂和血管扩张剂，观察利尿、降压效果及不良反应。发生高血钾时配合医生进行紧急处理。

（1）立即建立血管输液通道。

（2）静脉滴注 5％碳酸氢钠 100～200mL，尤其适用于伴代谢性酸中毒者；或缓慢静脉注射 10％葡萄糖酸钙 10mL，以拮抗钾离子对心肌及其他组织的毒性作用；或静滴 25％葡萄糖 300mL＋胰岛素 15IU，以促进糖原合成，使钾离子转入细胞内。

（3）钠型离子交换树脂 20～30g 加入 25％山梨醇 100～200mL 作高位保留灌肠。

第十一节　慢性肾衰竭

慢性肾衰竭是各种慢性肾实质疾病进行性发展的最终结局，主要表现为肾功能减退，代谢产物潴留引起全身各系统症状，水、电解质紊乱及酸碱平衡失调的一组临床综合征。

一、病因

（一）原发性肾脏疾病

如肾小球肾炎、慢性肾盂肾炎。

（二）继发于全身疾病的肾脏病变

如糖尿病肾病、高血压肾病、系统性红斑狼疮肾病和过敏性紫癜肾。

（三）慢性尿路梗阻性肾病

如结石、前列腺肥大等。

（四）先天性疾病

如多囊肾、遗传性肾炎、肾发育不良等。我国以慢性肾小球肾炎、糖尿病肾病、高血压肾病等较多见。

二、临床表现

（一）消化系统表现

食欲减退、腹部不适，是最早、最常出现的症状。

（二）心血管系统表现

（1）高血压，最常见，与水钠潴留及肾素活性增高有关。

（2）心力衰竭，常见死亡原因之一，多与水钠潴留、高血压和尿毒症性心肌病有关。

（3）心包炎，触诊心包摩擦音

（4）动脉粥样硬化。

（三）贫血

与红细胞生成减少有关。

（四）皮肤瘙痒

与尿素霜刺激皮肤有关。

（五）水、电解质和酸碱平衡失调

（1）水肿或脱水：常有畏食、呕吐或腹泻，易引起脱水，晚期患者尿量可少于 400mL/d。引起水、钠潴留，出现水肿、高血压甚至心力衰竭。

（2）高血钾及低血钾。

（3）酸中毒:慢性肾衰竭患者都有轻重不等的代谢性酸中毒。

（4）低钙血症与高磷血症。

三、辅助检查

（一）血常规

血红蛋白多在 80g/L 以下,最低达 20g/L。白细胞与血小板正常或偏低。

（二）尿常规

尿蛋白＋～＋＋＋,晚期可阴性。尿沉渣有管型,蜡样管型对诊断有意义。

（三）肾功能检查

血肌酐、尿素、尿酸增高;内生肌酐清除率降低,是肾衰竭的敏感指标;血钙偏低,血磷增高。血清钾、钠浓度可正常、降低或增高,有代谢性酸中毒等。

（四）其他检查

B 超检查示双肾体积小,肾萎缩,肾图示双肾功能明显受损。

四、治疗原则

（一）治疗原发病和纠正加重肾衰竭的可逆因素是关键

如防止水电解质紊乱、感染、尿路梗阻、心力衰竭等,饮食选用优质低蛋白质,如鸡蛋、牛奶、瘦肉、鱼等,应保证供给充足的热量。并补充多种维生素,限盐。每日液体入量为前 1d 出液量加不显性失水(呼吸、大便等)500mL 来计算。

（二）对症治疗

（1）容量依赖型高血压患者,限水钠、配合利尿药及降压药等综合治疗;对肾素依赖型高血压,应首选血管紧张素转换酶抑制剂。

（2）应积极控制感染,避免使用肾毒性药物。

（3）纠正水、电解质、酸碱平衡失调。

（4）纠正贫血。

（5）重者如出现心力衰竭等,行血液透析治疗。

五、护理措施

（1）休息:尿毒症期应卧床休息以减轻肾脏负担。

（2）营养:给予高维生素、高热量、优质低蛋白、低磷高钙饮食,主食最好采用麦淀粉。

（3）采集血钾标本时针筒要干燥,采血部位结扎勿过紧,血取出后沿试管壁注入,以防溶血,影响检验结果。

（4）忌进含钾量高的食物和药物(包括钾盐青霉素、螺内酯等)。

（5）忌输库血,因库血含钾量较高(贮存 5～8d,每 1000mL 血液的血浆中含有 22mmol 的钾)。

第十一节　肾盂肾炎

一、病因和发病机制

急性肾盂肾炎常由单一的细菌感染,本病致病菌以大肠埃希菌最多见,占 60%～80%,其次是变形杆菌、葡萄球菌、粪链球菌、克雷白杆菌。少数为铜绿假单胞杆菌,偶有真菌、原虫、病毒等。

可侵犯单侧或双侧肾脏。急性期肾盂肾盏黏膜肿胀、充血,表面有脓性分泌物,黏膜下有细小脓肿。肾小球多无形态改变,周围可有白细胞浸润。慢性肾盂肾炎,由于反复多次发作导致肾脏外形缩小,表面瘢痕形成导致凹凸不平,皮质和髓质变薄,因瘢痕收缩而造成的肾盂肾盏变形、狭窄,肾实质损害加重,演变成"肾盂肾炎固缩肾",最终导致慢性肾功能不全。

二、临床类型

(一)急性肾盂肾炎

急性肾盂肾炎是肾盂和肾间质的急性化脓性炎症。

1.病理变化

眼观:肾肿大、充血,表面可见多个大小不等的黄白色脓肿,周围有充血带。切面见肾盂黏膜充血、水肿,表面有脓性渗出物覆盖,肾盂腔内可有脓性尿液。肾髓质内可见黄色条纹向皮质伸展,并见小脓肿。

镜下:肾盂黏膜充血、水肿,大量中性粒细胞浸润。以后病变沿肾小管及其周围组织扩散。肾间质内大量中性粒细胞浸润,并有小脓肿形成。肾小管管腔内充满脓细胞和细菌。血源性感染病变首先累及肾小球或肾小管周围的间质,形成多数分散的小脓肿,并可逐渐扩大破坏邻近组织,也可破入肾小管蔓延到肾盂。

2.临床病理联系

急性肾盂肾炎起病急,常有发热、寒战、白细胞增多等全身症状。肾肿大和化脓性病变常引起腰部酸痛和尿的变化,如脓尿、蛋白尿、管型尿、菌尿,有时甚至出现血尿。由于膀胱和尿道被急性炎症刺激可出现尿频、尿急、尿痛等膀胱刺激征。

3.结局

急性肾盂肾炎如能及时治疗,大多数可以治愈。如治疗不彻底或尿路阻塞未解除,则容易反复发作而转为慢性肾盂肾炎。如有严重尿路阻塞,可引起肾盂积水或肾盂积脓。

(二)慢性肾盂肾炎

慢性肾盂肾炎可由急性肾盂肾炎发展而来,也可起病时即呈慢性经过。

1.病理变化

病变累及一侧或两侧肾分布不均匀。

眼观:两侧肾不对称,大小不等,体积缩小,质地变硬,表面高低不平,有不规则的凹陷性瘢痕。切面皮髓质界限不清,肾乳头萎缩。肾盂、肾盏因瘢痕收缩而变形。肾盂黏膜增厚、粗糙。

镜下:病变区肾组织破坏,肾间质和肾盂黏膜大量纤维组织增生,并有淋巴细胞和浆细胞等炎症细胞浸润。肾小管管腔狭窄、萎缩、坏死、纤维化。有些肾小管扩张,腔内充满均匀红染的蛋白管型。部分肾小球萎缩、纤维化和玻璃样变。病灶间的肾单位可呈代偿性肥大。

2.临床病理联系

慢性肾盂肾炎常反复急性发作,发作期间的症状与急性肾盂肾炎相似,出现脓尿、菌尿。由于肾小管病变比较严重,发生也较早,故肾小管功能障碍出现较早,也较明显。表现为肾小管浓缩功能下降,可出现多尿和夜尿。电解质如钠、钾和碳酸氢盐丢失过多,可引起低钠、低钾和代谢性酸中毒。晚期由于肾组织纤维化和小血管硬化,肾组织缺血,肾素分泌增加,导致高血压。因肾组织大量破坏可引起氮质血症和尿毒症。

3.结局

慢性肾盂肾炎病程较长,如能及时治疗,可控制病变发展。若病变广泛并累及两肾时,最终可导致高血压和慢性肾衰竭。

三、感染途径

(一)上行感染

上行感染是最常见的感染途径,约占90%。在机体抵抗力下降、尿路损伤,或入侵细菌的毒力大、黏附尿道黏膜和上行的能力强时,细菌沿输尿管周围的淋巴管上行到肾盂,引起肾盂和肾组织的炎症。病变多累及一侧,也可累及两侧肾。病原菌以大肠埃希菌为主。

(二)血行感染

细菌由体内某处感染灶侵入血液,随血流到达肾。首先侵犯肾皮质,后经髓质蔓延到肾间质、肾盂引起肾盂肾炎。病变常累及两侧肾。病原菌以葡萄球菌多见。细菌虽然是引起肾盂肾炎的必要条件,但入侵的细菌能否在肾内繁殖引起病变,还取决于机体的抵抗力及泌尿道局部防御功能。

(三)淋巴道感染

下腹部和盆腔器官的淋巴道与肾毛细血管有吻合支相通,升结肠与右肾之间也有淋巴管沟通,当盆腔炎症、结肠炎或阑尾炎时细菌可沿淋巴道入侵肾脏致病。

(四)直接感染

细菌通过肾脏邻近器官的外伤或感染直接侵入肾脏致病。

四、易感因素

(一)尿流不畅或尿液反流

尿流不畅是最重要的易感因素。泌尿道结石、尿道的瘢痕狭窄、前列腺增生、妊娠子宫及肿瘤压迫等均可引起尿路阻塞、尿液潴留,这样不仅影响尿液的正常冲洗作用,而且潴留的尿液又成为细菌生长繁殖的培养基,继而发生感染。膀胱三角区发育不良、下泌尿道梗阻(如膀胱肿瘤、尿道结石)等,可引起尿液从膀胱输尿管反流,使细菌进入输尿管、肾盂引起感染。

(二)女性生理特点

女性尿道短、直、宽,尿道口较接近肛门易被细菌污染。在经期、妊娠期、绝经期因内分泌激素改变及性生活后易受感染。

(三)医源性感染

留置导尿、尿路器械检查等既能损伤尿路黏膜,也易将尿道口的细菌直接带入,引起感染。

（四）机体抵抗力下降

全身抵抗力下降（如糖尿病、重症肝病、晚期肿瘤、长期使用免疫抑制剂）和局部抵抗力下降（如尿道口周围或盆腔炎症）都易发生尿路感染。

（五）尿道口周围或盆腔炎症

如妇科炎症、细菌性前列腺炎等。

五、护理评估

（一）健康史

询问患者既往有无腰痛、尿频、低热等表现，以及个人卫生习惯等。

（二）身体状况

1.急性肾盂肾炎

（1）全身表现多数急骤起病，寒战、高热（体温可高达 39℃ 以上），呈稽留热，伴头痛、全身不适、乏力、食欲缺乏等。

（2）泌尿系统表现常有尿频、尿急、尿痛排尿不畅及下腹部不适等尿路刺激症状。多数伴有肾区疼痛或不适。体检肾区有压痛和叩击痛，上、中输尿管点及肋腰点有压痛。可伴脓尿和血尿。

2.慢性肾盂肾炎

（1）全身表现较轻，甚至可无明显表现；泌尿系统表现亦不典型，可间断出现尿频、尿急、尿痛等。

（2）病程中若多次急性发作，每次发作表现类似急性肾盂肾炎者，称复发型；若以长期低热为主要表现者，称低热型；若以血尿为主要表现，并伴有较明显的肾区疼痛不适和尿频、尿急、尿痛者，称血尿型；若无临床表现或仅有低热、疲乏等，但多次尿细菌培养阳性者，称隐匿型，也称"无症状性菌尿"，多见于老年人和孕妇，如不治疗，约 20% 可发展成急性肾盂肾炎。

3.并发症

（1）肾周围脓肿好发于糖尿病和尿路梗阻等易感因素存在的患者，因输尿管梗阻、尿液积聚于肾盂感染病灶可直接扩散至肾周围引起脓肿。表现为单侧明显腰痛，向健侧弯腰时疼痛加剧。

（2）肾乳头坏死严重的炎症和感染中毒引起肾乳头及其邻近肾髓质的缺血性坏死。表现为高热、剧烈腰痛和血尿等，可有坏死组织脱落随尿排出，发生肾绞痛。

（三）辅助检查

1.血常规检查

常有白细胞和中性粒细胞增多。

2.尿常规检查

尿液混浊，有白细胞、红细胞增多，尤以白细胞尿（又称脓尿）最常见。出现白细胞管型为诊断肾盂肾炎的有力证据，少数有肉眼血尿。

3.尿细菌学检查

新鲜清洁中段尿细菌定量培养，菌落计数 $\geqslant 10^5$ /mL，称为真性菌尿。

4.肾功能检查

可能会出现尿渗透压下降、尿 β_2 微球蛋白增加、自由水清除率异常等，如暂时异常提示急性肾盂肾炎，持续异常提示慢性肾盂肾炎。

5.其他

如静脉肾盂造影可见慢性患者肾盂肾炎变形、缩窄,或者肾表面凹凸不平,且两肾大小不等,注意感染急性期不宜做静脉肾盂造影;B超也可见慢性患者双肾大小不等。

(四)心理-社会状况

肾盂肾炎患者因症状反复,影响工作,易出现焦虑情绪,应与患者做好沟通。

(五)处理原则

1.急性肾盂肾炎

(1)抗菌治疗急性肾盂肾炎抗菌药物治疗极为重要。起病急、病情重,在留取尿液标本行细菌检查之后立即根据药敏结果选择药物。常用药物有以下几种:喹诺酮类(氧氟沙星等)、头孢类(头孢曲松等)、青霉素类(阿莫西林等)。通常先用注射剂,退热72h后可改口服。一般患者可用一种,较重者应联合用药。在治疗72h未显效的,应更换药物。疗程一般为2周,或用药至症状消失,尿检阴性后继续使用3～5d。停药后2周、6周复查尿细菌学检查,若均为阴性,即为临床治愈,若尿检阳性,再用一个疗程。

(2)碱化尿液。口服碳酸氢钠片,可减轻尿路刺激症状。

2.慢性肾盂肾炎

(1)积极查找病因,去除易感因素,如解除尿路梗阻或尿路畸形,加强营养,增强机体抵抗力等。

(2)抗菌治疗:①复发型每次急性发作时用药方法同急性肾盂肾炎,但通常需联合用药,且疗程要长,一般需2～4周。②其他类型应选用几组药物轮换使用,一般每组用一个疗程,停药3～5d后换另一组药物,总疗程共2～4个月,不宜选用氨基苷类抗生素,因其有肾毒性。③慢性肾盂肾炎复发者,应另换敏感药物或改变治疗途径、方法和疗程等。④结合中医中药治疗。

六、常见护理诊断/问题

(1)疼痛与尿路感染有关。

(2)体温升高与尿路感染有关。

(3)排尿异常(尿频、尿急、尿痛)与尿路受炎症和理化刺激有关。

(4)焦虑与患者缺乏疾病相关知识有关。

(5)潜在并发症:肾乳头坏死、肾周围脓肿、慢性肾衰竭等。

七、护理目标

(1)患者疼痛缓解或消失。

(2)患者体温恢复正常。

(3)患者排尿异常症状解除。

(4)患者焦虑症状减轻。

(5)患者并发症未发生或发生时得到及时处理。

八、护理措施

(一)腰痛的护理

观察腰痛的性质、部位、程度及有无伴随症状。若腰痛持续加剧,应考虑是否出现肾周脓肿、肾乳头坏死等并发症。肾区疼痛明显时应卧床休息,少站立、端坐或弯腰;可指导患者进行局部按摩、热敷,必要时给予止痛剂。

（二）一般护理

提供舒适的病室环境,患者应卧床休息,各项护理操作应尽可能集中进行,以避免过多地打扰患者;给予清淡、高热量、高蛋白、高维生素、易消化饮食,多饮水,保持每日尿量在2500mL以上,以冲洗尿路中的细菌和炎症物质。

（三）对症处理

对高热患者可给予冰敷、酒精擦浴等物理降温,必要时遵医嘱给予退热药物,并注意观察及记录降温效果;出汗后应及时更换衣服,注意保暖,以免加重病情。

（四）用药护理

严格遵医嘱使用抗菌药物,观察药物的疗效与不良反应,如用奎诺酮类药后有无血管炎与消化道反应等。慢性患者避免使用对肾功能有毒性的抗菌药物,如氨基糖苷类抗生素等。

（五）健康指导

(1)告知患者必须按医嘱坚持用药,急性患者大多可痊愈,慢性患者也能明显缓解,多饮水,勤排尿是防止尿路感染最简便而有效的措施。

(2)加强营养,锻炼身体,增强体质,提高机体的抵抗力。

(3)去除诱因,如避免劳累、感冒,保持外阴清洁等,尤其是女性,不穿紧身裤、勤淋浴、勤换衣,局部有炎症及时诊治,性生活后立即排尿。

(4)女性急性肾盂肾炎治愈后1年内应严格避孕。

(5)反复发作的慢性肾盂肾炎患者应定期复查。

九、护理评价

(1)患者疼痛是否缓解或消失。

(2)患者体温是否恢复正常。

(3)患者排尿异常症状有无解除。

(4)患者焦虑是否减轻。

(5)患者并发症有无发生或发生时有无得到及时处理。

第十二节　肾移植

移植是将一个个体的细胞、组织或器官用手术或其他措施移植到自己体内或另一个体的某一部位的统称。移植的细胞、组织或器官称为移植物;提供移植的个体称为供者或供体。肾移植就是将健康转移者的肾脏移植给有肾脏病变并丧失肾脏功能的患者。肾移植是治疗终末期肾脏疾病最主要的手段,是所有的同种大器官移植中完成最多,成功率最高的一种。人类首例肾脏移植成功是在1954年。

肾移植是慢性肾功能不全最理想的治疗方法,故凡是慢性肾功能不全发展至终末期,均可用肾移植治疗。但为了提高肾移植存活率,临床上选择合适的患者较为严格,一般从病情、原发病种类、年龄等方面考虑。从原发病来讲,最常见的适合做肾移植受者的原发病是原发性肾小球肾炎,其次是慢性肾盂肾炎、间质性肾和囊性肾病。年龄虽然不是选择的主要指标,但以在 15～55 岁的青壮年为好。

肾移植手术多采用髂窝内移植,将供肾动脉与髂内动脉吻合,供肾静脉与髂外静脉吻合,供肾输尿管与膀胱吻合。一般情况下无须切除受者的病肾,但在某些特殊情况下则必须切除,如病肾为肾肿瘤、严重肾结核、巨大多囊肾、多发性肾结石合并感染等。

一、护理评估

(一)健康史

了解患者肾病的病因、病程及诊疗情况;出现肾衰竭的时间及药物治疗的经过,行血液透析治疗的频率和效果等。

(二)身体状况

1.全身

患者的生命体征是否平稳、营养状况、有无水肿、贫血或皮肤溃疡等;患者是否有排尿及尿量情况,有无排尿困难和排尿疼痛等;有无其他并发症或伴随症状。

2.局部

肾区有无疼痛、压痛、叩击痛以及疼痛的性质、范围、程度。

(三)辅助检查

除术前常规实验室、影像学检查外,还应评估供、受者间相关的免疫学检查情况,如血型是否相符、HLA 配型形容程度,淋巴细胞毒交叉配合试验及群体反应性抗体检测结果;了解尿及咽拭子细菌的培养结果等。

(四)心理-社会状况

肾移植患者常存在复杂的心理反应,如焦虑、恐惧、对手术期望值过高,而对手术可能出现的问题考虑较少等。

二、常见护理诊断/问题

(1)焦虑与恐惧与担心手术及其效果有关。

(2)营养失调,低于机体需要量与食欲减退、胃肠道吸收不良及低蛋白饮食有关。

(3)有口腔黏膜受损的危险与应用免疫抑制剂及感染易感因素增加有关。

(4)潜在并发症:出血、感染、急性排斥反应、尿瘘等。

三、护理目标

(1)患者情绪稳定,焦虑减轻或缓解。

(2)患者营养状况得到改善。

(3)患者口腔黏膜完好无损。

(4)患者移植术后并发症得到预防或被及时发现及治疗。

四、护理措施

(一)术前准备

1.供体的选择

尽管人们都希望为受体找到配型完全相同的供者器官,但多数情况下这只能在同卵双生或者少数兄弟姐妹间实现。供体同卵孪生最佳,依次为异卵孪生、同胞兄弟姐妹。父母子女间、血缘相关的亲属及无血缘关系者之间。尸体供体是最后的选择。

2.供者器官的切取和保存

器官切取应尽量减少器官的热缺血时间,因为常温下缺血对器官的损伤最为严重,一般热缺血时间不应超过10min。切除供者脏器后,用器官灌洗液(0~4℃)快速灌洗器官,尽可能冲净其内血液,使器官保持冷缺血状态,并保存于2~4℃灌洗液的容器中直至移植。

3.患者准备

除手术前常规准备外,还应做好与手术本身有关的准备。①查血型、交叉配合与细胞毒性试验和HLA定型。②术前1~2d将患者转移至隔离病房。③保证充足的睡眠和休息。④遵医嘱给予抗生素、泼尼松、氢氧化铝、降压药等。⑤特别注意纠正肾衰竭存在的氮质血症、水电解质及酸碱失衡、低蛋白血症等,使机体有充分的储备力。

4.病室准备

包括:①病室消毒。隔离病房应朝阳、通气。术前1d用0.5%过氧乙酸擦拭室内一切物品和墙窗,再用福尔马林或乳酸熏蒸消毒;次日再用0.5%过氧乙酸擦拭一遍。②病室物品。除手术后必备的一般物品外,另加尿相对密度计、量杯、痰杯、引流瓶、紫外线灯、专用药品柜、监护仪器及隔离衣、帽、鞋等。

(二)术后护理

1.病情观察

(1)生命体征:术后3d内每小时观察一次,以后根据情况调整为每4h一次。

(2)尿液:观察尿液颜色,术后3d内,每小时测量尿量及尿相对密度,3d后可4~8h测量一次,每日查尿常规。

(3)肾功能和体液平衡:早期每日或隔日查血常规、血肌酐、尿素氮、电解质等,每日测量体重。

(4)排斥反应预兆:全身表现为突然精神不振、少语乏力、头痛、关节酸痛、食欲减退、心悸气短等;也可出现多汗、多语、恐惧、体温骤然升高、体重增加、血压增高、尿量减少、两肺啰音及喘鸣等。局部表现为移植肾区闷胀感、肾增大、压痛、质硬、阴茎水肿等。

(5)糖皮质激素不良反应:如皮疹、痤疮、脓疱疮、消化道出血等。

2.体位

安置平卧位,术侧下肢髋、膝关节各屈曲15°~25°,禁止突然变化体位,以减少切口疼痛和血管吻合口张力,有利于愈合。待手术切口拆线后可起床适当活动,活动量应从室内逐渐扩展至室外。

3.饮食

合理的饮食和充足的营养素摄入对维持移植肾功能稳定、术后康复有重要意义。肠蠕动恢复后,可给予高热量、高维生素、低蛋白、低盐、易消化的饮食,忌油腻,鼓励患者多饮水。

4.静脉输液

肾移植后给患者静脉输液时,原则上不经手术侧的下肢或血液透析的动静脉造瘘的上肢为穿刺点。

5.引流管

肾移植患者术后通常有静脉输液导管、负压引流管、导尿管等。护理人员要经常检查各种导管是否通畅,防止扭曲、堵塞、脱落等现象。保持引流管的正确位置,经常挤压引流管并保证其处于负压状态。

6.口腔护理

肾移植患者术后服用免疫抑制药物,机体抵抗力较差,易发生口腔溃疡和真菌感染。应每日给予口腔护理 2 次,漱口水应根据患者口腔 pH 来选择适宜的漱口液,pH 过高,易发生细菌感染,pH 过低,易发生真菌感染。

(三)术后并发症的护理

1.排斥反应

临床最常见的是急性排斥反应,可以发生在术后任何时候,故应加强对肾移植术后患者的观察,以便及时发现排斥反应的征兆并处理。主要症状有寒战高热,移植物肿大而引起局部肿痛,患者一般状态较差,移植器官功能减退。术前、术中及术后常规使用免疫抑制剂,以抑制排斥反应。

2.感染

是常见并发症,也是导致移植患者死亡的主要原因之一。常发生在切口、肺部、尿路、皮肤、口腔等部位,致病菌可为化脓性菌,也可为真菌,故应严密观察,细心护理。如针对口腔感染,除定时进行口腔护理外,每周应做 1~2 次咽拭子培养,一旦发现真菌性口腔炎征象,如咽峡、上颌及舌根有白膜黏附,应及时涂片找真菌。对真菌阳性者,及早给予制霉菌素及克霉唑治疗。若发现患者呼吸急促,应怀疑肺部感染,及时行肺部 X 线检查。

3.消化道出血

术前应行钡餐检查,排除溃疡病;术后可用保护胃黏膜药物及抗酸药物(如氢氧化铝凝胶、复方氢氧化铝、西咪替丁等)预防;一旦出血,局部和全身用止血药,静脉滴注抗酸药;严重者,应输血,必要时进行手术治疗。

4.精神症状

用抗排斥药物可引起精神症状,如兴奋、情绪波动、烦躁、多疑、迫害妄想、拒绝治疗等,应严密观察,耐心护理,防止意外发生。

5.尿路梗阻

若移植肾突然出现尿闭,应立即手术,去除梗阻原因。

6.尿瘘

若发现尿量减少,切口有尿液外渗,表明有尿瘘存在,应立即更换切口敷料,行负压吸引,一般能自行愈合;对不能自愈者,应进行手术修补。

7.血管吻合口渗血

移植肾血管吻合口可有渗血,甚至形成血肿;渗血较多可出现血容量不足的症状,血肿压迫输尿管可引起尿闭。手术后安置患者平卧 1 周,是预防渗血和血肿的重要措施,一旦出现血肿,应行血肿清除及引流术。

8.蛋白尿

肾移植术后有不同程度的蛋白尿,可在数周后自行消失。术后可每日测尿蛋白含量,一般在 2 周后下降至 0.1g/L 以下。

9.高血压

应明确病因,及时治疗。

(四)健康指导

1.饮食

术后应给予高热量、低蛋白及高维生素的饮食,以利于术后的恢复。

2.正确服药,预防感染

肾移植术后患者需要长期服用免疫抑制剂,以预防排斥反应,在服用免疫抑制剂时应严格按照医嘱服用,切忌自行调节剂量。

3.自我监测

对于肾移植术后患者,要指导他们在出院后能对自己的病情进行简单的检测,如对体温、体重、血压、尿量等的观察。如发现近期有体重增加明显,尿量减少等症状,需考虑移植肾的功能不全,需来医院进一步检查。

4.保护移植肾

对移植肾部位进行保护,保暖等措施,避免该部位的受伤,尽量延长移植肾的存活时间。

5.定期复诊

因为大部分的移植肾均会或多或少地产生排斥反应,故患者应定期到医院复诊,以了解移植肾的情况,从而调整治疗方案,以达到更好的治疗效果。

五、护理评价

(1)患者的焦虑或恐惧是否消失,情绪是否稳定。

(2)患者营养状况是否得到及时改善或纠正,是否耐受手术。

(3)患者口腔黏膜是否完整,是否发生溃疡或愈合。

(4)患者是否发生抑制肾脏功能衰竭、排斥反应、感染、出血等并发症,是否得到及时发现并处理。

第四章　循环系统疾病的护理

第一节　心血管内科护理常规

一、常规护理

按内科疾病护理常规护理。

二、测量脉搏和呼吸

必须准确计数 1min,并注意脉率、脉律、脉搏的强弱及呼吸次数,如脉搏不规律,应数同 1min 内的脉搏与心率。

三、严密观察病情变化

特别注意其心率、心律、血压、呼吸以及氧饱和度的变化,有无心率过快、脉搏缓慢、咯血、呼吸困难、胸闷、憋气、腹痛、咽喉部疼痛、肢体疼痛等不适症状,记录病情变化持续时间和缓解方式,发现病情变化应及时报告医师处理。

四、呼吸困难

采取半卧位,抬高床头,给予氧气吸入,一般用氧每分钟 2～4L。对于严重缺氧者,使用面罩吸氧,氧流量每分钟 6～8L;对于急性肺水肿者,可在湿化瓶内盛入 20％～30％酒精吸氧,以降低肺泡内泡沫的表面张力,改善通气功能。

五、饮食

给予易消化的低盐、低脂饮食,忌烟、酒、咖啡、浓茶及其他刺激性食物,多吃新鲜蔬菜,每餐进食不宜过饱。对于水肿和心力衰竭的患者,给予低盐饮食,限制入水量,准确记录其出入量,每日清晨测量体重,观察水肿程度和治疗效果。

六、注意保持排便通畅

切忌排便时用力过度,增加心脏负担。

七、药物使用的观察护理

(一)服用抗凝血药

阿司匹林和波立维饭后服用,以减轻对胃部刺激,如有胃部不适感觉,可增加胃黏膜保护药,同时留取粪常规,密切观察排便性质,检查隐血结果。

(二)服用华法林药物

抗凝血治疗国际标准化比值(INR)为 1.5～2.5,同时观察有无出血,如皮肤出血点、瘀斑、牙龈出血、鼻出血。

(三)使用洋地黄

(1)严密观察有无恶心、呕吐、脉搏缓慢、复视、黄绿视等中毒现象。

(2)服药前,数脉搏,如脉搏<60 次/min 或发现不规律,或脉搏骤然增快的情况,应立即

报告医师,做心电图,观察有无心律失常。

(四)使用利尿药

(1)长期服用利尿药通常在上午服用,应注意有无电解质紊乱。

(2)静脉注射利尿药后,通常在 15～30min 内排尿,准确记录尿量,观察用药效果。

(五)使用降压药

(1)观察患者的血压,有无头晕、头痛症状。

(2)服用钙离子拮抗剂降压时观察有无牙龈肿胀、下肢踝部的水肿。

(六)输液治疗

(1)输液量不宜过多、速度不宜过快,一般每分钟在 40 滴以内,应严格限制老年人、风湿性心脏病、心肌病和心力衰竭的患者的输液速度。

(2)输入硝酸酯类药物时,询问患者有无头涨、头痛、心慌等不适症状。

八、做好心理护理

避免患者焦虑、抑郁和情绪激动。保持病室安静,床头交接班时,不要谈及患者的病情,以免增加患者的心理负担。

九、健康宣教

(1)做好入院宣教,告知护理安全防范措施,如谨防跌倒、坠床、导管脱出。

(2)交代留取各种标本的方法与注意事项,尤其是抽卧立位血液和葡萄糖耐量实验检查时。

(3)介绍病区环境,告知护理等级的活动范围和要求、作息时间、医护人员和责任护士名字。

(4)讲解所患疾病病因、诱因、临床表现、治疗方法、用药以及转归。

(5)告知患者常用药物的使用方法、不良反应及注意事项。

(6)交代特殊检查和治疗配合要点。

第二节　心脏瓣膜病

一、概述

心脏瓣膜病是指心瓣膜、瓣环及其瓣下结构由于风湿性或非风湿性炎症、变性、粘连,先天发育异常,老年退行性变和钙化,以及冠状动脉硬化引起乳头肌、腱索缺血坏死、断裂等原因,使一个或多个瓣膜发生急性或慢性狭窄或(和)关闭不全,导致血流机械障碍和(或)反流,临床上最常见受累瓣膜为二尖瓣,其次为主动脉瓣。风湿性心瓣膜病与发病季节及呼吸道 A 族 B 型溶血性链球菌感染密切相关。该病常见于贫民或医疗较差地区居民,在热带地区非常流行。在我国,风湿性心瓣膜病(简称风心病)是心瓣膜病最主要的病因。

心脏瓣膜病分为风湿性和非风湿性,也可分为原发性心脏瓣膜病和获得性心脏瓣膜病。瓣膜病的诊断一般综合病损部位、病因以及瓣膜功能损伤的类别和严重程度来确定,并结合临床表现确定治疗方案。

二、主要治疗原则

（1）治疗心功能不全，应用药物及氧气吸入。

（2）加强营养，预防控制上呼吸道感染，预防便秘。

（3）积极治疗并发症。

（4）介入治疗。

（5）外科手术治疗。

三、护理评估

（一）一般资料

重点了解患者年龄、性别、工作性质、经济状况、家族史、过敏史、生活方式（吸烟、饮酒、饮食习惯、二便情况、运动状况、居住环境）、活动状况、文化水平、接受能力、性格类型等。年轻女性婚育资料的收集。

（二）临床表现

（1）风湿症状：关节疼痛时部位、性质、诱因及局部的红、肿、热、痛情况。

（2）生命体征：评估体温、血压、脉搏、呼吸、有无咯血、肺部啰音及肺水肿等，评估这些表现在患者接受治疗护理后的变化。

（3）长期服用洋地黄的患者评估有否中毒症状。

（4）饮食状况：重点注意盐的摄入情况。

（三）辅助检查

血常规、生化指标、凝血指标、风湿免疫指标；心功能评价情况；长期服用利尿药的注意电解质情况。

（四）心理状况

患者对自己的病史、病程是否了解，对疾病的严重程度是否缺乏思想准备及足够认识。另外，由于经济条件，患者往往担心费用及预后。女性患者往往担心生育受影响。

四、护理要点

（一）严密观察

严密观察患者的体温、心率、心律、血压、呼吸情况，观察有无咯血、肺部啰音及肺水肿等症状。

（二）体位

患者有心力衰竭或呼吸困难时，应给予氧气吸入和采取半卧位。

（三）用药

遵医嘱应用抗生素、阿司匹林抗风湿治疗，应用洋地黄药物时，应密切观察药物的疗效、不良反应，如黄视、绿视，注意观察心率（律）、脉搏，有无恶心、呕吐；使用利尿药时要准确记录出入量，注意电解质情况，防止低钾现象发生。

（四）风湿

活动时需适当休息，待体温、血沉、心率正常，症状基本消失后，可逐渐活动，如活动后心率明显增快并伴有不适感，仍需控制活动，卧床休息。

(五)饮食

要注意合理搭配,保证高蛋白质、高热量、高维生素、低脂肪等易消化食物,有心力衰竭时要限制钠盐的摄入。

(六)预防便秘

鼓励患者多食水果、蔬菜及高纤维食品,避免大便用力。因为用力排便会使会厌关闭,胸腔内压力升高,导致收缩压升高,心脏负荷增加。

(七)心理护理

(1)多与患者进行思想沟通,解除其顾虑,指导其充分认识和正确对待自己的疾病,防止感冒及过度劳累。

(2)进行有针对性的交流及沟通,告诉患者瓣膜病有内科及外科治疗两方面,内科治疗在于预防风湿活动,避免瓣膜病加重,对已出现的病状进行对症处理,对于病变严重及先天性瓣膜疾患患者可采取有利的手术方法。

(3)向患者讲述身边病友康复的例子,增强其战胜疾病的信心。

五、健康宣教

(1)对于风湿性心脏病患者应尽可能地改善居住环境,避免长时间居住在阴暗潮湿的环境中。

(2)保持良好的口腔卫生,积极治疗龋齿及牙龈炎等。

(3)避免感冒,出现发热应及时就医。

(4)劳逸结合,有心力衰竭的患者,应卧床休息。

(5)鼓励患者多进食高热量、高蛋白质、高维生素等易消化食物,少食多餐。

(6)心力衰竭患者应限制盐及钠的摄入。

(7)服用洋地黄及利尿药时,注意观察不良反应及尿量,多食含钾较高食物,如干蘑菇、干莲子、黄豆、青豆、海带、干辣椒、豆皮、花生、木耳、葵花子、榨菜、柑橘、柚子。如有异常应及时就医。

(8)阿司匹林等药物宜饭后服用;服用抗凝药时注意观察出血倾向,如牙龈出血、皮肤瘀点、鼻出血、血尿,饮食时避免长期吃菠菜、胡萝卜、白菜、菜花、豌豆、马铃薯、番茄、蛋、猪肝等含维生素 K 丰富的食物。

(9)育龄妇女应指导避孕方法,计划生育。瓣膜病变较轻者,应在严密监护下安全度过妊娠、分娩及产褥各期。向患者及其家属说明治疗的长期性、艰巨性,鼓励患者正确对待,积极配合,改变旧的生活模式(作息、活动、嗜好、饮食、文化生活等),以适应稳定病情的需要。

(10)向患者介绍心脏瓣膜手术的基本方法、术前注意事项、术后锻炼方法及服药注意事项,并避免感冒。积极主动地配合医师治疗

(11)遵医嘱定期门诊复查。

第三节　心肌炎

一、概述

心肌炎是指心肌局限性或弥散性的炎症,常为各种全身性疾病中的一部分。因传染病引起的心肌炎已明显减少,风湿性心肌炎亦趋减少,病毒性心肌炎则相对增多。

病毒性心肌炎是病毒感染引起的心肌局限性或弥散性炎症病变,病因以引起肠道和呼吸道感染的各种病毒最常见,如柯萨奇病毒 A 和 B、艾柯病毒、脊髓灰质炎病毒、流感和疱疹病毒,尤其是柯萨奇病毒 B。病毒直接侵犯心肌,造成心肌细胞溶解,免疫反应同时存在;在病变的晚期,免疫反应是造成心肌损伤的主要因素。该病以青壮年发病率最高。

临床表现:病前 1~4 周有呼吸道或肠道感染病史,轻者可无症状,多数患者有疲乏、胸闷、心悸、心前区隐痛等心脏受累的表现,与体温不成比例的心动过速等;重症者可发生严重心律失常、心力衰竭、心源性休克,甚至猝死。

其治疗上目前尚无特效疗法,以对症治疗为主。

急性期:卧床休息,注意营养,使用改善心肌营养与代谢的药物,如维生素 C、复合 B 族维生素、肌苷、能气朗。

糖皮质激素的应用:尚有争论,一般情况下不主张使用,严重心律失常下可考虑使用。

二、治疗原则

(一)原发病的治疗

病毒感染者可予抗病毒药,伴细菌感染者,给予抗生素。

(二)对症治疗

急性期卧床休息,注意营养。给予促进心肌营养与代谢的药物,如维生素 C、能量合剂、肌苷、环磷腺苷(cAMP)的综合治疗,待症状、体征好转,心电图正常后可逐渐增加活动量。出现心功能不全、心律失常、休克时应积极纠正。

(三)遇严重心律失常

可考虑应用糖皮质激素。

三、护理评估

(一)发病情况

发病时间、发病季节、发病前是否有过感染及伴有体温升高过程。

(二)症状

询问患者心脏受累的表现,是否伴有心悸、气短并活动后感觉明显。

(三)体征

较常见的有心率增快与体温升高不成比例,心尖区第一心音减弱、出现第三心音;重者可出现舒张期奔马律、心包摩擦音及心脏不同程度的扩大;更严重者出现血压下降、脉搏细数及肝大等循环衰竭体征。

(四)心理-社会评估

1.一般资料

重点了解患者年龄、性别、家庭状况、家族史、既往史(关注感冒发热、感染史)、过敏史、生活方式(吸烟、饮酒、饮食习惯、二便情况、运动状况、居住环境)、活动状况、文化水平、接受能力、性格类型等。年轻女性婚育资料的收集。

2.临床表现

(1)感染症状:询问患者近期内(1~4周前)是否有发热、咽痛、全身酸痛、呕吐、腹泻等病毒感染的表现。

(2)生命体征:评估是否有心悸、胸闷、气促、心前区隐痛、乏力、咳嗽、呼吸困难、发绀等。评估这些表现在患者接受治疗护理后的变化。

(3)饮食状况:重点注意各种营养的摄入情况。

3.辅助检查

辅助检查主要包括心电图有 ST-T 改变,R 波降低及各种心律失常,特别是房室传导阻滞、室性期前收缩;血清学检查心肌酶学增高,血沉加快,白细胞可增多,C 反应蛋白增加,抗心肌抗体滴度增高等。高热时注意血培养结果。

4.心理状况

病毒性心肌炎患者依症状的轻重不同可有不同的心理反应。症状轻者,容易忽视而不注意休息,对病情的恢复不利;症状重者,因担心疾病的预后和经济负担易产生焦虑、恐惧等心理,家属的心理也随病情变化而变化,护士应进行动态的心理评估。

四、护理要点

(一)一般护理

(1)根据病情的轻重不同,动静结合,量力而行。

(2)急性发作或伴有严重心律失常、心力衰竭症状明显者,应严格控制活动量,卧床休息,禁止用力,以减轻心脏负荷,减少心肌耗氧量。

(3)对体温过高者,给予药物或物理降温。

(4)避免情绪激动与烦躁,保证患者足够的休息和睡眠。

(5)注意保持排便通畅,必要时给予缓泻药,避免因便秘而加重心脏负担。

(6)待体温、心电图、X 线及症状恢复正常后可逐渐增加活动量。

(7)遵医嘱及时准确地给药,观察用药后的效果及不良反应。

(二)饮食

给予高热量、高蛋白质、高维生素饮食,以促进心肌细胞恢复。

注意:进食不宜过饱,禁食用咖啡、茶及其他刺激性食物,心力衰竭者限制钠盐的摄入,忌烟。

(三)多与患者沟通

协助生活护理,减轻患者的心理压力,使其主动配合治疗、护理。

五、健康宣教

(1)合理安排休息和活动。

（2）急性期绝对卧床休息，时间为 2～3 个月，6～12 个月内避免从事或参与重体力劳动及活动。

（3）保持室内温暖，定时通风换气，保持空气新鲜。

（4）每日准确记录 24 小时出入量。

（5）避免诱因，避免劳累，注意合理营养，预防呼吸道感染。

（6）坚持药物治疗，定期随访，病情变化时及时就医。

第四节　心包炎

一、概述

心包炎是指心包膜发生急性炎症性病变后，最初可表现为纤维蛋白或纤维蛋白-浆液性心包炎，继之浆液增多，并可变为血性或脓性积液，压迫心脏，以后或吸收，或纤维化，心包脏层和壁层之间及心包与周围组织粘连、肥厚、钙化，最终发展为亚急性渗出－缩窄性心包炎或慢性缩窄性心包炎，引起血流动力学障碍。

按病程可分为急性和慢性心包炎两类，根据症状和体征，结合 X 线、心电图和超声波检查可做出诊断。心包穿刺有助于病因诊断。治疗方案为对原发疾病的治疗、解除心脏压塞和对症治疗。

心包炎分急性心包炎、慢性心包炎两类。急性心包炎包括特发性心包炎、感染性心包炎（病毒性心包炎、结核性心包炎、化脓性心包炎）、胶原性心包炎（风湿性心包炎、狼疮性心包炎）、尿毒症性心包炎；慢性心包炎包括慢性非缩窄性心包炎、慢性缩窄性心包炎。

二、主要治疗原则

（一）病因治疗

积极治疗结核病、风湿热、病毒感染、肿瘤等原发病。

（二）并发症治疗

如施行心包穿刺术，抽出心包积液，缓解症状。

三、护理评估

（一）一般资料

重点了解患者既往史（关注风湿史、感染史、结核病史、免疫病史等）。

（二）临床表现

1.生命体征

评估体温、血压、脉搏、呼吸、有无胸痛、干咳、肺部啰音、缺氧症状、心脏压塞症状等，评估这些表现在患者接受治疗护理后的变化。

2.有水肿时

注意体重、腹围变化。

3.饮食状况

总量及营养的摄入情况。

(三)辅助检查

(1)血常规、生化指标、凝血指标、风湿免疫指标以及心功能评价情况。长期服用利尿药者还应注意电解质情况。

(2)有结核史的患者注意结核菌素试验结果。

(四)心理状况

患者对自己的病史、病程是否了解,对疾病的严重程度是否缺乏思想准备及足够认识。另外,有些患者限于经济条件往往担心费用及愈后。女患者往往担心生育受影响。

四、护理要点

(1)按心血管病内科一般护理常规。

(2)积极治疗原发病,如抗结核、抗感染、抗风湿治疗和纠正尿毒症。

(3)密切观察病情变化,如体温、血压、心率、心律、心音,有无胸痛、干咳、声音嘶哑、吞咽困难、食欲减退症状,如有变化,应及时报告医师。

(4)急性心包炎患者出现胸痛、发热及心包摩擦音时应卧床休息或取半坐卧位休息,保持情绪稳定,减少心肌耗氧量。待症状消失后,帮助患者逐渐增加活动量。缩窄性心包炎患者应注意休息,避免劳累,出现心脏压塞时应绝对卧床休息,护士做好生活护理。

(5)对心包渗出液明显的患者,严密观察心脏受压征象。如患者伴有面色苍白、呼吸急促、烦躁不安、血压下降、心率快、发绀症状,应及时报告医师,必要时配合医师进行心包穿刺。

(6)给予高热量、高蛋白质、高维生素和易消化饮食,以增强机体抵抗力,补充分解代谢的消耗。若已经出现心脏压塞或心功能不全,则应注意控制总量的摄入,对于因结核、肿瘤引起的心包炎要注意营养的摄入,而对于因尿毒症引起的心包炎则要限制蛋白质的摄入。

(7)对合并水肿患者应准确记录出入量,定时测量腹围、体重并记录。

(8)对发热患者每日测量并记录4次体温。对高热者可给予物理降温,无效时遵医嘱给予退热药,嘱患者多饮水。

(9)心理护理。①急性心包炎是全身疾病的一种表现,患者会因为有较多的临床症状而紧张。责任护士可以与医师协商后向患者介绍病情并进行健康宣教,以取得患者的合作。但对于尿毒症和肿瘤等症引起的急性心包炎患者,要注意对患者介绍病情的方式和程度,以免患者出现绝望情绪。②由于慢性心包炎病程较长,患者会因此而出现对自己的疾病持无所谓的态度,要使患者对自己的疾病给予足够的重视,以保证得到连续、有效的治疗,使患者坚强起来,积极配合医师的治疗。③缩窄性心包炎患者有心慌、气促、乏力等症状带来精神负担,加之面临手术的恐惧心理,应主动关心,向患者讲解术前、术后的注意事项,以解除顾虑,稳定情绪,积极配合治疗。

五、健康宣教

(1)加强个人卫生,预防各种感染。

(2)遵医嘱及时、准确地使用药物并定时随访。

(3)绝对戒烟。

（4）结核性心包炎患者出院后继续接受抗结核治疗，如有不适应随时就诊。

（5）加强营养，进食高热量、高蛋白质、高维生素和易消化饮食，以增强机体抵抗力，补充分解代谢的消耗。

（6）劳逸结合，适量活动，预防心力衰竭。

（7）缩窄性心包炎如及早施行手术，可使疾病痊愈或改善，若手术不及时则预后较差，故应向患者及其家属讲明手术治疗的重要性，使患者于早期接受手术治疗。

第五节　感染性心内膜炎

一、概述

感染性心内膜炎（IE）是指病原微生物经血行途径侵犯心内膜、心瓣膜或邻近大动脉内膜所引起的感染并伴赘生物的形成。根据受累瓣膜类型，感染性心内膜炎可分为自体瓣膜 IE 和人工瓣膜 IE。

二、治疗原则

积极有效、合理地使用抗生素是感染性心内膜炎治疗的关键，可以消除感染、降低病死率。治疗原则为早期应用、用足剂量、选用杀菌药、疗程要长（一般 4～8 周，部分患者需 8 周以上）。同时，保护患者心功能尤为重要，可参考常见心力衰竭的治疗方法。手术治疗主要是更换心脏瓣膜，清除赘生物，提高患者生存率。

三、护理评估

（一）一般资料

了解患者近期有无皮肤或其他器官的感染；近期是否接受过口腔治疗、其他创伤性诊疗技术；有无风湿性心脏病、先天性心脏病及其他心脏病病史，是否接受心脏手术及手术时间；是否有静脉内滥用药物的经历；是否有周身不适、倦怠乏力、高热伴寒战的病史；体重是否下降等。

（二）临床表现

1.全身表现

常见为发热，亚急性起病者多为低热，体温很少超过 39.5℃，伴畏寒、多汗，部分患者伴进行性消瘦、乏力、肌肉及关节疼痛；急性起病者往往呈急性败血症表现，高热、寒战及全身毒血症状明显。

2.心脏表现

心脏杂音见于大多数患者，充血性心力衰竭是本病较常见的并发症。

3.心外表现

全身性栓塞是感染性心内膜炎常见的临床表现。

（三）辅助检查

（1）血培养阳性有决定性诊断价值，并为治疗提供依据，通常阳性率为 75%。

（2）超声心动图可检出直径＞2mm 的赘生物。

（3）血常规检验中进行性贫血较常见,白细胞数增多或正常。

（4）其他:红细胞沉降率增快、免疫复合物阳性、血清 C 反应蛋白阳性、类风湿因子阳性等指标。

（四）心理状况

起病大多急骤,反复发热,并在短时间内可出现很多症状,患者易产生恐惧、悲观情绪,亦可能对手术治疗后是否会再次出现 IE 而产生疑问,影响疾病治疗的信心。

四、护理要点

（1）注意观察病情。正确测量体温,严密观察体温变化并记录;观察患者心功能情况,是否出现不能平卧并伴双下肢水肿。

（2）嘱患者卧床休息,为患者提供适宜的病房温度和湿度,并保持安静。

（3）对体温在 39℃ 以上者予以酒精擦浴或温水擦浴。出汗多时可在衣服与皮肤之间垫软毛巾,便于潮湿后及时更换,防止因频繁更衣而受凉。

（4）耐心解释检查目的和注意事项,配合医师做好检查,留取合格的血培养标本,尽快明确病原。

（5）遵医嘱积极、有效、合理地使用抗生素,联合用药观察药物疗效及不良反应;因治疗时间一般较长,应注意保护患者的血管,尽量使用留置针穿刺。

（6）若患者尚未出现脏器功能障碍或衰竭,应积极鼓励患者进食高热量、高蛋白质易消化食物,如鸡蛋、牛奶、酸奶、肉,并注意补充维生素和矿物质,鼓励患者多饮水;一旦出现心功能不全的征象,应摄取低钠饮食,限制水分。

（7）经常检查患者口腔的颊部和舌面,观察是否有白色斑块存在,及早发现长期大量使用抗生素可能带来的真菌感染;对于舌苔较厚、口唇常干裂、口腔有异味的患者,除应做好口腔护理外,还可建议饭前多漱口。

（8）当患者卧床休息时,允许其进行一些自我护理,如翻身、盥洗、进食,并进行一些不费力的自娱活动,如听广播、阅读书报、看电视。

（9）鼓励患者说出内心感受,并对其主诉采取同感性倾听,予以心理支持。

（10）若患者伴有头痛、胸痛或肢体活动有碍时,要高度警惕是否有细菌栓子的脱落。

（11）协助做好手术准备(主要是更换心脏瓣膜、清除赘生物),提高患者生存率。

五、健康宣教

教会患者正确测量体温的方法;让患者了解心功能不全的临床表现,从而及早发现。告诉患者用药后的反应,如降温药和抗生素对胃肠道的刺激,可能会出现恶心、呕吐和食欲缺乏;告知患者不可擅自停药,以免出现不能挽回的后果。鼓励患者注意休息和营养,增强抵抗力,防止呼吸道感染,及时处理隐藏病灶;有心脏瓣膜病或心血管畸形的患者应注意口腔卫生,实施口腔手术、心导管检查、胃肠、生殖系统检查时应给予合适的抗生素预防性治疗。

第六节 心肌病

一、概述

心肌病是指除心脏瓣膜病、冠状动脉粥样硬化性心脏病、高血压心脏病、肺源性心脏病、先天性心血管病和甲状腺功能亢进性心脏病等以外的以心肌病变为主要表现的一组疾病。分为扩张型心肌病、肥厚型心肌病、限制型心肌病及致心律失常型右心室心肌病。

(一)扩张型心肌病

扩张型心肌病主要特征是单侧或双侧心腔扩大,心肌收缩功能减退,伴或不伴有充血性心力衰竭。本病常伴有心律失常,病死率较高。

病因迄今不明,近年来认为持续病毒感染是其重要原因。

(二)肥厚型心肌病

本病常有明显家族史(约占 1/3),目前被认为是常染色体显性遗传疾病,肌肉收缩蛋白基因如心脏肌球蛋白重链及心脏肌钙蛋白 T 基因突变是主要的致病因素。

(三)限制型心肌病

限制型心肌病以单侧或双侧心室充盈受限和舒张容量下降为特征,但收缩功能和室壁厚度正常或接近正常。以心脏间质纤维化增生为其主要病理变化。

二、临床表现

(一)扩张型心肌病

1.症状

起病缓慢,多在临床症状明显时就诊,如有气急,甚至端坐呼吸、水肿和肝大等充血性心力衰竭的症状和体征时被诊断出。部分患者可发生栓塞或猝死。

2.体征

主要为心脏扩大,常可听到第三或第四心音,心率快时呈奔马律。常合并多种类型的心律失常。

3.辅助检查

(1)胸部 X 线检查:心影常明显增大,心胸比>50%,肺瘀血。

(2)心电图:可见多种心电异常如心房颤动、传导阻滞。低电压、R 波减低,少数可见病理性 Q 波,多系心肌广泛纤维化的结果,但需与心肌梗死相鉴别。

(3)超声心动图:本病早期即可有心腔轻度扩大,后期各心腔均扩大,以左心室扩大早而显著,室壁运动普遍减弱,提示心肌收缩力下降,以致二尖瓣、三尖瓣本身虽无病变,但在收缩期不能退至瓣环水平而致关闭不全,彩色血流多普勒显示二尖瓣、三尖瓣反流。

(4)心脏放射性核素检查:核素血池扫描可见舒张末期和收缩末期左心室容积增大,左心室射血分数降低;核素心肌显影表现为灶性散在性放射性减低。

(5)心导管检查和心血管造影:早期近乎正常。有心力衰竭时可见左心室、右心室舒张末期压,左心房压和肺毛细血管楔压增高,心排出量、心脏指数减低。心室造影可见心腔扩大,室壁运动减弱,心室射血分数低下。冠状动脉造影多无异常,有助于与冠状动脉性心脏病的鉴别。

(6)心内膜心肌活检:可见心肌细胞肥大、变性、间质纤维化等。活检标本除发现组织学改变外,尚可进行病毒学检查。

(二)肥厚型心肌病

1.症状

部分患者可无自觉症状,而因猝死或在体检中被发现。许多患者有心悸、胸痛、劳力性呼吸困难。伴有流出道梗阻的患者,由于左心室舒张期充盈不足,心排出量减少可在起立或运动时出现眩晕,甚至神志丧失等。

2.体征

体格检查有心脏轻度增大,能听到第四心音;流出道有梗阻的患者可在胸骨左缘第3～4肋间听到较粗糙的喷射性收缩期杂音;心尖部也常可听到收缩期杂音。

3.辅助检查

(1)胸部 X 线检查:心影增大多不明显,如有心力衰竭则呈现心影明显增大。

(2)心电图:因心肌肥厚的类型不同而有不同的表现。

(3)超声心动图:超声心动图是临床上主要诊断手段,可显示室间隔的非对称性肥厚,舒张期室间隔的厚度与后壁的比例≥1:3,间隔运动低下。有梗阻的病例可见室间隔流出道部分向左心室内突出、二尖瓣前叶在收缩期前移、左心室顺应性降低致舒张功能障碍等。超声心动图无论对梗阻性与非梗阻性的诊断都有帮助。APH 型则心肌肥厚限于心尖部,以前侧壁心尖部尤为明显。

(4)心导管检查和心血管造影:左心室舒张末期压上升。有梗阻者在左心室腔与流出道间有收缩期压差,心室造影显示左心室腔变形,呈香蕉状、犬舌状、纺锤状(心尖部肥厚时)。冠状动脉造影多无异常。

(5)心内膜心肌活检:心肌细胞畸形肥大,排列紊乱有助于诊断。

(三)限制型心肌病

1.症状

以发热、全身倦怠为初始症状,白细胞增多,特别是嗜酸性粒细,胞增多较为特殊。

2.体征

逐渐出现心悸、呼吸困难、水肿、肝大、颈静脉怒张、腹腔积液等心力衰竭症状。其表现酷似缩窄性心包炎,有人称之为缩窄性心内膜炎。

3.辅助检查

心电图常呈窦性心动过速、低电压、心房或心室肥大、T 波低平或倒置。可出现各种类型心律失常,以心房颤动较多见。心导管检查示舒张期心室压力曲线呈现早期下陷,晚期高原波型,与缩窄性心包炎的表现相类似。左心室造影可见心内膜肥厚及心室腔缩小,心尖部钝角化。活检可见心内膜增厚和心内膜下心肌纤维化。

三、治疗原则

(一)扩张型心肌病

目前治疗原则是针对充血性心力衰竭和各种心律失常。一般是限制体力活动,低盐饮食,应用洋地黄和利尿药。但本病较易发生洋地黄中毒,故应慎用。此外常用扩血管药物、血管紧张素转化酶(ACE)抑制药等长期口服。本病在扩大的心房心室腔内易有附壁血栓形成,有心房颤动或深静脉血栓形成等发生栓塞性疾病风险且没有禁忌证的患者,宜口服阿司匹林预防附壁血栓形成。对于已经有附壁血栓形成和发生血栓栓塞的患者必须给予长期抗凝血治疗,口服华法林,调节剂量使 INR 保持在 2~2.5。对一些重症晚期患者,左心室射血分数(LVEF)降低和 NYHA 心功能Ⅲ~Ⅳ级,QRS 增宽>120ms,提示心室收缩不同步,可通过双心室起搏器同步刺激左、右心室即心脏再进行同步化治疗,通过调整左、右心室收缩程序改善心脏功能,缓解症状,有一定疗效。少数患者有严重的心律失常,危及生命,药物治疗不能控制,LVEF<30%,伴轻至中度心力衰竭症状、预期临床状态预后尚好的患者可置入心脏电复律除颤器,预防猝死的发生。

(二)肥厚型心肌病

梗阻性肥厚性心肌病治疗以 β 受体阻滞药及钙通道阻滞药为最常用,以减慢心率,减轻流出道肥厚心肌的收缩,缓解流出道梗阻,增加心排出量,并可治疗室上性心律失常。常用美托洛尔或维拉帕米(由小剂量逐渐增加)。对重度梗阻性肥厚型心肌病可做无水酒精流出道心肌切开术。

(三)限制型心肌病

主要避免劳累、呼吸衰竭,只能对症治疗。

四、护理常规

(一)评估

(1)评估患者的健康史:心肌受损程度及诱发因素。

(2)评估患者的身体状况:心功能情况、主要临床表现及查体情况。

(3)评估患者的心理状况:对疾病的认知程度及心理应对能力。

(4)评估患者的辅助检查结果。

(二)护理要点及措施

(1)密切观察患者生命体征,注意有无呼吸困难等充血性心力衰竭现象。改善呼吸,增进舒适,给予半卧位和氧气吸入,指导患者有效的呼吸技巧,每 2h 协助患者翻身 1 次。密切观察心率、心律、血压、呼吸的变化,必要时进行心电监护。心力衰竭者应确保低盐饮食。同时,做好防寒保暖,预防感冒和上呼吸道感染,严格执行无菌操作。

(2)改善心排出量:监测患者周围血管灌流情况,如脉搏、皮肤温度、皮肤颜色、毛细血管充盈;监测左侧心力衰竭和右侧心力衰竭的征象;让患者卧床休息,限制活动;遵医嘱严格限制液体治疗,精确记录患者的出入量,维持体液平衡。遵医嘱给予利尿药,并监测有无电解质紊乱。

(3)观察患者疼痛的部位、性质、程度和持续时间。调整情绪,促进身心健康。不良情绪使交感神经兴奋,心肌耗氧量增加。因此,需多与患者交谈接触,了解其思想顾虑,照料饮食起居,促进身心休息,减轻心脏负荷,从而改善心功能,延缓心力衰竭发生。如已出现心力衰竭的症状应绝对卧床休息。

（4）用药护理。①扩张型心肌病：以控制心力衰竭为主，选用洋地黄、利尿药、血管扩张药。在使用洋地黄时应密切观察，采用缓给法，剂量宜小，因心肌病患者对洋地黄敏感性增强，易致中毒；还可应用血管扩张药物以减轻心脏负荷；在使用β-受体阻滞药时，心功能不全者应慎用，防血压过低和心动过缓；同时给予改善心肌代谢药物（如 FDP、辅酶 Q10）。②肥厚型心肌病：主要是长期应用β-受体阻滞药（普萘洛尔）、钙离子拮抗药（维拉帕米、硝苯地平），能减轻流出道肥厚心肌的收缩，降低流出道梗阻程度，改善症状，对于晚期患者梗阻症状不明显而心功能已减退者不宜多用。当心力衰竭时应慎用洋地黄及利尿药，因可使心室收缩力加强及减少心室充盈量，反可加重流出道梗阻，使病情加重。心绞痛发作时，不宜用硝酸酯类药物，以免加重左心室流出道梗阻。

5.并发症的预防及护理。①栓塞：遵医嘱给予抗凝血药，以防血栓形成。心脏附壁血栓脱落可致动脉栓塞，发生栓塞之前一般无预兆。因此，需随时观察有无偏瘫、失语、血尿、胸痛、咯血等症状出现，以便及时做出处理。②心绞痛：肥厚型心肌病发生昏厥时应立即取平卧位，抬高下肢，使心室充盈度增加，从而增加心排出量。安慰患者，解除紧张情绪。如有心绞痛应帮助患者舌下含服硝酸甘油或硝苯地平（心痛定）等药物，报告医师，做心电图，必要时给予持续吸氧，每分钟 2～4L。本病猝死机会多，应备好抢救物品和药物以及电复律仪器等急救设施。

五、健康宣教

（1）休息。心肌病患者限制体力活动甚为重要，可使心率减慢、心脏负荷减轻，心力衰竭得以缓解。当心力衰竭得到控制后，仍应限制活动量，促使心脏扩大得到恢复。肥厚型心肌病患者休息可使心肌做功减少，收缩下降，心室充盈量增多，减轻梗阻症状。

（2）合理饮食。食用低盐、高维生素、富营养、少量多餐及增加粗纤维的食物，避免高热量和刺激性食物。防止因饮食不当造成的水、钠潴留及便秘，使心肌耗氧增加而增加心脏负荷。

（3）避免诱发因素。扩张型心肌病患者强调避免劳累，宜较长期休息使心脏扩大减轻、心功能得以恢复，同时应避免病毒感染、酒精中毒及其他毒素对心肌的损害。肥厚型心肌病患者须避免剧烈运动、情绪激动、突然用力或提取重物，以免心肌收缩力增加，加重流出道梗阻，从而减少猝死发生。

（4）坚持药物治疗。注意洋地黄类药物的毒性反应，并定期复查，以随时调整药物剂量。

（5）严密注意病情变化。症状加重时须立即就医。

第七节　心律失常

一、概述

心律失常是指心脏冲动的频率、节律、起源部位、传导速度或激动次序的异常。按其发生原理，可分为冲动形成异常和冲动传导异常两大类。

（一）冲动形成异常

1. 窦性心律失常

（1）窦性心动过速。

（2）窦性心动过缓。

（3）窦性心律不齐。

（4）窦性停搏。

2. 异位心律

（1）被动性异位心律。①逸搏（房性、房室交界区性、室性）。②逸搏心律（房性、房室交界区性、室性）。

（2）主动性异位心律。①期前收缩（房性、房室交界区性、室性）。②阵发性心动过速（房性、房室交界区性、房室折返性、室性）。③扑动、颤动（心房、心室）。

（二）冲动传导异常

1. 生理性

干扰及房室分离。

2. 病理性

（1）窦房传导阻滞。

（2）房内传导阻滞。

（3）房室传导阻滞。

（4）束支或分支阻滞（左、右束支及左束支分支传导阻滞）或室内阻滞。

3. 房室间传导途径异常（又称作捷径传导）

此外，临床根据心律失常发作时心率的快慢可分为快速性心律失常和缓慢性心律失常。前者包括期前收缩、心动过速、扑动和颤动；后者包括窦性心动过缓、房室传导阻滞等。

二、治疗原则

（一）药物治疗

药物治疗主要针对自律性异常、触发机制和折返激动达到减慢舒张期除极，提高阈电位，从而降低心肌细胞自律性；可通过超极化膜电位，抑制因早后除极和晚后除极导致的触发性心律失常。

（二）非药物治疗

非药物治疗主要包括体外电复律和电除颤、导管消融术、器械植入及直接对心律失常的外科手术。

1. 体外电复律和电除颤

将一定强度的电流通过心脏，使心脏全部或绝大部分心肌纤维在瞬间立即去极化，造成心脏短暂停搏，然后由窦房结或心脏其他自律性高的起搏点重新主导心脏起搏。

2. 导管消融治疗

阻断引起心动过速的折返环路，消除异位兴奋灶。

3. 器械置入

器械置入包括心脏起搏器治疗和置入型心律转复除颤器，通过发放电脉冲或电击心脏达到治疗目的。

4.外科手术

通过外科手术切除异位兴奋灶或心动过速生成、维持与传播的组织,从而根治某些心律失常。

三、护理评估

(一)一般资料

一般资料包括年龄、性别、工作性质、经济情况、家族史、既往史、过敏史、生活方式等。

(二)健康史

(1)评估患者引起心律失常的原因。①新陈代谢需要量的增加,如饮酒、喝咖啡、发热、情绪激动、剧烈运动。②血容量突然减少,如失血性休克。③全身性的感染。④药物的不良反应,如洋地黄中毒、抗心律失常药物引起的心律失常作用、其他药物不良反应引起的心律失常。⑤电解质紊乱,如低血钾、高血钾。⑥心脏本身器质性病变,如冠心病、风湿性心脏病、高血压性心脏病、心肌病、心肌炎、充血性心力衰竭。⑦其他系统疾病,如甲状腺功能亢进或减退、呼吸功能衰竭导致的严重低氧血症或高碳酸血症。⑧机械性刺激,如开胸手术、气管插管、插入各种导管。⑨触电、溺水等。⑩肿瘤转移到心脏。

(2)以前有关心律失常的记录。包括发作时间、次数、就医及转复情况。

(3)近期所服抗心律失常药物的名称效果、不良反应等。

(4)是否行电复律、起搏器置入术、射频消融术及外科手术治疗等,效果如何。

(三)临床表现及体征

观察和询问患者心律失常引起的症状(心悸、心脏漏跳感、头晕、乏力、黑矇、昏厥、胸痛、胸闷、心绞痛、呼吸困难)的程度、持续时间及给患者生活带来的影响。患者对心律失常的感受有很大不同,须结合其他的症状、体征加以分析。

(四)辅助检查

辅助检查主要包括心电图、持续心电监测、24h 动态心电图及一些特殊检查(食管内心电图、食管心脏调搏检查、心内心电图检查)及实验室检查(血气分析、电解质、血药浓度、风湿因子、心肌酶等)。

(五)心理-社会评估

大部分心律失常会影响血流动力学,使患者有各种不适的感受,严重者有濒死感,从而产生焦虑、恐惧及挫败感。因此,要评估焦虑、恐惧及挫败感的程度。另外,还需评估患者的应急能力及适应情况。

四、护理要点

(一)心理护理

应向患者做好解释工作,消除其思想顾虑和悲观情绪。一些功能性心律失常的患者,往往经过休息、精神安慰和消除各种诱因可取得显效,必要时可使用镇静药。

(二)休息

对某些功能性心律失常的患者,应鼓励其维持正常规律的生活和工作,注意劳逸结合。患有严重心律失常者在疾病发作时,应嘱其绝对卧床休息。

（三）饮食

饱食、饮用刺激性饮料（浓茶、咖啡等）、吸烟、酗酒均可诱发心律失常，应避免。指导患者少食多餐，选择清淡、易消化、低脂和富于营养的饮食。心功能不全的患者应限制钠盐的摄入，应鼓励服用利尿药的患者多进食富含钾的食物，如橘子、香蕉，避免出现低血钾而诱发心律失常。

（四）吸氧

缺氧可导致或加重心律失常，故应根据血氧饱和度调节氧气浓度和流量。

（五）病情观察

监测脉搏、心律、心率和血压等。测心率、脉搏时应连续测定1min；对有心房颤动的患者，应由两人同时分测心率和脉率。此外，应密切观察患者有无胸闷、心悸、呼吸困难、心绞痛、阿斯综合征发作的症状。发现异常应及时报告医师予以处理。

（六）心电监护

对心律失常患者行心电监护有助于诊断、治疗、观察疗效及判断预后。

（七）其他

对各种心律失常均应积极查找病因及诱因，进行针对性治疗。

（八）抢救配合

准备抢救仪器（如除颤器、心电图机、心电监护仪、临时心脏起搏器）及各种抗心律失常药物和其他抢救药品，做好抢救准备。

（九）用药护理

1.抗心律失常药物的分类

第Ⅰ类：膜抑制剂，主要降低心肌细胞对钠离子的通透性，从而减慢传导，延长有效不应期，减低自律性。

第Ⅱ类：β肾上腺素受体阻断药，主要通过减低或阻断交感神经对心脏的作用，延长房室结传导时间。

第Ⅲ类：阻滞钾离子通道为主，延迟复极时间，控制心室率。

第Ⅳ类：钙离子通道阻断药，主要通过阻断钙离子通道的开放，减低传导速度，延长有效不应期。

2.临床常用的抗心律失常药物

第Ⅰ类抗心律失常药物：

（1）利多卡因。①适应证：适用于急性心肌梗死、心脏手术、心导管、洋地黄中毒所致室性心律失常，如室性期前收缩、室性心动过速及心室颤动。②不良反应：头晕、倦怠、言语不清、感觉异常、肌肉颤动，甚至惊厥；神志不清及呼吸抑制；大剂量可导致严重窦性心动过缓、传导阻滞及心肌收缩力下降；过敏反应可致皮疹、水肿及呼吸停止。

（2）美西律（慢心律）。①适应证：适用于室性心律失常，包括室性期前收缩及室性心动过速。②不良反应：可导致窦缓或窦性停搏，室内阻滞，加重室性心律失常、低血压及心力衰竭；头晕、震颤、复视、昏迷及惊厥等。

（3）普罗帕酮（心律平）。①适应证：口服主要适用于室性心律失常。其次为室上性心律失常；静脉注射适用于终止阵发性室性心动过速及室上性心动过速。②不良反应：可致窦性停搏或传导阻滞;加重室性心律失常、低血压及心力衰竭;头晕、抽搐、定向障碍、乏力;轻度恶心、便秘、口干等。

第Ⅱ类抗心律失常药物:

(1)美托洛尔(倍他乐克)。①适应证:适用于治疗室上性快速心律失常、室性心律失常、洋地黄类及儿茶酚胺增多引起的快速性心律失常更有效;可治疗甲亢引起的心律失常。②不良反应:心率减慢、传导阻滞、血压下降、心力衰竭加重、外周血管痉挛导致的四肢冰冷或脉搏不能触及;疲惫,眩晕,恶心,胃痛。

(2)阿替洛尔(氨酰心安)。①适应证:治疗室上性快速心律失常、洋地黄类及儿茶酚胺引起的快速心律失常;甲状腺功能亢进引起的心律失常。②不良反应:诱发和加重心力衰竭;室性心动过缓、房室传导阻滞;皮疹、关节痛;支气管痉挛。

第Ⅲ类抗心律失常药物:胺碘酮(乙酰胺碘酮、可达龙)。①适应证:口服适用于治疗各种快速性心律失常发作,尤其是预激合并的各种心律失常;静脉注射可用于终止阵发性室上性心动过速;可降低快速心房颤动、心房扑动的心室率;可用于经利多卡因治疗无效的室性心律失常。②不良反应:可致严重窦缓、窦性停搏或窦房传导阻滞、房室传导阻滞、Q-T延长致尖端扭转室速;甲状腺功能亢进或减退;胃肠道反应;影响视力;可致肺间质或肺泡纤维性肺炎(气短、干咳、胸痛),严重者可致死亡。

第Ⅳ类抗心律失常药物:维拉帕米(维拉帕米)。①适应证:适用于终止折返性室上速及预激合并室上性心动过速的发作;可降低心房颤动或心房扑动的心室率;对左室特发性室速敏感。②不良反应:静脉注射可降低血压;偶可致窦性心动过缓或停搏、二度以上房室传导阻滞。

3.抗心律失常用药护理

(1)严格遵医嘱给予抗心律失常药物,注意给药途径、剂量、给药速度等。口服给药应按时按量服用;静脉注射时用于心电监护下缓慢给药。

(2)观察用药中及用药后的心率、心律、血压、脉搏、呼吸、意识变化,观察疗效和药物不良反应,及时发现药物引起的心律失常。

(十)介入治疗的护理

见射频消融术及永久起搏器置入术的护理。

五、健康指导

(1)避免心律失常的原因及常见诱发因素,如情绪紧张、过度劳累、急性感染、寒冷刺激、不良生活习惯(吸烟、饮浓茶和咖啡)。

(2)指导患者劳逸结合,有规律生活。无器质性心脏病者应积极参加体育锻炼。保持情绪稳定,避免精神紧张、激动。保持大便通畅,避免排便用力而加重心律失常。

(3)向患者说明所用药物的名称、剂量、用法、作用及不良反应,嘱患者坚持服药,不得随意增减药物的剂量或种类。

(4)教会患者及家属测量脉搏的方法,心律失常发作时的应对措施及心肺复苏术,以便自我监测病情和自救。对安置心脏起搏器患者讲解自我监测与家庭护理方法。

(5)定期复查心电图和随访,发现异常及时就诊。

第八节　心搏骤停与心脏性猝死

一、概述

绝大多数心脏性猝死发生在有器质性心脏病的患者。心脏性猝死中约 80% 由冠心病及其并发症引起,而这些冠心病患者中约 75% 有心肌梗死病史。心肌梗死后左心室射血分数降低是心脏性猝死的主要预测因素;频发性与复杂性室性期前收缩的存在,亦可预示心肌梗死存活者发生猝死的危险。各种心肌病引起的心脏性猝死占 5%～15%。心脏性猝死主要为致命性心律失常所致,包括致死性快速性心律失常、严重缓慢性心律失常和心室停顿。心搏骤停是指心脏射血功能的突然终止。导致心搏骤停的病理生理机制最常见为室性快速性心律失常(心室颤动和室性心动过速),其次为缓慢性心律失常或心室停顿。心搏骤停发生后,由于脑血流的突然中断,10s 左右患者即可出现意识丧失,经及时救治可获存活,否则将发生生物学死亡。心搏骤停常是心脏性猝死的直接原因。

心脏性猝死是指急性症状发作后 1h 内发生的以意识骤然丧失为特征的、由心脏原因引起的自然死亡。美国每年约有 30 万人发生心脏性猝死,占全部心血管病死亡人数的 50% 以上,而且是 20～60 岁男性的首位死因。

二、常见病因

心脏结构性异常是发生致命性心律失常的基础,常见以下 4 种改变:①急性和(或)陈旧性心肌梗死。②原发或继发性心室肌肥厚。③心肌病变(扩张、纤维化、浸润性病变、炎症等)。④结构性心电异常。

功能性因素也可影响心肌的电稳定性,常常是一些致命性心律失常的促发因素,包括冠状动脉血流的暂时性改变(冠脉内血栓形成、冠状动脉痉挛导致急性缺血、缺血后再灌注等)、全身性因素(血流动力学因素、低氧血症、酸中毒、电解质紊乱等)、神经生理性因素、毒性作用(药物的致心律失常作用、心脏毒性反应等)等。

严重缓慢性心律失常和心室停顿是心脏性猝死的另一重要原因。

三、临床表现

心脏性猝死的临床经过可分为前驱期、终末事件期、心搏骤停与生物学死亡。

(一)前驱期

在猝死前数日至数月,有些患者可出现胸痛、气促、疲乏、心悸等非特异性症状。但亦可无前驱表现,瞬即发生心搏骤停。

(二)终末事件期

终末事件期是指心血管状态出现急剧变化到心搏骤停发生前的一段时间,自瞬间至持续 1h 不等。心脏性猝死所定义的 1h,实质上是指终末事件期的时间在 1h 内。典型的表现包括严重胸痛、急性呼吸困难、突发心悸或眩晕等。若心搏骤停瞬间发生,事先无预兆,则绝大部分是心源性。在猝死前数小时或数分钟内常有心电活动的改变,其中以心率加快及室性异位搏动增加最为常见。因心室颤动猝死的患者,常先有室性心动过速。另有少部分患者以循环衰竭发病。

（三）心搏骤停

心搏骤停后脑血流量急剧减少,可导致意识突然丧失,伴有局部或全身性抽搐。

（四）生物学死亡

从心搏骤停至发生生物学死亡时间的长短取决于原发病的性质以及心搏骤停至复苏开始的时间。心搏骤停发生后,大部分患者将在 4~6min 开始发生不可逆脑损害,随后经数分钟过渡到生物学死亡。

四、护理要点

心搏骤停的生存率很低,根据不同的情况,其生存率为 5%~60%。抢救成功的关键是尽早进行心肺复苏和尽早进行复律治疗,心肺复苏术的步骤如下。

（一）判定患者有无意识、反应（步骤 A)

方法:目击有人倒地,可重呼轻拍患者,可呼喊患者,轻轻摇动患者肩部,高声喊叫:"喂,你怎么啦?"

报告:"患者无反应!"

（二）判断是否需要复苏（步骤 B)

(1)呼吸:呼吸是无正常呼吸节律。

(2)心搏:触摸颈动脉,感觉有无搏动(先触及患者喉结再滑向一侧 2cm,颈动脉搏动点即在此水平面的胸锁乳突肌前缘的凹陷处)。

报告:"患者无心搏、呼吸!"

(3)紧急呼叫:"来人啊! 快打电话! 快取除颤器,通知上级医生。"

(4)将患者去枕平卧于硬板床或地上,摆成复苏体位(俯卧患者要翻身),打开上衣、松开裤带。

（三）胸外按压

1.部位

胸骨中段或两侧乳头连线与胸骨交叉处。

2.方法

以一手的掌根放于按压部,另一手掌根重叠于下一手背上,两手手指交叉翘起(上手指紧扣下手指防止移位),使手指端离开胸壁,术者的双臂与患者胸骨垂直(肩、肘、腕关节呈一线),向下用力按压,使胸骨明显地压下至少 5cm。

3.按压频率

成年人不少于 100 次/min(不宜超过 120 次/min)。

（四）打开气道

完成 30 次胸外按压后,打开气道,方法如下。

1.仰头抬颏法

抢救者一手掌(小鱼肌)按于患者前额,使患者头后仰,另一手中指和示指抬起下颏/颌。

2.仰面托颈法

抢救者一手掌(小鱼肌)按于患者前额,一手托起患者颈部。对疑有头、颈部外伤者不宜使用。

3.托颌法

头、颈部外伤者,抢救者站在患者头后,双手中指和示指轻轻托起下颌。

(五)口对口或口对面罩(隔膜、导管)呼吸

术者用按于前额一手的拇指与示指捏闭患者鼻翼下端,将口紧贴患者口唇(或面罩、导管),用力吹气,直至患者胸廓抬起。术者口离开,手松开鼻。共吹气 2 次,每次 1～2s。人工呼吸与心脏按压比例:成年人为 2∶30,儿童为 2∶15。

评估:连续 5 个周期后检查复苏有效指征。

(1)能扪及颈动脉搏动。

(2)呼吸改善或自主呼吸恢复。

(3)患者颜面、口唇、皮肤、指端颜色由紫转红。

(4)散大的瞳孔缩小。

(5)心电监护见规律自主心率,可测量血压(此时应报告:"自主循环恢复")。

五、高级生命支持

主要措施包括气管插管建立通气,除颤转复心律成为血流动力学稳定的心律,建立静脉通路并应用必要的药物维持已恢复的循环。

(一)纠正低氧血症

如果患者自主呼吸没有恢复应尽早行气管插管,充分通气的目的是纠正低氧血症。院外患者通常用简易气囊维持通气,医院内的患者常用呼吸机,开始可给予纯氧,然后根据血气分析结果进行调整。

(二)除颤和复律

心搏骤停时最常见的心律失常是心室颤动。及时的胸外按压和人工呼吸虽可部分维持心脑功能,但极少能将心室颤动转为正常心律,而迅速恢复有效的心律是复苏成功至关重要的一步。中止心室颤动最有效的方法如下电除颤,时间是治疗心室颤动的关键,每延迟除颤 1min,复苏成功率下降 7%～10%。一旦心电监测显示为心室颤动,应立即用 200J 能量进行直流电除颤,若无效可立即进行第 2 次和第 3 次除颤,能量分别增至 200～300J 和 360J。如果连续 3 次除颤无效提示预后不良,应继续胸外按压和人工通气,并同时给予 1mg 肾上腺素静脉注射,随之再用 360J 能量除颤 1 次。如仍未成功,肾上腺素可每隔 3～5min 重复 1 次,中间可给予除颤。此时应努力改善通气和矫正血液生化指标的异常,以利重建稳定的心律。

(三)药物治疗

心搏骤停患者在进行心肺复苏时应尽早开通静脉通道。周围静脉通常选用肘前静脉或颈外静脉,手部或下肢静脉效果较差尽量不用。中心静脉可选用颈内静脉、锁骨下静脉和股静脉。首选肾上腺素,严重低血压可以给予去甲肾上腺素、多巴胺、多巴酚丁胺。

六、急救护理

(一)抢救措施

(1)争分夺秒就地进行抢救,立即行胸外心脏按压,同时施行人工呼吸,加压给氧,行气管插管。

(2)取平卧头侧位,及时清除呼吸道分泌物,保持呼吸道通畅。

(3)建立 2 条静脉通道。根据医嘱给予升压药物,维持血压稳定,并保证其他药物及时输入。

(4)迅速备好各种抢救药品、物品,如阿托品、肾上腺素、利多卡因、吸引器、除颤器、人工呼吸机。有条件者,立即安装人工心脏起搏器。

(5)心脏复苏后,将病员移至监护室,做好心电监护,有心室颤动者,立即除颤。

(6)严密观察呼吸变化,发现异常及时报告医师,并做好应急处理。

(二)心脏复苏后护理

(1)积极保护脑组织,防治脑水肿。一般采用头部降温,配合冬眠疗法,以减少脑细胞耗氧量。同时,适当选用脱水药,降低颅内压,减轻脑水肿。

(2)详细记录体温、脉搏、呼吸、血压、心率及心律的变化,观察每小时尿量,防止心、肾功能不全。

(3)观察病员神志瞳孔、对光反射,及时发现病情变化。

(4)预防耳郭及枕部冻伤,随时调换冰袋中的冰块,每 0.5~1h 测体温 1 次。

(5)加强口腔、眼及皮肤护理,预防压疮等并发症。

(6)给予高热量饮食,昏迷者给予鼻饲饮食。

(7)预防呼吸道感染,清除呼吸道分泌物,保持呼吸道通畅,定时翻身拍背。

(8)气管切开者按气管切开护理常规护理。

(9)预防泌尿道感染,留置导尿患者,保持尿道口、外阴部清洁,每日更换尿袋 1 次。

(10)维持水、电解质及酸碱平衡,严格执行输液计划,准确记录出入量。

七、健康宣教

(一)心肺复苏后的处理原则和措施

心肺复苏后的处理原则和措施包括维持有效的循环和呼吸功能,预防再次心搏骤停,维持水、电解质和酸碱平衡,防治脑水肿、急性肾衰竭和继发感染等,以上对所有心肺复苏后患者均适用,其中重点是脑复苏。

(1)维持有效循环。

(2)维持呼吸。

(3)防治脑缺氧和脑水肿:脑复苏是心肺复苏最后成功的关键。

主要措施包括降温、脱水、防治抽搐和高压氧治疗。

(二)防治急性肾衰竭

防治急性肾衰竭时应注意维持有效的心脏和循环功能,避免使用对肾脏有损害的药物。若注射呋塞米后仍无尿或少尿,则提示急性肾衰竭。此时应按急性肾衰竭处理。

(三)其他

及时发现和纠正水电解质紊乱和酸碱失衡,防治继发感染。对于肠鸣音消失和机械通气伴有意识障碍患者,应该留置胃管,并尽早地应用胃肠道营养。

第九节　心力衰竭

心力衰竭是各种心血管疾病的最严重阶段。据国内 50 家住院病例调查,心力衰竭住院率只占同期心血管病的 20%,但病死率高达 40%。根据病变部位可分为左心衰竭、右心衰竭和全心力衰竭;根据发病情况可分为急性心力衰竭和慢性心力衰竭。

一、慢性心力衰竭

(一)概述

慢性心力衰竭是各种心脏结构或功能性疾病导致心室充盈和(或)射血能力受损而引起的一组综合征。由于心室收缩功能下降,射血功能受损,心排出量不能满足机体代谢的需要,器官、组织血液灌注不足,同时出现肺循环和(或)体循环瘀血,主要表现是呼吸困难和无力而致体力活动受限和水肿;由于心肌舒张功能障碍,左心室充盈压异常增高,使肺静脉回流受阻,而导致肺循环瘀血。

1.病因

(1)原发性心肌损害:缺血性心肌损害,如冠心病心肌缺血甚至心肌梗死、心肌炎和心肌病;心肌代谢障碍性疾病,如糖尿病心肌病,其他如 B 族维生素缺乏及心肌淀粉样变性。

(2)压力负荷过重:左心室压力负荷过重,常见于高血压、主动脉瓣狭窄;右心室压力负荷过重,常见于肺动脉高压、肺动脉瓣狭窄、肺栓塞。

(3)容量负荷过重:如二尖瓣、主动脉瓣关闭不全;先天性心脏病,如房室间隔缺损、动脉导管未闭。此外,伴有全身血容量增多或循环血量增多的疾病有慢性贫血、甲状腺功能亢进症。

2.诱发因素

诱发因素包括感染、心律失常、生理或心理压力过大、过度疲劳、情绪激动、精神过于紧张、妊娠和分娩、血容量增加,其他原因有疾病治疗不当,如风湿性心脏瓣膜病出现了风湿活动;合并甲状腺功能亢进或贫血;不恰当停用洋地黄制剂。

3.临床表现

(1)左心衰竭。①症状:a.呼吸困难是左侧心力衰竭的主要症状,可表现为劳力性呼吸困难、夜间阵发性呼吸困难或端坐卧位。b.咳嗽、咳痰和咯血开始常发生于夜间,由于肺泡和支气管黏膜瘀血导致咳嗽和咳痰,坐位或立位时可减轻或消失;慢性肺瘀血、肺静脉压力升高,导致肺循环和支气管血液循环之间形成侧支,支气管黏膜下形成扩张的血管,一旦破裂可引起大咯血。c.疲倦、乏力、头晕、心悸:心排出量减少,器官、组织血液灌注不足以及代偿性心率加快,所致。d.少尿及肾功能损害症状:可出现少尿,长期慢性肾血流量减少进一步导致血尿素氮、肌酐升高,并可伴有肾功能不全的全身症状。②体征。a.肺部湿性啰音:随着病情加重,肺部啰音从局限性肺底部到全肺,双肺底可闻及细湿啰音,并伴有单侧或双侧胸腔积液和双下肢水肿。b.心脏体征:心脏扩大、心率快,≥100 次/min,第一心音减弱心尖部可闻及 S3 奔马律,肺动脉瓣区第二心音亢进,若有瓣膜病在各听诊区可闻及杂音。③辅助检查。a.心电图:窦性心动过速,可见二尖瓣 P 波,V 导联反映左心房、左心室肥厚、扩大,可有左、右束支传导阻滞和室内传导阻滞,急性陈旧性梗死或心肌缺血以及多种室性或室上性心律失常。b.胸部X线检查:心影增大,心胸比例增加,左心房、左心室或全心扩大,肺瘀血,间质性肺水肿和肺泡性肺水肿,上、下腔静脉影增宽,胸腔积液。c.超声心动图:可见左心房、左心室扩大或全心扩大,或有室壁瘤存在;左心室整体或节段性收缩运动严重低下,左室射血分数<40%,重度心力衰竭时,反映每搏量的主动脉瓣区血流频谱降低;二尖瓣或主动脉瓣严重狭窄或反流,大量心包积液,严重肺动脉高压。d.血气分析:低氧血症伴呼吸性碱中毒,少数可伴有呼吸性酸中毒。

(2)右心衰竭。①症状:a.消化道症状,胃肠道及肝瘀血引起恶心呕吐、腹胀、食欲缺乏。b.劳力性呼吸困难。②体征:a.水肿首先出现在身体最低部位,如卧床患者背骶部、会阴或阴囊部,非卧床患者的足踝部、胫前部,为对称性压陷性水肿;重者可延及全身,出现胸、腹腔积液,同时伴有尿量减少和体重增加。b.颈静脉征,颈静脉怒张、充盈,肝颈静脉反流征阳性。c.肝脏体征,肝大伴压痛、肝硬化、黄疸,腹腔积液。d.心脏体征,右心室显著扩大出现三尖瓣关闭不全的反流性杂音。③检查。a.心电图:P波高尖,电轴右偏、aVR导联R波为主,V导联R/S>1,右束支阻滞等右心房、左心室肥厚扩大。b.胸部X线:右心房、右心室扩大和肺动脉段凸(有肺动脉高压)或凹;上、下腔静脉增宽和胸腔积液症。c.超声心动图:右心房、右心室扩大或增厚,肺动脉增宽和高压,二尖瓣和肺动脉瓣狭窄或关闭不全以及心包积液等。

(3)全心力衰竭。①症状:先有左侧心力衰竭症状,随后出现右侧心力衰竭症状,由于右心排出量下降能减轻肺瘀血或肺水肿,故左侧心力衰竭症状可随右侧心力衰竭症状出现而减轻。②体征:既有左侧心力衰竭体征又有右侧心力衰竭体征,全心力衰竭时,由于右侧心力衰竭的存在,左侧心力衰竭的体征可因肺瘀血或水肿的减轻而减轻。③辅助检查。a.心电图:反映左心房、左心室肥厚扩大为主,或左、右心房,左、右心室均肥厚扩大及房、室性心律失常,房室传导阻滞、束支传导阻滞和室内阻滞图形,QRS波群低电压。b.胸部X线检查:心影增大或以左心房、左心室增大为主;可见肺瘀血、肺水肿,上、下腔静脉增宽和胸腔积液。c.超声心动图:左、右心房,左、右心室均增大或以左心房、左心室扩大为主,左心室整体和节段收缩功能低下,LVEF降低(<40%)。d.心导管检查:肺毛细血管楔压和CVP均增高,分别大于2.4kPa和1.47kPa。

(二)常见并发症

(1)心律失常。左心室扩大和左心室射血分数降低的患者常伴有室性心动过速,而所有的快速室性心律失常患者的猝死率很高。

(2)急性左心功能不全。

(三)治疗原则

提高运动耐量,改善生活质量;阻止或延缓心室重构;防止心肌损害进一步加重;降低病死率。

1.基本病因治疗

控制高血压,使用药物、介入或手术改善冠心病心肌缺血,心瓣膜病换瓣手术以及先天畸形的纠治手术。

2.消除诱因

控制感染;纠正心房颤动,心房颤动不能及时复律应尽快控制心室率;甲状腺功能亢进症、贫血的患者注意检查并予以纠正。

3.一般治疗

(1)休息：控制体力活动，避免精神刺激，降低心脏的负荷。

(2)控制钠盐摄入：但应注意在应用强效排钠利尿药时，过分严格限盐可导致低钠血症。

4.药物治疗

(1)利尿药的应用：利尿药是心力衰竭治疗中最常用的药物，常用的利尿药如下。①噻嗪类利尿药：注意补充钾盐，否则可因低血钾导致各种心律失常。②袢利尿药：以呋塞米(呋塞米)为代表，在排钠的同时排钾，为强效利尿药。低血钾是这类利尿药的主要不良反应，必须注意补钾。③保钾利尿药：常用的有螺内酯(安体舒通)、氨苯蝶啶、阿米洛利。

(2)肾素-血管紧张素-醛固酮系统抑制药包括血管紧张素转化酶抑制药、血管紧张素受体阻滞药、醛固酮受体拮抗药。

(3)β受体阻滞药。

(4)正性肌力药。①洋地黄类药物，如地高辛、洋地黄毒苷。②非洋地黄类正性肌力药，肾上腺素能受体兴奋药。

5.左心室射血分数降低的治疗

(1)药物治疗：常规合用利尿药、血管紧张素转化酶抑制药或血管紧张素受体拮抗药、β受体阻滞药、洋地黄。

(2)运动：运动锻炼可以减少神经激素系统的激活和减慢心室重塑的进程。因此，建议锻炼与药物治疗相结合。

(3)心脏再同步化治疗：置入双心腔起搏装置，用同步化方式刺激右心室和左心室，从而治疗心脏的非同步收缩，缓解症状。

(4)室性心律失常与猝死的预防：采用减缓疾病进展的有效治疗方法，应用β受体阻滞药、醛固酮拮抗药、胺碘酮，可降低猝死和总病死率，致命性的快速心律失常患者应置入心脏复律除颤器。

(5)其他治疗方法：重组人脑利钠肽、置入性血流动力学监测装置和体内心脏支持装置、体外反搏、心肌生长因子、干细胞移植等治疗方法仍在观察和实验阶段。

6.左心室射血分数正常的治疗

心力衰竭但是左心室射血分数相对或接近正常的患者达 20%～60%。无瓣膜病时，认为心室顺应性降低是这种综合征的主要原因，主要是控制对心室舒张产生重要影响的生理学因素，如血压、心率、血容量和心肌缺血，通过降低静息和运动状态心脏充盈来减轻症状。

7.难治性心力衰竭的治疗

纠正引起难治性心力衰竭的原因，加强治疗措施，严格控制液体入量，给予合理足量的血管扩张药，可考虑静脉应用非洋地黄类正性肌力药物和扩血管药物以减轻症状。

(四)护理常规

1.评估

(1)健康史和相关因素。①一般状况：患者的年龄、性别、职业、婚姻状态、营养状况，尤其要注意与现患疾病相关疾病史和药物使用情况、过敏史、手术史、家族史。②发病特点：患者有无呼吸困难、水肿、尿少、夜间阵发性呼吸困难表现。③相关因素：包括既往史、心力衰竭病因和诱因、病情病程发展、精神状态、初步判断心功能分级以及对生活质量的影响。

（2）身体状况。①病情：a.体温、心律、心率、有无交替脉、血压的高低、神志、精神、营养、皮肤色泽以及缺氧程度。b.水肿部位及程度，轻度水肿：距小腿关节以下；中度水肿：膝关节以下；重度水肿：膝关节以上，和（或）伴胸腔积液、腹腔积液。c.体位，取平卧、半卧还是端坐。d.心肺，心脏扩大，心尖冲动的位置和范围，有无心尖部舒张期奔马律，病理性杂音，双肺有无湿啰音或哮鸣音。e.其他，有无颈静脉怒张、肝颈静脉回流征阳性，肝脏大小、质地，有无胸腹腔积液；此外，要特别关注电解质、血气分析。②病情发展：有无劳力性呼吸困难，有无夜间憋醒、阵发性呼吸困难或端坐卧位，有无咳嗽、咳粉红色泡沫痰，有无疲乏、头晕、失眠等左心衰竭的表现；有无恶心、呕吐、食欲缺乏、腹胀、体重增加、身体低垂部位水肿等右心衰竭表现。③辅助检查。a.X线检查：心影大小及外形为心脏病的病因诊断提供重要的参考资料。b.超声心动图：比X线更准确地提供各心腔大小变化、心瓣膜结构及功能情况以及估计心脏功能。c.放射性核素检查：放射性核素心血池显影，除有助于判断心室腔大小外，以收缩末期和舒张末期的心室影像的差别计算EF值。d.有创性血流动力学检查：必要时对急性重症心力衰竭患者采用漂浮导管，经静脉插管直至肺小动脉，测定各部位的压力及血液含氧量，计算心脏指数（CI）及肺毛细血管楔压，直接反映左心功能，正常时每分钟$CI > 2.5L/m^2$；肺毛细血管楔压$<1.6kPa$。e.美国心脏病学会（NHYA）心功能分级评估，根据患者自觉症状分级，可大体上反映病情的严重程度。f.6min步行运动试验：6min步行距离$<150m$，表明重度心力衰竭；150～425m为中度心力衰竭；426～550m为轻度心力衰竭。这是一项简单易行、安全方便的用以评定慢性心力衰竭患者运动耐力的方法，同时用来评价心力衰竭治疗的疗效。

Ⅰ级：患者患有心脏病，但日常活动量不受限，一般活动后不引起乏力、心悸、呼吸困难和心绞痛。

Ⅱ级：心脏病患者的体力活动受到轻度限制，静息时无不适，但低于日常活动量即感乏力、心悸、气促和心绞痛。

Ⅲ级：心脏病患者的体力活动明显受限，但低于日常活动量即感乏力、心悸、气促和心绞痛。

Ⅳ级：不能进行任何体力活动，休息时可有心力衰竭或心绞痛症状，任何体力活动都会加重患者的不适感。

2.护理要点及措施

（1）病情观察。①观察生命体征，心率、心律、血压、呼吸频率、节律、氧饱和度。②观察水肿的部位和程度并做好护理记录。③观察有无下肢肿胀、疼痛。④观察电解质平衡状况。⑤观察患者情绪，有无焦虑、抑郁和自杀等异常心理。⑥观察药物反应：地高辛和利尿药。

（2）并发症的观察与护理。①下肢静脉血栓的护理：a.评估发生下肢静脉血栓的危险因素：慢性心功能不全患者长期卧床、全身水肿、活动受限是导致其下肢静脉血栓的直接因素。b.协助患者在床上翻身，被动活动四肢，抬高下肢。c.原发病无使用抗凝药禁忌证时，可预防性地口服抗凝血药或皮下注射低分子肝素。d.密切观察下肢血液循环，天气寒冷时应注意保暖。e.避免在下肢输液。②洋地黄中毒的治疗护理：a.评估发生洋地黄中毒的危险因素，老年人、心肌缺血缺氧、重度心力衰竭、低钾低镁血症、肾功能减退的患者对洋地黄较敏感。b.洋地黄与奎尼丁、胺碘酮、维拉帕米、阿司匹林等药物合用可增加中毒机会，避免合用。c.地高辛治疗起始和维持剂量是每日 0.125～0.25mg，血浆药物浓度为 0.5～1.0ng/mL。d.发药前数脉搏，当心率<60 次/min 或节律不规则时，应暂停服药，报告医生并注意血压、心电图的变化。e.观察洋地黄中毒的临床表现；常见的胃肠道反应有恶心、呕吐、食欲缺乏；神经系统表现有头痛、倦怠、视物模糊、黄视、绿视和复视。f.最重要的心电图表现是各类的心律失常，最常见的有室性期前收缩，多呈二联或三联律。g.发生洋地黄中毒时应立即停药，低钾患者可口服或静脉补钾，停用利尿药。h.快速纠正心律失常可用利多卡因或苯妥英钠。有传导阻滞或缓慢型心律失常的患者，应采用静脉注射阿托品的方式或安装临时起搏器进行治疗。

（3）一般护理。①保持室内空气新鲜，温度、湿度适宜，防止感冒受凉加重心力衰竭。②做好心理护理，鼓励患者表达内心感受，多与患者及其家属沟通交流，使患者及其家属共同参与治疗护理。③休息与卧位：卧床休息视病情而定，对呼吸困难、咳嗽、咳痰明显的患者采取半卧位，持续或低流量吸氧，护士要督促患者翻身，变换体位。④准确记录出入量，保持出入量平衡，每日下午观察尿量，如尿量少于 500mL，尽早使用利尿药。⑤饮食饮水：遵医嘱低盐低脂饮食，给予高维生素、低热量、少盐、少油，富有钾、镁及适量纤维素的食物，宜少量多餐避免刺激性食物，对少尿患者应根据血钾水平决定食物中含钾量，每日钠盐的摄入量应控制为 4～5g，水肿和心功能Ⅲ～Ⅳ级的患者的饮水量严格控制为 500～600mL。⑥应用利尿药后注意有无低血钾症状。⑦保持排便通畅，切忌排便用力，必要时服用缓泻药。

（4）使用利尿药的护理。①利尿药从小剂量开始，然后剂量逐渐增加直至尿量增加，体重减轻，一般每日减轻体重 0.5～1kg。利尿药配合中度限制钠盐摄入（3～4g）。②每日记录患者体重，根据体重增加或减少情况调整用药量。

3.健康宣教

（1）用药指导：慢性心功能不全的治疗是一个持久的过程，要向患者及其家属讲解诱发心力衰竭的危险因素。遵医嘱按时服用药物，对于服用地高辛药物患者，应密切观察消化道、神经系统、心脏毒性反应，警惕地高辛中毒的前驱症状。

（2）活动与休息：根据心功能受损的程度决定活动与休息。心功能Ⅰ级的患者应适当休息，保证睡眠，注意劳逸结合；心功能Ⅱ级的患者应增加休息，但能从事日常家务工作；心功能Ⅲ级的患者要限制活动，增加卧床休息时间。心功能Ⅳ级的患者要绝对卧床休息，原则上以不出现症状为限。家人要协助患者沐浴、更衣。

（3）饮食指导：给予高维生素、低热量、少盐、少油，富有钾、镁及适量纤维素的食物，宜少量多餐，避免刺激性食物，对少尿患者应根据血钾水平决定食物中含钾量，每日钠盐控制为 4g。

（4）保持出入量平衡：准确记录尿量，每日测量体重，若发现体重有隐匿性增加时，应警惕心力衰竭的复发。

（5）保持排便通畅，多食含纤维素的蔬菜和食物，每日排便 1 次，排便时切勿用力。

（6）重度水肿患者应定时变换体位，保持床单整洁、干燥，防止发生压疮。

（7）室内温度和湿度要适宜，空气新鲜，防止受凉感冒。有感染迹象时及时就医。

二、急性左侧心力衰竭

急性左侧心力衰竭是由于急性心脏病变引起心排出量显著、急骤降低导致的组织器官灌注不足和急性瘀血综合征,以急性肺水肿或心源性休克为主要表现。

(一)病因与发病机制

导致急性左侧心力衰竭的病因是与冠心病有关的急性广泛前壁心肌梗死、乳头肌梗死断裂、室间隔破裂穿孔、感染性心内膜炎、引起的瓣膜穿孔、腱索断裂所致的瓣膜性急性反流,还有其他高血压心脏病血压急剧增高,原有心脏病的基础上快速心律失常或严重缓慢性心律失常,输液过多、过快。上述各种病因可导致心脏解剖或功能的突发异常,使心排出量急剧降低和肺静脉压突然升高,从而引发急性左侧心力衰竭。

(二)临床表现

根据心脏排血功能减退的程度、速度和持续时间的不同以及代偿功能的差别,急性左侧心力衰竭常伴有 4 种不同表现。

1.心源性昏厥

心脏本身排血功能减退,心排出量减少引起脑部缺血、发生短暂的意识丧失,发作持续数秒钟时可有四肢抽搐、呼吸暂停、发绀等表现,称为阿-斯综合征。

2.休克

由于心排血功能低下,导致心排出量不足可引起休克。临床上除一般休克的表现外,多伴有心功能不全、颈静脉怒张等表现。

3.急性肺水肿

典型发作是突然、严重气急,伴严重呼吸困难,呼吸频率达 30~40 次/min,端坐呼吸,阵阵咳嗽,口唇青紫、大汗,咳出泡沫样痰,心率增快,血压在起始时增高,以后降至正常或降低,肺啰音和端坐呼吸,血脉氧饱和度<90%。

4.心搏骤停

严重心功能不全的表现。

(三)辅助检查

1.急性肺水肿

典型 X 线示蝴蝶形状大片阴影由肺门向周围扩散。

2.心电图

帮助确诊急性左侧心力衰竭的病因以及了解心室负荷情况。

3.动脉血气

评估氧合情况、通气情况、酸碱平衡和碱缺失。

4.NT-pro 血浆 B 型利钠肽

其>$300\mu g/mL$ 和 BNP 为 $100\mu g/mL$ 作为诊断分界线。

(四)治疗原则

1.一般治疗

(1)抗感染:有针对性选择抗生素治疗。

(2)控制血糖:根据血糖监测结果控制血糖。

(3)分解代谢产物:保证能量和氮平衡。

(4)保护肾功能:在合理治疗措施的情况下,实时监测肾功能。

2.氧气和通气支持

开放气道,急性左心功能不全伴有低氧血症给予高流量吸氧,将氧饱和度维持在95%～98%;无创性通气支持有持续气道正压通气和(或)无创性正压机械通气,在这些措施无效的情况下,予以气管插管。

3.药物治疗

(1)吗啡:静脉注射3～5mg,必要时可重复1次,用药后注意观察有无呼吸抑制。

(2)血管扩张药:使用多功能重症监护设备,严密观察血压、心率、心律变化。

(3)利尿:静脉注射呋塞米后15～30min观察尿量。

(4)洋地黄制剂:毛花苷C(西地兰)静脉注射需缓慢。

(五)护理

1.评估

(1)健康史和相关因素。①一般情况:患者的年龄、性别、职业、婚姻状态、营养状况,尤其注意与现患疾病相关疾病史和药物使用情况、过敏史、手术史、家族史。②发病特点:患者有无导致急性左侧心力衰竭的病因和诱因,病情严重性以及心功能分级。③相关因素:是否合并其他脏器官功能不全的表现。

(2)身体状况。①生命体征:患者的体温、心律、心率、血压、神志、精神、营养、皮肤色泽、尿量以及缺氧程度。②水肿部位及程度。轻度水肿,小腿关节以下;中度水肿,膝关节以下;重度水肿,膝关节以上和(或)伴胸腔积液、腹腔积液。③体位:半卧位或端坐卧位,减轻呼吸困难。

2.护理要点及措施

(1)心理护理:由于交感神经系统兴奋性增高,呼吸困难进行性加重,患者易产生恐惧心理。医护人员在抢救患者时应保持镇静、操作熟练、忙而不乱;注意保护性医疗措施,不在患者床旁谈论病情,做好护理记录。

(2)保持环境整洁、安静,室内温度适宜,避免增加感染的可能,限制探视人员出入。

(3)病情观察:患者劳力性或夜间阵发性呼吸困难,心率增快、乏力、尿量减少、心尖部闻及舒张期奔马律时,应及时与医师联系。出现急性肺水肿征兆,应立即救治,协助患者取端坐位,双腿下垂,肺水肿伴严重低氧血症和二氧化碳潴留,药物不能纠正者应考虑气管插管和呼吸机辅助呼吸。

(4)密切观察记录患者神志、面色、心率、心律、呼吸频率、血压、尿量、药物反应情况,检查血电解质、血气分析以及缺氧程度,持续高流量高浓度吸氧,每分钟6～8L,氧气湿化罐内加入20%～30%酒精,病情严重者采用无气管插管通气支持,包括持续气道正压或无创正压机械通气,必要时行气管插管呼吸机辅助呼吸,通过氧疗将氧饱和度维持在95%～98%。

(5)使用静脉留置针穿刺:迅速建立2条静脉通道,遵医嘱使用药物并观察药物不良反应。①吗啡:静脉注射3～5mg,用药后注意观察有无呼吸抑制。②快速利尿:静脉注射呋塞米20～40mg,4h后可重复1次,用后注意协助患者排尿。③血管扩张药:可采用微量输液泵控制药物速度。④洋地黄制剂:用于快速心房颤动的患者或已知有心脏扩大伴左心室收缩功能不全者,毛花苷 C 静脉注射,首次剂量是 0.4～0.8mg。氨茶碱对解除气管痉挛有效,注意缓慢注射。

3.健康宣教

(1)应向患者讲解各种诱因,嘱患者避免诱发因素,发生急性肺水肿时不要恐慌,保持情绪稳定极为重要。

(2)饮示指导。控制钠盐的摄入,给予低胆固醇、低动物脂肪、高蛋白质、高热量、富含高维生素、清淡易消化的饮食。

(3)强心药物:最常见的洋地黄毒性反应是恶心、呕吐、黄视、心率加快或减慢等。应用洋地黄期间应严密观察患者的心率、心律、尿量变化及胃肠道症状。

(4)应用血管扩张药:如硝普钠、硝酸酯类,输液过程中患者不能突然坐起或站立,以防出现低血压而晕倒。如果出现低血压表现时,应立即平卧,减慢或停止输液。

(5)教会患者控制饮水量,每日保持出入量平衡,切忌暴饮、暴食,以免加重心脏负担,诱发急性心功能不全。静脉输液时,速度不能超过 40 滴/min。

(6)告知患者及其家属在静脉注射呋塞米后 15～30min 排尿,准确记录尿量。

(7)保持排便通常,必要时服用缓泻药,切忌用力。

第十节　心源性休克

一、概述

心源性休克是由于心脏泵功能衰竭,不能维持其最低限度的心排出量,导致血压下降,重要脏器和组织供血严重不足,引起全身性微循环功能障碍,从而出现一系列以缺血、缺氧、代谢障碍及重要脏器损害为特征的病理生理过程。常见的病因是急性大面积心肌梗死、重症心肌炎、晚期心肌病时的泵衰竭、严重心脏瓣膜病变、恶性心律失常或急性右心衰竭等。心源性休克病死率极高,国内报道为 70%～100%,及时、有效的综合抢救可增加患者生存的机会。

二、治疗原则

(1)维持血压 12/8kPa 以上,保证全身组织器官的血液供应。使用多巴胺、去甲肾上腺素、肾上腺素等。

(2)有效止痛和镇静,减少氧耗。

(3)经鼻导管供氧 5～8L/min。意识不清或动脉血二氧化碳分压上升时,应做气管内插管,行辅助呼吸,纠正低氧血症。

(4)若血容量不足,根据肺毛细血管楔压、动脉血氧饱和度和心排量来补液,保证有效循环血量,并保持电解质平衡。肺毛细血管楔压应控制在 2.67～3.2kPa,CVP 的上升限于 1.47～1.96kPa,并结合临床肺水肿体征适当掌握输液量和速度。

(5)及时做出病因诊断,针对病因治疗。

(6)正性肌力药:多巴酚丁胺、米力农等。

(7)血管扩张药:硝普钠等。

(8)利尿。

(9)纠正心律失常。

(10)积极控制感染。

(11)维持内环境稳定,纠正酸碱平衡失调;纠正电解质紊乱。

(12)机械性辅助循环:主动脉内球囊反搏(IABP)、左室或双室辅助装置。

(13)防治并发症,积极保护肾、脑、肺、肝等重要器官功能。

三、护理评估

(一)评估血流动力学状态

收缩压＜12kPa 或原有高血压者,其收缩压下降幅度超过 4kPa;心脏指数≤2.2L/(min·m²),且肺毛细血管楔压≥2kPa。

(二)评估心源性休克的症状和体征

神志淡漠、反应迟钝、烦躁不安,甚至昏迷、口渴、皮肤苍白、湿冷、肢端冰冷、青紫、口唇发绀、尿少或无尿(≤30mL/h)、呼吸急促、心动过速、脉搏细弱或触不到、血压低甚至测不到,可同时合并急性肺水肿表现。

(三)辅助检查和监测结果的评估

(1)有关的化验检查包括血、尿常规、肝肾功能、电解质、血糖、血气分析、心肌标志物、心力衰竭标志物、凝血功能等。

(2)无创仪器检查包括心电图、X 线胸片检查、超声心动图等。

(3)有创检查包括漂浮导管、CVP 等。

(4)持续监测项目包括持续心电监测、持续有创血压监测、持续无创血氧饱和度监测。

(四)心理状况评估

有无紧张、恐惧、焦虑等。

四、护理要点

(1)执行心血管病内科一般护理常规。

(2)护士应紧急对患者进行心电、呼吸、血压、血氧饱和度等监护,严密观察病情变化,注意神志情况,如有无烦躁、淡漠、兴奋、恐惧、谵妄甚至昏迷,有无皮肤湿冷、花斑、发绀;及时了解患者的心率、心律、体温、呼吸、血压、尿量、瞳孔、胸痛的变化,积极配合医师进行抢救。

(3)建立静脉通路,尽可能行深静脉穿刺术,在便于抢救用药的同时能随时监测 CVP;对于测不到外周血压的患者,要及时行有创血压监测,以及时了解血压情况;必要时,配合医生行漂浮导管检查,监测右房压、肺动脉压、肺毛细血管楔压等的变化。

(4)绝对卧床休息,床头抬高 15°～20°,并将下肢抬高 20°～30°,以减少腹腔器官对心肺的压迫,利于呼吸与促进冠状循环,并利于下肢静脉的回流。这样既可促进休克的恢复,又可使患者感到舒适。

(5)保持上呼吸道通畅,当患者意识不清时,舌根容易下坠,此时应去掉枕头,使前颈部伸展。

(6)采用开放面罩或麻醉机给予较高流量的氧气吸入,一般为 4～6L/h,待血氧饱和度明显改善可降至 2～4L/h,以改善组织器官的缺氧、缺血及细胞代谢障碍,直到病情明显好转为止。保持呼吸道通畅,当呼吸衰竭发生时,应立即行气管插管,给予呼吸机辅助呼吸。

(7)严密观察尿量,必要时留置导尿,准确记录出入量,注意电解质情况,做好护理记录。

(8)应注意观察大面积心肌梗死的患者在应用吗啡、哌替啶等药物后的血压变化;将患者取侧卧位,避免呕吐时窒息。

(9)遵医嘱使用升压药及血管扩张药,以提高血压及改变循环状况。对使用大剂量升压药的患者,在更换升压药时应尽量使用泵对泵,即提前配置好同剂量的升压药并与患者的静脉连接,打开泵,确认药液输入后再关闭输完的同种的升压药,避免由于升压药中断造成血流动力学改变。

(10)若无条件做深静脉穿刺,应格外注意大剂量的收缩血管药物对患者血管的影响,避免皮肤坏死。

(11)注意保暖,但不要在患者体表加温,以免引起皮肤血管扩张,破坏人体的调节作用,对纠正休克不利;最好不用热水袋,以加盖棉被为佳。寒冷可加重休克,故应维持正常体温。做好口腔及皮肤护理,预防压疮及肺部并发症的发生。

(12)合理补充液体,输液速度要按医嘱执行,避免出现肺水肿。

(13)做好口腔护理,预防肺部感染。

(14)注意加强营养,供给足够的热量,给予高维生素、高蛋白质、低脂肪为主的流质或半流质饮食,鼓励进食,如不能进食者可给予鼻饲或静脉高营养。

(15)对实施 IABP 或其他机械辅助治疗的患者,应按 IABP 或机械辅助治疗术后护理常规护理。

五、健康宣教

(1)积极治疗原发病。

(2)遵医嘱按时服药,不得随意停药、改药。

(3)戒烟、酒,规律生活,放松精神。

(4)定期到门诊复查。

(5)如有病情变化,及时就医。

第五章 神经系统急危重症的护理

第一节 脑血栓形成

脑血栓形成(CT)是脑梗死中最常见的类型,通常指脑动脉的主干或其皮层支因动脉粥样硬化及各类动脉炎等血管病变,导致血管的管腔狭窄或闭塞,并进而发生血栓形成,造成脑局部供血区血流中断,脑组织缺血、缺氧,软化坏死,出现相应的神经系统症状和体征。

一、病因和发病机制

脑血栓形成最常见的病因是脑动脉粥样硬化、高血压、高脂血症和糖尿病等可加速脑动脉硬化。少见原因有动脉壁的炎症,如结核性、梅毒性、化脓性、钩端螺旋体感染结缔组织病、变态反应性动脉炎等。也可见于血液成分的改变,如真性红细胞增多、血小板增多及血液黏度增加、凝固性增高等。血流动力学异常,如血流速度过缓或血流量过低等,可引起脑灌注压下降而出现急性缺血症状。

脑的任何血管均可发生血栓形成,但以颈内动脉、大脑中动脉为多见,基底动脉和椎动脉分支为次之。当血压降低、血流缓慢和血液黏稠度增高时,血小板,纤维蛋白,血液红、白细胞逐渐发生沉积,而形成血栓。其次,各种原因的脉管炎,可引起内膜增厚,管腔变窄,亦可引起血栓形成,如常见的钩端螺旋体脉管炎,闭塞性动脉内膜炎,胶原纤维病的血管损害等,此外颈部外伤、感染、先天性血管变异也可造成脑血栓形成。

二、病理

动脉闭塞后6h内其组织改变不明显,为可逆性。通常在12～24h后大体检查才能较明显地看出。血管壁出现大量结缔组织,包括胶原纤维、弹力纤维、糖蛋白。细胞内外脂质堆积,并可有钙质沉积。动脉管腔内可见大量血小板、红细胞,血管壁向血栓内生长的纤维细胞。陈旧的血栓内尚可机化及管腔再通。梗死发生后缺血最重的中心部位,脑组织坏死,神经元、轴索、髓质及胶质细胞均遭受破坏。后期坏死组织液化,被吸收后形成小腔。一种多见于皮质下,基底核等处小动脉硬化引起的梗死,形成多个不同时期小腔,称为腔隙性梗死。在坏死组织周围为水肿区,其间部分神经元的损害可能是可逆的,若能及时抢救,其功能可望恢复,此区称缺血半暗带或半影区。

脑血栓形成一般为供血不足引起的白色梗死,少数近皮质梗死区,由于血管丰富,于再灌流(血管再通)时可继发出血,称出血性梗死。

病理解剖检查所见各主要血管血栓形成的发生率约为:颈内动脉起始处及虹吸部29%,大脑中动脉43%,二者共占2/3以上,大脑前动脉5%,椎动脉7%,基底动脉7%,大脑后动脉9%。

二、病情评估

(一)病史

本病多见于 50～60 岁以上患有动脉硬化者,男略多于女。多伴有高血压、冠心病或糖尿病。部分患者曾有短暂性脑缺血发作史。常于安静、休息或睡眠中发病。

(二)临床表现

很少有昏迷,少数可有意识模糊,只有在损害较大血管时才发生昏迷。典型病例在起病 1～3d 内达高峰,神经系统定位体征决定于病变部位及范围。

1.颈内动脉

病灶对侧偏瘫、偏身感觉障碍;病灶侧失明或视网膜中心动脉压降低,霍纳征阳性,颈动脉搏动减弱或消失,有时颈部可听到血管杂音。

2.大脑中动脉

病灶对侧偏瘫,偏身感觉障碍和同向偏盲,面部及上肢较下肢重;主侧半球受累时可伴有失语、失读及失写。

3.大脑前动脉

远端闭塞时出现病灶对侧偏瘫,下肢重于上肢,可伴有感觉障碍精神异常,智能和行为的改变,强握和吸吮反射阳性,因旁中央小叶受累排尿不易控制。

4.椎基底动脉

以脑干及小脑体征为主,可出现交叉瘫、多颅神经受损、交叉性感觉障碍及共济失调。如主干闭塞,可出现高热、昏迷、瞳孔针尖样缩小、四肢瘫、抽搐、去脑强直等体征。

5.小脑后下动脉

眩晕、眼球震颤、交叉性感觉障碍、同侧软腭及声带麻痹、共济失调、霍纳征阳性,或有外展神经、面神经麻痹。

6.大脑后动脉

梗死时症状较轻。皮质支病变时出现对侧同向偏盲或上象限盲,主侧半球病变时出现失写、失读、失语等症状。深穿支受累时表现丘脑综合征,即对侧偏身感觉障碍、感觉异常、感觉过度、丘脑性疼痛及锥体外系症状(舞蹈手足徐动症、震颤等)。

(三)实验室及其他检查

1.脑脊液检查

一般正常,大面积梗死时,脑水肿明显可见压力增高。

2.颅脑 CT 检查

24～48h 后可显示低密度灶。

3.脑电图检查

病灶侧广泛异常。

4.脑血管造影

显示梗死部位、程度,有决定性意义。

5.核磁共振(MRI)

比 CT 具有一定优越性。梗死后任何时候都能显示病灶异常信号影,可以提供更多的切面影,脑血管造影无骨性伪影干扰,并能显示后颅窝脑干内的较小病灶。

6.血流变学指标

异常。

7.单光子发射型计算机断层摄影(SPECT)

发病后即可见病灶部位呈灌注或减退区或缺损区。

8.经颅多普勒超声(TCD)

根据收缩峰流速、平均流速舒张期末流速及脉动指数等衡量颅内主要动脉血管的血流状况,梗死区常出现相应血管多普勒信号减弱或消失。

(四)诊断

根据高龄患者、有高血压等病史;发病前有 TIA,在安静休息时发病为主;症状逐渐加重;发病时意识清醒,而偏瘫、失语等神经系统局灶性体征明显等特点,结合 CT 检查,一般可明确诊断。

(五)鉴别诊断

本病应与下列疾病鉴别。

1.脑出血

发病更急,常在动态下起病,常有头痛呕吐等颅内压增高症状及不同程度的意识障碍,血压显著增高,头 CT 扫描示高密度灶等。

2.脑栓塞

起病急骤,常有心脏病史,特别有心房纤颤、细菌性心内膜炎心肌梗死或其他原因易产生栓子来源时,应考虑脑栓塞。

三、预期护理目标

(1)患者恢复最佳活动功能,躯体活动能力增强。

(2)学会摆放瘫痪肢体的位置,保持身体平衡。

(3)生活能逐步自理,或恢复原来日常生活自理水平。

(4)能用简短文字或其他方式有效表达基本需要,保持沟通能力。

四、急救措施

(一)一般治疗

包括维持生命功能、处理并发症等基础治疗。

(1)卧床休息,监测生命体征,尤其是血压变化,加强皮肤、口腔、呼吸道及排便的护理,起病 24～48h 仍不能进食者,应予鼻饲饮食。

(2)维持呼吸道通畅及控制感染,有意识障碍或呼吸道感染者,应保持呼吸道通畅,吸氧,必要时可行气管切开,人工辅助呼吸;并给予适当的抗生素防治肺炎、尿路感染和压疮;对卧床患者可给予低分子肝素 4000IU,每日 1～2 次,皮下注射,预防肺栓塞和深静脉血栓形成;控制抽搐发作,及时处理患者的抑郁或焦虑障碍。

(3)进行心电监护(＞3d)以预防致死性心律失常和猝死;发病后 24～48h 血压高于 200/120mmHg 者宜给予降压药治疗,如卡托普利等。血糖水平宜控制在 6～9mmol/L,过高或过低均会加重缺血性脑损伤,如超过 10mmol/L 宜给予胰岛素治疗。并注意维持水电解质的平衡。

（4）脑水肿高峰期为发病后 2～5d，可根据临床表现或颅内压监测，给予 20％甘露醇 250mL，6～8h1 次，静脉滴注；亦可用呋塞米 40mg 或 10％清蛋白 50mL，静脉注射。

（二）溶栓治疗

近年来，根据临床和实验研究证明，正常体温下脑组织完全缺血 4～8min 将产生不可逆的结构改变，即中心坏死区，难以救治。周围的缺血半暗带或半影区是治疗的焦点。可以肯定缺血时间窗对急性脑血栓形成的治疗具有重要指导意义。脑血栓形成发生后要像对待急性心肌梗死样早期溶栓，尽快恢复血供是谓"超早期"的主要处理原则。

目前国内外常见的溶栓剂有：

1.尿激酶（UK）

可促进纤溶酶活性，使纤维蛋白溶解，使血栓崩解消散。可用 6～30 万 U 溶于 250mL 生理盐水中静脉滴注，每日 1 次，可连用 5d，需注意出血并发症。

2.链激酶（SK）

能使纤维蛋白酶原转变为有活性的纤维蛋白酶，而使血栓溶解。用法：首次剂量 20 万～50 万 U 加入生理盐水 100mL 中静脉点滴，30min 滴完。维持剂量为每小时 5 万～10 万 U 加入生理盐水或葡萄糖溶液中持续静脉滴注，直至血栓溶解或病情不发展为止，一般用 12h 至 5d。主要不良反应为出血。少数患者有发热寒战、头痛等反应，可对症处理。为减少反应，在应用之前，先应用地塞米松 2mg 或抗组织胺药物。

3.组织型纤溶酶原激活剂（t-PA）

该药是纤溶系统的主要生理激活剂，是一种能迅速消除血栓的第二代溶栓剂。研究表明，它具有对血凝块有专一性，能选择性作用于血栓局部，不引起全身性纤溶状态；可静脉大剂量使用，无出血并发症；t-PA 是一种人类天然蛋白质，无抗原性，重复使用安全，无过敏反应等优点，认为是一种十分理想的溶栓新药。由于药源缺乏，使用甚少。

（三）抗凝治疗

适用于非出血性梗死，尤其进展型中风，亦可预防再次血栓形成。在治疗开始前及治疗中需多次监测凝血时间及凝血酶原时间。

1.肝素

成人首次剂量以 4000～6000U 为宜。以后一般以肝素 12500～25000U 溶于 10％葡萄糖液 500～1000mL，静滴，每日 1 次，使用 1～2d。以后根据病情及实验室检查结果调整药量。出血性疾病、活动性溃疡病、严重肝肾疾患、感染性血栓及高龄患者忌用。

2.双香豆素

可在肝素的同时口服，第 1 天 200～300mg，以后维持量每日 50～100mg，治疗天数依病情而定。治疗中应使凝血酶原指数在 20％～30％，或凝血时间（试管法）维持在 15～30min。应经常检查有无血尿及其他出血倾向，如有出血立即停药，并用鱼精蛋白静滴对抗。

3.华法林

第 1 天给药 4～6mg，以后每日 2～4mg 维持。

4.藻酸双酯钠

研究表明该药具有抗凝，降低血黏度，降血脂和改善微循环作用。常用剂量为每日 1～

3mg/kg 静滴,10d 一疗程。目前认为,该药疗效确切、显著,无明显不良反应及出血倾向。是治疗脑血栓形成比较理想的药物。

(四)脑保护剂的使用

常用的有钙离子通道阻滞剂、亚低温治疗及自由基清除剂(甘露醇、维生素 E、维生素 C、糖皮质激素和巴比妥类等)。

(五)抗血小板聚集治疗

阿司匹林 100～300mg/d,噻氯匹定 250mg/d。

(六)降纤治疗

目的是降解血中纤维蛋白原,增强纤溶系统活性。常用药物有巴曲酶、降纤酶和蚓激酶等。

(七)中药治疗

可应用复方丹参、川芎嗪、三七总苷、疏血通、刺五加、银杏制剂等。

(八)其他治疗

包括右旋糖酐-40、倍他司汀胞磷胆碱、奥托格雷纳、马来酸桂哌齐特等。

(九)手术治疗和介入治疗

如颈动脉内膜切除术颅内外动脉吻合术、开颅减压术、脑室引流术等对急性脑梗死患者有一定疗效(大面积脑梗死和小脑梗死而有脑疝征象者,宜行开颅减压治疗)。另近年国内开展的颅内外血管经皮腔内血管成形术及血管内支架置入等介入治疗,尚处研究阶段。

(十)高压氧治疗

可增加脑组织供氧,清除自由基水平,提高脑组织氧张力,并具有抗脑水肿,提高红细胞变形能力,控制血小板聚集率。降低血黏度和减弱脑血栓形成等作用。

(十一)恢复期治疗

要加强语言训练、被动运动按摩、防止关节挛缩及足下垂。采用理疗、超声波治疗、针灸等综合康复治疗均有一定疗效。

五、护理要点

(一)一般护理

(1)急性期患者应卧床休息。取头低位,以利脑部的血液供给。有眩晕症状的患者,头部取自然位,避免头部急转动和颈部伸屈,以防因脑血流量改变而加重头晕和产生不稳感。病情稳定后鼓励患者早期于床上或下地活动。

(2)起病 24～48h 后,仍不能自行进食的患者应给予鼻饲。对有高血压、心脏病的患者,可根据病情给低脂或低盐饮食。

(3)昏迷患者按昏迷护理常规护理。

(4)由于患者长期卧位,要加强皮肤、口腔及大小便的护理,防止压疮的发生。早日进行被动、主动运动,按摩患肢,以促进血液循环。

(5)加强心理护理,由于老年人在病前曾看到过脑梗死后遗症对健康的危害,都存有不同程度的恐惧感,瘫痪和失语是造成自理能力的丧失,给患者增加了精神上的负担,要做好精神护理,给予安慰照顾患者,使其积极配合治疗。

（二）病情观察与护理

（1）密切观察病情变化，注意患者的意识改变、呼吸循环状况、瞳孔大小及对光反射、体温、脉搏、血压等，并详细记录。发现异常，及时报告医生。

（2）应用双香豆素类或肝素等药物抗凝治疗时，应严格执行医嘱，密切观察皮肤、黏膜、大小便、呕吐物，注意有无出血倾向。如有出血立即通知医生。

（3）观察血压变化，备好止血药物，做好输血准备。

（4）使用链激酶或尿激酶溶栓治疗者，注意有无发热、头痛、寒战或其他过敏反应，观察有无出血倾向。发现异常，及时报告医生处理。

六、健康教育

（1）积极防治高血压、糖尿病、高脂血症、高血黏稠度等脑血管疾病的危险因素，尤其是患高血压的老年人，必须定期监测血压，定期有规律的服用降压药物。高脂血症能促进动脉粥样硬化和血液黏稠度增高等血液流变学变化，所以老年人应定期复查血脂、血糖、胆固醇等。注意劳逸结合，避免过度的情绪激动和重体力劳动。

（2）多食谷类、豆类、蔬菜、水果等高复合糖类、高纤维、低脂肪的食物，少食甜食，戒除烟酒，保持大便通畅。

（3）出院时应注意指导患者避免过度劳累和精神刺激，加强瘫痪肢体功能锻炼，低脂饮食，多吃新鲜蔬菜，坚持语言训练。

第二节　脑栓塞

脑栓塞是指各种栓子随血流进入颅内动脉系统，使血管腔急性闭塞引起相应供血区脑组织缺血、坏死及脑功能障碍。由栓塞造成的脑梗死也称为栓塞性脑梗死，约占脑梗死的15%，在青年人脑梗死中高达30%。

一、病因

脑栓塞的栓子来源可分为心源性、非心源性、来源不明性三大类。

（一）心源性

系脑栓塞最常见的原因。在发生脑栓塞的患者中约一半以上为风湿性心脏病二尖瓣狭窄合并心房颤动。在风湿性心脏病患者中发生脑栓塞占14%～48%。亚急性细菌性心内膜瓣膜上的炎性赘生物质易脱落；心肌梗死或心肌病时心内膜病变形成的附壁血栓脱落均可形成栓子。

近代心脏手术的发展，也增添了一部分心源性脑栓塞发病。心脏黏液瘤、二尖瓣脱垂等也可引起脑栓塞。

（二）非心源性

非心源性栓塞见于主动脉弓及其发出的大血管的动脉粥样硬化斑块和附着物脱落，引起血栓栓塞。还有败血症，尤以肺部感染性脓栓，癌性栓子，寄生虫虫卵栓子，长骨骨折的脂肪栓子,胸腔手术、人工气胸、气腹以及潜水员或高空飞行员所发生的减压病时的气体栓子,异物栓子等。

(三)来源不明

有些脑栓塞虽经仔细检查也未能找到栓子来源。

二、病理

脑栓塞常见于颈内动脉系统,大脑中动脉尤多见,椎-基底动脉系统少见,脑栓塞病理改变与脑血栓形成基本相同。由于栓子常多发、易破碎,有移动性或可能带菌(炎性或细菌栓子),栓塞性脑梗死多为多灶性,可伴脑炎、脑脓肿、局限性动脉炎和细菌性动脉瘤等。脂肪和空气栓子常导致脑内多发小栓塞,寄生虫性栓子在栓塞处可发现虫体或虫卵。除多发性脑梗死,躯体其他部位如肺脾、肾、肠系膜、皮肤和巩膜等亦可发现栓塞证据。脑栓塞合并出血性梗死(点片状渗血)发生率约为30%,可能由于栓塞血管内栓子破碎向远端前移,恢复血流后栓塞区缺血坏死的血管壁在血压作用下发生出血。骤然发生的脑栓塞易伴脑血管痉挛,导致脑缺血损伤较血栓性脑梗死严重。

三、病情评估

(一)病史

询问患者起病情况,如起病的时间、方式,有无明显的前驱症状和伴发症状,如小脑后下动脉梗死的患者可能出现眩晕、恶心、呕吐。了解患者有无脑动脉硬化、高血压、高脂血症及短暂性脑缺血发作病史;是否有过复视、步态不稳、记忆障碍、失语或一侧肢体麻木无力、突然跌倒病史;是否进行过治疗及目前用药情况,是否按医嘱服用降压、降糖、降脂及抗凝药物。了解患者的生活方式、饮食习惯,注意是否长期摄入高盐、高动物脂肪,有无烟酒嗜好,有无家族史。

(二)症状和体征

脑栓塞的发病年龄不一,风湿性心脏病引起者以中青年为多。冠心病及大动脉病变引起者以中老年居多。通常发病无明显诱因,安静与活动时均可发病。起病急骤是本病的主要特征,在数秒钟或很短的时间内症状发展至高峰,多属完全性卒中。个别患者可在数天内呈阶梯式进行性恶化,为反复栓塞所致。常见的临床症状为局限性抽搐、偏盲、偏瘫、偏身感觉障碍、失语等,意识障碍常较轻且很快恢复。严重者可突起昏迷、全身抽搐,可因脑水肿或颅内出血,发生脑疝而死亡。

(三)实验室及其他检查

1.脑脊液检查

压力不高,多无红细胞,常规化验正常。

2.CT

发病24~48h后CT可发现阻塞动脉供血区低密度影。

3.核磁共振检查

起病后数小时可见病灶区异常信号影,T_1W呈低信号,T_2W呈高信号。

4.单光子发射型计算机断层摄影(SPECT)检查

发病后即可见病灶部位出现灌注减退区或缺损区。

5.经颅多普勒超声 TCD 检查

梗死区出现相应血管多普勒信号的减弱或者消失。

6.颈动脉超声检查

可显示颈动脉及颈内、外动脉分叉处的血管情况及有无管壁粥样硬化斑及管腔狭窄等。

7.心脏超声

能证实心源性栓子,但阴性者不能排除心源性栓塞。二维超声对左心室大型血栓比较敏感,对诊断心房血栓不可靠。

8.动态心电图

可查出间歇性房颤,而房颤是诱发心源性脑栓塞的最常见原因。

诊断脑栓塞时应注意:①与其他类型卒中鉴别;②查明栓子来源和病因;③因心源性栓子多见,应首先详查心脏有无病损。

三、预期护理目标

参见脑血栓形成。

四、急救措施

包括两方面,一是治疗脑栓塞,二是治疗原发病。

(一)治疗脑栓塞

(1)大面积脑栓塞,以及小脑梗死可发生严重的脑水肿,或继发脑疝,应积极进行脱水、降颅压治疗,若颅内高压难以控制,或有脑疝形成需进行大颅瓣切除减压。

(2)大脑中动脉主干被栓塞者,若在发病的 3～6h 时间窗内,可争取溶栓治疗(具体方法见脑血栓形成相关内容)。也可立即施行栓子摘除术,据报道 70% 可以取得较好疗效。气栓的处理应采取头低位、左侧卧位。如系减压病应立即行高压氧治疗,可使气栓减少,脑含氧量增加,气栓常引起癫痫发作,应严密观察,及时进行抗癫痫治疗。脂肪栓的处理可用扩容剂、血管扩张剂、5%碳酸氢钠注射液 250mL 静脉滴注,每日 2 次。感染性栓塞需选用有效足量的抗生素抗感染治疗。

(3)高压氧:缺血性脑血管病,脑组织的氧供减少是造成神经损害的重要原因。高压氧疗法就是利用在高气压下吸入纯氧,以提高动脉血中的氧含量及氧分压,从而促进氧由血管向组织细胞中弥散。一般压力不超过 2.5 个大气压,一次进行治疗约 2h,每 10d 为一疗程,气栓亦为适应证。

(二)治疗原发病

即病因治疗,可预防脑梗死再发。如心源性栓塞患者需卧床休息数周,以减少复发,同时纠正心律失常,控制心率,防治心力衰竭。

五、护理要点

(一)一般护理

1.休息

急性期应绝对卧床休息,气体栓塞的患者取头低位,并向左侧卧位,预防更多的空气栓子到脑部与左心室。恢复期视病情逐渐适当活动。

2.饮食

给予富有营养,易于消化的食物,若合并心脏疾患应给予低盐饮食,如有吞咽障碍可给予鼻饲。

(二)病情观察与护理

(1)严密观察有无新的栓塞如突然失语、瘫痪肢体加重、意识逐渐不清、肢体皮肤变色、疼痛及所属动脉是否搏动等,如有异常及时报告医师。

(2)注意心率心律、血压变化,对合并心力衰竭的患者,按医嘱给予强心剂和利尿剂。

(3)药物反应观察:①抗凝治疗时应准确给药,注意药物剂量,根据各种不同药物的作用,观察其不良反应,注意观察出血先兆,如皮肤、黏膜下有无出血点,定期检查凝血酶原时间及小便常规,如有异常及时通知医师。②使用血管扩张剂及改善微循环药物时,因此类药物有扩张血管的作用,常见的不良反应有皮肤潮红、发痒、恶心,一般短时即过,可减量用之。盐酸罂粟碱直接作用于血管平滑肌,可使脑血管扩张,脑血管阻力减低,脑血流增加从而改善氧供量,注射前应先稀释,静脉滴入须缓慢,过速可致心室纤颤,甚至心搏停止。

(三)症状护理

1.头痛

头痛,烦躁不安者应注意安全,床边加床档防止坠床,按医嘱给予止痛剂。

2.抽搐

脑栓塞伴有抽搐的患者,大多意识不清,不能自主,需加床档,备缠有纱布的压舌板,插入上下臼齿之间,防止舌咬伤。一切治疗操作应集中,避免光刺激及触动诱发抽搐,应由专人护理,严密观察抽搐的部位,持续的时间和次数,并立即采取有效的措施终止抽搐。

六、健康教育

积极病因防治,如是风湿性心脏病或其他心脏病引起者,应积极防治风湿性心脏病和其他心脏病。患病后患者可进行一些轻微活动,以利于肢体功能的恢复。预防各种并发症的发生。

第三节　脑出血

脑出血是指脑实质和脑室内出血。据统计,我国脑出血的发病率为 24 人/(10 万·年)。脑出血占总血管病总发病率的 23.38%～35.8%。脑出血可来源于脑内动脉静脉或毛细血管的坏死、破裂。根据其发病原因,脑出血可分为损伤性和非损伤性两大类。根据其发病部位,脑出血可分为壳核出血、丘脑出血、尾状核出血、脑叶出血、桥脑出血、小脑出血和脑室内出血等。脑出血以 50 岁以上多见,临床以高血压患者引起的脑内小动脉破裂出血最为常见,约95%的脑出血患者有高血压病史。

一、病因和发病机制

高血压及动脉硬化症同时并存时,持续高血压使脑内小动脉硬化,发生脂肪玻璃样变,构成微小动脉可引血压剧烈波动而破裂出血。脑血管构造不同于体内的其他血管,其动脉外膜不发达,无外弹力层,中层肌肉细胞少,管壁较薄。同时其深穿支动脉多与主干成直角,例如豆纹动脉,其血流速度快而呈湍流,当血压突然升高时,血流压力增大易造成该动脉破裂出血。本病亦可继发于脑梗死患者和抗凝治疗及脑栓塞后出血。脑实质内动脉炎、肿瘤、淀粉样血管病侵袭破坏脑血管,亦可导致出血。全身性疾病(败血症,出血热等)、血液病(血小板减少性紫癜和血友病、再生障碍性贫血)等也可造成脑实质内出血。年轻患者脑出血多因脑实质内先天性动脉瘤、动-静脉畸形破裂。

二、病情评估

(一)病史

了解起病的方式、速度及有无明显诱因。是否在白天活动中发病,是否因情绪激动、过分兴奋、劳累、用力排便或脑力过度紧张。起病前有无头昏、头痛肢体麻木和口齿不利。起病后主要的症状特点,是否存在头痛、呕吐、打呵欠、嗜睡等颅内高压症状。既往有无高血压、动脉粥样硬化、血液病和家族脑卒中病史。了解目前的治疗与用药情况,是否持续使用过抗凝降压等药物。评估患者及家属心理状态,有无焦虑、恐惧绝望等心理。

(二)症状和体征

起病急骤,绝大多数患者出现不同程度的意识障碍,并伴有头痛、恶心、呕吐等急性颅内压增高症状。重症者迅速进入深昏迷,呕吐咖啡状胃内容物,面色潮红或苍白,双侧瞳孔不等或缩小,呼吸深沉,鼾声大作,大小便失禁或潴留。

根据出血部位可相应的出现神经系统症状和体征。

1.内囊出血

脑皮质凝视中枢受破坏出现头与眼均偏向病灶侧。在出血灶的对侧出现中枢性面神经及舌下神经瘫痪,上下肢随意运动消失,肌张力降低或增高,腱反射开始减低,2~3周后亢进,腹壁反射、提睾反射减弱或消失。病理反射阳性。偏身各种感觉迟钝或丧失。内囊后部损害至视辐射时,产生偏瘫侧的同侧偏盲,即偏瘫、偏身感觉障碍及偏盲的三偏症状。优势半球受损可出现运动性失语;辅侧半球受损易出现各种体象障碍,如偏侧失认症、偏瘫失注症及多肢幻觉等。

2.桥脑出血

常有针尖样瞳孔,中枢性高热,深昏迷,病灶侧周围型面瘫,病灶对侧肢体偏瘫,严重者则双侧面瘫与四肢强直性瘫痪。

3.小脑出血

暴发型者突然死亡。多数突感后枕部剧痛、眩晕、呕吐、复视、步态不稳、眼震,而无肢体瘫痪,病情常迅速恶化进入昏迷。后期因压迫脑干可有去大脑强直发作,或因颅内压急剧升高产生枕大孔疝而死亡。

4.脑室内出血

昏迷加深,体温升高,瞳孔缩小,呼吸不规则,并常有上消化道出血。

(三)实验室及其他检查

1.脑脊液检查

脑出血常破入脑室系统而呈血性脑脊液,可占全部脑出血病例的86%~90%,约有15%

的患者脑脊液清晰透明,蛋白增高。脑出血影响下丘脑,可有血糖及尿素氮升高。醛固酮分泌过多可致高血钠症,血液中免疫球蛋白增高。一周后脑脊液为澄黄或淡黄色,2～3周后脑脊液为清亮。

2.尿

常可发生轻度糖尿与蛋白尿。有人报道脑出血病例中有16%出现暂时性尿糖增加,38%出现蛋白尿。

3.颅脑CT检查

CT扫描显示的特征是出血区密度增高,据此可确定脑出血的部位、大小、程度及扩散的方向。急性期可显示脑实质或脑室内血肿,呈高密度块影,血液可扩散至蛛网膜下隙,血肿周围脑水肿呈低密度改变,血肿和脑水肿引起脑瘤效应,以及脑室扩大等脑积水表现。

(四)诊断和鉴别诊断

50岁以上的高血压患者,突然起病,有较多的全脑症状,病情进展快,伴局灶性神经症状应疑及本病。血性脑脊液有助于诊断,但脑脊液无血不能排除脑出血,头颅CT扫描可以确诊。

三、预期护理目标

(1)患者意识障碍程度减轻。

(2)无脑疝及消化道出血,或其先兆症状得到及时控制。

(3)主动接受康复治疗。

(4)无压疮发生。

(5)无感染症状发生。

四、急救措施

急性期的治疗原则是:保持安静,防止继续出血;积极抗脑水肿,降低颅压;调整血压,改善循环;加强护理,防治并发症。

(一)内科治疗

1.急性期

一般应在当地组织抢救,不宜长途运送或搬动,以免加重出血。应将头位抬高30°,注意保持呼吸道通畅,随时吸取口腔内分泌物或呕吐物;适当给氧,保持动脉血氧饱和度维持在90%以上。密切观察生命体征变化,观察神志、呼吸,直到病情稳定为止。有意识障碍及消化道出血者宜禁食24～48h。尿潴留时应导尿。定时轻轻变换体位,防止压疮。发病3d后,如神志不清,不能进食者,应鼻饲以保证营养,保持肢体功能位。于头部和颈部大血管处放置冰帽、冰袋或冰毯以降低脑部温度和新陈代谢,有利于减轻脑水肿和降低颅内压等。

2.水电解质平衡和营养

病后每日液入量可按尿量＋500mL计算,如有高热、多汗、呕吐或腹泻者,可适当增加液入量。维持中心静脉压5～12mmHg或肺楔压在10～14mmHg水平。注意防止低钠血症,以免加重脑水肿。每日补钠50～70mmol/L,补钾40～50mmol/L,糖类13.5～18g。

3.控制脑水肿,降低颅内压

因脑出血后的第2天即开始出现脑水肿,3～5d明显,因此降低颅内压和控制脑水肿以防止脑疝形成是急性期处理的一个重要环节。应立即使用脱水剂,可快速静脉滴注 20%甘露醇 125～250mL,每 6～8h1 次,疗程 7～10d,用药 20～30min 后颅内压开始下降,可维持 4～6h;若有脑疝形成征象,可快速静脉推注。利尿剂:呋塞米常用,每次 40mg,每日 2～4 次,静脉注射,常与甘露醇合用。亦可使用甘油、10%血清蛋白、地塞米松等。

4.调整血压

由于大多数脑出血是高血压动脉硬化引起,过去曾强调降压疗法,认为血压过高可加重出血或引起再次出血。目前一般认为血压低于 24/13.3kPa,不必急于降压,若收缩压高于 26kPa,则应积极降颅压,同时慎重地使用降压药,使血压缓慢降至 21.3/13.3kPa。常用药物有利血平 0.5～1mg 肌内注射和地巴唑 20mg 肌内注射,每日 1 次或每日 2 次。

5.止血

多数患者凝血机制无障碍,一般认为止血剂无效。但对脑实质内多发点状出血或渗血,特别是合并消化道出血时,可用西咪替丁 0.4g 静滴,每日 1～2 次。亦可选用 6-氨基己酸、酚磺乙胺等。

6.控制感染

对于昏迷时间较长,部分患者并发感染,针对可能查明的致病菌正确地选用抗生素。

7.防治并发症

定时翻身、拍背、吸痰,加强口腔护理。尿潴留可导尿或留置导尿管,加强呼吸系统、循环系统、消化系统、泌尿系统、压疮等并发症的防治。

(二)外科治疗

在 CT、核磁共振引导下作颅内血肿吸除术。此法仅在局麻下施行,手术本身损害少,对各年龄组及有内脏疾病者均可进行。抽出血肿后,用尿激酶或精制蝮蛇抗栓酶反复冲洗,从 CT 结果看,血肿、脑水肿及脑占位效应可在短期消失,效果显著优于保守治疗,是一个有前途的手术方法。对小脑、脑叶、外囊出血应及时争取手术治疗。对脑干的出血禁用。

五、护理要点

(一)一般护理

(1)患者症状无论轻或重,为避免再出血,均应卧床休息 4～6 周。卧位宜取头高斜坡位,可减轻颅内高压和头痛,昏迷患者取侧卧位,头稍向后仰,保持下颌角向前,以防舌根后坠,且可防止吸气时呼吸困难。为预防再出血,急性期的患者不宜搬动,更换体位要视病情权衡利弊,开始可做小幅度翻身,病情稳定后常规护理,注意头部不宜过屈或过度转动,以免影响脑部的血液供应。

(2)各种护理操作如吸痰、插胃管均需轻柔,防止因患者烦躁,咳嗽而加重或诱发脑出血。

(3)意识障碍不能经口进食的患者,起病 3 日内可依靠静脉输液维持营养。过早插胃管或因留置胃管等刺激会引起患者躁动不安、呕吐或使呕吐物反流入气管内,引起窒息或发生再出血。一般起病 3～4d 后,无呕吐、腹胀、肠鸣音良好,无明显消化道出血,可予鼻饲。液体摄入量每日约 2500mL,限制食盐摄入每日 5g 左右。以免加重脑水肿、意识清醒的患者,进食应从健侧人口,不可过急,避免呛咳。饭后漱口,防止食物残渣存留在瘫痪侧齿颊之间引起口腔炎。

(二)病情观察与护理

(1)密切观察病情变化,详细记录患者意识、瞳孔、体温、呼吸、血压、脉搏的变化。定时观察瞳孔、意识改变,如昏迷加深、病灶侧瞳孔散大、对光反应迟钝或消失,即为脑疝症状,应立即静脉滴注脱水降颅压药物,同时通知医生进行抢救。

(2)注意呼吸频率、节律及形式,如呼吸由深而慢变为快而不规则或呈双吸气、叹息样、潮式呼吸,提示呼吸中枢受到严重损坏,按医嘱给呼吸兴奋剂。呼吸过速者,注意可能引起碱中毒。

(3)观察心率、心律变化。观察呕吐物及大便的颜色及性质,如呕吐物为咖啡色及大便呈柏油样,应密切观察血压、脉搏变化,并做好输血准备。

(4)密切观察药物疗效及反应,如甘露醇要保持滴速不宜太慢,药液不要外渗。另外,还要及时查血、尿常规及血生化,防止发生水、电解质紊乱及肾功能障碍。同时输液速度不宜太快,以免增加心脏负担,影响颅内压。

(5)需开颅手术清除血肿者,要做好术前准备及术后护理。

(6)恢复期应配合针灸、按摩、理疗等,加强局部肌肉及关节的功能锻炼。

(三)对症护理

(1)意识清醒的患者头痛、呕吐为常见症状。应取头高位,减轻颅内高压、利于止血。并应按时应用降低颅内压的脱水剂,忌用吗啡制剂,以防抑制呼吸。呕吐频繁的患者,应及时清除口腔内呕吐物,预防吸入性肺炎,必要时应用止吐剂。

(2)降温可使大脑耗氧量减少,增强脑组织对缺血、缺氧时发生坏死的耐受力,也可增强大脑皮质的保护性。物理降温可用温水、50%酒精擦澡或用冰帽、冰枕、医用制冷袋等置于患者头、颈和四肢大血管处。如用人工冬眠降温,则应做好相关的护理,如系合并感染需积极应用抗生素等。

(3)患者有呼吸困难、发绀时,应给氧、吸痰,氧流量每分钟 2~4L,流量过大易使血中氧分压增高引起脑血流量减低。

(4)意识障碍,呈昏迷状态的患者应按昏迷常规进行护理。

(5)如因出血破入脑室或出血形成血肿致脑疝形成的患者,应迅速做好脑室穿刺体外引流或开颅清除血肿的术前转科准备,必要时先剃头配血,作青霉素、普鲁卡因皮肤过敏试验,为转手术争取时间。

(6)对局灶性损害症状,如失语、偏瘫、抽搐、吞咽障碍及排尿困难等的患者,应按各自的特点行护理。

六、健康教育

预防脑出血的发生和再发,关键是控制高血压病,定期监测血压,有规律地接受降压药物治疗等。适当地锻炼身体,如太极拳、太极剑等,平时应生活规律,劳逸结合,心平气和,戒除烟酒,以防止诱发高血压性脑出血。脑出血的急性期病死率虽高,但如能及时抢救,合理治疗,坚持康复训练,约有半数或更多的患者可能存活,半数以上的患者可重获自理生活和工作能力。此外,要教育患者要克服急躁悲观情绪,预防再次发生脑出血。

第四节　蛛网膜下隙出血

蛛网膜下隙出血(SAH)指脑表面或者脑底部血管破裂血液直接流入蛛网膜下隙(腔),不包括外伤性或脑内出血破人蛛网膜下隙出血。SAH 约占急性脑血管病的 10%。

一、病因和病理

病因以先天性颅内动脉瘤最常见,约占 50%,其次是脑动静脉畸形和高血压脑动脉硬化,此外肿瘤、动脉炎、血液病、结缔组织病等亦可引起。动脉瘤在脑底动脉环较多,脑动静脉畸形多在脑表面,出血后血液流入蛛网膜下隙,在颅底及脑表面血液聚集,可形成凝块或散在脑脊液中,引起脑膜刺激征、脑水肿、脑积水、脑血管痉挛,继发性脑梗死。晚期可影响蛛网膜粒吸收脑脊液,导致正常颅压脑积水。

二、病情评估

(一)病史

询问起病缓急及起病时的情况,了解有无明显诱因和前驱症状。了解起病时的症状特征,是否突然剧烈头痛、呕吐;有无面色苍白、全身冷汗;有无眩晕、抽搐、项背或下肢疼痛;有无意识或精神障碍。了解有无颅内动脉瘤、脑血管畸形和高血压、动脉硬化病史;有无血液病、糖尿病冠心病颅内肿瘤、脑炎及抗凝治疗史。评估患者的心理状态,了解有无恐惧、紧张、焦虑及绝望的心理。

(二)症状和体征

脑膜刺激征、剧烈的头痛及血性脑脊液是蛛网膜下隙出血的三大症状,绝大多数病例都会出现。多数患者发病前完全正常,部分患者有偏头痛和眩晕史。发病常较急骤,突然出现剧烈头痛呕吐,很快发展至昏迷。意识障碍时间一般较短,清醒后有头痛呕吐。脑膜刺激征,以颈项强直为最突出,凯尔尼格征(Kernig 征)、布鲁津斯基征(Brudzinski 征)均呈阳性。

蛛网膜下隙出血的临床症状可分 4 组。

1.脑膜刺激征

血液进入蛛网膜下隙后,红细胞及细胞破坏产物刺激脑膜及神经根引起脑膜刺激征,即头痛、呕吐、颈强直及 Kernig 征阳性。

2.脑局灶体征

所在部位的动脉瘤或血管畸形破裂产生局灶体征,大脑半球的血管畸形破裂则发生偏瘫、失语及癫痫发作;脑桥部位的动脉瘤破裂,发生多数颅神经损害和呼吸、循环功能异常。

3.脑血管痉挛

由于血小板破裂后释放 5-羟色胺等,引起广泛的脑血管痉挛、脑水肿和颅内压增高,而致继发性脑缺血,出现意识障碍、精神症状与锥体束征等。

4.多脏器功能衰竭

严重蛛网膜下隙出血时,因丘脑下部受出血或脑血管痉挛引起的缺血损害,发生一系列自主神经-内脏功能障碍,表现为多脏器功能衰竭。

（三）实验室及其他检查

1.血及尿检查

约 1/3 以上病例周围血常规示白细胞增高，约 1/4 有高血糖反应。不少患者出现蛋白尿、血尿，少数有尿糖阳性，有些患者可发生尿毒症反应，尿素氮升高。

2.脑脊液检查

血性脑脊液为本病最可靠的诊断依据。出血后数小时进行腰穿，可见脑脊液压力增高，外观呈均匀血性，镜检可见大量红细胞；开始时红细胞与白细胞的比例与血中相似，2～3d 后白细胞可增加，为无菌性炎症反应所致。出血数小时后红细胞即开始溶血，离心后其上清液呈黄色或褐色。如无继续出血，1～2 周后红细胞消失，约 3 周后黄变症亦清除，可找到较多的含铁血黄素吞噬细胞。脑脊液蛋白量常增加，糖及氯化物量正常。

3.眼底检查

可见有玻璃体后片状出血，此征有特殊诊断意义。

4.CT 检查

可见蛛网膜下及脑池内因混有血液而密度增高，分布不均匀，增强检查可能发现呈高密度影的动脉瘤。

5.MRI 检查

出血早期检查缺乏特异性，如有血管瘤或血管畸形可显示出流空影像。

6.脑血管造影

现多主张选择股动脉插管法做全脑连续血管造影。借此既可明确动脉瘤的部位。大小、单发或多发，脑血管畸形及其供血动脉及引流静脉的情况，又可了解侧支循环情况，对诊断及手术治疗均有很大价值，对继发性脑血管痉挛的诊断亦有帮助。约 10% 的患者造影未能发现异常，这可能是由于病变较小，血块填塞了动脉瘤等原因引起，此种情况的出血复发率较低。数字减影脑血管造影（DSA）可清晰地显示动、静脉畸形和动脉瘤，是最好的检查方法。

7.脑电图

多显示广泛慢波，若有血肿或较大的血管畸形，可表现局限性慢波。部分病例显示病侧低波幅慢波，此常与脑血流图显示的脑缺血相一致。

8.心电图

急性期部分病例可有一种特征性心电图改变，表现为 T 波平坦或倒置。QT 间期延长或出现 U 波，这种改变尚未证实有相应的心肌疾病，常随病情好转而改善。

依据急性或亚急性起病、突然剧烈头痛、呕吐、脑膜刺激征阳性、均匀血性脑脊液，可诊断本病。

三、预期护理目标

（1）头痛减轻或消失。

（2）能学会摆放瘫痪肢体的方法，说出逐步进行功能锻炼的方法，使用合适的器具增加活动量，活动范围及能力增加。

（3）生活自理能力逐渐增强，能参与进食、穿衣、如厕、沐浴和使用器具等活动。

（4）能以非语言沟通方式表达自己的需要，有效地与医护人员和家属进行沟通，知道训练语言功能的方法,语言功能好转或恢复。

(5)知晓引起受伤的危险因素,未发生外伤。

四、急救措施

原则是控制继续出血,防止迟发性血管痉挛,去除病因预防复发。

(一)休息

绝对卧床休息4~6周,尽量避免引起颅内压增高的因素,如用力大便咳嗽、情绪激动等,保持大便通畅。

(二)镇痛剂与镇静剂的使用

减轻患者疼痛和不安,以保持安静休息,防止再出血。

(三)止血药的应用

氨基己酸(6-氨基己酸)能抗纤维蛋白溶解,避免再出血,常用量为8~12g/d,加入5%葡萄糖液100mL内静脉滴注,每日1次。不良反应为深部静脉血栓,肾功能障碍者慎用。氨甲环酸(氨甲苯酸)400~800mg加入5%葡萄糖液500mL内静脉滴注,每日1~2次,维持2周。

(四)防止脑血管痉挛的药物

尼莫地平20~40mg,每日3次;氟桂利嗪(西比灵)5~10mg,每晚1次。

(五)控制脑水肿

同脑出血。

(六)手术治疗

应在发病后24~72h内进行或者恢复期进行。手术治疗是去除病因及时止血,防止再出血及继发脑血管痉挛的有效方法,包括动脉瘤夹闭术,瘤壁加固术,切除术等方法。

五、护理要点

(一)一般护理

(1)不论患者症状轻、重,均需绝对卧床休息4~6周。并在此期间一切可能引起血压和颅内压增高的因素均应避免,如用力排便、打喷嚏、情绪激动等。切不可因无意识障碍、无肢体瘫痪等症状而过早下地活动。6周后患者可在床上由卧位改为坐位,每日1~2次,逐渐增加次数,逐步到下地活动。

(2)饮食应视病情而定。意识清醒的患者可给软食或半流质,适当增加含纤维素的食物,如新鲜蔬菜、水果等。有意识障碍的患者。可经胃管进食。发病早期因预防脑水肿,可适当限制水的摄入量。

(3)病情危重或昏迷的患者,分别按危重患者护理常规和昏迷患者护理常规进行护理。

(二)病情观察与护理

1.意识变化与精神症状

此病患者意识大多清楚,若出血量大或出血进入脑实质、脑室,影响丘脑下部或脑干者,可出现不同程度的意识障碍,轻者患有短暂的意识模糊,重者昏迷。在急性期可出现烦躁,兴奋,谵妄幻觉,定向障碍及精神症状。如有上述改变,应及时处理。

2.脑疝

如果患者意识障碍逐渐加深,并伴有剧烈的头痛、呕吐,两侧瞳孔不等大,则提示有脑疝发生的可能。此时应立即通知医师,做好一切抢救准备工作。如备好氧气、吸痰器、脱水剂等抢救药品和器材。

(三)并发症的预防与护理

1.再出血

为预防再出血首先要做好患者心理护理,避免精神紧张,防止情绪波动,病室内应安静,减少陪人及探视,尽量减少一切不必要的搬动及检查,治疗护理要集中,保持大便通畅,对预防本病的复发也很重要。因患者长期卧床休息,肠蠕动减慢,极易发生便秘,如消化功能尚可,可给予有纤维的食物增加肠蠕动,同时训练患者习惯床上排便,告诉患者用力排便造成的不利因素。可用番泻叶泡茶,口服果导以预防便秘,对已有发生便秘的患者可用开塞露1支灌肠。

2.肺部感染

应保持患者的呼吸道通畅,痰液黏稠不易咳出者,可给予雾化吸入,咳痰剧烈者,可适当给予止咳剂,同时遵医嘱给抗生素控制感染。

3.泌尿系感染

保持患者会阴部的清洁,及时更换床单,每日1:5000高锰酸钾冲洗会阴2次,对昏迷的患者,行导尿术时,应严格执行无菌操作,并及时冲洗膀胱,定期复查尿常规,并注意观察小便的量及颜色。

(四)症状护理

1.昏迷

患者昏迷眼睑不能闭合者,应每日用抗生素眼药水点眼,同时戴眼罩,预防角膜炎。应做好昏迷者的口腔护理,每日用盐水棉球擦洗口腔2次,防止口腔感染。

2.头痛、呕吐

对剧烈头痛的患者应适当给予止痛剂,烦躁不安者,应床边加床栏,以防坠床。频繁呕吐的患者,头应偏向一侧,应严密观察呕吐的量及性质,及时补充电解质,必要时行腰穿放脑脊液5~10mL,术后去枕平卧4h。

(五)术前护理

(1)做好病员的思想解释工作,让其充分了解手术目的,从而解除顾虑,积极配合治疗。

(2)了解病员有无感冒发热,对女病员还需了解月经来潮日期(因经期内不宜手术)。

(3)手术前数日将病员头发剪短或剃光,并检查头皮情况,如有毛囊炎、脓疮、疖或感染灶,应及早处理。术前2~3d,可用肥皂水每日洗头1次,术前1d剃净头发并洗头,酌情洗澡或擦澡,剪指(趾)甲,更换内衣。手术当日再剃头发一次,经肥皂水洗净和酒精消毒后,用消毒敷料或戴消毒敷料帽以保护之。

(4)根据手术情况,配血400~800mL。

(5)进行青霉素、链霉素皮内过敏试验。

(6)手术前一天晚上,用肥皂水灌肠。

(7)嘱病员于手术前天的晚上8点开始禁食。

(8)手术前一周内,观察体温、脉搏、呼吸并记录,如有异常,立即报告医师。

(9)按医嘱给用术前药,并嘱患者排空大小便。

（10）进手术室前取下患者的假牙等装饰品。

（11）铺好患者的床单，并备好氧气、吸痰器、抢救药品等。

（六）术后护理

（1）患者回病房后，应按全麻病员的护理取平卧位，头偏向健侧以防呕吐导致吸入性肺炎和窒息。头部抬高 15°～30°，以利头部的静脉回流。

（2）严密观察体温、脉搏、呼吸、血压的变化以及手术处敷料有无渗血、渗液，如有异常立即报告医师。

（3）保持各种管道的通畅，观察并记录引流液的性质及量。

（4）术后要加强患者的生活护理，手术后 1～2d 开始给予高蛋白、高热量和易消化的流质饮食，以利于伤口的愈合和恢复。

六、健康教育

（1）女性患者 1～2 年内应避免妊娠及分娩。

（2）使患者明白再次出血的危害性。配合医生及早做好脑血管造影或必要时手术治疗。

（3）多吃维生素丰富的食物，如蔬菜、水果，养成良好排便习惯，保持稳定的情绪，避免剧烈活动及从事体力劳动。

第五节　颅内压增高

颅内压增高是神经外科常见临床病理综合征，是颅脑损伤、脑肿瘤、脑出血、脑积水和颅内炎症等所共有征象，由于上述疾病使颅腔内容物体积增加，导致颅内压持续在 2.0kPa（200mm H_2O）以上，从而引起的相应的综合征，称为颅内压增高。了解颅内压的调节和颅内压增高发生机制是学习和掌握神经外科学的重点和关键。

颅内压（ICP）是指颅腔内容物对颅腔壁所产生的压力。成人的颅腔是由颅骨形成的半封闭的体腔，容积固定不变，为 1400～1500mL。颅腔内容物包括脑组织、脑脊液和血液，三者与颅腔容积相适应，使颅内保持一定的压力。由于颅内脑脊液介于颅腔壁与脑组织之间，故脑脊液的静水压就代表颅内压。可通过侧卧位腰椎穿刺或直接脑室穿刺测定。成年人正常颅内压为 0.7～2.0kPa（70～200mmH_2O），儿童正常颅内压为 0.5～1.0kPa（50～100mmH_2O）。

在生理情况下，颅内压有小范围的波动，它主要受血压、呼吸和腹压的影响，脑脊液对颅内压的调节有重要的作用。①收缩期时的颅内压稍增高，舒张期时的颅内压稍下降。②呼气时颅内压稍增高，吸气时稍降。③用力屏气，腹压增高时颅内压也稍增高。④成人颅腔的容积约为 1400mL，其中脑组织占颅腔的最大部分，约为 80%，脑脊液约占 10%，脑血流占 2%～11%，三者中任何一种物质的容积增加，其他内容物就会代偿性地减少，以调节颅内压，保持颅内压的稳定。脑组织的可压缩性很小，颅内压的调节除一部分靠颅内的静脉血被加快排挤到颅外组织里去外，主要是通过脑脊液量的增减来实现的。当颅内压低于 70mmH_2O 时，脑脊液的分泌增加，吸收减少，使脑脊液量增多以维持颅内压不变。相反，当颅内压高于 70mm

H₂O时,脑脊液的吸收量与压力呈正比增加,同时其分泌减少,以抵消增加的颅内压。另外,颅内压增高时有一部分脑脊液被挤入脊髓蛛网膜下隙而吸收,这也起到一定的调节颅内压的作用。脑脊液的总量约占颅腔总体积的10%,由此获得的代偿幅度足以应付正常生理状态下的颅内空间的变化。由于脑脊液总量仅占颅腔容积的10%,尽管自身代偿功能及幅度足以应付正常生理状态下颅内空间的变化,但是当颅内压增加到一定程度时,上述生理调节能力将逐渐丧失,最终产生严重的颅内压增高。

一、分类

(一)根据病因不同,颅内压增高分类

1.弥散性颅内压增高

为颅腔狭小或脑实质的体积增大所致,特点是颅腔内各部位及各分腔之间压力均匀升高,无明显的压力差存在,因此脑组织无明显移位。临床所见的弥散性脑膜脑炎、弥散性脑水肿、交通性脑积水等所引起的颅内压增高均属于这一类型。

2.局灶性颅内压增高

因颅内有局限的扩张性病变,病变部位压力首先增高,使附近的脑组织受到挤压而发生移位,并把压力传向远处,造成颅内各腔隙间的压力差,这种压力差导致脑室、脑干及中线结构移位。患者对这种颅内压增高的耐受力较低,压力解除后神经功能的恢复较慢且不完全,这可能与脑移位和脑局部受压引起的脑缺血和脑血管自动调节功能损害有关。由于脑局部受压较久,该部位的血管长期处于张力消失状态,管壁肌层失去了正常的舒缩能力,因此血管管腔被动地随颅内压的降低而扩张,管壁的通透性增加并有渗出,甚至发生脑实质内出血性水肿。

(二)根据颅内压增高起病迅速,颅内压增高分类

1.急性颅内压增高

多见于急性颅脑损伤引起的颅内血肿、高血压性脑出血等。由于其病情发展快,颅内压增高所引起的症状和体征严重,生命体征(血压、呼吸、脉搏、体温)变化剧烈。

2.亚急性颅内压增高

病情发展较快,但没有急性颅内压增高那么紧急,颅内压增高的反应较轻或不明显。亚急性颅内压增高常见于发展较快的颅内恶性肿瘤、转移瘤及各种颅内炎症等。

3.慢性颅内压增高

病情发展较慢,可长期无颅内压增高的症状和体征,病情发展时好时坏。多见于生长缓慢的颅内良性肿瘤、慢性硬脑膜下血肿等。

急性或慢性颅内压增高均可导致脑疝发生。脑疝发生后,移位脑组织被挤进小脑幕裂孔、硬脑膜裂隙或枕骨大孔中,压迫脑干,产生一系列危急症状。脑疝发生又可加重脑脊液和血液循环障碍,使颅内压力进一步增高,从而使脑疝更加严重。

二、病因

分为两大类。

(一)颅腔内容物的体积或量增加

1.脑体积增加

如脑组织损伤、炎症、缺血缺氧、中毒等导致脑水肿。

2.脑脊液增多

如脑脊液的分泌、吸收失衡,或循环障碍导致脑积水。

3.脑血流量增加

如高碳酸血症时,血液中二氧化碳分压增高,脑血管扩张,脑血流量增多。

(二)颅内空间或颅腔容积缩小

1.颅内占位性病变

如颅内血肿、脑肿瘤、脑脓肿等,使颅内空间相对变小。

2.先天性畸形

如狭颅症、颅底凹陷症,使颅腔容积变小。

3.大片凹陷性骨折

使颅腔变小。

三、分期

根据临床的观察可将颅内压增高分为 4 期:

(一)代偿期

颅内已有占位性病变,临床无颅内压增高症状。

(二)早期

临床表现有头痛、呕吐、视盘水肿等颅内压增高表现,但没有意识及生命体征的改变。

(三)高峰期

患者有剧烈头痛、呕吐,并可能出现血压升高、脉搏减缓。这期的晚期可能出现脑疝症状。

(四)衰竭期

患者深昏迷,瞳孔散大,对光反应不良,血压下降,脉搏增快,呼吸不整,在本期晚期,出现呼吸停止。

四、病情评估

(一)病史

了解有无脑外伤、颅内炎症、脑肿瘤及高血压、脑动脉硬化病史,初步判断颅内压增高的原因;有无合并其他系统疾病,有无呼吸道梗阻、便秘、剧烈咳嗽、癫痫等导致颅内压急骤升高的因素。

(二)临床表现

1.头痛

由颅内敏感结构受牵拉所致。初为间歇性疼痛,以后转为持续性伴阵发性加剧,晨痛为其特点,用力动作可加重。多位于双颞与前额,后颅窝病变常有后枕部疼痛。

2.呕吐

常为迷走神经核或其神经根受激惹所致,可为颅高压症的唯一症状。多呈喷射性,与饮食无关,于头痛加剧时发生。

3.视盘水肿

多与眼底静脉回流受阻有关。早期无视力障碍,此后可有阵发性期象,中心视力暗点,后期发生视神经萎缩而出现视力下降甚至失明。双侧视盘可不对称,如一侧正常一侧水肿,或一侧萎缩一侧水肿,或一侧轻一侧重。

4.其他症状

癫痫样抽搐,失语(命名性失语多见),眩晕,精神异常,意识障碍,烦躁不安,外展神经麻痹,动眼神经麻痹,严重时出现血压升高、脉搏慢、呼吸减慢且不规则,甚至颅内高压危象(脑疝形成)。

(三)实验室及其他检查

1.颅内压监测

是了解颅内压最准确的方法。监测方法有:①脑室内压监测;②硬脑膜下监测;③硬脑膜外监测,其中以硬脑膜外监测最为常用。

2.头颅 X 线平片

颅内压增高持续 1 个月以上,可有阳性所见:①脑回压迹增多,加深;②颅缝裂开,颅骨的局部破坏或增生;③蛛网膜颗粒压迹增大,蝶鞍扩大等,可提示病变的大体性质及方位;④小儿可见颅缝分离。

3.颅脑超声波

如发现中线偏移,说明对侧可能有占位性病变存在。这种检查简便易行,可重复追踪观察,对确定颅内压增高有帮助。

4.脑造影检查

包括脑室造影和脑血管造影,这是目前诊断脑血管疾病及颅内压占位性病变最常用的方法。

5.CT 和 MRI 检查

确诊率高、安全无痛苦、无创伤,特别对颅内占位性病变,不仅能定位诊断,而且对定性诊断也很有帮助。但它不能取代常规的头颅 X 线平片和脑血管造影检查,仍需结合应用。

(四)诊断和鉴别诊断

诊断首先应根据临床症状和体征,重视采集病史,特别是神经系统体格检查,注意有无阳性体征存在,包括:①一般检查,如意识生命体征、智力、语言、精神状态等;②特殊检查,如颅神经、感觉功能、运动功能、反射和脑膜刺激征等。应与脑干脑炎、化脓性脑膜炎、结核性脑膜炎等鉴别。

五、预期护理目标

(1)患者颅内压维持稳定,无上升趋势。

(2)脑疝得到及时治疗与护理。

(3)呼吸系统未发生并发症。

(4)头痛、呕吐症状得到有效控制。

(5)水、电解质代谢和酸碱平衡得到维持。

(6)患者未发生意外伤害。

(7)患者基本营养需要得到满足。

(8)患者便秘得到解除。

(9)泌尿系感染得到预防或控制。

（10）压疮得到防治。

（11）患者能正确对待疾病带来的反应。

六、急救措施

（一）治疗原则

颅内压增高是一种继发的临床综合征，其发病原因很多，原发病变及其合并的病理生理也很复杂。治疗最基本的原则是治疗患者，而不仅仅是治疗颅内压增高本身。在判断复杂的病因和高颅压对病情的影响前，必先处理可能存在的危及生命的紧急情况。然后根据病因和病情选择降低颅内压的方式。治疗的最终目的是去除病因，恢复脑组织的功能。

（二）一般处理

1.颅内压增高

发生脑衰时，由于意识障碍，往往有许多因素可以进一步促进颅内压增高，诱发或加重脑衰。常见原因有呼吸道不畅，血压不稳定，躁动不安，高热，尿潴留，便秘等。上述因索均应积极处理，以免进一步加重颅内压增高。

2.控制输液量和补盐量

脑水肿患者输液和补盐量不宜过多，因为输液和补盐过多可加重脑水肿。在每日尿量不少于500～800mL基础上，一般静脉输液量不超过24h尿量加500mL入水量。以10%葡萄糖液为主，缓慢静滴，使患者保持轻度脱水状态。每日用盐量（氯化钠）不超过5g，氯化钾不超过3g。

（三）病因治疗

病因治疗是最根本和最有效的治疗方法，如切除颅内肿瘤、清除颅内血肿、穿刺引流或切除脑脓肿、控制颅内感染等。病因一旦解除，颅内压即可望恢复正常。

（四）对症治疗

降低颅内压。

1.脱水治疗

应用高渗性脱水剂或利尿性脱水剂，使脑组织间的水分通过渗透作用进入血循环再由肾排出，以达到降低颅内压的目的。如20%甘露醇250mL，快速静脉滴注，2～3次/d，静脉滴注后10～20min颅内压开始下降，维持4～6h；呋塞米与甘露醇联合使用，降颅压效果更为明显。但过多使用呋塞米可引起电解质紊乱、血糖升高，故应注意观察。脱水治疗期间，准确记录24h出入液量，为防止颅内压反跳现象应按医嘱定时定量，反复使用，停药前逐渐减母或延长给药间隔时间。此外，也可采用人血清蛋白静脉注射，对减轻脑水肿，降低颅内压有效。

2.激素治疗

对消除脑水肿亦有良效，早期应用效果更好。常选用地塞米松，甲泼尼松（甲泼尼龙）。由于激素有引起消化道出血、增加感染机会等不良反应，故因加强观察和护理。

（五）冬眠低温治疗

冬眠低温有利于减少脑组织的新陈代谢率，使之更好地耐受缺氧；同时缩小脑毛细血管床的总容积，改善微循环扩张现象。可肌内注射冬眠1号。

(六)手术治疗

脑室持续引流、颞肌下减压和各种脑脊液分流术,可暂时缓解颅内压增高。

七、护理要点

(一)一般护理

1.体位

抬高床头 15°～30°,以利于颅内静脉回流,减轻脑水肿。

2.给氧

持续或间断吸氧,改善脑缺氧,使脑血管收缩,降低脑血流量。

3.饮食与补液

控制液体摄入量,不能进食者,成人每日补液量不超过 2000mL,保持每日尿量不少于 600mL。神志清醒者,可予普通饮食,但需适当限盐,注意防止水、电解质紊乱。

4.生活护理

满足患者日常生活需要,适当保护患者,避免外伤。

(二)病情观察与护理

1.加强对颅内压增高症状的观察

颅内压明显增高时,患者可出现剧烈头痛喷射状呕吐、烦躁不安和意识状态的改变,通过观察患者对地点、时间、人物的辨认及定向能力,按时间的先后加以对比,对患者意识有无障碍及其程度做出判断。意识障碍程度加重,是颅内压增高、病情加重的主要症状之一。频繁剧烈的呕吐标志颅内压急剧增高,是脑疝发生的先兆。

2.生命体征的动态观察

按时测量并记录血压、脉搏呼吸和体温。如出现血压升高、脉搏慢而有力、呼吸不规则等,也是颅内压增高和即将发生脑疝的先兆征象,应予重视。重症患者应每半小时测量血压、脉搏、呼吸 1 次,体温每 2～4h 测量 1 次。

3.加强对瞳孔的观察

对比双侧瞳孔是否等大等圆及对光反射的灵敏度并做记录,瞳孔的改变是小脑幕切迹疝的重要标志之一。当发生小脑幕切迹疝时,疝入的脑组织压迫脑干及动眼神经,动眼神经支配同侧瞳孔括约肌,故该侧瞳孔暂时缩小,对光反应迟钝,继之动眼神经麻痹引起病变侧瞳孔散大,对光反应消失。

4.面部和肢体运动功能的观察

观察患者面部及肢体活动情况,对清醒患者可让其露齿、鼓腮、皱额、闭眼、检测四肢肌力和肌张力,据此判断有无面肌和肢体瘫痪。

5.癫痫大发作预兆的观察

过性意识不清或局部肢体抽搐是癫痫大发作的预兆。癫痫大发作可引起呼吸骤停,加重脑缺氧和脑水肿,也易引起脑疝。对有癫痫发作的患者应注意观察开始抽搐的部位、眼球和头部转动的方向及发作后有无一侧肢体活动障碍等,并详细记录。

6.颅内压监测

可较早发现颅内压增高,及时采取措施将颅内压控制在一定程度以内。若发现颅内压呈进行性升高表现,提示需手术治疗。经过多种治疗,颅内压仍持续在 5.19kPa(530mmH$_2$O)或更高,提示预后极差。

7.发现脑疝时应采取下列措施

(1)遵医嘱立即快速静脉滴注 20％甘露醇 250mL,严重者可同时静脉或肌内注射呋塞米。

(2)迅速准备脑室穿刺物品,协助医生行脑室穿刺以降低颅内压。

(3)留置尿管,观察记录每小时尿量,了解脱水情况。

(4)密切观察意识、瞳孔、生命体征及肢体活动情况。做好紧急开颅准备。

八、健康教育

(1)保持大便通畅,嘱患者大便时不能用力过度,以免诱发脑疝,必要时用缓泻剂,禁用高压大量灌肠。排尿困难者忌用腹部加压帮助排尿。

(2)高热患者可用冰帽、冰毯降温,以降低脑组织耗氧量,缓解脑缺氧,对减轻脑水肿有利。

第六节 颅脑损伤

颅脑损伤占全身损伤的 15％～20％,仅次于四肢损伤,常与身体其他部位的损伤复合存在,其致残率及致死率均居首位。多见于交通工矿等事故,自然灾害、爆炸、火器伤、坠落、跌倒以及各种锐器、钝器对头部的伤害。颅脑损伤可分为头皮损伤、颅骨损伤、脑损伤,三者可单独或合并存在。

一、颅脑损伤的分级

分级的目的是为了便于制订诊疗常规、评价疗效和预后,并对伤情进行鉴定。

(一)按伤情轻重分级

1.轻型(Ⅰ级)

主要指单纯脑震荡,有或无颅骨骨折,昏迷在 20min 以内,有轻度头痛、头晕等自觉症状,神经系统和脑脊液检查无明显改变。

2.中型(Ⅱ级)

主要指轻度脑挫裂伤或颅内小血肿,有或无颅骨骨折及蛛网膜下隙出血,无脑受压征,昏迷在 6h 以内,有轻度的神经系统阳性体征,有轻度生命体征改变。

3.重型(Ⅲ级)

主要指广泛颅骨骨折,广泛脑挫裂伤,脑干损伤或颅内血肿,昏迷在 6h 以上,意识障碍逐渐加重或出现再昏迷,有明显的神经系统阳性体征,有明显生命体征改变。

(二)按 Glasgow 昏迷评分法

将意识障碍处于 13～15 分者定为轻度,9～12 分为中度,3～8 分为重度。

二、病因和发病机制

颅脑创伤多由暴力直接作用头部或通过躯体传递间接作用于头部引起。平时多为交通事故、高处坠落挤压伤、刀刃伤、拳击伤等。战时多为火器伤或爆炸性武器引起的冲击波所致。

颅脑损伤的方式和机制有下列几种。

(一)直接损伤

1.加速性损伤

为运动中的物体撞击于静止的头部,使头部沿外力方向作加速运动发生的脑损伤。

2.减速性损伤

为运动的头部撞击于静止的物体而突然减速时发生的脑损伤。

3.挤压性脑损伤

为头部两侧同时受硬物体挤压所发生的脑损伤。一般加速性损伤常较轻,脑损伤通常仅发生在受力侧;而减速性损伤常较重,受力侧和对侧均可发生脑损伤,往往以对侧损伤较重。

(二)间接损伤

(1)传递性损伤:如坠落时臀部或双足着地,外力沿脊柱传递到头部所致。

(2)挥鞭式损伤:外力作用于躯体使之急骤运动时,静止的头部由于惯性被甩动致伤。

(3)胸腹挤压伤时,骤升的胸膜腔内压或腹内压沿血流冲击脑部致伤。

(4)爆炸气浪伤。

(三)旋转损伤

外力使头部沿某一轴心做旋转运动时,除上面提到的一些因素外,高低不平的颅底、具有锐利游离缘的大脑镰和小脑镰,均对脑在颅内做旋转运动时产生障碍,并形成剪力(切应力),从而使脑的相应部位因受摩擦、牵扯、撞击、切割等机械作用而受损。

关于颅脑损伤的病理生理的变化是多方面的,复杂的。早期对颅脑损伤的临床表现和病情发展机制的理解,是以外伤的局部机械作用的因素为基础的,随着对颅脑损伤患者的治疗和观察,发现患者多有脑缺氧的现象,继之出现脑水肿脑肿胀等一系列症状,又提出了物理化学变化的理论。近年来,一些学者在临床工作和实验工作中,证明颅脑损伤的急性期或于危笃状态时,周围血流速度明显降低,脑血流有明显障碍,继之出现脑血管痉挛、脑水肿,故又提出了血流动力学理论和血管运动的理论。更有人注意到重症颅脑创伤患者,在出现意识、体温、呼吸、血压等明显改变的同时,心、肺、胃肠、泌尿系统等常发生严重并发症,认为这些变化是垂体下丘脑的功能紊乱,惹起神经体液营养障碍的结果,故主张努力改善自主神经的功能,以降低颅脑损伤的病死率和提高其治愈率。

三、伤情评估

(一)受伤史

详细了解受伤过程,如暴力大小、方向、性质、速度,患者当时有无意识障碍,其程度及持续时间,有无中间清醒期、逆行性遗忘,受伤当时有无口鼻、外耳道出血或脑脊液漏发生,是否出现头痛、恶心、呕吐等情况;初步判断是颅伤、脑伤或是复合损伤;同时应了解现场急救情况;了解患者既往健康状况。

(二)临床表现

1.头皮损伤

(1)头皮挫伤:损伤累及皮下组织。临床可见头皮肿胀、瘀血。

(2)头皮血肿:多为钝力直接损伤所致。可分为皮下血肿、帽状腱膜下血肿及骨膜下血肿

3种,有时也可同时发生,混杂存在。①皮下血肿:皮下层与表皮层和帽状腱膜层在组织结构上连接甚紧,使损伤后的出血受到限制,因此血肿通常较局限,血肿一般不大,半球形,触之较硬,胀痛。触诊时中央有凹陷的感觉,容易误诊为颅骨凹陷性骨折,此时常须 X 线摄片方能断定是否合并有颅骨骨折。②帽状腱膜下血肿:外力作用于头皮时,头皮移动,帽状腱膜下层受撕拉,血管断裂,形成血肿,其范围可及整个腱膜下层。临床上较皮下血肿为大,其范围越过中线或骨缝是诊断要点。血肿中心有波动,周边有血液渗入,但组织尚未完全剥离,所以触之较硬而高起,与中心比较宛如一凹陷骨折。③骨膜下血肿:出血发生在某一颅骨的骨膜下,由于骨膜在骨的边缘是愈合的,所以血肿不超过该颅骨的范围。常见于有产伤史的新生儿,即所谓"头颅血肿"。

(3)头皮裂伤:裂伤发生在外力作用部。外力的形式不同,边缘亦异。锐性外力,创缘较整齐;钝性外力,创缘常有挫伤。裂伤的程度不等。如帽状腱膜横向(与其纤维垂直)断裂,由于两端肌肉收缩,伤口便开大。由于头皮血管丰富,出血很多,严重时可引起休克。

(4)头皮撕脱伤:头皮撕脱伤为头皮受到强烈的牵扯,如多因发辫卷入转动的机器中,使头皮由帽状腱膜下方、部分或全部撕脱,伤者常因大量失血和创口疼痛发生休克。

2.颅骨骨折

外伤后患者出现头皮局部肿胀,或有擦伤、挫伤等,有时头皮肿胀,头颅变形易误诊为凹陷骨折。

(1)颅盖骨折:发生率较高,可分线形骨折和粉碎凹陷骨折。线形骨折伤处头皮可有压痛、肿胀或血肿。粉碎凹陷骨折在伤处可触及骨质凹陷,但局部有头皮血肿时,不易鉴别。

(2)颅底骨折:分颅前窝、颅中窝和颅后窝骨折 3 种,以颅中窝骨折为最多见,颅前窝骨折次之,颅后窝骨折较少见。①颅前窝骨折:可见有鼻出血或脑脊液鼻漏,多见于额窦后壁及筛板骨折。此外尚有嗅觉丧失,眶周皮下及球结膜下瘀血,似熊猫样外观。视神经管受累时可引起视力丧失。②颅中窝骨折:在咽部黏膜下和乳突部皮下出现瘀血斑。如鼓膜及脑脊膜均有破损时,血液、脑脊液可自耳道流出,成为脑脊液耳漏;合并面神经、听神经损伤,引起周围性面瘫、听力障碍、耳鸣等症状。③颅后窝骨折:乳突后、枕下区皮下可出现瘀血斑,偶有第Ⅸ、Ⅹ、Ⅺ、Ⅻ对颅神经损伤而引起的症状。④鞍区骨折:损伤颈内动脉或海绵窦时,血液经蝶窦流入鼻咽腔,出现口鼻剧烈出血,甚至血流因流入气管发生窒息。

颅底骨折时,因硬脑膜损伤,血液可流入蛛网膜下隙,引起头痛、烦躁恶心、呕吐等症状。检查颈部有抵抗感,克氏征阳性;并发脑和脑干损伤时,可有意识障碍等脑损伤症状,病情危重。

3.脑震荡

脑震荡是指头部受外力打击后,由于脑干网状结构受损而立即发生的一时性广泛的脑功能障碍。伤后立即出现短暂的意识障碍,其时间由数秒钟到数分钟,一般不超过半小时。在意识障碍的同时,可有皮肤苍白、出汗、瞳孔或大或小、血压下降、心动徐缓、呼吸减慢、肌张力降低、各种生理反射迟钝或消失等"脑性休克"表现,但很快随着意识的恢复而消失。醒后常有头痛、头昏、恶心、呕吐等症状。患者对受伤当时,乃至受伤前一段时间的情况不能回忆,称之为"逆行性遗忘"。通常在 1 周内逐渐好转。神经系统检查无阳性体征可见,脑脊液化验亦属正常。

4.颅内血肿

(1)硬膜外血肿:占颅脑损伤的 1%～3%。多见于穹窿部线形骨折处,更多见于颞部。常因颅骨骨折跨越脑膜中动脉骨管沟,或当颅骨变形硬膜与之突然分离时,使穿行在颅骨骨管沟中的脑膜中动脉撕裂,形成急性硬膜外血肿。也可能是线形骨折处板障静脉破裂或颅骨变形时硬膜自颅骨内板剥离,硬膜表面小血管撕裂出血引起的过程缓慢的膜上硬膜外血肿。①具有与脑震荡相当的轻型急性颅脑损伤病史。②头皮有擦伤、挫伤、裂伤或血肿,骨折线越过大脑中动脉沟,或骨折线超过静脉窦,特别像骨折线在后枕骨越过横窦,应警惕发生本病的可能性。③伤后患者常呈现昏迷(脑震荡)—清醒—昏迷:(天幕裂孔疝)的典型症状。中间清醒期短者约为 2～3h 或更短,大多为 6～12h 或稍长,中间清醒期短,表明血肿形成迅速,但也有昏迷可能阙如或者时间很短,清醒程度不充分等。④随着意识变化,脑受压进行性加重,临床可出现单瘫偏瘫,浅反射减弱或消失等症状,病理反射阳性,病侧瞳孔散大,对光反应消失。

(2)硬膜下血肿:占颅脑损伤的 3%,常伴较重的脑挫伤,较少出现中间清醒期,所以临床上与硬脑膜外血肿有所不同。①有较重的颅脑损伤病史。②外伤后意识障碍逐渐加重,或躁动之后陷入昏迷状态,颅内压增高明显,有脑膜刺激征常缺乏,像典型的硬膜外血肿的中间清醒期,其他临床表现与硬脑膜外血肿大致相同,单凭临床表现有时难以与其他急性颅内血肿相区别,头颅 CT 扫描可确定诊断。

(3)脑内血肿:占颅脑损伤的 1%～2%。是指脑实质内出血形成的血肿,多因对冲性脑挫裂伤引起,常与硬膜下血肿合并存在,好发于额叶及颞叶。少数可因颅骨凹陷性骨折刺破皮质,引起脑实质内出血,形成单发的脑内血肿。脑内血肿的临床表现与硬膜下血肿相似,并常同时存在,故术前不易做出确切诊断。手术探查时若颅内压甚高,而且未有硬膜外或硬膜下血肿发现,或清除血肿后,颅内压仍不降低,而他处又无血肿发现,皆须考虑脑内血肿之可能。

(4)颅后窝血肿:各型颅内血肿皆可发生于后颅窝,但其发生率远较幕上血肿低,颅内窝血肿可直接压迫延髓生命中枢,病程较为险恶。颅后窝血肿的诊断比较困难。凡枕部有直接受伤史,特别是有枕骨骨折者,若伤后出现进行性颅内压增高症状,一度出现小脑体征,或有进行性加重的延髓受压表现,皆应提高警惕,诊断可疑而情况许可者,宜作 CT 扫描明确之。

(5)多发性血肿:可为同一部位不同类型(如颞部硬脑膜内、外血肿),不同部位同一类型(如两侧颞部硬脑膜外血肿)或不同部位不同类型(如左顶硬脑膜外血肿及右颞硬脑膜下血肿)。①伤后持续昏迷,并常继续加深,少有中间清醒期。②颅内压增高症状明显,病情发展快,脑疝出现早。③常是撞击伤和对冲伤的结果,定位体征不能以单一部位的血肿来解释。

5.脑挫裂伤

伤后患者意识丧失时间大于 30min,轻症者意识障碍多在 2h 以上,可出现轻微的颅内压增高症状,肢体的肌张力、肌力、腱反射不对称及颅骨骨折和血性脑脊液等。脑挫伤严重者意识障碍持续 6～12h 且程度较深,更有单瘫、偏瘫或失语等局灶症状。若意识障碍超过 12h,持续加深,颅内压增高和局灶症状也逐渐加重,患者常可死亡或成为植物人状态。如有脑干延髓损伤,伤后患者立即陷入昏迷状态,多数持续数天,数周或数月,中脑损害为瞳孔大小不等,对光反应消失,四肢肌张力增高,至大脑强直。脑桥损害可见双侧瞳孔常极度缩小,光反应消失,眼球同向偏斜等。延髓损害突出表现为呼吸功能障碍,如呼吸不规律、潮式呼吸或呼吸迅速停止。头颅 CT 扫描可确诊。

6.开放性颅脑损伤

引起开放性颅脑损伤的原因,在平时多为撞击或锐物刺入,战争时则多由火器所致。火器伤可分为非贯通伤、贯通伤和切线伤等类型。颅脑内脑组织创道中,常有异物存留,如碎骨片、金属片、泥土、砂石等。切线伤是指投射物沿切线方向在颅外冲击头部,造成头皮破裂和颅骨的沟槽状损伤,多引起邻近脑组织的挫裂伤。

(1)外伤后患者可出现昏迷、大出血和休克,若不能有效地阻止出血,纠正休克,则很快死亡。有颅内血肿者可出现颅内压增高,脑疝和意识障碍。

(2)脑损伤轻,脑组织膨出,患者神志清醒,尽可能拍摄头颅 X 线平片,可发现颅内异物,为手术提供重要依据。头颅 CT 扫描,可出现脑挫伤、脑水肿和颅内血肿。

(三)实验室及其他检查

1.头颅 X 线平片

可发现骨折线长短、走行、骨折凹陷深度,是颅脑损伤最基本检查方法。硬膜外血肿患者颅骨平片常可发现骨折线跨越硬脑膜血管沟。

2.头颅 CT 扫描

CT 可显示颅骨骨折、脑挫裂伤及颅内血肿等,是目前脑损伤最理想的检查方法。

3.颅骨钻孔检查

既是一种检查方法,又是一种治疗措施。尤其适用于无其他检查设备,又怀疑颅内血肿引起脑疝的患者。钻孔部位应考虑到头部着力部位、受伤机制、临床表现及血肿好发部位等。

(四)诊断和鉴别诊断

根据上述临床表现,结合实验室及其他检查可诊断。

三、预期护理目标

(1)患者意识逐渐恢复,生命体征平稳,意识障碍期间生理需求得到满足。

(2)患者呼吸道保持通畅,呼吸平稳,无误吸发生。

(3)患者营养状态能够维持良好。

(4)患者未出现因不能活动引起的并发症。

(5)患者颅内压增高、脑疝的早期迹象及癫痫发作能够被及时发现和处理。

四、急救措施

(一)头皮损伤

1.头皮挫伤

通常不需要特殊处理。若有皮肤擦伤,可剪去头发,用甲紫溶液涂布。

2.头皮裂伤

应争取在伤后 72h 内清创缝合。剃除头发,用肥皂水刷洗头皮,并以生理盐水冲净伤口内血块和异物。剪除污染严重及无生机的软组织,但创缘切除应小于 2mm,以免缝合时张力太大,影响伤口愈合。清洁整齐的伤口,分帽状腱膜及皮肤两层缝合。皮肤挫伤严重,分层不清时,采用褥式全层缝合。若头皮缺损较小,在帽状腱膜下充分松解后,可得到无张力缝合。

3.头皮撕脱伤

(1)部分头皮撕脱：蒂部保留供应动脉者，彻底清创后，将皮瓣复位缝合。

(2)头皮完全性撕脱：①头皮污染不重，伤后 12h 以内，头皮动静脉条件良好者，可采取显微外科手术吻合头皮动脉，再将头皮再植。如血管不能吻合，将头皮制成中厚皮片后再植。②头皮完全性撕脱，头皮污染严重，时间过久无法利用时，如创面清洁可取大腿中厚皮片移植。有颅骨暴露时，可将颅骨外板多处钻孔或锉除，待长出健康肉芽后，再由身体其他部位取皮移植。无论头皮复位缝合或再植，均须行多孔引流、适当加压包扎。

4.头皮血肿

通常在伤后 1～2 周自行吸收。若 5d 以上血肿无吸收迹象，可行穿刺吸除积血。

(二)颅骨骨折

1.颅骨单纯线形骨折

一般不需特殊治疗，但须注意这种骨折可因损及脑膜中动脉或颅内静脉窦，而继发颅内硬脑膜外血肿等。

2.颅骨凹陷骨折

下陷大于 1cm，可造成脑受压或下陷的内板形成骨折片，造成硬膜或脑损伤；小儿凹陷骨折，有妨碍脑损伤的可能；法律纠纷；有碍美容等。上述均为手术治疗指征，尤其伴有颅内组织损伤、出血或粉碎骨折者应作紧急手术处理。对在矢状窦弯处凹陷骨折，无症状者不必处理，否则应在充分准备大量输血的条件下慎重处理。

3.颅底骨折

本身绝大多数无须治疗，重要的是治疗脑损伤和其他并发损伤，严防感染，使用破伤风抗毒血清。对耳、鼻出血或脑脊液漏者，不可堵塞或冲洗，以免增加颅内感染的机会。有脑脊液漏则严禁腰椎穿刺，如发现视神经管骨折，伤后出现急剧的视力障碍，应及时开颅行视神经管减压术。对脑脊液漏的处理，除严防感染外，常以头高位卧床，多可自然闭合治愈，对没有自愈可能的脑脊液漏者，应及时手术修补瘘口。

(三)脑震荡

应卧床休息 7～10d，伤后 24～48h，定时测量脉搏、呼吸、血压、体温，并注意观察意识、瞳孔肢体活动的神经系统体征的变化，以及时发现颅内继发性病变。头痛、头晕、情绪紧张者，给予镇静、止痛剂，如安定、止痛片等，但须谨慎，以免掩盖病情。

(四)颅内血肿

1.硬脑膜外血肿的治疗

本病一旦确诊应立即手术探查，有的急性血肿患者，就诊时已有脑疝形成，为争取时间，可不作辅助检查而根据临床表现直接手术探查，部分呼吸已经停止的患者，在人工辅助呼吸下尽快手术因而得救，故不应轻率放弃手术治疗的机会。手术时先钻孔探查，发现血肿先吸出部分血块，然后再扩大骨窗或者骨瓣开颅，彻底清除血肿和止血。血肿继发脑疝或者血肿并有严重脑挫裂伤病例，在清除血肿后注意行脑外减压术、脑疝复位术。少数重症者兼行脑内外减压术，有利于度过急性脑水肿期。

手术前、后应用脱水药降低颅压，术后应用促神经代谢药、抗生素等治疗。病情稳定后功能恢复不良者,可应用高压氧治疗。

2.硬脑膜下血肿的治疗

硬脑膜下血肿治疗原则与硬脑膜外血肿相同,手术时应根据对冲伤的规律,相应进行额、颞单侧或双侧钻孔,清除脑挫裂伤的坏死组织,摘除血肿,硬脑膜减张缝合,颅骨去除减压或根据头颅 CT 的诊断,决定开颅手术部位。若一侧血肿清除后,颅内压增高不见好转时,应考虑有无多发性颅内血肿的可能。

3.脑内血肿的治疗

同急性硬脑膜下血肿,以开颅清除血肿为原则,手术不发生危险者,也常残留某些后遗症。

4.后颅凹血肿的治疗

对后顶枕部着力,骨折线跨过静脉窦,颅内压明显增高,意识昏迷加深,呼吸不规律的患者,除想到对冲性脑前部损伤外,在缺乏头颅 CT 扫描的场合,应尽早作后颅凹钻孔探查,清除血肿。若血肿大,病情重,或延误手术,常常导致死亡。

5.多发性颅内血肿的治疗

手术清除多处血肿,并行减压术。术后综合治疗同脑挫裂伤。

(五)脑挫裂伤

1.急救

严密观察生命体征、意识、瞳孔的变化。休克患者,在积极进行抗休克治疗的同时,应详细检查有无胸腹脏器损伤和内出血,避免延误合并伤的治疗。对昏迷患者,应及时清除呼吸道内分泌物,保持呼吸道通畅。对呼吸困难者,行气管插管人工辅助呼吸,对呼吸道分泌物多,影响气体交换或估计昏迷久者,应早期行气管切开术。伤后数日内禁食或给予低盐易消化的半流质,静脉输液量成人每日应限制在 1500mL。昏迷过久者应予鼻饲,但脑脊液鼻漏者禁用。躁动不安时,可用安定或水合氯醛等药物控制,但禁用吗啡类药物,以免掩盖病情和抑制呼吸。

2.防治脑水肿

是治疗脑挫裂伤极为重要的环节。

(1)脱水剂:轻者用 50% 葡萄糖等,重型患者需用 20% 甘露醇。

(2)限制液体摄入量:伤后 5～7d 为急性水肿期,每日液体入量不超过 1500～200mL。

(3)降温:高热必须查明原因并做出相应的处理,要使体温接近或保持正常。一般解热剂、物理降温、冰水灌肠、冰水洗胃等方法均可酌情使用。

(4)激素的应用:肾上腺皮质激素能稳定脑细胞内溶酶体膜。降低脑血管壁通透性,从而防止或减轻脑水肿。常用药物有地塞米松和氢化可的松,应用时间不宜过长,以免发生不良反应。

(5)吸氧疗法:应充分供氧,昏迷深持续时间长的患者,应尽早行气管切开。

3.给脑细胞活化剂及促醒药物

如脑活素 10mL 静脉注射每日 1 次,尼可林 1g 加入 10% 葡萄糖 500mL 静滴,每日 1 次。吡硫醇 1g 或吡拉西坦 10g 加入 10% 葡萄糖液 500mL 静滴,每日 1 次。此外,尚有 ATP、辅酶 A、细胞色素 C、胞磷胆碱。

4.冬眠低温疗法

对严重脑挫裂伤、脑干损伤患者,可用冬眠低温疗法,将体温保持在 33～35℃,以减低脑组织代谢和氧耗量,并可减少脑体积,降低颅内压。常用冬眠合剂 1 号(氯丙嗪 50mg,异丙嗪 50mg,哌替啶 100mg),视患者体质及耐受程度而定。首次用量半量至全量静脉滴注,肌肉给药时,宜从 1/3 或 1/2 量开始,用药后 20min 左右,皮肤无寒冷反应后,即开始用冰袋置于四肢大血管处,或同时用冰块擦拭。头部降温时,应防止浸渍伤口,冬眠药有效作用,一般持续 4～6h,冬眠降温时间一般为 3～5d,复温时切忌体温升高过快,以自然复温和维持于 37℃ 左右为宜,婴幼儿及高龄患者,循环机能明显紊乱者,不宜行人工冬眠低温疗法。

5.防治感染

预防性使用抗生素,主要防治肺部感染。

6.治疗各种并发症

如上消化道出血、肺水肿、肺炎、心跳缓慢、癫痫或抽搐。

7.手术治疗

对创伤继续出血,或出现急性脑水肿,则很快形成危及生命的颅内压如脑疝。头颅 CT 扫描发现脑挫裂伤、脑水肿、颅内血肿增大,应尽早开颅手术,摘除脑挫裂失活的血肿,清除脑组织,去骨瓣减压,脑室分流脑脊液等,以挽救患者生命。

(六)脑干损伤

1.急性期治疗

主要是维持脑干功能,控制脑水肿、去大脑强直发作,高热及维持呼吸循环功能。主要措施有:①早期施行冬眠低温治疗;②保持呼吸道通畅,应早期行气管切开;③控制脑水肿,应用脱水剂、地塞米松等;④应用改善脑组织代谢药物;⑤积极控制防治各种并发症,如肺部感染、尿路感染、压疮等。

2.恢复期治疗

在患者恢复意识后,重点在于促进脑干功能恢复苏醒,增加营养,加强语言和肢体功能的训练做好康复工作,防治各类并发症。

(七)开放性颅脑损伤

1.保持呼吸道通畅

对伤员首先应立即挖出或吸出口鼻内泥土、血块或分泌物,以保证呼吸道通畅。昏迷或舌后坠时,应将舌头拉出,必要时放置通气管。转送时让伤员侧俯卧位,防止血液或分泌物再次堵塞呼吸道。

2.制止头部的外出血

可给予包扎,如有脑膨出,可有绷带卷围于其四周,然后再包扎固定。清醒伤员,可教其指压止血法。

3.防治休克

由于出血多,伤员有休克,要积极防治,并同时注意有无胸膜腔内出血。

4.预防感染

给以抗生素,同时注射破伤风抗毒素。

5.尽早行清创及减压手术

清洗和消毒后,从原伤口进入,并扩大骨窗和硬脑膜裂口,清除破损脑组织和血肿,去除异物,用电凝器完善止血,用甲硝唑及有效抗生素反复冲洗伤口,修补和严密缝合硬脑膜。不宜使用异体材料修补硬脑膜缺损,颅骨碎片消毒后置于硬脑膜外,不必固定,头皮完善修补缝合。术后不做伤口引流,同时积极进行抗感染,抗脑水肿,增加全身疗法,防止严重的并发症及减少后遗症,一般情况好转后,尽早进行系统的功能锻炼及偏瘫、失语的康复训练。

五、护理要点

(一)一般护理

1.卧位

休克或术后麻醉未清醒者应取平卧位。重症颅脑损伤如无休克,应取头高卧位,将床头抬高15°～30°,以利静脉回流,减轻脑水肿。昏迷患者以侧卧位或侧俯卧较好,便于口腔及鼻腔分泌物体位引流。经常予以翻身叩背,保持口腔清洁,防止误吸。

2.饮食护理

患者意识清楚,可进食。但应限制饮水量及食盐量,预防脑水肿,每日总入量1000～1500mL,保持尿量在500～800mL即可。对呕吐频繁或昏迷者应禁食,由静脉输液维持营养和水、电解质平衡,总量不超过2000mL并尽量不给盐水,且滴入速度要慢而均匀,每分钟均15～30滴,以防脑水肿加重。对昏迷时间较长者可用鼻饲。每次鼻饲食物前,应先抽出胃内残存的食物,同时还可以观察胃管是否脱出,胃内是否出血。此外,下了胃管就应重视患者的营养,因为长期昏迷患者,如再有躁动和抽搐,机体消耗很大,可给予糖、牛奶、蛋汤、肉汤、麦乳精果汁和部分营养药物。注入食物时,其温度不可过高过低。

3.保持呼吸道通畅

重型颅脑损伤患者咳嗽及吞咽反射均减弱或消失;口腔及呼吸道的分泌物量易沉积于肺而引起肺炎,应及时吸除口腔和呼吸道分泌物与适当用药。对于昏迷患者以侧卧位或侧俯卧位较好,便于口腔及鼻腔分泌物体位引流,经常予以翻身叩背,保持口腔清洁,以防误吸。有呼吸困难时,应给氧气吸入,氧流量为每分钟1～2L,以改善脑组织氧的供给。对深昏迷或昏迷时间长,呼吸道不畅以及痰液难以吸出的患者要适时做气管切开,并做好气管切开后的术后护理。

4.高热的护理

高热可使脑损害加重,危及患者生命,护理中要给予足够的重视。中枢性高热为丘脑下部体温中枢受累所致,体温可达39～40℃,主要靠冬眠药物加物理降温,同时给予皮质激素治疗。对于感染性发热,用抗生素治疗,辅以物理降温。对于烦躁患者可加床挡,防止坠床。

5.输液的护理

重型颅脑损伤在输液时,速度不宜过快,滴速控制在每分钟40～60滴,补液过快易引起肺水肿。高渗脱水剂要快速滴入,20%甘露醇250mL要求在半小时内输入治疗中要记录24h出入量。

6.皮肤护理

对长期卧床的患者都要加强皮肤护理,防止压疮的发生,如定时翻身按摩受压部位、骨突出部位加软垫、经常更换床单、护理好大小便等。

7.大小便的护理

有尿失禁或尿潴留者可导尿,并停留尿管。为避免留置导尿时间过长,容易造成尿路感染,男性患者可采用阴茎套储尿排尿,但要注意不使阴茎套扭曲,以免尿液在套中潴留,侵蚀龟头,形成糜烂、溃疡。用橡皮膏固定时松紧要适度,避免造成龟头水肿。也可采用塑料袋接尿的办法。女性患者留置导尿要经常冲洗膀胱和会阴部。此外,患者常有便秘,3d 无大便者,可给缓泻剂等。因用力大小便可增加颅内压,不做大量液体灌肠,以免颅内压增高及水分被吸收而促成脑水肿。

8.五官的护理

眼睑不能闭合者,应涂眼膏保持角膜湿润。颅底骨折有脑脊液鼻漏、耳漏者,应保持耳道和鼻孔清洁,禁忌填塞、冲洗或滴入药液。口腔护理是针对患者不能进食,细菌易在口腔繁殖的特点,每日可用 1％硼酸盐水擦拭,如出现霉菌性口腔炎,可配制苏打克霉唑混悬液(克霉唑 3g 加 5％苏打 100mL)擦拭口腔。

9.康复期护理

帮助患者树立战胜疾病的信心,积极配合治疗。对植物人应加强基础护理和支持疗法的治疗护理。防止各种并发症,注意饮食营养卫生。肢体瘫痪的患者应鼓励患者坚持运动由小到大,由弱到强,循序渐进,直到恢复。

(二)病情观察与护理

1.观察意识、瞳孔、血压、脉搏、肢体活动、各种反射

每 5～10min 观察一次并做好记录。根据病史,临床表现,结合辅助检查,对病情做出初步判断,使之心中有数,以便进行及时、有效的抢救。诊断不明确者更应严密观察病情变化,以利及早明确诊断。

(1)意识观察:伤后意识障碍的程度和持续时间是反映颅脑损伤轻重的一个重要标志,可以测知预后。

(2)瞳孔观察:观察瞳孔变化对于病情及预后的估计有很大价值。

(3)生命体征观察:颅脑损伤后通常有血压下降、脉搏细数、呼吸慢等。如患者血压持续升高,脉搏洪大,呼吸减慢常提示有颅内压增高,应提高警惕,预防脑疝的发生。

(4)肢体运动障碍的观察:伤后立即出现一侧肢体运动障碍,而且相对稳定,多系对侧原发性脑损伤。如伤后一段时间才出现一侧肢体运动障碍而且进行性加重,伴有意识障碍和瞳孔的变化,则考虑幕上血肿引起的小脑幕切迹疝,使锥体束受损。

2.准确记录出入量

颅脑损伤患者常有呕吐、高热强直抽搐等,容易引起代谢紊乱,加上早期限制水钠的摄入,脱水利尿剂的利用患者常有不同程度的脱水,所以要准确记录出入量,及时补充电解质。

3.其他情况观察

观察有无呕吐、呕吐物性质等。颅内高压引起的呕吐与进食无关,呈喷射状。脑脊液漏是颅底骨折的典型临床表现。重型颅脑伤患者胃内容物或呕吐物呈咖啡样,或患者出现黑便,提示应激性溃疡。重型颅脑伤患者出现血尿,应考虑并发泌尿系统损伤或甘露醇、磺胺嘧啶、苯妥英钠等药物损害肾脏所致。若颅脑伤患者出现血性痰,应考虑肺损害。若颅内血肿清除术

后头部引流袋内出现大量新鲜血,应考虑手术区域再出血。

4.对已发生脑疝患者,应立即抢救

颞叶沟回疝,即刻静脉输入脱水剂,降低颅内压力,使移位的脑组织复位;枕骨大孔疝呼吸停止者,应即刻行人工辅助呼吸,继而行气管插管,用呼吸机辅助呼吸。协助医生行脑室穿刺减压。必要时行腰椎穿刺,由蛛网膜下隙加压注入适量生理盐水,促使疝入枕大孔的小脑扁桃体复位,解除对脑干的压迫。凡有经明确诊断者,脑疝复位后应立即行手术治疗,以免再次形成脑疝。

(二)症状护理

1.休克

开放性颅脑损伤可因失血而出现休克。应首先处理伤口,有效的止血,即刻输血,补充血容量。闭合性颅脑损伤合并休克时,很可能有胸腹内脏损伤或严重骨折。护理人员在观察中切勿忽略复合伤的临床表现。

2.中枢性高热

严重颅脑损伤时损害了丘脑下部体温调节中枢,使散热作用失灵,出现持续高热即中枢性高热。表现体温突然升至 39～40℃,突然又降至 35℃ 以下。脑干损伤时也可出现中枢性高热。对烦躁不安、高热患者行低温疗法。

(1)低温疗法的作用:降低脑细胞的耗氧量及代谢率,提高对缺氧的耐受性。体温每降低 1℃,脑代谢率下降 6.7%,体温降低到 33℃ 时,脑细胞耗氧量可降低 35%。还可降低脑血流量;减轻脑水肿,降低颅内压。体温每降低 1℃,颅内压降低 55%。据测定,在体温降到 33℃时,脑体积缩小 1/3。可保护神经系统,减轻反应性高热。

(2)降温方法:①头部降温,用冰帽、冰囊、冰袋等。②体表降温,颈、腋下、腹股沟等大动脉处冷敷或置冰袋,或用冰水毛巾湿敷全身,每 3～5min 更换 1 次。③体内降温,4℃生理盐水 25～30mL 注入胃内,保持 5～10min 后抽出,反复多次。

(3)降温的注意事项:①及早降温,在脑水肿高峰之前(伤后 2～4d)完成,半小时内降至37℃以下,数小时逐渐降到要求的体温。②适度低温,降温不足难获疗效,过低易发生心律失常,通常脑温度为 28℃,肛温为 32℃。③时间足够,病情稳定,神经功能恢复(出现听觉反应),一般需 3～7d,必要时延长 2～3 周,最少不能短于 48h。④降温要稳,温度不可忽高忽低。为防止出现寒战反应,可给适量镇静剂,但不要用氯丙嗪,以免抑制 ATP 酶的活性,不利于脑水肿消除以及脑功能的恢复。⑤逐渐复温,当听觉反应出现,大脑皮层功能恢复时逐渐复温,自下而上地撤离冰袋,24h 体温上升 1～2℃ 为宜,若体温不升可适当保暖,也可静脉推注 0.5～1mg 阿托品。近年来有人主张低温疗法仅用于脑损害反应性高热,降温深度接近正常体温为宜,而多主张进行头部低温疗法。

3.头痛与呕吐

颅内压增高时,刺激、牵拉了颅内敏感结构(如脑膜、血管、神经等)而致头痛;刺激呕吐中枢、前庭系统而出现恶心、呕吐。可根据医嘱给镇痛药,行降颅压治疗。临床上常用 20% 甘露醇 250～500mL,以每分钟 12.5mL 的滴速静脉滴入,使颅内压力降低,症状缓解。

4.躁动不安

烦躁患者要有专人护理。加用床档,以防坠床。排除引起烦躁的有关因素,如尿潴留、疼痛、卧位不适等。避免不加分析地应用镇静剂,以免抑制呼吸中枢,或抑制大脑皮质而影响病情观察。

5.消化道出血

重型颅脑损伤,尤其是丘脑下部损伤,易出现神经源性胃肠道出血。应及时用止血药,补充新鲜血液,补充血容量。

6.呃逆

重型颅脑损伤或较大颅脑手术后,常因病变累及脑干出现呃逆,影响患者的呼吸、饮食,患者的体力消耗,严重者可引起胃出血。

7.脑脊液外漏的护理

(1)保持正确的体位:减少脑脊液流出,使漏口早日愈合。清醒患者可取半卧位,保持头部抬高,促进硬脑膜漏口的粘连而封闭漏口,一般头高位应维持到脑脊液漏出停止后 3～5d,以免复发。意识不清或不配合者应给床头抬高 30°,头侧卧位,防止漏液流入呼吸道而造成误吸,禁止向健侧卧位,以免漏出液流入颅内引起感染。

(2)保持局部清洁:注意无菌操作,防止颅内感染,枕头上铺无菌巾。及时清除鼻前庭及外耳道内的血迹、结痂及污垢,用盐水棉球擦洗,用酒精棉球消毒局部,每日 1～2 次。用无菌干棉球置耳、鼻孔处,以吸附脑脊液,棉球饱和时要及时更换,棉球切勿严堵深塞,防止脑脊液流出不畅,发生逆流。

(3)禁做腰穿:凡脑脊液漏的患者,一般不做腰穿,以免引起颅内逆行性感染和颅内积气。

(4)病情观察:脑脊液外漏可推迟颅内压增高症状的出现,故应严密观察病情变化,及时发现脑挫裂伤颅内血肿,以免延误抢救时机。

8.脑室引流的护理

侧脑室引流可清除血性脑脊液,减轻头痛和脑膜刺激征;能及时了解颅内压情况,免去多次腰穿取液,可代替或减少脱水剂的应用。患者术后接无菌引流瓶悬挂床头,高度为 10～15cm。过高引流不畅,达不到治疗目的,放置过低,大量脑脊液流出,使幕上压力突然下降,幕下压力相对高,使小脑中央叶被挤于小脑幕孔上,形成幕孔上疝,危及生命。一般引流 3～7d,停止引流前先夹闭管 24h,观察患者有无头痛、呕吐等。如无头痛可在无菌条件下拔管,拔管后穿刺道要"U"字缝合结扎,以防脑脊液漏。

六、健康教育

(一)恢复良好者

成人可恢复工作,学生可继续上学。因脑外伤患者有时会出现一些神经精神症状(如头痛头昏、失眠、心慌、记忆力减退等),故应在进行对症治疗的同时做好解释工作。

(二)中度残废者

应鼓励患者树立信心,保持心情舒畅。尽量参加各种活动,增加生活乐趣。对各种后遗症应采取适当的治疗措施。有癫痫发作者应嘱其按时服药,不能做危险性活动,以防发生意外。

(三)重度残废者

因患者一般生活都不能自理,在不同程度上丧失了独立生活的能力,影响其个人卫生、仪容仪态,也难以进行正常的学习和工作。不能顺利回归社会给患者造成了很大的心理负担,往往出现烦躁、焦虑、自卑乃至抗拒等心态。护士作为健康指导者,对废损功能的再训练应非常耐心。指导家属务必让患者随时感到被关怀、支持和鼓励。通过暗示、例证及权威性疏导,增强患者的信心。

第七节　椎管内神经纤维瘤

椎管内神经纤维瘤又称脊髓神经鞘瘤,实际椎管内肿瘤中最常见的良性肿瘤,约占椎管内肿瘤的45%,占髓外硬膜内肿瘤的70%以上。多起源于脊神经后根,8.5%肿瘤经椎间孔发展到椎管外呈哑铃形。脊髓神经纤维瘤多见于青壮年,30～50岁为好发年龄,老年人发病率低,儿童较少见。男性略多于女性。

一、病理

椎管内神经纤维瘤起源于脊神经鞘膜和神经束纤维结缔组织,大多发生于脊髓神经后根。肿瘤包膜完整,呈圆形或椭圆形,粉红色,大小多在1～10cm,胸段肿瘤一般较小,马尾部的肿瘤多数较大。一般为单发,多发者多为神经纤维瘤病。常为实质性肿瘤,部分(约1/3)病例可发生囊性变。

神经纤维瘤由致密的纤维束交织构成。大致有两种组织类型,一种细胞核呈栅状排列,另一种组织稀松呈网状结构。2.5%的神经纤维瘤可发生恶性变,至少有一半发生在多发性神经纤维瘤病患者中。神经纤维瘤呈膨胀性生长,压迫脊髓;大部分位于髓外硬膜内的蛛网膜下隙,少数可发生在硬脊膜外,有的通过椎间孔向椎管外生长,呈哑铃状;哑铃状神经纤维瘤多发生于颈段,其次是胸段,腰骶部较少见。腰骶部的神经纤维瘤大多与马尾神经明显粘连。

二、临床表现

椎管内神经纤维瘤的临床表现也分为脊髓刺激期、部分压迫期和麻痹期三个阶段。其特点为:①肿瘤生长较缓慢,病程较长,平均为1.5年;如果肿瘤发生囊性变或恶变,病情可突然加重。②早期80%的患者表现为肿瘤所在相应的部位神经根痛,晚间卧床时加重;约85%的患者有下肢发冷、发麻和病变区束带感或下肢紧束感等感觉异常。③脊髓半切综合征比较典型。④晚期出现截瘫。

三、辅助检查

(一)腰椎穿刺及脑脊液检查

表现为细胞-蛋白分离现象及不同程度的蛛网膜下隙梗阻。腰穿放液后症状往往加重。

(二)X线平片检查

表现为肿瘤相应部位椎弓根变窄,椎弓根间距增宽。若肿瘤位于脊髓腹侧,侧位片可见椎体后缘有弧形硬化现象;若肿瘤呈哑铃形,可见椎间孔扩大。

（三）CT 检查

表现为边界清楚、均匀或环状强化的椭圆形肿块，哑铃形肿瘤可见肿瘤通过扩大的椎间孔向椎管外发展。

（四）MRI 检查

MRI 检查是诊断椎管内神经纤维瘤的首选辅助检查。一般表现为边界清楚，T1 为等或稍低信号，T2 为高信号。增强扫描呈多样性强化，环状强化是椎管内神经纤维瘤的特征之一。

根据 MR1 表现可将椎管内神经纤维瘤分为 3 型。

（1）实体型：肿瘤是实质性肿块，无囊变、无坏死和液化，MRI 信号均匀。T1 为等或稍低信号，T2 为高信号；均匀强化。

（2）囊肿型：肿瘤弥散性或多灶性囊变，T1 极低信号，T2 极高信号；单囊或多囊状强化，囊壁规则或不规则。

（3）混合型：肿瘤内有单发或多发小的坏死、液化区，形成局限性囊变。T1 为不均匀的等或低信号，T2 为不均匀高信号；不均匀强化。

四、诊断

青壮年缓慢发病，出现明显的神经根性疼痛，卧床时加重，运动、感觉障碍，自下而上发展，伴脊髓半切症状，应考虑椎管内神经纤维瘤的可能，要及时选择相关辅助检查以明确诊断。

五、治疗

手术是治疗椎管内神经纤维瘤的首选方法，一旦确诊尽早手术。多数患者手术切除能达到根治。对于哑铃形肿瘤，若椎管外的肿瘤不大，一次手术可完全切除；若椎管外部瘤组织较大，应二期另选入路切除。马尾部的神经纤维瘤全切除往往有一定困难，因为肿瘤包膜多与马尾神经粘连，勉强分离切除肿瘤包膜时，可能会损伤马尾神经，应注意避免。

硬脊膜外血肿、脊髓水肿及切口感染是手术的主要并发症，应注意防治。

六、预后

椎管内神经纤维瘤几乎都是良性肿瘤，多能完整切除，极少复发，预后良好。恶性神经纤维瘤，预后不良，生存期很少超过 1 年。

第八节　脊膜瘤

脊膜瘤发病率位居椎管内肿瘤的第二位，占椎管内肿瘤的 10％～15％。多见于中年人，好发年龄为 40～60 岁，青年人发病率低，儿童极少见。男女比例为 1：4。脊膜瘤多发生在胸段（81％），其次是颈段（17％），腰骶部较少（2％）。绝大多数脊膜瘤位于髓外硬膜内，约 10％生长在硬脊膜内外或完全硬脊膜外。脊膜瘤多位于脊髓的背外侧，上颈段及枕骨大孔的腹侧或侧前方亦为常发部位，基底为硬脊膜。常为单发，个别多发。脊膜瘤绝大多数是良性肿瘤。

一、病理

脊膜瘤起源于蛛网膜内皮细胞或硬脊膜的纤维细胞，尤其是硬脊膜附近神经根周围的蛛网膜帽状细胞。肿瘤包膜完整，以宽基与硬脊膜紧密附着。肿瘤血运来自硬脊膜，血运丰富。

瘤体多呈扁圆形或椭圆形,肿瘤组织结构较致密硬实,切面呈灰红色。

常见肿瘤亚型为:①内皮型,由多边形的内皮细胞嵌镶排列而成,有时可见有旋涡状结构,多起源于蛛网内皮细胞。②成纤维型,是由梭形细胞交错排列组成,富有网状纤维和胶原纤维,有时可见有玻璃样变,多起源于硬脊膜的纤维细胞。③砂粒型,在内皮型或纤维型的基础上散在多个砂粒小体。④血管瘤型,瘤组织由大量形态不规则的血管及梭形细胞构成,血管壁透明变性,内皮细胞无增生现象,丰富血管基质中见少量肿瘤性脑膜细胞巢。

二、临床表现

其特点为:①生长缓慢,早期症状不明显。②首发症状多为肢体麻木,其次是乏力,神经根痛居第三位。③晚期临床表现与神经纤维瘤类似。

三、辅助检查

(一)腰椎穿刺及脑脊液检查

脑脊液蛋白含量中度增高。压颈试验出现蛛网膜下隙梗阻。

(二)X 线平片

X 线平片的表现与神经纤维瘤基本相似,但脊膜瘤的钙化率比神经纤维瘤高,因此,有的可发现砂粒状钙化。

(三)CT 检查

CT 平扫时肿瘤为实质性,密度稍高于正常脊髓,多呈圆形或类圆形,边界清楚,瘤内可有钙化点为其特点,肿瘤均匀强化。椎管造影 CT 扫描可见肿瘤处蛛网膜下隙增宽,脊髓受压向对侧移位,对侧蛛网膜下隙变窄或消失。

(四)MRI 检查

MRI 检查具有重要的定位、定性诊断价值。MRI 平扫的矢状位或冠状位显示肿瘤呈长椭圆形,T1 加权像多呈等信号或稍低信号,边缘清楚,与脊髓之间可有低信号环带存在。T1 加权像信号均匀,稍高于脊髓,钙化显著时信号也可不变质。肿瘤均匀强化,多有"硬脊膜尾征"为其特征性表现。

四、诊断

中年以上妇女缓慢出现肢体麻木无力,应及时行辅助检查,明确诊断,以防误诊。

五、治疗

手术切除为首选治疗。

手术时应注意:①肿瘤附着的硬脊膜应一并切除,可防止复发。②应先断其基底,以减少出血。③脊髓腹侧肿瘤,应先行包膜内分块切除,肿瘤体积缩小后再切除包膜。

手术后并发症与神经纤维瘤相同。

六、预后

脊膜瘤为良性肿瘤,完全切除后,预后良好。

第九节　椎管内转移瘤

椎管内转移瘤又称脊髓转移瘤,是身体其他部位的组织或器官的恶性肿瘤,通过血行转移到脊髓或脊髓附近的恶性肿瘤直接侵袭脊髓。通常起病急、发展快,短期内即可造成严重的脊髓损害。椎管内转移瘤约占椎管内肿瘤的 15%。

常见的原发肿瘤为肺癌、乳腺癌、前列腺癌,其次为淋巴瘤、肉瘤、肾癌、黑色素瘤或脊柱恶性骨瘤直接侵入。淋巴瘤或白血病对脊髓侵袭多见于老年人和中年人。椎管内转移瘤多发生于胸段,其次为腰段,颈段和骶段相对少见。椎管内转移瘤,大都位于硬脊膜外,常破坏椎板而侵入椎旁肌肉组织中,椎体受累占 80% 以上。30%～50% 为多发转移灶。

一、临床表现

(一)起病方式

起病急,病情发展快,发病后多在 1 个月内出现脊髓休克,呈弛缓性瘫痪。

(二)首发症状

背部疼痛是最常见(80%～95%)的首发症状。可表现为 3 种类型。

1.局部痛

最常见,多呈持续性、进行性,不受运动或休息影响。

2.脊柱痛

疼痛可随运动而加重,随休息而减轻。

3.根性痛

运动可使疼痛加重。根性痛以腰骶段病变多见(90%),其次为颈段(79%)、胸段(55%)。

(三)神经损害症状

一般在疼痛持续数天至数周后出现神经感觉、运动与自主神经功能障碍。多数情况下,一旦出现神经损害症状,病程即迅速发展,可在数小时至数天内出现截瘫。

二、辅助检查

(一)CT 检查

可以显示脊柱局部骨质破坏,椎体膨大、塌陷或脊柱畸形等,强化扫描可见到不同程度强化的病灶。

(二)MRI 检查

MRI 是诊断椎管内转移瘤最佳检查之一。可以三维观察病灶,并有利于发现多发病灶之间的关系。除可显示椎体破坏、塌陷或脊柱畸形外,还可以显示脊髓受侵害的程度。多数椎管内转移瘤在 MRI 的 T1 加权像上呈低信号,T2 加权像上呈高信号,并有不同程度的强化。

(三)单光子发射计算机断层扫描(SPECT)

SPECT 与派特一样,在诊断全身性转移瘤方面有其独特的优势,鉴于价格昂贵不能作为首选检查方法,只有在 MRI 不能确定时才考虑选择应用。SPECT 在显示椎体外病灶(椎弓、椎板、横突、棘突)方面优于 MRI,可同时显示多发性病灶,表现为放射性核素的局部集聚。

三、诊断

对于有肺癌、乳腺癌、前列腺癌、淋巴瘤等容易发生骨转移的恶性肿瘤患者,一旦出现背部疼痛或无肿瘤史,但新近出现局部疼痛或根性痛并伴脊柱压痛,卧床休息不能缓解,随后出现脊髓受压症状者,要高度怀疑椎管内转移瘤。应及时行辅助检查,明确诊断。早期诊断对椎管内转移瘤极为重要,若能早期诊断,97%的患者可保存运动功能。

四、治疗

(一)非手术治疗

对于放疗敏感的椎管内转移瘤,采取放疗加激素治疗不仅能缓解疼痛等临床症状,而且可以抑制病灶的发展,尤其是多发性病灶,更适合放射治疗。对于化疗敏感的肿瘤(如淋巴瘤、神经母细胞瘤)也可以进行化疗。

(二)手术治疗

椎管内转移瘤的手术治疗的意义与效果存在争议。多数人认为对普通放疗不敏感肿瘤,可选择手术治疗或"伽马刀"或"射波刀"等定向放疗"切除"。手术的目的有二:①根治性切除病灶,达到局部治愈。②缓解疼痛,保存神经功能,改善脊柱稳定性。但是,对于预计生存期有限的衰弱患者、广泛脊柱转移和重要脏器严重疾病以及胸膜或后腹膜疾病的患者,一般不考虑手术治疗。

手术方式根据不同病情,多选择局部病灶切除＋脊髓减压术＋脊柱固定术。手术后除继续应用激素外,还要根据情况配合放疗或化疗。

五、预后

患者的预后与发病快慢、进展速度、治疗前神经功能状态、原发肿瘤性质和部位、椎体受累数量、患者年龄、体质情况以及治疗方法等因素有关。

发病急、进展快者,预后不良;治疗前神经功能状态良好者,预后相对好;发生截瘫超过 24h 者,运动功能预后差;单发转移灶者预后好于多发转移灶者;肾癌脑转移瘤优于乳腺癌、前列腺癌和肺癌脑转移瘤;乳腺癌脑转移瘤优于肺癌脑转移瘤。

放疗的效果通常与放疗前神经功能状态、病程进展速度和肿瘤对放疗的敏感性有关。

有报道手术治疗可使 82%的患者术后病情改善,中位生存期为 16 个月,2 年生存率为 46%。

一组 72 例胸椎转移瘤进行前入路经胸椎体切除减压术加椎体重建与固定术中,术后 92%疼痛缓解,52%恢复正常肌力,1 个月内的病死率为 3%,1 年生存率为 62%。在后入路手术加脊柱固定术的资料中,6 个月的生存率为 51%,1 年生存率为 22%。

部分儿童病例的预后相对较好,经综合治疗可获得长期生存。因此,对儿童脊柱转移瘤,特别是继发于神经源性肿瘤者,应采取积极治疗。

第十节　神经鞘瘤

神经鞘瘤是椎管内最常见肿瘤,绝大多数位于髓外硬膜下,可以通过常规的椎板切开及显微技术得到很好的切除,对于受累及的神经根需要切断方能达到全切除。少部分病变波及椎间孔及椎旁软组织,术中暴露范围有时需要扩大到硬膜内外及其椎管外附属结构,应考虑到脊柱内固定技术。极少数神经鞘瘤呈恶性改变,手术切除后需要辅助放疗以巩固疗效及达到长期控制肿瘤复发的目的。

一、神经鞘的解剖

中枢神经系统向周围神经系统过渡变化的组织学结构改变发生在 Obersteiner-Redlich 区。在此处,中枢神经系统的基质支持细胞如星形细胞、少枝胶质细胞、小胶质细胞亦由组成周围神经的施万细胞、神经元周细胞及纤维细胞所替代。周围神经在横截面上,是有许多成束的纤维组成,谓之神经束。在每一神经束内,每一单个神经纤维均由施万细胞包裹。施万细胞镶嵌在一层疏松的结缔组织上,称为神经内膜,其细胞膜被基膜包裹,在神经损伤时,基膜即成为轴突再生及髓鞘再形成的模板,引导神经再生。每一神经束周围均有另外一层结缔组织包裹,称之为神经周膜,其作半透膜屏障作用,类似中枢神经系统的血脑屏障。施万细胞有助于调节神经束内的体液交换,并防止绝大多数免疫细胞进入神经内膜。神经外膜是一层致密的结缔组织,将多个神经束包绕于一体,组成周围神经。供应神经的营养血管均行走在神经外膜层里。在椎间孔部位,神经根袖套处硬膜与脊神经的外膜相融合。每一个节段的神经前根及后根的神经小枝,在鞘内行走过程中缺少神经外膜,比周围神经更加娇嫩。

二、神经鞘瘤的分类

神经鞘瘤的概念一直存有争议。现代有关神经鞘瘤的分类包括两种良性类型,施万细胞瘤和神经纤维瘤。虽然施万细胞和神经纤维瘤均被认为是起源于施万细胞,但它们仍表现出独立的组织学及其大体形态学的特征。

(一)施万细胞瘤

施万细胞瘤是最常见的神经鞘瘤。可发生于任何年龄组,但以 40～60 岁为高峰发病年龄组。无明显性别差异。虽然可以发生在周围神经的任何部位,但最常见部位是第 8 对颅神经的前庭神经部分和脊神经感觉根。

脊神经鞘瘤趋向于呈球状,包膜完整,完全占据神经小枝的起源部位。在硬膜外,特别是神经周围部,神经由神经周膜和神经外膜支持,肿瘤形状直接与其所在的空间相适应,如在椎间孔部位,可以呈球形、哑铃形。由于含有脂肪类物质,外观呈黄色,较大的肿瘤经常呈囊性变。组织学上,施万细胞瘤经典的分为 Antonni A 和 B 型。Antonni A 型,细胞致密排列成束状,多为双极细胞,胞核呈纺锤形,细胞质界限不分明,这些细胞平行成行排列,间隔区为无核的苍白的细胞质分布。Antonni B 型,细胞相对不规则,含有更圆更加浓缩的细胞核,背景呈现空泡样及微囊改变,偶见多核聚细胞和泡沫样脂肪沉积的巨噬细胞,血管过度增生常存在,但这并不意味恶性行为。免疫组化检查显示,施万细胞瘤因含 S100 蛋白和 Leu-7 抗原,常浓染。

(二)神经纤维瘤

神经纤维瘤常见于多发性神经纤维瘤病 1 型(NF1)患者。发生于椎管硬膜内时,像施万细胞瘤,最常起源于脊神经感觉根。在硬膜外,其比施万细胞瘤更少形成囊变,经常表现为受累脊神经梭形膨大,呈串状的神经纤维瘤可波及多个邻近的神经小枝。由于神经纤维瘤经常广泛分布于神经纤维上,因此要完全保留受累神经功能,完全切除肿瘤往往极为困难。神经纤维瘤常由菱状施万细胞,编织成束排列,细胞外基质中富含胶原及黏多糖。在 Antonni A 区常缺乏规则的细胞构型,可见散在的轴突,成纤维细胞及其神经周围细胞亦常可见。免疫组化常见 S100 蛋白强阳性反应。

(三)恶性神经鞘瘤

目前恶性周围神经鞘瘤的概念是指包涵一组起源于周围神经的一组不同类的肿瘤,有明确的细胞恶性变的证据,如多形性细胞、非典型细胞核及异形体,高度有丝分裂指数、坏死形成及血管增生等。组织学形态多变,可以包括菱形、箭尾形及其上皮样等不同细胞构型,亦偶见定向分化为横纹肌肉瘤、软骨肉瘤、骨肉瘤。组织化学染色 S100、Leu-7 抗原及其髓基蛋白的反应亦是不稳定的。在超微结构水平,某些肿瘤显示出形成不良的微管及其施万细胞线性排列形成的基板结构。主要的鉴别诊断应考虑细胞型施万细胞瘤、纤维肉瘤、恶性纤维组织细胞瘤、上皮样肉瘤和平滑肌肉瘤等。

三、神经鞘瘤的分子生物学表现

相当多的观点认为肿瘤的发生及生长主要系基因水平的分子的改变所形成。许多癌症形成被认为是由于正常肿瘤抑制基因丢失及其癌基因激活所致。两种类型的神经纤维瘤病已被广泛研究。遗传学研究认为 NF1 和 NF2 基因分别定位于第 17 号和 22 号染色体长臂上。两种类型的神经纤维瘤病均以常染色体显性遗传,具有高度的外显率。NF1 发生率大约为1/4000出生次,其中一半为散在病例,由更新的突变所引起。除脊神经纤维瘤外,NF1 临床表现包括咖啡色素斑、皮肤结节、骨骼异常、皮下神经纤维瘤、周围神经丛状神经瘤,并发某些儿童常见肿瘤,如视神经及下丘脑胶质瘤、室管膜瘤。椎管内神经纤维瘤远比发生在椎管外的神经纤维瘤少。NF1 基因编码的神经元纤维,是属于 GTP 酶激活蛋白家族的相对质量分子(220KD)。GTP 蛋白由其配体激活参与 ras 癌基因的下调。目前推断 NF1 基因突变导致变异的基因产物形成,从而不能有效地引起 GTP 的脱氧反应,因此,促进 ras 基因上调,加强了生长因子通路的信号,最终导致 NF1 肿瘤的特征产物出现,形成了 NF1 肿瘤。

NF2 首次被公认独特的肿瘤类型始发于 1970 年。其发生率相当于 NF1 的 10%。双侧听神经瘤是其定义的特征,但其他颅神经、脊神经和周围神经的施万细胞瘤亦很常见。皮肤表现较少发生,与 NF1"周围性"相比较,NF2 似乎更加"中枢性"。NF2 基因编码的蛋白质似乎是介导细胞外基质和细胞内构架之间的相互作用,有助于调节细胞分布与迁徙。这种肿瘤抑制功能的丧失似乎是隐性特征,需要在每个 NF2 等位基因上含有匹配的突变。零星发生的施万细胞瘤及脑膜瘤常在 22 号染色体上产生细胞行为异常。肿瘤形成的确切机制至今仍在研究中。Lothe 的新近研究表明某些恶性周围神经鞘瘤的形成是与 17 号染色体短臂上的 TP53 肿瘤抑制基因的失活相关。

四、临床表现和诊断

椎管内神经鞘瘤的患者常表现出局部疼痛、根性症状及与病变大小部位相关的脊髓损害症候群。由神经鞘瘤所引起的神经根性损害与脊柱退行性病变所致的损害临床上难以分辨。因为肿瘤经常位于椎管的侧方,脊髓半横贯综合征(Brown-Sequard 综合征)相对常见,大约50%的神经鞘瘤发生于胸段脊柱,其余分布在颈段至腰骶部椎管内。男女性别无明显差异,症状通常发生在 40~60 岁年龄组。产生症状至建立诊断平均时间为 2 年。当神经鞘瘤发生在年轻患者或者有多个病变时,应该高度怀疑存在神经纤维瘤的可能。在磁共振影像上,神经鞘瘤 T1 加权像常表现为等密度,T2 加权像为高密度。注入强化剂后,病变明显增强,边界清楚。侵袭性和破坏性变化不是肿瘤的特点,其存在提示有恶性倾向或其他诊断可能。MRI 能够构化出肿瘤与脊柱和毗邻关系。在颈椎部位,肿瘤和椎动脉的关系十分重要,因此可以在常规的 MRI 检查同时,加做 MRA 显示血管特征。如果 MRI 及 MRA 诊断仍不明确,或需要进行术前栓塞椎动脉,仍需要进行有创的脊髓血管造影检查。这些措施很少需要实施,但当处理恶性神经鞘瘤时,有时应考虑。虽然 CT 检查总体上比 MRI 包含的信息量要少,但在显示肿瘤钙化及其脊柱的骨性解剖结构时,仍具有优越性。这些检查优势在鉴别神经鞘瘤与脊膜瘤或起源于骨结构的肿瘤时尤为重要。在测量椎弓根大小,椎管直径及其椎体高度为植入硬件进行脊柱内固定时,CT 断层常为必需的检查。平片检查虽然能发现 50%的患者有异常表现,但已不作为椎管神经鞘瘤的常规检查。放射学异常发现,如脊柱侧弯、椎间孔扩大椎弓根或椎板变薄及椎体塌陷等,常缺乏特异性。

对硬膜内肿瘤,主要的鉴别诊断是脊膜瘤。脊膜瘤常好发于胸椎部位。但发病率女性明显高于男性。肿瘤很少生长至神经孔,并表现出椎旁肿块。对于肿瘤中心位于神经孔或椎旁软组织的病变,鉴别诊断应考虑到起源于交感链或背根神经节的神经节细胞瘤、神经母细胞瘤、副神经节细胞瘤或起源于局部的癌及肉瘤向心性扩展等病变。

五、外科治疗

(一)患者选择

从手术切除的角度看,仔细分析硬膜内外、椎旁及其多个节段的定位是十分必要的。术前得出准确结论有时比较困难,但这些考虑有助于外科医生决定是否扩大手术暴露或计划分期手术及其联合入路等。对于无症状的偶然通过影像学检查发现的肿瘤,通常采取系列的临床及放射学跟踪监测,这种情况在 NF2 患者中较为常见。较大的肿瘤压迫脊髓变形或在监测之下进行性增大,尽管患者无症状,但仍应该考虑手术治疗。除非特殊例外情况,有症状的肿瘤患者,应该考虑手术治疗。迄今认为良性脊神经鞘瘤对放疗和化疗均无效果,手术为最佳选择。

(二)硬膜内肿瘤

绝大多数神经鞘瘤表现为硬膜下髓外病变,没有硬膜外扩展。通过常规的椎板切开,硬膜下探察,显微技术切除,肿瘤均能得到全切除。可采用俯卧位,这种姿势可以保证血流动力学稳定,减少脑脊液的流失,手术助手易于参与等优点。对于巨大的颈髓部位的肿瘤,在运送患者过程中,要特别注意姿势,防止引起脊髓损伤。鼓励在清醒状态下使用纤维光导引导下行麻醉诱导,患者俯卧位时,应保持颈椎中立位。我们习惯使用三钉头架固定头颅,防止眼球及其面部在较长时间的操作中受压。胸部和腹部中央应该悬空保持最佳通气状况并减少硬膜外静脉丛的压力。在颈部操作过程中,手术床的头部轻度提高,有助于静脉回流。使用能透放射线的手术床便于在行胸椎及腰椎的操作过程中使用术中透视进行术中肿瘤定位及其放置脊柱植入材料。在脊柱暴露的过程中,使用适量的肌松剂是有益的,但在分离邻近的神经组织时,应避免使用肌松剂,便于评估自发的肌肉收缩及其术中刺激所诱发的反应。术中监测感觉及运动诱发电对处理巨大的肿瘤有损害脊髓功能的潜在危险时具有一定价值。

在切开椎板之前准确的术中定位十分重要。在颈椎,由于第 2 颈椎棘突特别明显,定位不存在困难。在下颈椎水平及脊柱的其他水平,术中拍片或透视,识别标志为:第 1 肋或第 12 肋或腰骶联合部,比较术野中的节段水平与术前的定位是否相附和。椎板切除范围应该在嘴侧及尾侧涵盖整个肿瘤。脊椎侧块及其关节面连接应保留,除非需要做椎间孔探察时,才有可能做部分切除。较小的病变,位于椎管侧方者,可以通过单侧椎板切开,完成肿瘤的切除。在剪开硬膜之前,准确充分对硬膜外止血,便于有效使用手术显微镜。硬膜切开范围,应超过肿瘤两极,仔细的缝合固定将有利于硬膜外的止血。尽量减少对脊髓的牵拉及旋转。用较小的棉片分别置入肿瘤两极处的硬膜下腔。减少硬膜下腔的刺激。神经鞘瘤的起源是背侧感觉根,肿瘤不断生长,侵入侧方及侧前方的硬膜下腔,蛛网膜产生粘连增厚反应,包裹肿瘤,应尽力保留蛛网膜的完整。

一般很容易找到肿瘤与脊髓的界面,而在分离肿瘤与脊神经前根的界面时,当肿瘤巨大时,比较困难。背侧神经根进入肿瘤,需要切断之,偶尔可引起神经功能缺失。较大的肿瘤或粘连紧的肿瘤可以使用吸引、电凝、超声波及激光等技术,先做瘤内切除,再分离肿瘤与脊髓之间的粘连。通过不断改变瘤内瘤外的操作,即使较大的肿瘤亦易切除。在颈椎操作过程中,术者应注意保护嘴侧副神经的脊神经根,这些神经根往往位于肿瘤的前面。当证实肿瘤全切除后,获得绝对的硬膜下止血,严密缝合硬膜,通常可能需要自身筋膜作为硬膜修补,获得较为轻松的缝合。

呈哑铃状生长的肿瘤进入神经孔,通常需要较为广泛的暴露,甚至切除部分或全部的关节面。硬膜切开,可呈"T"形,暴露受累的神经根及其硬膜,某些病例,通过显微分离可以将受累的和未受累的神经束分离开,尤其对于侵犯臂丛或马尾神经的肿瘤,应仔细分离存在重要功能的神经根。术中使用神经刺激器直接刺激神经根,有助于对有功能的神经辨认。虽然有部分学者认为对受累的神经根如有重要功能,可采取保守的措施,保留神经根,但由于存在肿瘤复发的可能,因此在术前对于存在神经潜在损伤的危险时,应该对患者充分解释,力争全切除。对需要硬膜内外切除肿瘤,术后硬膜缝合是一大挑战,严密的缝合难以达到。有时在神经根出口水平的硬膜袖套处近端增厚,通常不需要缝合。此时可以通过游离的筋膜组织附上纤维蛋白胶粘贴在硬膜缺损处,其余层次的缝合一定要对位良好,防止术后脑脊液漏,如果术中修补特别薄弱,则可以放置腰部引流管数日。

起源于 C1 和 C2 神经根的神经鞘瘤由于其与椎动脉的关系,常出现特殊并发症,椎动脉走行在寰椎横突孔,在 C1 侧块后方的椎动脉切迹内走行,在枕骨大孔区硬膜内进入颅内。颈神经根向远端行走通过横突,通过椎动脉内侧,神经根和椎动脉的近端极易受损,术前应该重点评估,尤其在 C1 和 C2 水平,椎动脉常被肿瘤包裹,单纯后正中暴露,有时控制近心端椎动脉比较困难。可以考虑放置球囊导管于椎动脉近心端,然后切除侧块的尾侧部,暴露病变部位的椎动脉内侧,从而便于控制近端椎动脉。

(三)椎旁肿瘤和椎管内外肿瘤

硬膜下和椎间孔内肿瘤通过椎板切除和椎间孔切开均能有效地获得手术切除。肿瘤侵及颈部、胸腔或后腹膜时需要前侧方,或扩大的侧后方入路进行。如果较大的硬膜下肿瘤同时合并存在椎旁肿瘤,则可考虑联合入路或分期手术切除之。一般而言,对绝大多数病例,我们选择常规后正中入路首先切除硬膜内病变,这样保证脊髓和神经根能和残留的肿瘤分开,这样可减少随后的椎管外肿瘤手术切除时所造成的牵拉损伤。

在上颈椎,椎旁肿瘤没有显著压迫前方的椎动脉时,可以通过旁正中切口暴露中心为 C1 和 C2 棘突和横突中点,做 C1 的半侧椎板切开术,暴露椎动脉的 CO 至 C1 段,对 C1 神经根的病变,应联合较小的开颅,其前界为乙状窦侧方。对于肿瘤位于椎动脉前方者,从后方切除肿瘤,有较大的损害椎动脉的危险,故应选择侧方入路。可选用耳后"S"形切口,中心位于 C1 至 C2 横突。胸锁乳突肌应从乳突尖部离断,并向前方牵引。应该仔细分辨和保护副神经。椎动脉位于颈内静脉和胸锁乳突肌之间。

对胸椎椎间孔外的较大肿瘤,可以通过前侧方经胸腔入路,胸膜外入路或改良的肋骨横突切除后路进行肿瘤切除,虽然对相邻的胸膜要仔细保护,如果有所损伤,常规不需要放置胸管,除非合并相应部位的肺损伤时,导致了气胸,应做胸腔闭式引流。如果胸膜破损,应予以缝合或修补,这样做可以减少胸腔 CSF 漏。进入椎体内的肿瘤内容物可以使用剥离子将其完全刮除。由于一侧肋骨切除合并一侧椎旁切除及关节突切除,易形成侧弯畸形,因此,需要做后路钩棒或螺钉棒内固定术,恢复相应部位的脊柱稳定性。如果后路需要双侧暴露,则后路固定是必需的。

腰椎旁病变可以采用后腹膜外入路,但由于椎旁肌肉深在,髂骨覆盖,对腰骶部肿瘤的暴露显得较为困难。通过对椎旁肌肉的仔细分离能够保证其内侧及侧方均能牵引开,并且切除部分髂嵴骨质等措施,均能增加暴露,我们比较赞同采用直接后路暴露椎管内及椎间孔内外呈哑铃形的肿瘤,做手术切除,对于较大的椎旁肿物,采用联合的常规的后腹膜入路。通常首先进行后正中入路操作及其完成相应的脊柱稳定固定术。然后将患者去除消毒敷料,重新摆体位,侧屈俯位,保持椎旁病变位于最高点。这一入路可以直视上、中腰椎区域病变。如果切除第 12 肋,将有助于暴露 L1 椎体和膈肌附着点结构。腰大肌向后游离,便于显露椎体前侧方和椎间孔,腰丛通常位于腰大肌深面,如果椎旁肌肉与肿瘤粘连紧密或者分离困难,通常容易引起神经损伤。如果肿瘤浸润在腰大肌,则通过囊内切除与囊外分离,阻断肿瘤与腰大肌的粘连结构。术中神经电刺激对于鉴别因肿瘤压迫变薄或拉长的神经组织与肌纤维组织有一定价值。

神经鞘瘤亦可位于骶管内或低管前。原发于骶管内病变可通过后路骶管椎板切除,暴露肿瘤。肿瘤充满整个骶管并不常见,如果这样,则术中对未侵犯的神经根辨认和保留非常困难。术中直接电刺激和括约肌肌电图将有助于保护上述所及的神经组织。如果 S2 到 S4 神经根,至少一侧保留完整,则膀胱及直肠括约肌功能将有维持的可能。较小的低骨远端病变可以通过后路经骶骨入路切除。在正中切开骶骨椎板后,识别并切除骶管内病变成分,然后切断肛尾韧带,这样便可以用手指分离远端骶前间隙,在分离好骶尾部肌肉后,切除尾骨与远端骶骨,用手指钝性分离,游离肿瘤与直肠结构基底周围的疏松组织,然后根据肿瘤大小和特征进行整块切除或块状切除。

(四)恶性神经鞘瘤

当脊柱脊髓发生恶性神经鞘瘤(MPNST)侵犯时,控制肿瘤的目的通常难以达到。如前所述,MPNST可以散发,或为放疗的后期并发症,多达50%的病例发生于NF脊柱,MPNST的外科治疗目的主要为姑息性治疗,缓解疼痛和维持功能,然而由于肿瘤具有局部恶性破坏倾向,因此最佳治疗措施仍为大部切除加局部放疗。化疗无肯定疗效。患者的生存率为数月到1年左右。

第十一节　脊髓损伤

脊髓损伤(SCI)为脊柱骨折脱位的严重并发症,通常导致严重的神经功能障碍和残疾。据报道,其年发病率为(12.1～57.8)/100万。脊髓损伤最常见的受损水平是中低颈髓,这是脊椎活动最多的部位;其次是活动较多的胸腰段脊髓。

脊髓损伤造成的脊髓组织结构损害可分为原发性损害和继发性损害。细胞原发性死亡在损伤当时即已发生。由于机械暴力,如撕扯、拉和挤压,直接作用于脊髓,使神经元细胞、神经胶质细胞和血管组织结构遭受即时不可逆的死亡。在原发性损伤发生后数分钟内,序贯激发级联反应,包括水肿、炎症、局部缺血、谷氨酸递质过度释放、细胞内游离钙离子超载和脂质过氧化作用等,导致可持续数天至数周的继发性细胞死亡。造成许多在原发性损伤后存活的神经元和神经胶质细胞死亡。

对于原发性损伤唯有预防,一旦发生便无有效的治疗方法。而由于继发性损伤是一种细胞分子水平的主动调节过程,其造成的脊髓损伤具有可逆性,应对其进行积极的治疗,它是有效地保存在原发性损伤后残存或不完全损伤的神经细胞的关键。

一、脊柱和脊髓损伤的急救程序

(一)病情评估

有严重车祸、高空坠落、重物压砸、撞击及火器伤等可致脊柱、脊髓损伤的受伤史。伤情判断如下。

1.脊柱骨折或脱位

受伤脊柱部位疼痛、肿胀、畸形,出现不能站立、翻身困难等功能障碍。

2.脊髓损伤

脊髓损伤平面以下的运动和感觉减退或消失,排尿、排便功能障碍,高位截瘫呼吸困难,甚至窒息,呼吸停止。

(二)急救处理

(1)如果存在气道损伤,应托起下颌而不是颈部过伸来使气道通畅。否则,适用于线性牵引和气管插管。如患者存在自主呼吸,经鼻较经口气管内插管更容易。如果可能,避免行环甲膜切开,切开将来会影响脊柱前方的稳定性。中段颈髓损伤引起呼吸衰竭并不常见,但后期易引起呼吸肌疲劳。如合并头面部损伤则很可能引起急性呼吸衰竭。总之,通气必须确保血液氧合充分。

(2)治疗休克。低血容量或心源性低血压,主要由于外周交感神经抑制、心脏前负荷降低和迷走神经紧张所致。

(3)凡怀疑脊柱、脊髓损伤者,尤其怀疑颈椎损伤者,均必须常规用颈托固定颈部。急性脊髓损伤,必须采用铲式担架或其他硬板担架搬运,并对患者采用全身固定措施。

(4)呼吸困难者,应及时行环甲膜穿刺或切开,亦可气管切开,用便携式呼吸机或简易呼吸器维持呼吸功能。必要时吸痰,防止窒息。注意气管内插管可能加重颈髓损伤,可行经鼻气管插管以避免颈椎的移动,但患者须有自主呼吸。

(5)尽早(<8h)进行大剂量甲强龙冲击和亚低温等治疗。

(三)转送注意事项

(1)必须采用正确的搬运方法:在头部两侧放置沙袋,保持颈部中立位。用颈托固定,并将患者全身固定在硬质担架上。

(2)确保呼吸道通畅,必要时吸痰,防止窒息。

(3)保持静脉通道通畅。

(4)心电、血氧监护。

(5)途中严密监控患者的意识、呼吸、心率、血压及体位等变化。

(6)迅速就近转运至有条件救治的大型综合医院。

二、脊髓损伤的诊断要点

(1)脊髓损伤多数由于外界的暴力直接或间接作用于脊柱引起椎体骨折、脱位、关节突骨折或脱位、附件骨折、椎间盘脱出、黄韧带皱褶或外力(如交通事故、高处坠落、建筑物倒塌、坑道塌方和体育运动)作用于身体其他部位再传导至脊柱,使之超过正常限度地屈伸、伸展、旋转、侧屈、垂直压缩或牵拉致脊髓受压和损伤。

(2)伤后立即出现损伤平面以下的运动、感觉和括约肌功能障碍,也可表现为伤后数分钟到数小时后神经症状加重,此为继发性脊髓损伤(如脊髓水肿、血管破裂、血管痉挛和血栓形成等引起脊髓缺血)。

(3)脊髓震荡为完全神经功能障碍,经数分钟和数小时后恢复正常。

(4)脊髓休克:损伤水平以下感觉完全消失,肢体弛缓性瘫痪、尿潴留、大便失禁、生理反射消失、病理反射阴性。度过休克期,症状逐渐好转需2~4周。

(5)脊髓完全损伤:脊髓损伤水平呈下运动神经元损伤表现,损伤水平以下为上运动神经元损伤表现。

(6)脊柱、脊髓损伤的 X 线平片检查应摄正侧位和双斜位片。注意观察脊柱的对线、顺列、椎体、附件和椎间隙的变化情况。

(7)CT 扫描于轴位观察椎管形态,有无骨折片突入,间盘以及脊髓的情况,MRI 扫描对了解脊髓有无受压、肿胀或出血更为有利。

(8)体感诱发电位对了解脊髓功能有利,不同时间检查可以了解脊髓损伤的程度和恢复状况。

三、脊髓损伤的临床分类

(一)根据损伤程度分类

1.完全性脊髓损伤

损伤平面以下深、浅感觉完全丧失,肌肉完全瘫痪,浅反射消失,大、小便潴留。以上体征持续到脊髓休克期已过,出现由弛缓性瘫痪变为肌张力增高、腱反射亢进、病理反射阳性的痉挛性瘫痪。同时损伤平面脊髓节段所支配的区域仍表现弛缓性瘫痪。

2.不完全性脊髓损伤

损伤平面以下尚保留部分功能,又可分为以下几类。

(1)中央型脊髓损伤综合征:该综合征只发生在颈髓损伤,感觉及运动均为不完全性损害,骶部感觉未受损,运动瘫痪上肢重于下肢,手部最重,多伴有括约肌障碍。亦可见仅累及双上肢或单上肢的急性颈髓中央损伤,又称挥鞭样损伤。此型损伤的机制是因颈椎过伸性损伤导致脊髓中央灰质和内侧白质出血坏死,或根动脉及脊髓前动脉供血障碍,使之支配的灰质前柱、侧柱及皮质脊髓束、脊髓丘脑束等组织缺血、缺氧。中老年颈椎病变及椎管狭窄者更易发生。其恢复顺序是下肢运动功能-膀胱功能-上肢运动功能。本综合征一般预后较好。

(2)脊髓半切损伤综合征:系一侧脊髓损伤。表现为同侧运动丧失,出现痉挛性瘫痪,深反射亢进,有病理反射,同侧本体感觉、振动觉及触觉丧失,感觉过敏;损伤对侧痛、温觉消失,但触觉不受影响。若脊髓损伤平面在 T_1、T_2,同侧头面部可出现血管运动障碍,也可以出现Horner综合征。腰骶髓一侧损伤不产生本综合征,因为在此处脊髓各节段紧密连接,感觉传导束纤维很少能在病变以下达到对侧,故病变在同侧。

(3)前脊髓综合征:脊髓前侧受损,包括全部灰质及中部以前的白质,损伤平面以下运动丧失为主,浅感觉如痛温觉减退或丧失。后索白质保存,即深感觉本体感觉存在。多见于爆裂骨折,也可见于后伸损伤,可由椎间盘突出压迫脊髓前动脉导致脊髓前部缺血受损引起。

(4)后脊髓综合征:表现损伤平面以下的深感觉、振动觉、位置觉丧失,而痛温觉和运动功能完全正常。多见于椎板骨折,少数患者出现锥体束征。

(5)脊髓圆锥综合征:系骶髓段相当于腰1椎体节段损伤,此处圆锥与骶神经根均受损时截瘫平面在腰1损伤平面以下运动功能丧失,呈弛缓性瘫痪,痛温觉功能丧失,触觉存在。当仅损伤圆锥时,则支配下肢感觉及运动的神经均可存在,跟腱反射可消失,仅会阴、骶区感觉障碍与运动包括尿道括约肌、肛管括约肌、膀胱逼尿肌等瘫痪。

(6)马尾综合征:脊髓在腰1以下缩小呈圆锥形,形成脊髓圆锥,以下主要为马尾神经。严重的骨折错位才能引起马尾神经挫伤或断裂。损伤后其瘫痪症状多不完全。轻度损伤时可以完全恢复。如完全断裂则于其分布区出现肌肉的弛缓性瘫痪,腱反射消失。马尾神经损伤后,膀胱括约肌障碍不易恢复。

3.暂时性神经功能抑制

如脊髓震荡伤,是由于脊髓神经细胞受强烈刺激而发生超限抑制,脊髓功能暂时处于生理停滞状态。大体标本上看不到明显的器质性改变或仅有轻度水肿。光镜下无明显解剖结构改变。伤后早期表现为损伤平面以下完全性弛缓性瘫痪,3～6周完全恢复,不留任何神经系统后遗症。

(二)根据解剖学分类

1.颈髓损伤

(1)上颈髓损伤(C1～4):上颈髓为延髓的延续。损伤后因波及呼吸中枢或膈肌麻痹而致呼吸麻痹、呼吸困难,可迅速致命;存活者损伤平面以下四肢呈痉挛性瘫痪;伴有延髓受损者表现血管运动和其他内脏功能严重紊乱。

(2)中颈髓损伤(C5～7):为颈膨大部。表现为四肢瘫痪,上肢弛缓性瘫痪,肩胛抬高上臂外展,前臂内收,下肢呈痉挛性瘫痪。

(3)下颈髓损伤(C8～T1):为颈髓和胸髓的连续部分,属颈膨大的下端,主要表现为下肢瘫痪及手的小肌肉变化。

2.胸腰髓损伤(T2～L2)

大部分由胸椎骨折、脱位造成,损伤平面以下的运动、感觉、膀胱和直肠功能障碍,早期下肢呈弛缓性瘫痪,反射消失或减弱、后期呈痉挛性瘫痪。

3.腰骶段(圆锥)及马尾损伤

本节段损伤包括腰3节以下腰椎骨折、低骨骨折、脱位致圆锥和马尾损伤。马尾神经损伤大多为不完全性瘫痪。此节段损伤常出现圆锥综合征和马尾综合征。

四、Frankel 功能评估分级

1967 年最初由 Frankel 提出,1992 年经美国损伤学会(ASIA)修订,目前是对 SCI 的伤情和预后的经典评定标准。

(1)完全性:无任何运动和感觉功能,无肛门反射。

(2)不完全性:仅保留损伤水平以下的感觉功能,但无运动功能,可有肛门反射。

(3)不完全性:损伤水平以下保留部分运动功能,但其关键肌的肌力小于 3 级。

(4)不完全性:损伤水平以下保留部分运动功能,但其关键肌的肌力不小于 3 级。

(5)运动和感觉功能:正常,可有病理反射。

五、脊髓损伤的鉴别诊断

(一)完全性脊髓损伤和脊髓休克的鉴别

脊髓休克为脊髓功能上短时间的可逆性损害,临床表现与完全性脊髓损伤相似,但两者处理方法迥然不同,两者应从以下几点鉴别。

(1)一般脊髓休克在伤后 24h 后逐渐出现,最长持续 3～6 周。

(2)脊髓休克时,肛门反射可保留。脊髓休克结束后,反射活动最早恢复的是足趾反射或球海绵体反射。一般规律为:反射活动恢复是从骶段向头部方向发展。因此,跟腱反射恢复多早于膝反射恢复。脊髓损伤平面以下脊髓反射活动的恢复是脊髓休克结束的标志。

六、脊髓损伤的外科治疗

尽管实验研究不断取得进展,干细胞治疗的研究是当前的热点课题,但目前临床上仍没有能确实有效的促进脊髓再生的可行方法。

临床上,脊髓损伤的治疗原则是:争分夺秒,尽早治疗;维持脊柱稳定、整复脊柱骨折脱位;综合治疗;防治并发症;功能重建与康复。

(一)脊髓损伤椎管减压的手术治疗

1.前路减压术

适用于脊髓损伤伴有椎间盘突出或碎骨块突入椎管压迫脊髓前方者。前路减压术越早越好,应尽可能在发现压迫的 8h 内手术,伤后 5~8d 因脊髓水肿手术效果不佳,伤后 2 周若脊髓压迫持续存在,亦可行前路减压,其恢复率约为 20%。

2.侧方减压术

适用于胸椎或胸腰椎损伤从椎管前方压迫脊髓者。因胸椎管相对狭小,手术中操作应更轻柔、耐心,以免加重脊髓损伤。

3.后路减压术

适应证有:①椎板骨折下陷或脱位前移,压迫脊髓后方者。②原有颈椎病且呈多节段、椎管狭窄、脊髓受压症状迅速恶化。③下腰椎骨折脱位或有马尾损伤。④有硬膜外出血,需行血肿清除。⑤不完全性损伤在观察过程中进行性加重。⑥闭合牵引复位后症状无好转,经检查椎管内仍有来自后方的骨折片和软组织压迫。⑦在开放复位时发现椎板、棘突损伤严重,碎骨块进入椎管或有进入椎管的危险时,应同时做椎板切除减压。⑧钝器或火器伤,疑有椎管内致压物者。

椎板切除范围应以损伤节段为中心,减少不必要的结构丧失和暴露,以免加重脊柱不稳定甚至导致畸形,必要时可减压同时行椎管成形术。

(二)脊髓损伤的药物治疗

急性脊髓损伤主张使用大剂量甲泼尼龙治疗。伤后 8h 内开始使用,首剂 30mg/kg,继之 5.4mg/(kg·h),维持伤后给药 24~48h。另外可应用甘露醇、呋塞米减轻脊髓水肿。

七、脊髓损伤急重并发症的处理

(一)排尿障碍

排尿中枢位于圆锥和骶 2~4 神经根,通常位于第一腰椎水平。排尿中枢以上的脊髓损害由于截断了大脑和排尿中枢的联系,相当于反射性膀胱,表现为可以排尿,但不受意识控制,排尿不完全,可以有残余尿,当下肢某一部位受到一定刺激,可以引起排尿。排尿中枢的损伤引起的排尿障碍为下运动神经元损伤,相当于自律性膀胱,表现为尿道外括约肌松弛,腹肌用力或挤压下腹部可排出尿液,排尿后往往膀胱内仍有较多残余尿,易引起尿路感染。

治疗主要是针对尿液的引流和感染的防治。脊髓损伤早期以留置导尿为好,既可防止膀胱过度膨胀,又便于观察尿量。康复期对于完全不能排尿、排空,残余尿大于 100mL 尿失禁的患者可采用间歇导尿有利于训练排尿功能和预防泌尿系感染,每 4~6h 导尿一次,不留置尿管。

(二)呼吸障碍

颈髓损伤后,位于脑干、延髓网状结构的呼吸中枢下行传导束丧失功能,呼吸的自主节律和深度因不能自主而出现呼吸障碍。C3~5(主要 C4)组成支配膈肌的膈神经丧失功能,使膈肌的运动受限。自主神经系统紊乱,副交感神经功能活跃可导致气管、支气管内壁分泌物增多,如患者体位不妥,分泌物难以排除,亦可加重呼吸障碍。

治疗以改善呼吸道通畅,排出分泌物和防止肺内误吸为主要目的。在 C3～5 水平以上的损伤,如早期无法判断完全或不完全瘫,患者肺活量低于 500mL 者,应行气管切开术。如经对症处置后血气结果和临床症状仍不能改善者应及时使用机械通气,以防止急性呼吸衰竭和心搏骤停。

(三)脊髓损伤后疼痛综合征

脊髓损伤后疼痛指损伤平面的神经根和脊髓本身的病理改变,导致临床表现剧烈疼痛,其疼痛性质可为钝痛、针刺样痛抽搐痛灼性痛和幻觉痛。

对于轻度疼痛可服用止痛药对症治疗。如出现顽固性剧烈疼痛,频繁发作,应行手术治疗。如发现神经根受到破裂的椎间盘或骨折碎片压迫,行椎板切除减压或椎间盘摘除椎体融合术,多能解决问题。亦可行选择性切除引起疼痛的神经后根和神经根的粘连松解。

(四)脊髓损伤其他常见并发症

如压疮、肠道功能障碍、体温调节障碍、异位骨化、自主神经过反射、深静脉血栓形成和性生活障碍等均应引起足够的重视,并做相应处置。

第十一节　大面积脑梗死

脑梗死是指由各种原因所致局部脑组织血供中断而造成该部位脑组织缺血、缺氧进而软化坏死;大面积脑梗死是指由各种原因造成供应脑部血液的颅内外动脉主干或重要分支发生闭塞,使接受供血部位的脑组织发生大面积坏死,引起严重的临床症状,如不及时有力救治会造成生命危险。

一、病因

(一)血管本身异常

(1)动脉硬化或动脉粥样硬化。

(2)动脉炎症病变,如结缔组织性疾病、炎症性血管炎、寄生虫性动脉炎、颅内动脉先天发育异常。

(二)血流动力学改变

(1)冠心病:冠心病时所发生的心律失常、房颤合并心脏附壁血栓等。

(2)风湿性心脏病:如心瓣膜异常、狭窄或关闭不全等。

(3)感染性心内膜炎:赘生物的存在和不断脱落。

(4)心脏或瓣膜其他疾病。

(5)椎动脉受压,造成血流缓慢,供血不足。

(6)直立性低血压。

(7)颈动脉窦过敏症。

(三)血液成分的改变

(1)高脂血症。

(2)高凝状态。

(3)高热、脱水。

二、临床表现

所谓大面积脑梗死,是指血栓形成的部位或栓子脱落堵塞的均为颅内大的动脉或主要分支,造成供血区脑组织大面积坏死,引起严重的临床症状,如不给予积极有效的治疗,将危及患者生命。下面主要介绍几个重点部位血栓形成的临床表现。

(一)椎基底动脉系统血栓形成

1.基底动脉血栓形成

基底动脉是脑干、小脑、枕叶的主要供血动脉,基底动脉不全闭塞可引起严重的临床症状,如完全闭塞可迅速致命。在基底动脉血栓形成至完全闭塞中,早期可表现 TIA 的症状,如眩晕、言语障碍、吞咽困难、视力丧失、视野改变、四肢无力、步态不稳、耳鸣、耳聋、意识障碍等。如血栓逐渐形成,造成不全闭塞时,上述症状便持续存在;如血管完全闭塞时,表现有昏迷,瞳孔呈针尖大小,四肢弛缓性瘫痪,双侧病理征。随着缺血局部病理改变的加重如缺血后脑组织软化坏死,周围水肿,患者临床症状进一步恶化,可出现高热、呼吸衰竭、脑疝等。

2.小脑后下动脉血栓形成

小脑后下动脉主要是小脑和延髓部分区域的供血动脉,小脑后下动脉闭塞,可表现较重的临床症状和体征,如出现眩晕、恶心呕吐、吞咽障碍、声音嘶哑、同侧软腭抬举困难、交叉性感觉障碍、眼震、同侧 Horner 综合征阳性、同侧肢体肌张力低下和共济运动障碍。

(二)颈内动脉系统血栓形成

1.颈内动脉血栓形成

颈内动脉入颅后分为中央支和皮质支,中央支包括豆纹动脉、脉络膜前动脉、丘脑膝状体动脉,主要供血于纹状体和丘脑;皮质支分为大脑前动脉和大脑中动脉,主要供血于额叶内侧面及颞叶突面、顶叶等。颈内动脉血栓形成,常造成大面积脑梗死,临床症状危重并变化不一。病程可呈急性、慢性进展型,发病前多有 TIA 发生。症状可有偏瘫、偏盲、偏身感觉障碍,霍纳征阳性和动眼神经麻痹。如病变发生在主侧半球,可出现失语和精神障碍。

2.大脑中动脉血栓形成

临床症状与体征与颈内动脉血栓形成相似。

颈内动脉系统血栓形成主要的威胁在于它能造成大面积脑梗死或周围形成水肿,使颅内压迅速增加,中线移位出现脑疝,如梗死后合并出血,更会加速加重脑疝的形成,临床可出现意识障碍、昏迷、呼吸障碍、高热等,而危及生命。

(三)脑栓塞

脑栓塞与脑血栓形成不同的是使脑供血动脉闭塞的原因不同,血管闭塞的原因往往是因各种心脏病、心脏瓣膜病等造成的栓子脱落阻塞了脑动脉所造成的一系列临床症状、体征,除发病急骤外,基本同脑血栓形成。

三、治疗

(一)脱水

大面积脑梗死由于脑组织缺血坏死造成脑水肿,颅内压骤然升高,如不及时降低颅内压将导致脑疝而死亡。降低颅内压的方法有以下几种。

1.渗透性脱水

常用药物有 20％甘露醇,成人按每次 $1\sim2g/kg$ 静脉快速滴入或注入,$10\sim20min$ 即产生脱水效果,使颅内压降低,但 $4\sim6h$ 颅压可升到原来水平,故需重复用药。用药时应注意补充电解质。山梨醇用法与剂量基本与甘露醇相同,但作用略差于甘露醇。高渗葡萄糖,主要维持时间短,况且老年人多伴有糖尿病,故使用受到一定限制。血清蛋白是胶体性脱水剂,主要用于脑水肿合并体液大量丢失和休克者,但作用缓慢且价格昂贵。

2.利尿性脱水

呋塞米,作用快,但作用弱于甘露醇,且电解质丢失明显,可与甘露醇交替使用。

3.肾上腺皮质激素

地塞米松降颅压作用较强,水钠潴留不良反应小,急性期可静脉给药,每日每次 $10\sim20mg$,除此之外,地塞米松可降低机体对疾病的强烈反应,提高机体自身调节。

(二)超选择性动脉内溶栓治疗

发病 12h 以内,大面积脑梗死还未形成时,在使用脱水剂的基础上,经脑血管造影后证实为颅内动脉主干或大的分支闭塞者,CT 扫描未见大面积新梗死或梗死后的出血,除外有出血倾向体质者可行超选择性动脉内溶栓治疗。方法:经全脑血管造影明确闭塞动脉后,经微金属导丝导入微导管,将导管端导至闭塞部位,然后经微导管缓慢注入尿激酶 10 万～30 万 U(以 15mL 生理盐水稀释并加入低分子右旋糖酐 $15\sim20mL$),约 60min 注射完毕,此后再经微导管注入少量造影剂观察闭塞血管是否已开通,如未开通可再次给予尿激酶,但总量不宜超过 40 万 U。多数学者报道,发病至溶栓时间越短,同时在脱水剂、激素的应用下闭塞血管的再通率越高,临床症状改善越好。治疗中需注意的并发症首要是出血倾向,最多见的是穿刺部位的出血。注意掌握术后局部压迫的力度和时间的长短。

(三)手术治疗

如脑动脉大的主干闭塞,又超过了超选择性动脉内溶栓最佳时机,发生了大面积脑梗死,出现高颅压脑疝,脱水剂的使用已远远不能奏效时,此时应果断行手术减压治疗。目前多采用切除双侧额颞顶区大骨瓣减压术,临床效果显著,可以及时挽救患者的生命。

(四)全身支持治疗

1.保持呼吸道通畅

大面积脑梗死患者常伴有意识障碍,各种反射减弱,此时要积极防止呼吸道阻塞,取出假牙。在使用抗生素的同时早期采取气管插管或气管切开术,这对及时清除呕吐物、口腔气管分泌物非常有利,能及时避免患者因分泌物不能排出而造成的肺不张或窒息。此外为使用人工呼吸器创造了条件。

2.重要脏器的保护措施

在治疗过程中要积极防治脑心综合征的出现,应随时观察有无心力衰竭、心肌缺血、心肌梗死的存在,应进行 24h 心电监测,以便发现问题及时处理。应预防肺水肿的出现和消化道出血。大面积脑梗死的患者常合并上消化道出血,早期下胃管给予间断胃肠减压,目的是防止呕吐和呕吐物阻塞呼吸道,同时可选用抑制胃酸分泌的药物,如西咪替丁 0.4~0.6g 加入静滴液体小壶,奥美拉唑 40mg 加入小壶。及时给予留置导尿管,间断开放导尿管,同时注意会阴部卫生和膀胱的冲洗。

3.高热的处理和皮肤护理

首先可用物理降温,如枕冰袋,使用颅脑降温仪和酒精擦浴,同时可给予药物降温,如柴胡注射液 4mL,肌内注射。吲哚美辛栓半粒至一粒塞肛等。有意识障碍者一般不主张使用人工冬眠降温。如上述方法不能奏效,患者高热又达 40℃以上,可用人工冬眠方法降温,但此时应严密观察患者生命体征,保持血压稳定,冬眠药物给予剂量应在 1/3 或 1/2 量。注意翻身、叩背、按摩,防止发生压疮,及时更换被汗渍、尿液浸湿的被褥等。

四、护理评估与体会

(一)护理评估

1.家庭支持系统评估

大面积脑梗死因其病情严重,预后效果具有不确定性,因此应充分向家属交代病情可能的进展,评估家属接受程度、配合程度和心理预期;同时家属积极参与到患者的救治过程中,能为患者提供心理与情感支持,有利于建立患者信心和毅力。杜蕾等的研究表明良好的家庭支持有利于提供脑卒中患者后期的社会参与功能。

2.疾病综合评估

大面积脑梗死患:者多患有高血压、糖尿病、高血脂、房颤等病史。因此应充分了解患者疾病史,评估患者及家属对疾病相关知识的了解程度和平素服药依从性情况,做好根据评估结果进行饮食、用药的指导和护理,管控好血压血糖水平。

3.语言、肢体功能评估

大面积脑梗死患者多出现语言和肢体功能的异常,本组 32 例患者中,仅有 1 例患者无肢体功能的改变但有语言功能障碍。通过对语言和肢体功能的评估,根据评估结果拟定合适护理方案,做到有的放矢,能提高护理的质量和效果,提高患者恢复程度。

4.并发症危险因素评估

大面积脑梗死患者极易出现肺部感染、转化出血颅内高压、深静脉血栓等并发症。结合患者病情、身体状况、合作程度,做到预见性护理,早期干预和发现并发症,从而及时采取有效治疗。

(二)护理体会

1.躯体活动障碍护理

(1)脑梗死患者不仅生理功能发生改变,而且会出现卒中后抑郁等多种情感障碍,严重者不能配合各种治疗,因此,首先应做好心理护理,告知患者活动的重要性,取得患者的配合,并鼓励患者利用健侧肢体抓握床栏挪动身体等进行主动锻炼。

(2)保持患侧肢体处于良肢位,每 2h 协助患者更换卧位 1 次,翻身或肢体功能锻炼时动作力度控制在适宜范围,防止关节脱位或变形。

(3)每日坚持由康复技师进行至少 1 次功能锻炼,教会患者和家属一些简单功能锻炼的方法,在医护技人员指导下自行主动活动锻炼。

(4)在病情稳定情况下,在家属陪伴下逐渐从床上活动增加至床旁、室内和室外活动,同时注意安全,防止跌倒等意外伤害事件。

(5)勿在患侧肢体进行输液等治疗,防止出现肩手综合征。

2.自理能力缺陷护理。

(1)生活中有些误区认为生病了不能刷牙沐浴,因此应告知患者及家属保持清洁的重要性并取得理解认同,保持床单元和衣物的清洁干燥。

(2)做好患者的基础护理:面部、口腔、皮肤清洁,护理中操作应轻柔,保证舒适,同时应有爱伤观念,保护患者隐私。

(3)鼓励患者使用健侧肢体做一些力所能及的事项,比如刷牙、梳头、吃饭等简单活动。

3.语言沟通障碍

(1)向患者解释说话不清楚的原因,缓解患者焦虑情绪,保护患者自尊心,不嘲笑患者。

(2)与患者沟通时要有耐心,态度要和蔼,预期应温柔,语速宜缓慢,在患者着急表达不清时可用手抚触患者,缓解患者紧张急躁情况。

(3)采用多种方式进行沟通,可利用手势、卡片、书写、微笑、点头、摇头、眨眼等方法,满足不同情况下的沟通。

(4)鼓励家属多与患者进行交流,及时鼓励患者的细小进步,增强患者的信心。

4.低效型呼吸形态护理

(1)保持呼吸道通畅,翻身或每班交接患者时进行叩背,利于咳嗽排痰。

(2)每天早上起床时和晚上睡觉前,进行叩背,指导患者咳嗽排痰,对咳嗽无力者,可适当予以吸痰。

(3)给予雾化吸入,遵医嘱使用祛痰药物,使用抗生素时应严格按时间,保证药物的血药浓度。

(4)多饮水,监测体温变化,异常情况及时汇报医生。

5.营养失调护理

(1)进食前协助患者采取舒适体位,饭前保持愉悦心情。

(2)采用半流或软食,利于患者咀嚼吞咽,喂饭时速度宜慢,每次喂食量宜小,患者吞咽后再继续喂食。

(3)为防止患者发生呛咳误吸,饮水或流质时,可将患者头下埋,让下颌贴于颈脖处。

(4)进食时,保持环境安静,勿与患者交谈或分散其注意力。

(5)留置鼻饲管时,应做好鼻饲管护理。

6.排便异常的护理

(1)制作防便秘措施单,贴于患者床头,提醒家属及护理人员按照措施表进行护理。

(2)增加患者蔬菜水果摄入量,多饮水。

(3)饮食中可增加麻油等油脂类食物,保持肠道润滑。

(4)早晚进行肚脐周顺时针反向按摩,30min/次,刺激肠道蠕动。

(5)必要时使用开塞露等药物帮助排便,也可使用肚脐贴敷中药制剂促肠蠕动。

（6）病情允许时，尽早下床活动，促进肠蠕动。

7.预防感染护理措施

（1）做好呼吸道护理，防止吸入性或坠积性肺炎。

（2）留置尿管者做好尿管护理，尿道口常规进行清洁，必要时消毒。定期留取尿培养，根据结果选用抗生素。出现尿液混浊或有沉淀物时，多饮水或适当行膀胱冲洗。

（3）尽早拔除各种管道，减少感染途径。

8.预防压疮的护理

（1）保持床单清洁干燥，及时更换汗湿被服。

（2）每2h翻身1次，翻身时动作轻柔，避免拖拉拽等动作，受压骨凸处予以软枕保护。必要时使用皮肤减压敷贴。

（3）合理饮食，加强营养，提高机体抵抗力。

（4）严格交接班，及时发现皮肤异常情况并进行处理。

9.预防颅内高压和深静脉血栓并发症的护理

（1）严密观察患者意识瞳孔、生命体征变化，发现有剧烈头痛、呕吐、双侧瞳孔不等大等颅内压增高症状，应立即报告医生进行处理。

（2）适当抬高床头，减轻脑水肿。

（3）指导患者避免用力排便、用力呛咳、情绪激动等增高颅内压的因素。

（4）及时使用甘露醇等脱水剂，严格记录出入量，及时进行血检，注意有无肾功能受损和水电解质紊乱情况。

（5）在医生指导下按脑卒中二级预防措施用药。

（6）指导患者定时在床上行主动被动肢体活动，病情允许时，早期下床活动。

第十二节　脑卒中危重症

一、呼吸道的管理

大脑是机体耗氧量最大的器官，占人体总耗氧量的1/4。大脑对缺氧的耐受能力极差，一旦二氧化碳蓄积，脑血管扩张，可使脑血容量剧增，而危重患者常伴有呼吸道不畅或肺部炎症，因缺氧而导致颅内压增高，加重病情。故此，在危重患者的急救和治疗过程中，保持呼吸道通畅，维持有效通气和充分的气体交换，是争取救治时间，保障心、脑、肾等重要脏器功能，确保各种治疗顺利实施的首要环节。

（一）无创通气

无创通气具有患者舒适、无痛苦、可保留语言、吞咽及咳嗽等功能，避免插管或切开气道所致的多种并发症。由于目前面罩质量的改善、漏气补偿技术的使用、通气模式改进、触发灵敏度提高等技术的完善，无创正压通气已得到普遍的使用。无创通气避免了与插管有关的损伤，保护了气道的防御功能，降低了肺部感染等并发症的发生率，降低病死率，同时也降低了医药费用,节省了医疗开支等。

1.无创通气的适应证与禁忌证

(1)适应证:①慢性呼吸衰竭:慢性阻塞性肺疾病(COPD)引起者。②成人呼吸窘迫综合征(ARDS)早期。③传染性非典型肺炎(SARS)。④心源性肺水肿。⑤呼吸睡眠暂停。⑥肺间质纤维化。

(2)禁忌证:①心跳呼吸停止。②昏迷,但 $PaCO_2$ 升高引起的可试用。③自主呼吸微弱,随时有呼吸停止者。④误吸可能性高。⑤合并其他脏器功能衰竭。⑥面部创伤/术后/畸形,无法佩戴面罩。

2.无创通气的连接

选择适合患者脸型和大小的口鼻面罩对减少漏气、保证患者应用时的舒适度和提高依从性具有重要意义。连接的紧密性和舒适性对疗效和患者耐受性有很大的影响,头带可起到固定面罩与患者头部的作用。

3.参数的设置

根据疾病的不同和血气测定结果来选择无创通气 PSV 或 CPAP 治疗的参数,一般采用同步通气模式,维持 SaO_2 在 90% 以上。当 SaO_2 低于 90% 时,可通过增加通气压力、延长吸气时间、适当增加 CPAP 和增加供氧来解决。

4.无创通气的护理要点

(1)及时清理口腔及呼吸道的分泌物、呕吐物、凝血块等,是预防肺炎及肺不张的重要措施。吸痰时动作轻柔,防止黏膜损伤。对有颅内压增高者,吸痰时更应注意勿使呛咳过剧而增加颅内压力。当患者仍有咳嗽反射时,也可适当予以刺激使之咳嗽,有利于排痰。适当加强气道湿化,注意水分的摄入。

(2)患者采取侧卧位或俯卧位,以利于呼吸道分泌物排出,防止呕吐物误吸而引起吸入性肺炎。加强人工辅助排痰,一般每 2h 翻身 1 次,翻身时叩击背部使痰松动,有利于痰液排出。

(3)舌后坠影响呼吸者,可采取侧卧位并托起下颌,必要时放置口咽通气管以改善呼吸道的通气情况。

(4)观察面罩对患者是否适合,有无漏气、皮肤有无损伤等,注意头带固定面罩的松紧度,间歇松开面罩,必要时面部贴水胶体敷料,保护受压部位皮肤,防止皮肤损伤。

(5)预防胃胀气,通气压力不宜过高,一般不超过 $25cmH_2O$,必要时行胃肠减压。

(二)有创通气

人工气道是通过鼻腔、口腔或直接在上呼吸道置入导管而形成的呼吸通道,人工气道既是保证气道开放,防止气道不通畅或被阻塞的主要措施,也是连接患者和呼吸机的唯一途径。人工气道的目的在于纠正患者的缺氧状态及有效地清除气道内分泌物。人工气道的护理是呼吸机治疗中很重要的环节,人工气道的护理质量直接影响着机械通气的疗效。

1.人工气道的分类

气管插管是将一导管经口或鼻插入气管内建立的气体通道,它是保证气道通畅而在生理气道与空气或其他气源之间建立的有效连接。气管切开是指切开颈段气管前壁,使患者可以经过新建立的通道进行呼吸的一种技术,是抢救危重患者的急救技术。根据病情的轻重缓急及治疗时间的长短,人工气道一般可选择气管插管及气管切开。气管插管按路径不同可分经口和经鼻气管插管两种。

2.人工气道的护理

(1)人工气道的固定:①气管插管要妥善固定,防止移位或滑出。对经口气管插管者,固定时要用牙垫,以防气管插管弯曲或患者咬扁插管。为防止因咳嗽时导管脱出,可用一根带子固定导管和牙垫后绕颈后于一侧面颊部打一死结;经鼻气管插管则剪一根长约10cm、宽约2.5cm的胶布,从一端中间剪开7cm(呈"Y"形),未剪开的一端胶布固定在鼻翼部,剪开的一端胶布分别环绕在气管插管的外露部位后,最后固定在鼻翼部。气管切开置管固定则准备两条带子,分别系于套管两侧,其中一根带子绕过颈后在一侧打一死结,固定带松紧适宜,以容纳一指为宜。每班要准确记录插管插入的深度。②气囊的充气与放气:气囊充气后可起到密闭固定的作用,保证潮气量的供给,预防口腔和胃内容物的误吸。如果气囊充气量过大,压迫气管壁过久,会造成气管黏膜水肿、糜烂、溃疡以致狭窄。为了减轻气囊对局部黏膜的压迫,可采用高容低压气囊,避免过度充气,用气囊测压器可准确测量气囊的压力。理想的气囊充气压力宜控制在 $25\sim30cmH_2O$,既可有效封闭气道,又不高于气管黏膜毛细血管灌注压,可预防气道黏膜缺血性损伤、气管食管瘘及拔管后气管狭窄等并发症的发生。③气管切开应观察患者颈部伤口有无出血、皮下气肿等情况,保持套管周围敷料清洁、干燥,每班用酒精棉球换药,予以"Y"形切口纱块覆盖,有污染、浸湿及时更换,经常擦拭套管外口分泌物,避免咳出的痰液再被吸入。

(2)人工气道的湿化:建立人工气道后由于正常通气途径改变,使呼吸道的水分蒸发较正常平静状态下明显增加,如同张口呼吸感到口干一样。呼吸道干燥,使纤毛的运动功能减退,排出呼吸道分泌物和异物的功能减弱。此外,呼吸道水分的丧失,还会使分泌物黏稠,不易咳出或吸出,严重时可能会引起痰栓或痰痂堵塞呼吸道。呼吸道引流不通畅,肺的防御能力降低,易引起下肺部感染或使感染难以控制。因此,气道湿化是人工气道护理的关键。①呼吸机配备的加温和湿化装置:注意湿化罐内只能加无菌蒸馏水,禁用生理盐水或加入药物,罐内水量要适当,送入气体温度控制在 $32\sim36℃$。②雾化吸入:可用于稀释分泌物,刺激痰液咳出,治疗某些肺部疾病。③气道内持续泵入湿化液:以输液的方式将湿化液通过延长管缓慢滴入(泵入)气管内,滴速控制在 $2\sim6mL/h$。④人工鼻的使用:人工鼻又称温-湿交换过滤器(HME),有数层吸水材料及亲水化合物制成的细孔网纱结构的过滤器。它能模拟鼻的功能,将呼出气体中的余热和水汽收集并保留下来,吸气时气体经过人工鼻,以湿热温化的状态带人气道内,保证气道获得有效适当的湿化。同时,它对细菌有一定的过滤作用,能降低管路被细菌污染的危险性。人工鼻每天更换一次,如有痰液堵塞及时更换。⑤痰液黏稠度分为三度。Ⅰ度(稀痰):如米汤或泡沫样,吸痰后负压吸引接头内壁无痰液滞留。Ⅱ度(中度黏痰):痰的外观较Ⅰ度黏稠,吸痰后有少量痰液在负压吸引接头内壁,易被水冲洗干净,提示可能存在气道湿化不足,需注意加强雾化或气道内滴药。Ⅲ度(重度黏稠):痰液外观明显黏稠,常呈黄色,吸引时吸痰管常因吸不出痰液而塌陷,吸痰管内壁上滞留大量痰液,且不易被水冲净,提示气道湿化严重不足,或有严重感染,需加大气道内滴药量,选用敏感抗生素治疗。⑥人工气道湿化的标准。湿化满意:分泌物稀薄,能顺利通过吸痰管,吸痰管内没有结痂,患者安静,呼吸道通畅。湿化不足:分泌物黏稠(有结痂或黏液块咳出),吸引困难,可有突然的呼吸困难,发绀加重。此时应加强湿化,加快湿化液滴入速度。湿化过度:分泌物过分稀薄,咳嗽频繁,需不断吸引,听诊肺部和气管内痰鸣音多,患者烦躁不安,发绀加重。此时湿化液滴入速度应减慢,以免因呼吸道水分过多而影响患者的呼吸功能。

(3)人工气道分泌物的吸引:呼吸道分泌物淤积、气道阻力增高、通气不足等,可导致呼吸功能障碍,加重缺氧和二氧化碳潴留,所以必须积极清除呼吸道内分泌物。①吸引频率应根据分泌物量而决定,吸痰动作应轻、稳、准、快,每次吸痰时间不宜超过15s。②为防止吸痰时造成低氧血症,在吸痰前、后给予高流量吸氧2min。③吸痰时注意无菌操作,先吸气管插管或气管套管,再吸口腔,最后吸鼻腔,手法正确,以防产生肺部感染或支气管痉挛等不良后果。④危重和分泌物较多患者吸痰前加强叩背,以利于分泌物咳出。吸痰时要注意观察患者生命体征的变化及分泌物的性质、颜色和量。

(4)加强口腔护理:重症患者由于长期卧床,痰液无法自行咳出,痰液留在口腔及牙缝内,容易滋生细菌,产生异味甚至糜烂,因此重症患者的口腔护理就显得十分重要。

(三)机械通气的管理

机械通气是指用呼吸机完全或部分替代患者呼吸,以满足机体对氧气基本需求的一种通气方式,主要的目的是提供和改善机体所需的肺泡通气,纠正低氧血症和高碳酸血症,改善氧运输,减少呼吸肌做功,预防和治疗患者呼吸肌疲劳及呼吸肌衰竭。

1.适应证

(1)各种原因引起的呼吸衰竭。

(2)意识障碍引起的呼吸道并发症。

(3)缺氧所致的血压波动。

(4)脑缺氧、脑水肿、颅内压增高。

(5)重症颅脑损伤亚低温治疗时的呼吸支持。

2.相对禁忌证

(1)大咯血或者严重误吸引起的窒息性呼吸困难。

(2)有肺大疱的呼吸衰竭。

(3)张力性气胸患者。

(4)心肌梗死继发的呼吸困难等。

3.常用机械通气模式

(1)间歇正压通气(IPPV)和同步间歇正压通气(SIPPV):①间歇正压通气(IPPV),也叫控制机械通气(CMV):适用于无自主呼吸或自主呼吸很微弱的患者。定容设置潮气量、频率、吸气时间和吸气平台时间,定压预设气道压力、频率、吸呼比等。②同步间歇正压通气(SIPPV),或称辅助控制通气(AC):适用于存在自发呼吸,但通气功能不足的患者,利用自发呼吸触发呼吸机供给间歇正压呼吸。预设触发灵敏度、呼吸频率、吸呼比、潮气量。

(2)同步间歇指令通气(SIMV):自发呼吸的频率(f)和潮气量(TV)由患者控制,间隔一定时间行同步控制呼吸。间歇控制通气之外的时间允许自主呼吸存在,可保证患者有效通气,有利于锻炼呼吸肌,常作为撤离呼吸机前的必要手段。预设触发灵敏度、频率、吸呼比、潮气量。

(3)持续正压通气(CPAP):在患者自主呼吸的基础上,呼吸机在吸气和呼气全过程中均向气道输入恒定的正压气流而造成。呼吸机内装有灵敏的气道压测量和调节系统,随时调节正气压流的流速,维持气道压基本恒定在预调的 CPAP 水平,波动较小,吸气省力,自觉舒服,呼气期起到呼气末正压(PEEP)的作用。只能用于呼吸中枢功能正常、有自主呼吸者。作为辅助呼吸,可锻炼呼吸肌的功能。插管者可从 $2\sim5cmH_2O$ 开始逐渐增加到 $10\sim15cmH_2O$。未插管的患者可用面罩或者鼻塞间断使用 CPAP,一般用 $2\sim10cmH_2O$,最高不超过 $15cmH_2O$。

(4)压力支持通气(PSV):吸气阻力达到触发标准后呼吸机提供一高速气流,使气道压很快达到预置的辅助压力水平以克服吸气阻力和扩张肺,并维持此压力到吸气流速降低至吸气峰流速的一定百分比时,吸气转为呼气。需预设触发灵敏度及压力支持水平。适用于有一定自主呼吸能力、呼吸中枢驱动稳定者。有较好的人机协调性,感觉舒服,有利于呼吸肌的休息和锻炼。实际运用时需对呼吸频率和潮气量进行监测,并据此调节压力水平。

4.通气参数的调节

(1)潮气量(TV):按 $5\sim15mL/kg$ 调节,应避免气道压过高,使平台压不超过 $30\sim35cmH_2O$,并与呼吸频率相匹配以保证一定的每分通气量。

(2)吸气峰流速:理想的吸气峰流速应与自主呼吸相匹配,通常为 $40\sim80L/min$。

(3)呼吸频率:应与潮气量相匹配,以保证一定的每分通气量,一般成年人为 $12\sim20$ 次/min。

(4)呼吸比(I/E):呼吸功能正常为 $1:(1.5\sim2)$。正常的吸气时间为 $1\sim1.5s$,吸气时间过长至气道内压增高则减少静脉回流,适当延长有利于气体在肺内的分布。呼气延长有利于 CO_2 的排出。

(5)吸入氧分数(FiO$_2$):长期使用呼吸机一般控制在 50% 以下,对超过 50% 仍不能控制的低氧血症宜加用 PEEP。大于 50% 应警惕氧中毒。

(6)触发灵敏度:呼吸机触发装置有压力触发和流量触发两种,在避免假触发的情况下尽可能小。压力触发为 $-0.5\sim-2cmH_2O$,流量触发为 $1\sim3L/min$。

(7)压力支持通气(PSV):一般 $5\sim15cmH_2O$。

(8)呼气末正压(PEEP):一般 $8\sim15cmH_2O$。

(9)PEEP 是在控制呼吸时的呼气末正压,使气道压力高于大气压,有利于呼气末小气道开放,二氧化碳排出;呼气末肺泡膨胀使功能残气量增加,有利于氧合。主要用于低氧血症、肺炎、肺水肿、手术后的预防、治疗肺不张、COPD 患者等。但应用 PEEP 使胸腔内压增高可加重 ICP 的增高,故神经重症室颅内压增高患者,通常使用的 PEEP 以 $3\sim5cmH_2O$ 为宜。最佳 PEEP 指保证血气正常而对心排出量影响最小时的 PEEP 水平,严重循环功能衰竭、低血容量、肺气肿、气胸、支气管胸膜瘘等不适宜用 PEEP。

5.机械通气患者的观察和护理

对机械通气患者,护理水准的高低决定着机械通气治疗的成败。为确保机械通气治疗的效果,护理中应注意以下几个方面。

(1)维持连续性及密闭性监测,确保通气的效果。机械通气对机体的影响既有好的一面,也有不好的一面,因此应做好各种监测避免负面影响。一般情况的床边监测包括意识状态、皮肤黏膜色泽、呼吸运动和呼吸音、心律和心率、血压、尿量、胸部体征、体温、痰、血气变化等。呼吸机使用得当，患者一般情况迅速好转，烦躁者变为安静，发绀消失，呼吸循环趋于稳定，胸廓随呼吸机的节律性通气而起伏，双侧呼吸音清晰、对称。

(2)监测并预防可能出现的并发症。①人机对抗：机械通气与自主呼吸不协调而发生对抗。主要表现为呼吸机出现报警；患者躁动，呼吸频率增加，通气量却减少，呼吸循环负担加重，严重时可导致窒息或休克。一旦发生应立即寻找原因，针对不同的原因进行处理。如原因一时不清可暂停呼吸机改用简易呼吸器，待明确原因后再进一步对因处理。因神志清楚不适应者应做好解释工作，以求取得配合；也可以先用简易呼吸器过度，使患者慢慢适应，逐渐摸索出适当的频率及潮气量。行控制通气方式时，在排除患者以外的原因后可应用镇静药、肌松药等，以阻断患者的自主呼吸。在机械通气治疗过程中，如因氧耗量增加或二氧化碳产量增加引起者，可适当增加通气量或吸氧浓度，仔细调节潮气量、吸气流速和呼吸时间比等参数。对烦躁、疼痛、精神紧张引起者，应进行充分镇静和镇痛。如因发生气胸、肺不张等并发症而引起对抗者，应及时处理。行辅助通气方式时，如经适当处理不能奏效，患者自主呼吸频率快、幅度大，可使用药物抑制自主呼吸，转换成控制通气或辅助/控制通气。②心排出量减少及低血压：正压通气对心脏及大血管的挤压作用使回心血量减少，心排出量下降，使肺血管受压，肺循环阻力增加，右心负荷加重，回心血量减少，血压下降。此时，应重新调节通气参数，使平均气道压降低。③气压损伤：造成气压损伤的直接原因是吸气压力峰值的增高，表现为气胸、纵隔气肿、肺间质积气、皮下气肿、心包周围积气及气腹等。应适当调节潮气量、吸气压力及 PEEP，注意在吸痰、咳嗽时避免气道内压的突然升高。若发生气胸应及时、果断地进行抽气或闭式胸腔引流，吸入纯氧，必要时撤离呼吸机。④呼吸道梗阻：机械通气时，呼吸道可因痰栓、血栓或其他异物造成梗阻。表现为吸气压力上升，通气量下降，应及时检查气管插管或气管切开套囊，套囊和插管异位时随时纠正。定期吸痰和胸部体疗，每隔 1～2h 气管内滴注 2～10mL 生理盐水。支气管痉挛者可给予镇静药、支气管扩张药，必要时行纤维支气管镜检查，明确梗阻原因，吸出痰栓、血栓或其他异物。⑤肺不张：最常见由痰栓阻塞引起。应定期吸痰，加强翻身、叩背等胸部体疗措施，应用支气管扩张药及雾化治疗，使用简易呼吸器膨肺，必要时用纤维支气管镜吸痰以解除小气道梗阻。⑥呼吸机相关性肺炎（VAP）：肺部感染是神经危重症患者最常见的院内感染形式，大约 50% 的院内肺部感染的发生与机械通气有关。气管插管时患者肺部感染的发生率增加了 5～20 倍，随机械通气时间的延长而增加。气管插管中，每天有 1%～3% 的患者可能发生 VAP。在早期院内肺部感染中，23% 为嗜血杆菌感染，19% 为革兰阴性细菌感染。而进入重症病房 3 天后发生的肺部感染，50% 以上是革兰阴性细菌引起的。护士应做好如下预防及护理。直立位、经常吸痰和胸部物理治疗有助于减少上呼吸道分泌物的产生及流入下呼吸道的可能。在对患者进行呼吸方面的护理及操作前要先洗手，呼吸道局部操作时应特别注意避免污染，要按照标准操作规程更换和清洗气管导管和雾化器，此项措施可降低带入更多微生物的危险。仔细选择气管导管穿过上呼吸道的方式和位置，可预防医院内肺部感染。与经鼻气管插管不同，经口气管插管可减少微生物经鼻咽部进入下呼吸道的机会，同时降低鼻窦炎的危险。预防性地使用抗生素并不能预防肺部感染的发生，反而可能使未来出现具有更强抗药性的细菌感染。持续抽吸气管插管部位以上蓄积在声门下的分泌物，可以降低发生院内 VAP 的危险,故可选择专门的可持续吸痰的气管插管的医疗器材。气管插管:经口插管留置时间一般不超过 72h,经鼻插管不超过 1 周。检查鼻腔是否中隔歪曲异常等,选择通气良好侧鼻孔。如遇颈短、喉结过高、体胖而难以暴露声门者,要协助按压喉结、肩垫高以便清楚暴露声门,方便医生操作。行口鼻腔护理,每日 4 次,同时清洁气管插管。每次清洁口腔,若发现舌面不平,可用压舌板纠正,更换牙垫放置的位置,避免同侧舌面长期受压,并给予舌面涂抹甘油或液状石蜡,防止干裂。若发生溃疡面可给予治疗口腔溃疡的外用药。吸痰要严格无菌操作,不主张常规放气囊,因为气囊的作用是密闭气道,防止气囊上滞留物进入肺部。如果放气囊则要做好气囊上滞留物的清除。国外研究表明,放气囊与不放气囊对气管的损伤和由此引起的并发症并无多少差别,若气囊滞留物清除不彻底易引起 VAP。⑦通气不足或通气过度:通气不足主要表现为 $PaCO_2$ 升高,应增加呼吸机的潮气量及呼吸频率,保持气道通畅。通气过度表现为通气性碱中毒,可导致心排出量下降,诱发心律失常,加重组织器官缺氧,引发癫痫等。治疗上可降低潮气量和呼吸频率,采用 SIMV 通气,呼吸频率过快者可用镇静药或麻醉药抑制自主呼吸。⑧喉头水肿:气管插管过长或不规范的治疗操作可导致喉头水肿。治疗上可采用激素雾化吸入,并尽可能拔除气管插管,严重者可考虑气管切开。

(3)呼吸机报警监测及处理:如有报警应迅速查明原因,及时给予排除,否则会危及患者的生命。如报警原因无法确定,首先要断开呼吸机,使用简易呼吸器,维持通气,保证患者的安全,再寻求其他方法解除报警。

6.呼吸机的撤离

呼吸机应用的时间随患者病情而异,少则数小时,多则数个月。机械通气治疗后,一旦患者病情改善,呼吸功能恢复,就需要考虑停用呼吸机,不应一味延长应用时间。因为人工气道建立时间过长,不仅增加痛苦,还会影响肺功能的恢复,日后可能因此而产生对呼吸机的依赖,给日后脱机带来困难。另外,人工气道的持续建立和开放,还会妨碍主动排痰能力,增加肺部感染的机会和途经。

(1)撤离呼吸机的指征:①患者经过机械通气治疗后病情改善,呼吸功能逐渐恢复,能自主摄入一定的热量,营养状况和肌力良好。②呼吸功能明显改善,呼吸平稳,自主呼吸强。③循环功能稳定,末梢红润,患者安静。

(2)撤离呼吸机的方法:撤离呼吸机的难易程度主要取决于患者原发病对肺功能损害的程度及原有肺功能不全患者对呼吸机产生的依赖,撤离呼吸机一般在白天进行,晚上让患者休息。①直接撤离法:适用于短期机械通气的患者。患者原肺功能状况良好,因突发因素或某种疾病造成呼吸衰竭,需要应用机械通气的患者。先降低呼吸机辅助条件,再撤离呼吸。②分次或间断撤离法:主要是针对原有肺功能不全、因某种原发病对肺功能损害严重或者是并发肺部感染的患者,撤离呼吸机的标准基本达到,但是很勉强时,可以采用分次或间断撤离呼吸机的办法。③间断脱机法:指将脱机的时间分开,先是每日脱机几小时,以后视情况逐渐增加脱机的次数或延长每次脱机的时间,最后还可以改成逐日或白天脱机、晚上上机等,直至完全停用。

(3)拔除气管插管:①拔管前做好解释工作,以取得配合。②拔管前 30min 遵医嘱给予地塞米松针 5～10mg 静脉注射及雾化吸入,预防气道痉挛及喉头水肿。③做好用物准备,备好吸氧装置、简易呼吸器等。④拔管前把患者床头摇高 30°～45°,充分吸引气道、口腔内的分泌物,尤其要吸引导管外的气囊周围的分泌物,再抽尽气囊内的气体后两人配合缓慢拔出导管。拔管时吸痰管停留于气管插管内,拔出气管插管时,吸痰管仍可彻底吸引气道分泌物。拔管后鼓励患者咳嗽,咳出气道内分泌物以确保呼吸道通畅,并予口腔护理,再次清除气道内分泌物,随即给予高流量吸氧。⑤拔管后患者可能出现喉头水肿,可预防性给予生理盐水 10mL 加地塞米松 5mg 雾化吸入。

二、营养的管理

神经重症患者常常伴有吞咽困难、意识障碍、精神障碍、延髓麻痹、神经源性呕吐等严重并发症而影响患者的进食,同时在严重应激因素的作用下,机体处于高分解、高代谢状态,可迅速出现低蛋白血症、免疫力下降甚至多脏器功能障碍。及时、合理、充分的营养支持可以改善患者的全身情况,降低危重症患者并发症的发生率和病死率,是综合治疗的重要组成部分,是危重患者抢救治疗的重要环节,是一切治疗的保障。早期营养支持并给予监测是保证患者营养的重要手段。随着基础理论和应用研究的日趋深入,营养支持已经成为一门综合治疗技术,尤其对于危重症患者来说,更是阻止疾病发展、促进患者恢复的重要措施。

(一)营养评估

营养评估是通过人体组成测定、人体测量、生化检查、临床检查以及多项综合营养评定方法等手段,判定人体营养状况,确定营养不良的类型和程度,评估营养不良所致的严重后果,并监测营养支持的疗效。营养评价的指标主要包括以下几点。

1.体重

体重是营养评定中最简单、直接而又可靠的指标,是沿用已久而且目前仍是最主要的营养评定指标。理想体重百分率＝实测体重/理想体重×100%。理想体重的计算方法:IBW 男＝$48.2+[1.06×(H-154)]$,IBW 女＝$5.4+[0.90×(H-154)]$(单位:IBW,kg;H,cm)。

2.皮褶厚度

皮下脂肪含量约占全身脂肪总量的 50%,通过皮下脂肪含量的测定可推算体脂总量,并间接反映热能的变化。

3.上臂围(AC)

被测者上臂自然下垂,取上臂中点,用软尺测量,软尺误差不得大于 0.1cm。

4.上臂肌围(AMC)

上臂肌围可间接反映体内蛋白质储存水平,它与血清蛋白水平相关。

5.血浆蛋白水平

可反映机体蛋白质营养状况,最常用的指标包括血清蛋白、转铁蛋白、甲状腺结合前清蛋白和维生素结合蛋白。

6.氮平衡与净氮利用率氮平衡(NB)

是评价机体蛋白质营养状况的最可靠和最常用指标。

7.肌酐/身高指数(CHI)

肌酐系肌肉中的膦酸肌酸经不可逆的非酶促反应,脱去磷酸转变而来。肌酐身高指数是衡量机体蛋白质水平的灵敏指标。

8.免疫功能评定

细胞免疫功能在人体抗感染中起重要作用。蛋白质热量营养不良常伴有细胞免疫功能损害,将增加患者感染率和病死率。通常采用总淋巴细胞计数和皮肤迟发性超敏反应来评定细胞免疫功能。

(二)营养支持的定义

临床营养支持是通过消化道以内或以外的各种途径及方式为患者提供全面、充足的机体所需的各种营养物质,达到预防或纠正热量－蛋白质缺乏所致的营养不良的目的,同时起到增强患者对严重创伤的耐受力,促进患者康复的作用。

(三)营养支持途径的选择

营养不良严重削弱了机体重要器官的功能,延迟损伤组织的修复,并降低机体免疫力,易导致感染等不良后果的发生。临床上及时发现并预防营养不良的存在,予以正确诊断,通过恰当途径,提供给危重患者有效的营养支持治疗,对帮助其度过危重期具有重要意义。营养途径的选择取决于营养不良及高代谢的程度,当前营养支持有肠内营养和肠外营养两大类方法,其目的是纠正已经存在的营养不良,以改善危重患者的代谢状态,减少并发症的发生,促进病情好转。

1.肠内营养肠内营养(EN)

是经胃肠道提供代谢需要的营养物质及其他各种营养素的营养支持方式,是一种简便、安全、有效的营养治疗方法,其决定于时间长短、精神状态与胃肠道功能。与肠外营养相比,肠内营养更加符合生理状态,能维持肠道结构和功能的完整,且费用低,使用和监护简便,可避免与静脉导管相关的并发症,在临床营养治疗中占有重要的地位。肠内营养的途径有口服和经导管输入两种,其中经导管输入包括鼻胃管、鼻十二指肠管、鼻腔肠管和胃空肠造瘘管。

(1)肠内营养支持的输注途径。①经鼻胃管途径:适用于短期肠内营养支持(<4周)且无误吸危险的患者。②经鼻空肠置管喂养:适用于短期肠内营养支持(<4周)且有误吸危险的患者。③经皮内镜下胃造口:适用于长期肠内营养支持(>4周)且无误吸危险的患者。④经皮内镜下空肠造口:适用于长期肠内营养支持(>4周)且有误吸危险或有食管、胃疾病或者腹部创伤、疾病的患者。

(2)肠内营养的输注方式:肠内营养的输注方式有一次性给予、间歇重力滴注和持续性经泵输注3种方式。对于危重患者,由于存在一定的肠内功能障碍,多难耐于一次性给予和间歇重力滴注,最好选用持续输注。①一次性推注是指每日数次,每次定时用注射器推注200～250mL肠内营养液进行喂养的方法,每次推注时间5～10min。该方式仅适用于经鼻胃置管或胃造口的患者,空肠置管或肠造口患者不宜使用,可导致肠管扩张而产生明显不适的症状。实施时从100mL/次起,时间间隔约2h,逐渐增加至最大量250mL/次,每日4～6次。该推注方式的主要缺点有:部分患者初期不耐受,可出现恶心、呕吐、腹胀等症状;增加护士的工作量;需要较粗管径的喂养管,会使患者产生不适感;很难给予大量营养液;不能用于小肠喂养等。②间歇重力滴注是指在1h内,将配制好的营养液置入输液容器中,输液管与胃管相连,借重力作用缓慢滴入胃肠内的方法。一般4～6次/d,每次250～500mL,速度为20～30mL/min,此方法的主要缺点是可能会发生腹胀、恶心、胃肠排空延缓等症状。③连续性经泵输注是指营养液在营养泵的控制下连续输注 1～24h 的喂养方式。实施时开始速度较慢，首日肠内营养输注40～60mL/h，检查患者耐受性，如无不适，次日可 80～100mL/h，12～24h 输注完毕。每小时可用 20～30mL 温水冲洗管道 1 次，每次给药前后用 20～30mL 温水冲洗管道，冲洗的方法宜使用脉冲式。

上述任何一种输注方式在患者刚开始管饲或禁食一段时间再开始管饲时，均应由少量喂饲开始，然后再根据个人情况逐步调整至患者所需的营养量，不足部分可由静脉补充。

（3）肠内营养并发症的监护与防治措施：肠内营养的并发症主要有胃肠道并发症、代谢性并发症、机械性并发症和感染性并发症 4 大类。临床上发生率最高的是胃肠道的并发症，其次是代谢方面的并发症，感染并发症中误吸导致的吸入性肺炎是最严重的并发症。①胃肠道并发症：主要有恶心、呕吐、腹泻、便秘等，主要由于饮食气味不佳、输注速度过快、乳糖不耐受、营养液浓度过高，处理时应针对不同病因采取相应措施。监护要点：妥善固定喂养管，定时冲管，保持通畅，每次输注或喂药后喂养 30mL 的温开水冲管，定时换管，输注导管应每日更换。行喂养前应检查胃内残留物的量，大于 100mL 应暂停输注数小时或减慢输入速度，注意营养液的温度及输注速度。②代谢性并发症：主要有水、电解质与酸碱失衡、血糖紊乱及微量元素缺乏等，预防的关键是每天监测出入量、血生化变化，监测电解质，注意补充水量及其他的异常丢失。监护要点：准确记录出入量及监测血常规、肝功能、血生化、尿糖、血糖等变化，定期进行营养评估。③机械性并发症：与喂养管的质地、粗细和留置时间有关，主要有鼻咽部、食管、胃黏膜的糜烂、溃疡，应采用优质喂养管，定期做好鼻腔和口腔护理。喂食时将床头抬高 30°。预防并及时处理胃潴留致胃食管反流造成吸入性肺炎。④感染并发症：误吸最容易发生在胃内喂养者，是一种严重的并发症，应特别注意预防。一旦发生误吸，对支气管黏膜和肺组织将产生严重损害，轻者可致肺炎，严重的可引起窒息。临床表现为呼吸急促，心率加快，X 线表现肺有浸润影。治疗原则：一旦发生误吸，立即停用肠内营养，并将胃内容物吸净，必要时行纤维支气管镜冲洗治疗。

（4）肠内营养支持的监控内容：①喂养管的位置监控：位置改变或脱出应重新调整位置，然后再行肠内营养治疗。②胃肠耐受性监控：注意营养液配方、浓度、速度、温度，观察患者有无腹胀、腹痛、腹泻、恶心、呕吐等症状。③代谢监控，准确记录出入量、查尿糖和酮体、血生化、电解质等检查。④营养监控：通过营养评估，定期体检，测蛋白及氮平衡以确定肠内营养治疗效果，及时调整营养素补充量。

（5）肠内营养泵的使用：肠内营养泵是一种运用微电脑控制系统，调节和控制肠内营养液喂饲流量和速度的电子机械装置。肠内营养泵能精确地控制营养液的输注量和速度，避免营养液进入胃肠道的速度过快或过慢，提高患者对肠内营养的耐受性，减少呕吐、误吸、腹胀等不良反应，避免血糖水平的明显波动，有利于营养物质的吸收和利用。肠内营养泵使用注意事项如下。①注意把握好"三度"，即营养液配方的浓度，营养液输注的速度和营养液的温度。②管饲前需确定导管位置是否正确，固定良好，管饲时抬高患者床头 30°～45°。③每次间歇输注后、经喂养管给予其他药物后、各种原因停输后，均须用 25～30mL 温开水冲洗导管，连续输注时每 4～6h 冲洗喂养管一次。④营养液输注时间不超过 8h，每天需更换输注管。⑤经喂养管给药时需要注意酸性药品不应与肠内营养液同时输注，固体药物应充分溶解后再经导管给予，药物给予前后均应用 30mL 温开水冲洗导管。⑥观察输注过程中患者的反应,早期发现,早期处理。⑦记录每日出入量,输入营养液的总量、浓度、输注方式及输注速度。⑧定期评估患者营养状况。⑨肠内营养泵的故障排除:每一种营养泵都有报警装置,当出现故障时,泵会发出报警声音,同时屏幕会有符号或文字提示。大多数故障,只要遵循仪器使用说明书的指引一般都可以自行排除。

2.肠外营养肠外营养(TPN)

是指营养物质通过静脉途径投给完全和充足的营养素,以维持机体正氮平衡,预防和纠正机体热量及蛋白质缺乏所致的营养不良,增强患者对严重创伤的耐受性,加速伤口愈合,促进疾病康复。凡是引起机体营养代谢障碍,而又不能或不宜接受肠内营养的患者可实行肠外营养。TPN 治疗目前已成为临床危重症和严重营养不良患者支持治疗的重要措施。

(1)肠外营养的适应证:①胃肠道功能障碍:如胃肠道梗阻、胃肠内瘘、肠道炎性疾病急性期发作或术前准备时。②严重腹腔内感染或腹膜后感染者。③高代谢状态:如严重外伤、烧伤等。④严重营养不良患者等。

(2)营养液的配制:将脂肪乳剂、氨基酸、糖类、电解质、微量元素及维生素等各种营养液混合于密封的 3L 输液袋中,称为全营养混合液,配制的注意事项如下。①配制营养液所有操作要严格执行无菌操作规程。有条件的医院,应由药房或制剂室完成或在病房内设有专门的配制室,配备专职药师或护士。每次配制前和配制后均应按规定对配制室进行清洁消毒,定时对配制室内进行无菌监测,确保无菌程度的可靠性。②配制营养液期间应减少人员出入。③按照正确的配液顺序配制液体。④对易发生配伍反应的药物不能用同一注射器抽吸,防止发生配伍反应。⑤混合的顺序:水溶性维生素、微量元素和电解质加入氨基酸溶液或葡萄糖液中,将磷酸盐、胰岛素加入另外的葡萄糖液或氨基酸溶液中,将脂溶性维生素加入脂肪乳剂,用 3L 袋把上述含有各种添加物的液体,按葡萄糖、氨基酸、脂肪乳剂的顺序进行混合,钙剂和磷酸盐应分别加入不同的溶液内稀释,以免发生磷酸钙沉淀。在加入氨基酸和葡萄糖混合液后,检查无沉淀生成,方可再加入脂肪乳液体。⑥不得加入没有经过实验验证的其他药物。⑦加入液体体积总量应等于或大于 1500mL,混合液中葡萄糖的最终浓度为 5%～23%,有利于混合液的稳定。⑧营养液最好现配现用,一般 24h 内输完,最多不超过 48h,且放在 4℃冰箱内保存。⑨配制过程中如发现混浊、沉淀、结晶、变色等异常现象,应立即停止操作,待查明原因并解决后方可继续,或与医师联系修改处方后再进行配制。

(3)肠外营养的输注途径:静脉营养输注主要通过两大途径,周围静脉导管和中心静脉导管,需根据患者静脉条件、既往静脉置管史、出凝血功能、预计肠外营养持续时间、护理水平等,选择适宜的输注途径。①经周围静脉输注途径:短期肠外营养(<2 周),营养液渗透压低于 1000mmol/L 者、营养需求量不是很大者、中心静脉置管禁忌或不可行者、导管感染或有脓毒症者可经周围静脉输注营养液,成人患者周围静脉穿刺首选上肢远端部位。②中心静脉肠外营养:肠外营养支持时间预计超过 2 周,营养液渗透压高于 1000mmol/L 者,可选择中心静脉输注营养液。一般穿刺部位首选锁骨下静脉,股静脉置管的感染发生率和静脉栓塞发生率高于其他部位,所以不推荐作为肠外营养支持途径。

不管是哪一种方法,均应严格控制输入速度,尽量使用输液泵,使营养液能够持续、均匀、恒定地输入,防止心脏的负荷过重,发生心力衰竭。

(4)中心静脉导管的护理:①导管穿刺口敷料的更换:采用透明敷贴,便于观察,每3d更换一次。汗多时可用无菌纱块换药,敷料卷边。穿刺口有渗血渗液,或贴膜内有水蒸气时,应及时更换。②导管妥善固定:中心静脉导管用于固定的两翼,应缝在患者皮肤上,固定牢固。导管人,敷料固定,每班观察导管插入深度,固定的缝线有无松动、脱落,经常检查有无回血及通畅情况。③每日更换输液管道:采用一次性密闭式输液系统,防止液体污染,每次输液前后均用肝素盐水冲洗管腔,防止血栓形成。④导管一般不作抽血、输血及测中心静脉压等其他用途,以防堵塞污染,只能输注肠外营养液。如发现导管扭折或血液反流而阻塞管道时,严禁将血凝块直接推入血管内,防止血栓意外。

(5)肠外营养并发症的监测与处理。①机械性并发症:肠外营养的机械性并发症与中心静脉导管有关,其中多数发生在导管插入过程中,也有因护理不当引起的,常见的有气胸、空气栓塞、出血、血管及神经损伤、置管处静脉炎等。②感染并发症:接受肠外营养的患者,具有发生导管相关感染和败血症的高度危险。常见感染菌为真菌、革兰阳性菌和革兰阴性菌,导管置管处可出现红、肿、脓液渗出等症状。美国疾病控制中心定义的局部感染为:导管入口处红肿、硬结、有脓性分泌物。一般感染是因为穿刺置管时没有遵循严格无菌技术、导管护理不当或输注过程受污染致细菌快速繁殖,导管放置时间过长及异物反应作用和患者存在的感染病灶等原因造成。在肠外营养过程中如出现高热、寒战,而找不到感染病灶的,则高度怀疑导管性败血症存在,应立即拔除导管,同时做血培养及导管头端培养。具体方法如下:拔管时注意先局部皮肤消毒,拆除缝线,轻轻拔出,拔出的导管尖端用无菌剪刀剪下1~2cm送细菌和真菌培养。拔管后穿刺点局部消毒,同时按压5min,防止空气沿导管入口进入产生气栓,然后用无菌敷料压迫24h。③代谢性并发症:多见于长期(2周以上)应用肠外营养的患者,常见的包括糖代谢紊乱、必需脂肪酸缺乏症、氨基酸代谢紊乱、电解质平衡紊乱、酸碱平衡失调、微量元素和维生素缺乏症等。

(6)肠外营养护理监护要点及注意事项:①肠外营养支持的常规监护主要有5点。一是体重:监测体重有助于判断患者水合状态和营养量的供给是否适合。使用静脉营养的2周内,应每天测体重一次,以后每周测一次。二是生命体征:监测体温能及时了解感染等并发症,以便早期发现感染征象。每日监测体温4次,如患者出现高热、寒战等,应及时寻找感染源,进行抗感染治疗。三是输注速度:最好使用输液泵,准确记录24h出入量,输注速度严禁过快或过慢。四是电解质:监测血常规、肝功能、血生化、尿糖、血糖等变化,及时给予补充或调整。五是营养评价:在静脉营养期间应进行营养状态的动态评价。②肠外营养支持的注意事项主要有6点。一是严格无菌操作,维护好输液管道,减少感染的发生。二是根据计划应用持续输入或循环输入的方法,按时按量均匀完成输液量。三是勤观察,及时调节输液滴速,防止过快或过慢。四是及时更换液体,严防空气进入输液系统形成气栓。五是观察患者的反应,及时发现高血糖反应、氨基酸过敏反应及因脂肪乳输入过快引起的反应。六是加强医务人员对开展中心静脉导管应用的指征、正确的置管及护理的方法、感染控制措施等内容的培训。

三、感染的监护与管理

医院感染是指住院患者在医院内获得的感染,包括在住院期间发生的感染和在医院内获得而在出院后发生的感染,但不包括入院前已开始或入院时已存在的感染。医院工作人员在医院内获得的感染也属医院感染。随着社会经济的发展,脑血管疾病患者以及老龄人口不断增加,患者病情危重、免疫功能低下或频繁接受侵入性操作及抗菌药物的滥用等因素所致。下列情况均属于医院感染。

(1)无明确潜伏期的感染,规定入院48h后发生的感染为医院感染;有明确潜伏期的感染,自入院时起超过平均潜伏期后发生的感染为医院感染。

(2)本次感染直接与上次住院有关。

(3)在原有感染基础上出现其他部位新的感染,或在原感染已知病原体基础上又分离出新的病原体(排除污染和原来的混合感染)的感染。

(4)新生儿在分娩过程中和产后获得的感染。

(5)由于诊疗措施激活的潜在性感染,如疱疹病毒、结核杆菌等的感染。

(6)医务人员在医院工作期间获得的感染。

(一)感染的危险因素

1.基础疾病和年龄

高龄患者比例高,老年人随着年龄的增长,大多伴有慢性肺心病、糖尿病等并发症,加之各功能器官老化,机体免疫功能低下,抵抗能力下降,住院时间长,加大了医院感染的易感因素。

2.危重症患者抗细菌定植能力下降

具有神经系统炎症的患者因长期大剂量使用广谱抗生素及激素类药物可导致菌群失调,促使内源性感染和多重耐药菌株的产生。

3.机体抵抗力降低

意识障碍、延髓病变或由于吞咽功能障碍,增加了胃内容物反流、误吸的机会,且不能进食,全身营养急剧下降,导致机体抵抗能力降低,增加下呼吸道的感染概率;疾病导致神经功能受损,丧失生活自理能力,长期卧床,导致皮肤受损的概率增加。

4.侵入性操作

患者因抢救需要常进行侵入性操作,如中心静脉置管、气管插管、气管切开、脑室引流、机械通气、留置尿管等,均可诱发医院感染。

5.空气和环境

患者周转快、流动性强,医务人员相对配比多造成空气细菌密度大;患者大小便失禁,其排泄物可造成空气污染,污染微生物形成气溶胶造成播散,以致空气传播;加之空气净化装置、手卫生设施不够完善、方便,也是造成医院感染机会增加的危险因素。

(二)引起感染常见的菌群

神经重症病房较多见的感染细菌为:耐甲氧西林金黄色葡萄球菌(MRSA)、耐甲氧西林表皮葡萄球菌(MRSE)、超广谱 β-内酰胺酶阳性感染或定植携带者。下呼吸道感染病原菌主要是革兰阴性杆菌,以铜绿假单胞菌所占比例最高,其次是不动杆菌,最后是克雷伯菌;第二位是革兰阳性菌,MRSA 引起的占革兰阳性球菌 90% 以上。泌尿道感染的病原菌 70% 为革兰阴性杆菌,以肠杆菌科和假单胞菌属为主,革兰阳性球菌占 20%,以葡萄球菌和肠球菌为多见,真菌性泌尿系感染约占 10%。

(三)感染的预防

世界卫生组织(WHO)发布的有效控制医院感染的关键措施为:"高效的消毒灭菌剂、无菌操作、隔离、合理使用抗生素及监测,通过监测进行效果评价"。重症监护病房的患者病情危重,抵抗力降低,易感性增加,各种有创检查和监测增多,治疗监护环境等使 ICU 具有许多发生院内感染的高危因素。护理工作与医院感染管理是密切相关的,严格遵循消毒灭菌原则,执行无菌操作技术,正确应用隔离技术和护理管理制度是预防外源性感染的前提,运用现代护理和管理手段则是降低医院感染发生率的重要途径。

1.加强医护人员对感染的重视程度

(1)加强医护人员对院内感染重要性的学习和认识。

(2)严格执行 ICU 医疗器械和一次性物品使用的消毒隔离制度。尽可能使用一次性物品,如需重复使用的物品,应经供应室高压灭菌后使用。

(3)控制多重耐药菌感染的对策:多重耐药患者需转入单间护理,明示隔离标志;患者周围环境与物品,如床栏杆、床头柜、病历夹、门把手等要每日擦拭消毒;医护人员在接触患者时应遵循标准预防,使用手套和隔离衣,治疗护理后及时彻底洗手或用含酒精的手快速消毒液消毒;对患者使用过的物品与器械需进行高水平消毒;撤销隔离后,床单位进行终末消毒。

(4)注意手部卫生:定期对医务人员进行洗手教育,提高大家对手部卫生观念的认识,促进确立医务人员对洗手行为的信念。

2.做好洗手工作,预防院内感染

(1)严格掌握洗手的指征:①直接接触患者前后。②无菌操作前后。③处理清洁或者无菌物品之前。④穿脱隔离衣前后,脱手套后。⑤接触不同患者之间或者从患者身体的污染部位移动到清洁部位时。⑥处理污染物品后。⑦接触患者血液、体液、分泌物、排泄物、黏膜皮肤或伤口敷料后。

(2)七步洗手法:第一步,洗手掌。流水湿润双手,涂抹洗手液(或肥皂),掌心相对,手指并拢相互揉搓。第二步,洗背侧指缝。手心对手背沿指缝相互揉搓,双手交换进行。第三步,洗掌侧指缝。掌心相对,双手交叉沿指缝相互揉搓。第四步,洗拇指。一手握另一手大拇指旋转揉搓,双手交换进行。第五步,洗指背。弯曲各手指关节,半握拳把指背放在另一手掌心旋转揉搓,双手交换进行。第六步,洗指尖。弯曲各手指关节,把指尖合拢在另一手掌心旋转揉搓,双手交换进行。第七步,洗手腕、手臂。揉搓手腕、手臂,双手交换进行。

(3)医护人员查房时,每检查完一位患者,用快速手消毒液擦拭双手,再检查下一位患者。对隔离患者尤其应养成良好的洗手习惯。

(4)对洗手进行严格的考评,每月对医务人员进行手部细菌检测培养。

3.加强对环境卫生学监测的管理

包括空气、物品表面、环境表面清洁、消毒等的管理。

(1)病房内空气的消毒:减少探视,房间每天早晚开窗通风 30min 以上,每天早上及中午用 1000mg/L 含氯消毒液各拖地 1 次,空气消毒机持续开放消毒,每天紫外线消毒空气 3 次。每月空气培养 1 次,菌落不超过限定数,留单备查。

(2)物品表面消毒:每天用 1000mg/L 含氯消毒液浸泡消毒后的毛巾擦拭床单位、床栏、床沿、床头桌,做到一床一巾一消毒;出院患者床单位用臭氧消毒机消毒 40min;死亡患者还要用紫外线消毒 1h,床垫、枕芯、棉被阳光暴晒 6h。

(3)保证一患一套检查用具(听诊器、叩诊锤、手电筒、血压计袖套等)。体温表用 75%酒精浸泡消毒;听诊器、叩诊锤、手电筒每天用 75%酒精抹拭;氧气装置的湿化瓶每天更换湿化水,每周予 75%酒精擦拭一次;吸痰装置每天用 500mg/L 含氯消毒液擦拭表面一次,储液瓶每天更换或满 2/3 随时更换;监护仪表面及各条连接线每天用 75%酒精抹拭,血压计袖带用清水洗干净后用 500mg/L 含氯消毒剂浸泡消毒 30min;呼吸机使用期间用 75%酒精抹拭表面,每周更换呼吸机管道,湿化罐用 1000mg/L 含氯消毒剂浸泡消毒 60min 后,晾干备用;呼吸机传感器每周用 75%酒精浸泡 30min;呼吸机空气隔膜应每周冲洗 2 次;心电图机每次使用后用 75%酒精擦拭。每月包括空气培养、物体和环境表面培养、工作人员手培养 1 次,菌落不超过限定数,留单备查。

(4)尽可能缩短有创性物品的使用时间。气管插管等有创性和侵入性物品每 2 周更换,气管切开患者每天至少进行 3 次气管切开处换药。

(5)主管医师一旦发现 MRSA、MRSE、ESBL 阳性感染者或定植(携带)者立即床边隔离,严格给予消毒隔离措施。

4.合理使用抗生素

尚未明确感染的细菌种类时,正确分析可能的细菌和可能使用的抗生素,进行经验用药。中度感染时,坚决果断地选用 1~2 种覆盖面广、强有力的抗生素,争取在短时间控制感染恶化,如头孢菌素类 3、4 代或其他 β-内酰胺类抗生素。

(1)感染采样结果回报后,优先选择敏感药物。

(2)对某种病菌的暴发流行,首先选择针对性极强的抗生素,如 MRSA 感染首选万古霉素,及时有效地控制流行趋势;同时合并其他细菌(阴性杆菌、真菌)感染时,采取联合用药。其次是优化抗菌药物应用策略,使用抗菌药物之前应先采集病原学标本,根据病原学药敏结果选用抗菌药物,有计划地进行抗菌药物轮换使用。滥用和使用不足(剂量、疗程和抗菌活性)均易产生细菌的耐药性,疗程过长耐药概率增大,这是及时有效地减少耐药菌暴发流行的基本要素。

(3)加强意识障碍、延髓麻痹及长期卧床患者的良肢位摆放,并给予翻身、叩背、吸痰,保证抗生素最大限度地发挥作用。

(4)积极治疗原发疾病,重视保护重要脏器,缩短停留 ICU 时间,可有效预防或减少感染。

(四)感染常见部位的监测

重症监护室的患者病情危重,抵抗力降低,易感性增加,各种有创检查和监测增多,治疗监护环境差,护理人员感染控制措施不到位,增加了患者交叉感染的概率。医院内感染的部位按发生率首先常见的是肺部感染,其次是尿路感染,然后是导管相关血流感染。

(五)常见感染的预防护理

1.呼吸道感染

神经重症患者起病急、年龄大、意识障碍、吞咽障碍,同时伴有糖尿病等并发症,且气管插管、气管切开、留置胃管等造成正常生理功能受损,昏迷、呕吐、误吸等使气体交换障碍,大量肺泡炎性渗出,痰液淤积等内源性及外源性的因素导致呼吸道感染。近年来,人们对医院获得性肺炎的重要类型——呼吸机相关性肺炎(VAP)的研究日趋深入,针对易感危险因素和发病机制提出相应的预防措施。

(1)有明显肺部感染患者入住神经重症监护病房后,立即予以痰培养及药敏试验,经筛选的痰液,连续两次分离到相同病原体,痰细菌定量培养分离病原菌数>106cfu/mL,选择敏感抗生素对症治疗;无感染者可根据病情进行预防用药。

(2)加强人工气道的护理,护士吸痰时注意无菌操作,并严格监测痰液的性质和量,评估感染的程度,及时报告医生。

(3)减少或清除口咽部和胃肠病原菌的定植和吸入,防止误吸。①控制胃内容物的反流,摇高床头 30°以减少胃内容物误吸和反流。②加强口腔护理,每天 2～3 次,根据口腔 pH 选用口腔清洗液。pH 高选用 2%～3%硼酸,pH 低采用 2%碳酸氢钠擦拭,pH 中性时用 1%～3%过氧化氢溶液或生理盐水擦拭,以预防由于口腔病原菌逆流而引起呼吸道感染。③改进营养支持治疗方法,从预防医院获得性肺炎的角度看,肠内喂养方法优于肠外营养。肠内喂养提倡半卧位,每次喂养需评估鼻饲管的位置,根据患者的情况调整喂养量,速度宜慢,进食后 30min 内尽量避免叩背、吸痰等操作。应用胃肠动力药物可减轻胃肠排空延迟,防止胃食管反流。

2.泌尿系感染

泌尿系感染是由于病原微生物侵入泌尿道而引起的炎症。泌尿系感染监测内容包括:体温、尿常规、中段尿培养、WBC 计数等。患者出现尿频、尿急、尿痛等尿路刺激症状,或有下腹触痛、肾区叩痛,伴或不伴发热,尿检白细胞男性>5 个/高倍视野,女性>10 个/高倍视野。插导尿管患者应结合尿培养,清洁中段尿或导尿留取尿液(非留置导尿)培养革兰阳性球菌菌数>10^4cfu/mL、革兰阴性杆菌菌数>10^5cfu/mL,新鲜尿液标本经显微镜检查(1×400),在 30 个视野中有半数视野见到细菌,应视为泌尿系感染。重症患者常有大小便失禁、尿潴留等症状,因此大部分患者均留置尿管。据报道,留置尿管于体内 5～14d 感染的发生率高达 100%。因此,严格掌握使用导尿管的指征,做好留置导尿管的护理,以减少尿道感染的发生。

(1)合理选择导尿管,严格导尿管的无菌管理,保持集尿系统的密闭性。

(2)导尿系统应保持通畅,集尿系统应安置在低于膀胱水平,应用抗反流尿袋。

(3)使用引流通畅且外径细的导尿管,插入时避免创伤,导尿操作及留置期间都必须严格执行无菌操作原则。

(4)避免非必要性膀胱冲洗,尽可能让患者多喝水,起到生理冲洗的作用。

(5)长期留置导尿管患者,每天检查尿管留置时间,每 14d 更换尿管,尽可能尿管与尿袋同时更换。美国疾病控制中心推荐的实践原则是:尽量减少更换导尿管的次数,以避免尿路感染,导管只在发生堵塞时才更换。

(6)尽量缩短留置尿管的时间,早期积极锻炼患者膀胱功能,可定时夹闭—开放尿管。

(7)加强会阴护理,做好外阴清洁,可用碘附消毒尿道口及会阴部,每天 2～3 次,保持清洁干燥。

(8)减少导尿管与集尿袋的分离,避免频繁进行标本采集。如需进行尿液检测,留取标本时用无菌注射器在导尿管侧面以无菌方法针刺抽取尿液。检验结果如有异常,及时通知医生给予对症处理。

3.导管相关血流感染

导管相关血流感染(简称 CRBSI)是指带有血管内导管或者拔除血管内导管 48h 内的患者出现菌血症或真菌血症,并伴有发热(T＞38℃)、寒战或低血压等感染表现,除血管导管外没有其他明确的感染源。随着医学的发展,危重患者需要用导管检查、监测治疗者日益增多,应用中心静脉导管保证液体和药物的摄入或中心静脉测压等诊疗措施的实现,在神经危重患者的治疗中具有十分重要的价值和用途。

(1)导管评估内容包括:导管留置部位、时间、深度、固定、是否通畅、局部情况等。

(2)建立导管标识,不同用途的导管使用不同颜色的标识,以便视觉上更容易区分。

(3)严格无菌操作,掌握导管置入的适应证,选择合适导管,择优穿刺部位。

(4)妥善固定导管。为防止导管脱落,穿刺后要将导管缝在皮肤上,再将外露部分用无菌敷贴固定好。在进行各种治疗护理或患者自行活动时,应密切观察防止导管移位、脱出、扭曲、打结。加强巡视,观察导管及敷贴情况,无菌敷贴一旦出现松边、卷边或敷贴下有气泡、水泡、水珠等情况,应及时更换。更换敷贴时,应小心固定导管,以防将导管拉出,同时注意观察固定缝线有无松脱,必要时重新固定。若导管滑脱,应该予以拔除。

(5)采用一次性密闭式输液装置。中心静脉置管输液前后用肝素盐水 10mL(50～100U/mL 肝素)冲管;输液间歇期,在每日换药期间同时予冲管;如为出血、凝血功能差者,冲管液用生理盐水;输注血液制品或抽血后,应予 20mL 生理盐水以脉冲方式冲洗管路(压－停－压－停－压－停)以减少管路血液凝集阻塞形成。另外,输注液体时应注意药物的配伍禁忌,防止不同药物混合后微小颗粒导致堵管。输液时如发现阻塞,可用注射器抽取 50U/mL 肝素溶液缓慢推注使其溶解,切勿加压推注,防止形成微血栓进入微循环。

(6)置管时间不宜过长。每天触摸插入部位有无肿胀,有无感染体征。导管入口部位应使用合适的消毒剂消毒,包括 75％酒精、10％碘附或 2％碘酊。建议使用透明敷料覆盖导管入口处,当敷料潮湿、松动、变污时应立即更换。

(7)导管半定量培养。密切观察患者穿刺部位及全身情况,当患者发热或观察穿刺皮肤处出现红、肿、热、痛等炎症表现时,应拔出导管,将拔出导管的皮下段做培养。

4.深部真菌感染

真菌是人体正常菌群的组成部分,寄生于人体皮肤和黏膜。引起深部感染的真菌种类主要有念珠菌属、新型隐球菌、曲菌属等,主要侵犯皮肤深层和内脏,如肺部、脑、消化道、泌尿生殖道等器官。随着广谱抗生素、免疫抑制药及肾上腺皮质激素的大量应用,危重症患者机体免疫功能及防御功能降低,极易遭受到真菌感染而加重病情。不少研究指出,抗生素治疗是导致全身性真菌感染的重要因素,医护人员应对这些非细菌性的病原体有所了解,才能更有效地做好预防措施。

(1)保持室内空气流通,使用空气净化装置,祛除患者生活环境中的致病真菌,医护人员注意口、鼻腔及手上的带菌状况,注意严格进行清洁、消毒。

(2)积极治疗原发病,加强营养,增强机体抵抗力和免疫功能。

(3)合理使用抗生素,严格掌握适应证和防止长期使用,如在使用广谱抗生素期间发生真菌感染,应酌情停用广谱抗生素或联合应用抗真菌药物。

(4)碱化尿液,发生尿道真菌感染时可口服小苏打片等使尿液碱化,破坏念珠菌的生长环境。痰培养发现真菌,可予以碳酸氢钠溶液行口腔护理。

(5)对于住院时间较长者,可预先给予抗真菌治疗,以减少真菌感染的机会。

第十三节　癫痫持续状态

一、基本概念

癫痫持续状态(SE)广泛定义:出现两次以。上的癫痫发作,发作间期意识未完全恢复;或者一次癫痫发作持续 30min 以上。它属于神经学急症,若不及时治疗,可因高热、循环衰竭或神经元兴奋性损伤导致严重的神经细胞损害,也可导致继发性难治性癫痫、智力低下等严重后遗症,具有很高的致残率和病死率。目前大部分学者倾向强直阵挛发作时间超过 5min,即建议开始强有力的抗癫痫持续状态治疗,较一致的定义是:由于自身持续机制的强化,癫痫发作的时间超过通常持续时间,且无法自发终止的癫痫发作。任何一种癫痫发作均可能出现持续状态,其主要有以下分类:

(一)全面性发作持续状态

主要包括全身强直-阵挛性发作持续状态、强直性发作持续状态、阵挛性发作持续状态、肌阵挛性发作持续状态及失神发作持续状态。

(二)部分性发作持续状态

主要包括边缘叶性癫痫持续状态、单纯部分运动性发作持续状态及偏侧抽搐状态伴偏侧轻瘫。其中最为常见的类型是全身强直-阵挛性发作持续状态和单纯部分运动性发作持续状态,前者是最危险的类型。发病率存在着差异,42%~46%的患者曾有癫痫病史,在美国、欧洲、中国的年发病率依次为(18.3~41)/10 万、(10.3~17.1)/10 万、(41~61)/10 万,其发病率在黑种人中较白种人高 3 倍。

二、常见病因

(一)既往无癫痫病史

者常由急性脑病包括脑外伤、脑肿瘤、脑血管病、急性药物中毒、颅内感染和代谢疾病等诱发。

(二)已明确癫痫的患者

最常见的原因是不适当地停用抗癫痫药物,如突然停药、换药、减药或偏服药物等情况诱发,其他的原因如过度疲劳、孕产和饮酒等可能诱发。也有部分患者原因不明确。

三、发病机制

癫痫持续状态发作时,神经元持续放电,不断地激活海马,从而出现氨基丁酸(GA-BA)介导的抑制性突触传递减少,经 N-甲基-D-天冬氨酸(NMDA)受体介导,谷氨酸过度释放,导致各种神经毒性代谢中间产物增加和储积,对海马杏仁核、小脑、丘脑、大脑等部位的神经元产生兴奋毒性损伤,经反复发作造成神经元的不可逆性损伤和死亡。同时大脑的代谢率、耗氧量和葡萄糖摄取率成倍增加,ATP 储存耗尽,低血糖和缺氧也导致 ATP 的释放减少,从而造成钠泵功能障碍,出现大量钙离子内流形成钙超载,进一步使脑损伤加重。

四、临床特征

(一)全面性发作持续状态

1.全身强直—阵挛性发作持续状态

是临床最常见、最危险的癫痫持续状态,表现强直—阵挛发作反复发生,意识障碍(昏迷)伴高热、代谢性酸中毒、低血糖、休克、电解质紊乱(低血钾、低血钙等)和肌红蛋白尿等,可发生脑、心、肝、肺等多脏器功能衰竭及自主神经和生命体征改变。

2.强直性发作持续状态

多见于 Lemiox-Gastaut 综合征患儿,表现不同程度意识障碍(较少昏迷),其间有强直性发作或其他类型发作,如非典型失神、失张力发作等,脑电图出现持续性较慢的棘—慢或尖—慢波放电。

3.失神发作持续状态

主要表现意识水平降低,甚至只表现反应性下降、学习成绩下降。脑电图可见持续性棘—慢波放电,频率较慢(<3Hz)。多由治疗不当或停药等诱发。

(二)部分性发作持续状态

1.单纯部分运动性发作持续状态(Kojevnikov 癫痫)

病情演变取决于病变性质,部分隐源性患者治愈后可能不再发;某些非进行性、器质性病变后期可伴同侧肌阵挛,但脑电图背景正常。Rasmussen 综合征(部分性连续性癫痫)早期出现肌阵挛及其他形式发作,伴进行性弥散性神经系统损害表现。

2.边缘叶性癫痫持续状态

常表现意识障碍(模糊)和精神症状,又称精神运动性癫痫状态,常见于颞叶癫痫,须注意与其他原因导致的精神异常鉴别。

五、辅助检查

(一)血液生化检查

生化、血糖、血脂、血钙等常规检查。

(二)影像学检查

头颅 CT 及 MRI 检查,经颅多普勒超声波检测,必要时可行脑血管造影明确病因。

(三)脑电图检查

常规的脑电图检查,也可选择行单导、双导、蝶骨电极以及睡眠脑电图等特殊类型的脑电图检查。

(四)其他

如胸片、脑脊液的检查等。

六、诊断思路

(一)诊断标准

(1)详细、准确、全面的病史是否有产伤、头颅外伤、脑炎、脑寄生虫的病史。

(2)临床特征、体格检查、脑电图检查及有关实验室检查给出诊断,并判断类型。在全身强直—阵挛性发作间期意识丧失才能诊断;部分性发作可见局部持续性运动发作长达数小时或数天,无意识障碍;边缘叶性有意识障碍,可伴精神错乱、事后无记忆等情况的出现。

(二)鉴别诊断

1.昏厥

是短暂性全脑灌注不足导致短时间意识丧失、跌倒,偶可引起肢体强直阵挛性抽动或尿失禁,特别是在阻止患者跌倒而加重灌注不足时。有些患者可有久站、剧痛、见血和情绪激动等诱因,或因排尿、咳嗽和憋气等诱发。常有头晕、恶心、眼前发黑和无力等先兆,跌倒较缓慢,面色苍白、出汗,有时脉搏不规则。昏厥引起意识丧失极少超过 15s,以意识迅速恢复并完全清醒为特点,不伴发作后意识模糊,无须抗癫痫药治疗。

2.假性癫痫发作

如癔症性发作,可有运动、感觉和意识模糊等类似癫痫发作症状,常有精神诱因,具有表演性,多无自伤、大小便失禁的情况出现,视频脑电图有助于鉴别。

3.低血糖症

血糖水平低于 2mmol/L 时可产生局部癫痫样抽动或四肢强直发作,伴意识丧失。常见于胰岛 β 细胞瘤,或长期服降糖药的 II 型糖尿病患者,结合病史有助于诊断。

七、救治方法

(一)一般治疗

1.去除诱发因素

有明确诱因的患者,应立即解除诱发因素,如为低血糖诱发,应首先纠正低血糖;如为感染诱发,应积极控制感染。

2.稳定呼吸、循环,维持通气

保持呼吸道的通畅,必要时行气管插管或气管切开,监测患者血压及脉搏,并建立有效的静脉通路。

3.积极预防和控制并发症

处理脑水肿,预防脑疝的形成以及时纠正酸中毒、呼吸循环衰竭,控制高热、感染和纠正水电解质失调。

(二)控制发作

1.安定(地西泮)

是成人或儿童各型癫痫持续状态的首选药。成人剂量 10～20mg,单次最大剂量不超过 20mg;儿童 0.3～0.5mg/kg。以 3～5mg/min 速度静脉注射。如 15min 后复发可重复给药,或将地西泮 100～200mg 溶于 5% 葡萄糖中,于 12h 内缓慢静脉滴注。使用地西泮若引起呼吸抑制,须停药。

2.10% 水合氯醛

成人 25～30mL,小儿 0.5～0.8mL/kg,加等量植物油保留灌肠。

3.氯硝安定(氯硝西泮)

对各型癫痫持续状态疗效俱佳,药效是安定的 5 倍,半衰期 22～32h。成人首次剂量 3mg 静脉注射,以后 5～10mg/d 静脉滴注,或过渡至口服药。须注意此药对呼吸及心脏抑制较强。

4.异戊巴比妥钠

成人 0.5g 溶于注射用水 10mL 静脉注射,儿童 1～4 岁 0.1g/次,5 岁以上 0.2g/次,速度不超过 0.05g/min,直至控制发作为止;0.5g 以内多可控制发作,剩余未注完的药物可肌内注射。

5.利多卡因

2～4mg/kg 加入 10%葡萄糖内,以 50mg/h 速度静脉滴注,有效或复发时均可重复应用。心脏传导阻滞及心动过缓者慎用。

(三)控制发作后应用长效 AEDs 过渡和维持

早期常用苯巴比妥钠,成人 0.2g 肌内注射,3～4 次/d,儿童酌减,连续 3～4d。同时,应根据癫痫类型选择有效的口服药(早期可鼻饲),过渡并长期维持治疗。

八、综合护理措施

(一)发作期护理

1.呼吸道护理

应将患者平卧,解开衣领,头偏向一侧。防止因舌根后坠阻塞气道,可将患者下颚托起,必要时用舌钳把舌头拉出。用牙垫或厚纱布缠绕在压舌板上,置于上下磨牙之间,以防咬伤舌及两颊部。其次应备好吸痰器,随时吸出气道内分泌物或呕吐物;在解除气道阻塞的同时,随即经鼻导管或面罩吸入高流量氧气(4～5L/min),尽快改善脑缺氧,必要时行气管切开。

2.用药过程中的病情观察

地西泮的静脉输注会引起呼吸及心脏的抑制作用,尤其对于合并慢性阻塞性肺病患者,应用地西泮静脉输注时尤为小心,呼吸兴奋剂等药物及气管插管应随时备好。注意患者抽搐的频率、幅度,观察药物疗效,随时报告医生以调整药物剂量及种类。密切观察患者的意识、瞳孔变化,尽早发现脑水肿及脑疝的危险,以便调整脱水药物的剂量。

3.体温管理

癫痫持续状态常伴有感染发热或中枢性发热,使机体基础代谢率增高,脑组织耗氧量增加,以致脑水肿加重。研究表明,亚低温治疗可减少神经细胞的凋亡,降低脑缺血后的神经功能障碍和病理损害程度。因此,必要的降低体温可以减轻脑水肿,保护脑组织,并能够减低癫痫发作的诱发因素。措施除药物解热外,常给予冰帽、冰袋置于肢体大动脉搏动处,也可以温水擦浴等。

4.发作期护理注意事项

在发作期应注意防止患者坠床,适当加用防护栏;避免强力按压及制动,以防关节脱白及骨折。

(二)静止期护理

1.环境护理

保证患者安静消除疲劳,房间光线柔和减少刺激,注意癫痫发作先兆。

2.预防呼吸道感染

尽量减少探视,保证无菌环境,防止感染。

3.置管护理

癫痫大发作患者往往牙关紧闭,这在很大程度上限制了口服药物的应用及肠内营养的保证。因此,等同于意识障碍患者,在控制发作的同时,尽可能给予留置鼻饲管,以方便消化道给药及肠内营养,并方便观察胃内容物潜血情况。在癫痫导致神经源性膀胱尿潴留时,及时留置尿管,准确记录出入量,同时应预防泌尿系感染。

4.用药及健康指导

癫痫的反复发作很多和用药不当及服药不规律有很大的关系,只有按发作类型用药和长期规则用药,才能保持稳定血药浓度,达到控制发作的目的。对于常用的一线抗癫痫药物而言,目前临床多以单药治疗,效果不佳可加用其他药物治疗。需要指出的是,癫痫对患者心理健康方面的影响远超过对躯体方面的影响,许多患者缺乏系统正规的治疗导致反复发作,从而丧失战胜疾病的信心。因此,为患者讲解癫痫病的常识,帮助患者正确认识疾病,解除不必要的消极顾虑。应嘱咐患者不能随意停药、减少剂量和更改药物品种。培养患者良好的生活习惯,避免过饱,保证睡眠,避免情感冲动,戒烟酒,不食辛辣刺激性食物及饮用咖啡、浓茶等兴奋性饮料,避免过度体力、脑力劳动,尽量避免攀高、游泳、驾驶车辆或独处易致危险场所。

第十四节　化脓性脑膜炎

化脓性脑膜炎又称软脑膜炎,是由化脓性细菌所致脑脊膜的炎症反应,脑和脊髓的表面轻度受累,是中枢神经系统常见的化脓性感染。病前可有上呼吸道感染史,主要临床表现为发热、头痛、呕吐、意识障碍、偏瘫、失语、皮肤瘀点及脑膜刺激征等。通常起病急,好发于婴幼儿和儿童。

一、专科护理

(一)护理要点

密切观察患者的病情变化,定时监测患者的生命体征、意识、瞳孔的变化及颅内压增高表现。做好高热患者的护理。对有肢体瘫痪及失语的患者,给予康复训练,预防并发症。加强心理护理,帮助患者树立战胜疾病的信心。

(二)主要护理问题

1.体温过高

与细菌感染有关。

2.急性疼痛:头痛

与颅内感染有关。

3.营养失调:低于机体需要量

与反复呕吐及摄入不足有关。

4.潜在并发症:脑疝

与颅内压增高有关。

5.躯体活动障碍

与神经功能损害所致的偏瘫有关。

6.有皮肤完整性受损的危险

与散在的皮肤瘀点有关。

（三）护理措施

1.一般护理

（1）环境：保持病室安静，经常通风，用窗帘适当遮挡窗户，避免强光对患者的刺激，减少患者家属的探视。

（2）饮食：给予清淡、易消化且富含营养的流质或半流质饮食，多吃水果和蔬菜。意识障碍的患者给予鼻饲饮食，制订饮食计划表，保证患者摄入足够的热量。

（3）基础护理：给予口腔护理，保持口腔清洁，减少因发热、呕吐等引起的口腔不适；加强皮肤护理，保持皮肤清洁干燥，特别是皮肤有瘀点、瘀斑时避免搔抓破溃。

2.病情观察及护理

（1）加强巡视，密切观察患者的意识、瞳孔、生命体征及皮肤瘀点、瘀斑的变化，婴儿应注意观察囟门。若患者意识障碍加重、呼吸节律不规则、双侧瞳孔不等大、对光反射迟钝、躁动不安等，提示脑疝的发生，应立即通知医生，配合抢救。

（2）备好抢救药品及器械：抢救车、吸引器、简易呼吸器、氧气装置及硬脑膜下穿刺包等。

3.用药护理

（1）抗生素：给予抗生素皮试前，询问有无过敏史。用药期间监测患者的血常规、血培养、血药敏等检查结果。用药期间了解患者有无不适主诉。

（2）脱水药：保证药物按时、准确滴注，注意观察患者的反应及皮肤颜色、弹性的变化，注意监测肾功能。避免药液外渗，如有外渗，可用硫酸镁湿热敷。

（3）糖皮质激素：严格遵医嘱用药，保证用药时间、剂量的准确，不可随意增量、减量，询问患者有无心悸、出汗等不适主诉；用药期间监测患者的血常规、血糖变化；注意保暖，预防交叉感染。

4.心理护理

根据患者及家属的文化水平，介绍患者的病情及治疗和护理的方法，使其积极主动配合。关心和爱护患者，及时解除患者的不适，增强其信任感，帮助患者树立战胜疾病的信心。

5.康复护理

有肢体瘫痪和语言沟通障碍的患者可以进行如下的康复护理。

（1）保持良好的肢体位置，根据病情，给予床上运动训练包括：①桥式运动。患者仰卧位，双上肢放于体侧，或双手十指交叉，双上肢上举；双腿屈膝，足支撑于床上，然后将臀部抬起，并保持骨盆成水平位，维持一段时间后缓慢放下。也可以将健足从治疗床上抬起，以患侧单腿完成桥式运动。②关节被动运动。为了预防关节活动受限，主要进行肩关节外旋、外展，肘关节伸展，腕和手指伸展，髋关节外展，膝关节伸展，足背屈和外翻。③起坐训练。

（2）对于清醒患者，要更多关心、体贴患者，增强自我照顾能力和信心。经常与患者交流，促进其语言功能的恢复。

二、健康指导

（一）疾病知识指导

1.概念

化脓性脑膜炎是由化脓性细菌感染所致的脑脊膜炎症，脑和脊髓的表面轻度受累。通常急性起病，是中枢神经系统常见的化脓性感染疾病。

2.形成的主要原因

化脓性脑膜炎最常见的致病菌为肺炎链球菌、脑膜炎双球菌及 B 型流感嗜血杆菌。这些致病菌可通过外伤、直接扩延、血液循环或脑脊液等途径感染软脑膜和(或)蛛网膜。

3.主要症状

寒战、高热、头痛、呕吐、意识障碍、腹泻和全身乏力等,有典型的脑膜刺激征。

4.常用检查项目

血常规、尿常规、脑脊液检查、头 CT,头 MRI、血细菌培养。

5.治疗

(1)抗菌治疗:未确定病原菌时首选三代头孢曲松或头孢噻肟,因其可透过血脑屏障,在脑脊液中达到有效浓度。如确定病原菌为肺炎球菌首选青霉素,对其耐药者,可选头孢曲松,必要时联合万古霉素治疗;如确定病原菌为脑膜炎球菌,首选青霉素;如确定病原菌为铜绿假单胞菌可选头孢他啶。

(2)激素治疗。

(3)对症治疗。

6.预后

病死率及致残率较高,但预后与机体情况、病原菌和是否尽早应用有效的抗生素治疗有关。

7.宣教

搞好环境和个人卫生。

(二)饮食指导

给予高热量、清淡、易消化的流质或半流质饮食,按患者的热量需要制订饮食计划,保证足够热量的摄入。注意食物的搭配,增加患者的食欲,少食多餐。频繁呕吐不能进食者,给予静脉输液,维持水电解质平衡。

(三)用药指导

(1)应用脱水药时,保证输液速度。

(2)应用激素类药物时不可随意减量,以免发生"反跳"现象,激素类药物最好在上午输注,避免由于药物不良反应引起睡眠障碍。

(四)日常生活指导

(1)协助患者洗漱、如厕、进食及个人卫生等生活护理。

(2)做好基础护理,及时清除大小便,保持臀部皮肤清洁干燥,间隔 1～2h 更换体位,按摩受压部位,必要时使用气垫床,预防压疮。

(3)偏瘫的患者确保有人陪伴,床旁安装护栏,地面保持平整干燥、防湿、防滑,注意安全。

(4)躁动不安或抽搐的患者,床边备牙垫或压舌板,必要时在患者家属知情同意下使用约束带,防止患者舌咬伤及坠床。

三、循证护理

化脓性脑膜炎是小儿时期较为常见的由化脓性细菌引起的神经系统感染的疾病,婴幼儿发病较多。本病预后差,病死率高,后遗症多。刘桂香、刘世艳、卢君通过对 78 例化脓性脑膜炎的患儿的护理资料进行分析总结,得出做好病情的观察和加强临床护理是促进患儿康复的重要环节。李丽丽经过对小儿化脓性脑膜炎的临床护理效果的探讨,得出结论:提高理论知识水平、业务水平、对疾病的认识,对病情发展变化做出及时、正确的抢救和护理措施,可以提高患儿治愈率,降低并发症和后遗症的发生率,提高生命质量,促进患儿早日康复。

第十五节　急性脊髓炎

急性脊髓炎是指各种感染后引起自身免疫反应所致的急性横贯性脊髓炎性病变,是常见的脊髓疾病之一。发病年龄无特异性,男女均可发病。主要临床表现为运动障碍、感觉障碍、自主神经功能障碍。

一、专科护理

(一)护理要点

观察患者是否出现运动障碍及感觉障碍水平面的上升,观察患者是否出现呼吸困难。做好截瘫的护理,排尿障碍者应留置导尿,保持皮肤清洁,按时翻身、拍背,预防压疮。因患者有运动障碍的同时伴有感觉障碍,因此要预防烫伤和冻伤的发生。

(二)主要护理问题

1.躯体活动障碍

与脊髓病变所导致的截瘫有关。

2.尿潴留

与脊髓病变导致自主神经功能障碍有关。

3.有便秘的危险

与脊髓病变导致自主神经功能障碍有关。

4.感知觉紊乱

与脊髓病变水平以下感觉缺失有关。

5.气体交换障碍

与高位脊髓病变导致呼吸肌麻痹有关。

6.知识缺乏

缺乏疾病相关知识。

(三)护理措施

1.一般护理

(1)保持床单整洁、无渣屑,每日擦洗皮肤1次,每2h给予翻身叩背1次,床两侧设置扶手,以便患者自行翻身时,起到辅助作用。

(2)鼓励患者进食易消化食物,多饮水。

(3)出现尿潴留时,立即遵医嘱给予留置导尿。

(4)每次翻身后将瘫痪肢体置于功能位,做关节和肌肉的被动运动。

2.病情观察及护理

(1)观察患者的呼吸频率和深度,是否出现呼吸困难,监测血氧饱和度指标。

(2)观察患者是否出现病变水平面上升,并及时告知医生。

(3)严密观察患者皮肤完整性,各班次要交接患者的皮肤情况,避免因运动及感觉障碍导致皮肤长时间受压而出现压疮。与此同时,部分患者可能会出现尿便失禁,增加了形成压疮和皮肤破溃的危险。

(4)监测用药后的疗效及不良反应。

二、健康指导

(一)疾病知识指导

1.概念

急性脊髓炎是指各种感染后引起自身免疫反应所致的急性横贯性脊髓炎性病变。

2.病因

尚不明确,多数患者在出现脊髓症状前1~4周有发热、上呼吸道感染或腹泻等病毒感染症状。

3.主要症状

(1)感觉障碍:病变水平以下肢体感觉丧失,恢复较慢。

(2)运动障碍:急性起病,常表现为双下肢截瘫,早期为脊髓休克期,呈弛缓性瘫痪,肌张力减低、腱反射减弱或消失、病理反射阴性。

(3)自主神经功能障碍:早期表现为尿潴留,病变水平以下肢体无汗或少汗,易水肿等。

4.常用检查项目

脑脊液检查,下肢体感诱发电位及 MRI。

5.预后

若无较严重并发症,可于3~6个月内基本恢复至生活自理。若出现压疮、泌尿系感染或肺部感染等并发症时,会有后遗症。急性上升性脊髓炎和高颈段脊髓炎预后不良,多因呼吸循环衰竭而在短期内死亡。

(二)饮食指导

指导患者进食高蛋白、高维生素、高纤维素及易于消化的食物,鼓励患者多饮水,供给身体足够的水分及热量,同时刺激肠蠕动,以减轻或避免便秘和肠胀气。

(三)用药指导

(1)急性期可采用甲泼尼龙短程冲击疗法,应用此药物注意现用现配,并配合生理激素分泌特点,上午应用。在应用激素的同时注意补钙,避免发生股骨头坏死。

(2)大剂量免疫球蛋白治疗前查肝炎系列、梅毒和艾滋病。此外,此药物价格较高,应用前应取得家属的知情同意。

(3)讲解类固醇皮质激素类药物应用的必要性,此类药物所需治疗时间相对较长,需逐渐减量。

(四)日常生活指导

(1)保持床单清洁、无渣屑。配合使用气垫床,给予定时翻身叩背,翻身时,指导患者扶床两侧扶手协助翻身。

（2）保持肛周及会阴部清洁干燥。

（3）鼓励患者自行咳嗽排痰，如无法咳出，给予叩背，如痰液黏稠，可遵照医嘱给予雾化吸入，必要时给予吸痰。

四、循证护理

急性脊髓炎起病急，大部分疾病发展快，造成机体不同程度的功能损害，同时也会引起患者的心理变化，因此给予患者进行整体的护理是必要的。整体护理既保证患者的正常治疗，机体功能得以最大程度的恢复，又可保证患者以良好的心理状态接受并配合治疗，促进患者身心健康。

整体护理能够促进患者身心健康，但患者较为重视的还是受损功能能否恢复，以及恢复的程度，因此，急性脊髓炎患者的康复训练格外重要。马延爱、霍春暖、朱春燕等人通过随机分组进行对照试验得出结论：早期康复护理可提高患者日常生活活动能力，所以应鼓励及指导患者进行早期康复。

第六章 眼科疾病的护理

第一节 细菌性结膜炎

一、急性卡他性结膜炎

(一)病因

本病是由细菌感染引起,是一种常见的传染性眼病,俗称"红眼"或"火眼"。常见的细菌有科—韦杆菌、肺炎双球菌、流行性感冒杆菌、金黄色葡萄球菌等。一般多在春夏暖和季节流行,但由肺炎双球菌引起者多见于冬季。

(二)临床表现

(1)潜伏期1~3d,急性发病,两眼同时或先后相隔1~2d发病。患者自觉刺痒及异物感,进而烧灼、畏光,眼睑因肿胀难以睁开。有时因分泌过多感到视力模糊,出现虹视,除去分泌物后,视力立即恢复。

(2)分泌物为黏液或黏液脓性,可黏着睑缘及睫毛,晨起封闭睑裂。重者分泌物中的纤维蛋白凝成乳白色假膜,附着在睑结膜的表面,很易用镊子剥离,留下有轻微的出血面,但无组织缺损。检查时,应与真膜区别,后者呈灰黄色,由白喉杆菌引起,为大量的纤维蛋白与坏死的结膜凝结而成,不易剥离,如强行除去,其下露出溃疡面,引起出血及组织损伤,临床上叫作膜性结膜炎。

(3)眼球结膜充血,以睑结膜及穹隆结膜最明显,有时尚可合并球结膜水肿、眼睑红肿。由科—韦杆菌、肺炎球菌及流感杆菌引起者,结膜下常有出血点,球结膜水肿。

(4)发病3~4d病情达到高潮,以后逐渐减轻,约2周痊愈,可并发边缘性角膜浸润或溃疡。

(三)治疗

(1)点抗生素眼药水,0.25%氯霉素、0.5%金霉素、0.4%庆大霉素、1%~2.5%链霉素、0.5%卡那霉素,每1~2h1次,晚间涂以抗生素眼膏,也可用15%磺胺醋酰钠及5%磺胺嘧啶眼液或眼膏。必要时早期作分泌物涂片或结膜刮片或检查致病菌并做药敏试验。

(2)分泌物过多,可用生理盐水或3%的硼酸水冲洗,每日2~3次。

(3)禁忌包扎及热敷。

(4)治疗必须及时、彻底,在症状基本消退后,尚应继续点药1~2周,以防转成慢性或复发。

(四)护理

(1)心理护理。向患者及家属讲解治疗方法及预后,消除思想顾虑。

(2)做好健康指导。详细介绍疾病传播途径及消毒隔离知识,强调传染性流行性结膜炎患者注意个人卫生的重要性,提倡勤洗手。实施接触性隔离,避免交叉感染。发病期间避免到公共场所、游泳池等,减少传播机会。

（3）嘱患者不用手和衣袖擦眼,接触眼部后要洗手,不使用公共毛巾、脸盆,患者用过的物品须清洁消毒。滴眼液、眼膏要专用。

（4）眼部护理。眼部分泌物多时,可用生理盐水或3％硼酸溶液冲洗结膜囊。冲洗时要翻转眼睑,把穹隆部分泌物冲洗干净。睑结膜有假膜时应翻转眼睑去除假膜。

（5）指导患者点眼方法,一眼患病时应预防另眼感染。

（6）急性卡他性结膜炎,禁用热敷,不能包眼,以免分泌物流出不畅,加剧炎症。

（7）淋菌性结膜炎要尽早治疗,抢救视力,如单眼患病,要保护健眼,被污染的物品彻底消毒,敷料按感染性医疗垃圾处理。

（8）急性期患者需隔离,以避免传染,防止流行。

（9）严格消毒患者用过的洗面用具、手帕及接触的治疗器皿。

二、慢性卡他性结膜炎

(一)病因

1.感染因素

急性卡他性结膜炎未完全治愈而转为慢性;可开始时感染的细菌数量不大,病菌毒力不强,或患者抵抗力强,在发病之初症状轻微,患者不予注意,迁延为慢性。Morax-Axenfeld 双杆菌、卡他球菌、大肠埃希菌、链球菌等均可引起此病。

2.非感染因素

不良环境的刺激,如异物、风沙、烟尘、强光等;其他眼病的影响,如倒睫、泪道堵塞、睑板腺分泌旺盛、睑缘炎、屈光不正、隐斜视等;另外不良的生活习惯如睡眠不足、烟酒过度或长期应用某些刺激性眼药或化妆品,均可成为慢性结膜炎的病因。

(二)临床表现

1.症状

患眼刺痒、灼热感、刺痛、异物感。晚间或阅读时较显著,且有眼疲劳感。分泌物不多,常为黏液性,晨起时易将眼睑黏着。也有感觉眼部干燥者。患者自觉症状往往较客观检查所见严重,但也有无任何不适者。

2.体征

轻者仅有结膜稍充血,但持续日久者,泪阜部及睑结膜略显肥厚,睑缘轻度充血,白天眦部有白色泡沫状分泌物。

(三)治疗

首先是去除致病因。其次是滴 0.25％～0.5％硫酸锌眼药水,每日 3 次。如为葡萄球菌感染,则可滴用氯霉素或磺胺醋酰钠眼药水。久治不愈者,应做屈光及眼底检查,并给予适当矫正。

(四)护理

（1）做好健康指导。详细介绍疾病传播途径及消毒隔离知识,提倡勤洗手。发病期间避免到公共场所、游泳池等,减少传播机会。

（2）嘱患者不用手和衣袖擦眼,接触眼部后要洗手,不使用公共毛巾、脸盆,患者用过的物品须清洁消毒。滴眼液、眼膏要专用。

（3）医务人员检查患者后要洗手及消毒,防止交叉感染。

（4）眼部护理：①指导患者点眼方法,一眼患病时应预防另眼感染。②严格消毒患者用过的洗面用具、手帕及接触的治疗器皿。③慢性结膜炎患者要坚持用药,养成良好卫生习惯,避免接触传染。改善环境卫生,洗脸用具专用。

三、淋菌性结膜炎

（一）病因

由淋球菌引起。成年人主要为淋菌性急性尿道炎的自身感染,单眼多于双眼。新生儿则为产道感染,常双眼同时发病。

（二）临床表现

潜伏期 2～4d,表现为急性化脓性结膜炎,因分泌物特多且为脓性故又称脓漏眼。眼睑肿胀,结膜水肿,病情发展急速,4～5d 达高潮,3～6 周才渐消退,可并发角膜溃疡和穿孔。一般新生儿的病情较成年人为轻。

（三）治疗

（1）应全身及时使用足量的抗生素,肌内注射或静脉给药。角膜未波及者：①成人,大剂量肌内注射青霉素或头孢曲松钠（菌必治）每日 1g 即可,如果角膜也被感染,加大剂量为每日 1～2g,连续 5d。青霉素过敏者可用大观霉素（淋必治）,每日 2g,肌内注射。此外,还可联合口服 1g 阿奇霉素,或 100mg 多西环素,每日 2 次,持续 7d;或奎诺酮类药物（环丙沙星 0.5g 或氧氟沙星 0.4g,每日 2 次,连续 5 天）;②新生儿,用青霉素 G100000 万 U/(kg·d),静脉滴注,或分 4 次肌内注射,共 7d。或用头孢曲松钠（0.125g,肌内注射）,每 8h 和 12h 1 次,连续 7d。

（2）结膜囊冲洗：脓性分泌物多时,用生理盐水或 3％硼酸溶液冲洗结膜囊,冲洗时患者头歪向患眼侧以防健眼被传染。

（3）青霉素制剂：局部可点 1％的硫苄青素液,3～5min1 次,待症状消失后继续点药数日。

（四）预防

（1）患者严格隔离,一眼患病,健眼戴透明眼罩,眼鼻侧要封严,颞侧开放透气。

（2）被污染的医疗器械要严格消毒并专用,用过的敷料要烧掉。

（3）患者不能到公共场所,小便或接触眼后手要消毒以防传染给他人及健眼。

（4）患有淋菌性尿道炎的孕妇,产前应治愈,婴儿出生后应立即用抗生素眼液或 1％硫酸锌点眼,以预防新生儿淋菌性结膜炎的发生。

（5）医护人员在诊治患者时应戴保护眼镜。接诊后应及时用消毒液洗手。

（五）护理

1.一般护理

患儿应进行消毒隔离,专设房间,室内清洁、安静、空气流畅,避免强光刺激,室内空气每天早晚用紫外线照射消毒 30min,定时通风,保持空气新鲜。室内地面、床头柜用 1000mg/L 的含氯制剂湿拖、湿擦。医护人员严格执行无菌操作规程,减少探视,防止交叉感染的发生,使用一次性的输液器、注射器及针头。涂擦分泌物的卫生纸单独包装后焚烧处理。新生儿的用物如毛巾等,每日高压灭菌1次,母亲与患儿的毛巾、脸盆、便器应分开使用,患儿母亲每次接触患儿前后用流水洗手,避免揉碰自己的眼睛,以防止交叉感染。

2.脐部及皮肤护理

脐部断端保持无菌,每天用过氧化氢冲洗后并涂擦碘附,脐带脱落前用干擦法,脐带脱落、胎脂吸收后可进行沐浴,沐浴时室温应在24~28℃、水温在40~43℃为宜,应使用无刺激性肥皂,浴后用软毛巾将水吸干而不宜揩擦,臀部及皮褶处可撒少许滑石粉,勤换尿布,大便后需用温水洗会阴及臀部,避免臀红的发生,新生儿衣服应柔软、宽松,外加包裹时不宜捆绑过紧,所用衣服、尿布、被服须用1000mg/L的含氯消毒液浸泡、清洗,太阳下曝晒6h后方可再用。

3.眼部护理

护理人员戴手套,持无菌纱布在生理盐水中浸湿(以不往下滴水为宜),轻轻擦洗眼部分泌物,如果睫毛上黏着较多分泌物时,可用消毒棉球浸上生理眼水湿敷,再换湿棉球从眼内侧自眼外侧轻轻擦拭,一次用一个棉球,用过的棉球不能再重复使用,直到擦干为止。利巴韦林和诺氟沙星滴眼液交替滴眼每2h1次。滴眼时,右手持眼药瓶,左手分开上、下眼睑,将药水滴入患儿的双侧结膜囊内,不要滴在角膜上或药瓶口碰触眼睫毛,瓶口离眼要保持2cm,每次滴2~3滴即可,滴后松开手指,用拇指和示指轻轻挤压,上、下眼睑,以防药水流出。切不可压迫眼球,以防造成角膜穿孔。

4.休息、饮食指导

保证患儿充足的休息和睡眠时间,各种治疗及护理操作应集中进行,以减少各种不良刺激,避免哭闹,及时清洗患眼分泌物,保证患儿舒适,减少消耗,按需给予充足的母乳喂养以增强抵抗力。指导母亲正确的母乳喂养,少食多餐,每次喂哺前母亲应先洗净双手,然后用消毒湿毛巾擦洗乳头,每次喂养后用0.5%碘附液擦洗乳头。

5.病情观察

加强巡视病房,密切观察病情变化,除注意观察生命体征外,还应注意观察眼部分泌物有无减少及脐部红肿情况,睁眼困难程度是否减轻,精神状态以及食欲情况,有无腹胀及大小便的颜色变化等,发现异常及时通知医师并协助处置。

第二节 病毒性结膜炎

病毒性结膜炎是一种常见感染,病变程度因个体免疫状况、病毒毒力大小不同而存在差异,通常有自限性。临床上按照病程分为急性和慢性两组,以前者多见,包括流行性角结膜炎、流行性出血性结膜炎、咽结膜热、单疱病毒性结膜炎和新城鸡瘟结膜炎等。慢性者包括传染性软疣性睑结膜炎、水痘-带状疱疹性睑结膜炎、麻疹性角结膜炎等。

一、流行性角结膜炎(EKC)

(一)病因

为腺病毒8型、19型及37型所引起。其中8型多见,传染性强,曾引起世界性流行。

(二)临床表现

初为急性滤泡性结膜炎,继则出现角膜炎。

1.急性结膜炎期

潜伏期 5～12d,多为双侧,一眼先起,常伴有头痛、疲劳、低热等全身症状。自觉有异物感、刺痒,但分泌物少,且为水样。1/3 的病员结膜上可见伪膜,结膜高度充血、水肿,在下睑结膜及穹隆部有多的圆形滤泡,有时结膜下可出现点状出血,耳前淋巴结肿大,且有压痛。5～7d 后,结膜炎症状逐渐消退。

2.浅层点状角膜炎期

结膜炎症消退后,有时患者仍感怕光、流泪、异物感及视力模糊。检查时,以 1％荧光素染色后,在裂隙灯下可见角膜中心区有很多散在点状着色,上皮下有圆形浸润点,将上皮微微抬起,但不形成溃疡。病程可达数月或数年,浸润逐渐吸收后,常可留下不同程度的薄翳,一般对视力无大影响。

(三)治疗

以局部用药为主。0.1％碘苷、0.5％安西他滨、0.05％～0.2％阿糖胞苷或 4％～5％吗啉胍(ABOB)等眼药水,白天可每小时点眼 1 次。在角膜炎期加点 0.5％醋酸可的松液或 0.1％地塞米松液每日 4 次,或用氢化可的松、泼尼松的混悬液做结膜下注射,每次 0.2～0.3mL,可以帮助抑制炎症,促进浸润吸收。抗生素(如氯霉素、金霉素等)点眼每日 4 次,它们虽然对病毒无效,但可预防继发细菌感染,在角膜不染色后,加点乙基吗啡液促进混浊吸收。

许多小流行是起源于医院、诊所被污染的器械或药水,为了预防起见,应注意消毒,防止交叉感染。

二、流行性出血性结膜炎

为一种新型结膜角膜炎,1969 年开始流行于东南亚,1971 年传到我国,为暴发流行,传染性极强,儿童比成人为轻,婴幼儿很少患本病。常发生于夏秋季节。

(一)病因

由微小核糖病毒组中的肠道病毒 70 型引起。

(二)临床表现

与一般急性卡他性结膜炎相同,但较为严重。

(1)潜伏期短,为 8～48h,多数在接触后 24h 内双眼同时或先后发病。有较重的怕光、流泪、异物感,甚至眼部有磨痒、刺痛或眼球触痛。

(2)分泌物少,为水样或浆液性。

(3)眼睑高度水肿。

(4)球结膜下出血发病后 2～3d 内即见球结膜下有点状、片状出血,重者波及整个球结膜,7～14d 后消失,尤以青年人多见。

(5)角膜上皮点状剥脱起病时即发生,用荧光素染色,在裂隙灯下可见角膜有弥散细小的点状着色,约 1 周后,随结膜炎的痊愈而消失。愈后不留痕迹,不影响视力。

(6)耳前淋巴结肿大。

极少数患者在结膜炎症消退后 1 周发生下肢运动麻痹。

(三)治疗

(1)4‰~5‰吗啉胍(ABOB)点眼,每1~2h1次。抗生素点眼可帮助抑制细菌感染。

(2)结膜炎症状消退后,角膜上皮剥脱未愈者,可加点0.5％醋酸可的松眼液或0.05％地塞米松液,每日3~4次。

(四)预防

此病常在医院内流行,患者所用的物品要严格消毒。

三、咽结膜炎(咽结膜热)

本病以发热(38.5~40℃)、咽炎和单眼或双眼的急性滤泡性结膜炎三联症为其特点。1953年首次在美国流行,1956年陆续传播至欧洲、亚洲,多见于4~9岁的儿童及青少年,常于夏冬季在幼儿园、学校中流行。

(一)病因

由腺病毒型引起,潜伏期5~6d。通过呼吸道或接触感染,也可通过游泳池传播。

(二)临床表现

1.前驱症状

全身无力,体温升高,头痛、咽痛、肌肉痛及胃肠系统症状,咽部充血,淋巴组织增生,颌下及颈部淋巴结肿大。

2.眼部表现

急性滤泡性结膜炎,单眼发病,2~5d后累及另眼。通常无角膜并发症,少数病例伴有角膜上皮下浸润。

3.病程

2d至3周,平均7~10d,预后尚佳。

(三)治疗

同流行性角膜炎。

四、病毒性结膜炎的护理

(1)心理护理:告知患者及家属此病治疗的方法、预后及实施接触性隔离的必要性,消除患者焦虑情绪。

(2)嘱患者注意休息,加强营养,食用清淡易消化饮食。

(3)做好健康指导:详细介绍疾病传播途径及消毒隔离知识,强调患者注意个人卫生的重要性,提倡勤洗手。嘱患者不用手和衣袖擦眼,接触眼部后要洗手,患者用物,专人专用,使用过的物品严格消毒,患者用过的物品须清洁消毒。

(4)医务人员检查患者后要洗手及消毒,防止交叉感染,必要时应戴防护眼镜。

(5)眼部分泌物多时,可用生理盐水或3％硼酸溶液冲洗结膜囊。冲洗时要翻转眼睑,把穹隆部分泌物冲洗干净。

(6)对患者进行隔离治疗,实行一人、一眼、一瓶眼药水点眼。

第三节　衣原体性结膜炎

一、沙眼

(一)定义

沙眼是由沙眼衣原体所引起的一种慢性传染性角膜结膜炎,偶有急性发作,然后进入慢性过程。因其在睑结膜表面形成粗糙不平的外观,形似沙粒,故名沙眼。

(二)病因

早在 1907 年在沙眼患者的结膜上皮内即已发现了包涵体,但直到 1995 年才由我国科学工作者首次利用鸡胚分离出沙眼病原体,为沙眼病原的研究做出了贡献。近年来国内外的研究证明沙眼病原体为衣原体的一种,界于细菌与病毒之间,简称沙眼衣原体,其抗原性有 14 种之多,其中 A、B、C 为沙眼。在卫生条件差的流行区,常有重感染。原发感染使结膜组织对沙眼衣原体致敏,再遇沙眼衣原体时,可引起迟发超敏反应。这可能是沙眼急性发作的原因,是重复感染的表现。随着生活水平的提高,沙眼的发病率已大大降低。

(三)传播

含有沙眼衣原体的分泌物是通过手指、洗脸用水、毛巾、面盆、玩具及公共场所用具等媒介传播给健康人。不良的卫生习惯及拥挤的居住条件都是沙眼的传播因素。

(四)临床表现

潜伏期 5～14d,双眼患病,多发生于儿童或少年期。轻的沙眼可以完全无自觉症状或仅有轻微的刺痒、异物感和少量分泌物,重者因后遗症和并发症累及角膜,有怕光、流泪、疼痛等刺激症状,自觉视力减退。

沙眼衣原体主要侵犯睑结膜,首先侵犯上睑的睑板部上缘与穹隆部,以后蔓延至全部睑结膜与穹隆部,最后以瘢痕形成而告终。检查时其特征如下:

1.充血及血管模糊

由于血管扩张,结膜上皮下有弥散性的淋巴细胞及浆细胞等慢性炎细胞浸润,使透明的结膜变得混浊肥厚,血管轮廓不清,呈一片模糊充血状。

2.乳头肥大

睑结膜面粗糙不平,呈现无数的线绒状小点,是由扩张的毛细血管网和上皮增生而成。

3.滤泡增生

是结膜上皮下组织在弥散性浸润的基础上,由局限的淋巴细胞聚集而成。初发时,上睑结膜出现散在细致的黄白色小点,不突出于结膜表面,夹杂在肥大的乳头之间,为沙眼早期诊断依据之一。以后滤泡逐渐增大,变成灰黄色半透明胶状扁球形隆起,大小不等,排列不整齐,易被压破,挤出胶样内容。如滤泡过度增生,可互相融合成条状,滤泡多出现在上睑和上穹隆部结膜,而下睑和下穹隆部则比较少见。

4.角膜血管翳

在结膜发生病变的同时,首先角膜上缘的半月形灰白区血管网充血,发生新生血管,伸入透明的角膜上皮与前弹力层之间,各新生血管之间伴有灰白色点状浸润,是角膜上皮对沙眼衣原体的一种组织反应,称为角膜血管翳。它是沙眼早期诊断的依据之一。由于血管细小,必须在放大镜或裂隙灯下方可看见。随病情进展,血管翳成排向瞳孔区悬垂下来,形似垂帘,血管翳的末端及周围有灰白色点状浸润或小溃疡,血管翳侵及的角膜表面呈灰白色混浊。当上方血管翳向下越过瞳孔区时,角膜其他方向亦都长出血管翳向中央进行,布满整个角膜。细胞浸润严重时,可形成肥厚的厚血管翳,严重影响视力。

5.瘢痕形成

当沙眼进行数年甚至数十年,所有炎性病变如滤泡、乳头,将发生破溃或坏死,而逐渐被结缔组织所代替,形成瘢痕,这标志着病变已进入退行期。瘢痕最初呈水平的白色线条,以后交织成网状,将残余的乳头及滤泡包绕起来,形成红色岛屿状,最后病变完全变成白色瘢痕,此时不再具有传染性,但严重的并发症和后遗症常使视力减退,甚至失明。

沙眼的病程,因感染轻重和是否反复感染有所不同。轻者或无反复感染者,数月可愈,结膜遗留薄瘢或无明显瘢痕。反复感染者,病程可缠绵数年至数十年之久。分期:为防治沙眼和调查研究的需要,对沙眼有很多的临床分期方法。我国1979年全国第二届眼科学术会议时,重新制订了以下分期。

Ⅰ期——进行期:即活动期,乳头和滤泡同时并存,上穹隆部和上睑结膜组织模糊不清,有角膜血管翳。

Ⅱ期——退行期:自瘢痕开始出现至大部变为瘢痕。仅残留少许活动性病变。

Ⅲ期——完全结瘢期:活动性病变完全消失,代之以瘢痕,无传染性。

还制订了分级的标准:根据活动性病变(乳头和滤泡)占上睑结膜总面积的多少,分为轻(＋)、中(＋＋)、重(＋＋＋)三级。占 1/3～2/3 者为(＋＋),占 2/3 以上者为(＋＋＋)。

同时确定了角膜血管翳的分级方法。将角膜分为四等份,血管翳侵入上 1/4 以内者为(＋),达到 1/4～1/2 者为(＋＋),达到 1/2～3/4 者为(＋＋＋),超过 3/4 者为(＋＋＋＋)。

国际上较为通用者为 Mac-Callan 分期法。

Ⅰ期——浸润初期:睑结膜与穹隆结膜充血肥厚,上方尤甚,可有初期滤泡与早期角膜血管翳。

Ⅱ期——活动期:有明显的活动性病变,即乳头、滤泡与角膜血管翳。

Ⅲ期——瘢痕前期:同我国第Ⅱ期。

Ⅳ期——完全结瘢期,同我国第Ⅲ期。

(五)诊断

典型的沙眼诊断并不困难,但是要确诊早期沙眼,必须具备以下条件。

(1)上睑结膜血管模糊,乳头肥大及滤泡形成等,主要是出现在睑板部上缘,或上穹隆部及内、外眦部。

(2)角膜上缘有血管翳。

(3)必要时做睑结膜刮片,在结膜上皮细胞中可找到包涵体或培养分离出沙眼衣原体。

（六）并发症与后遗症

1.睑内翻及倒睫

在沙眼的后期，病变可侵及睑板，因瘢痕组织收缩而变短，加之睑结膜特别是睑板上沟部位因瘢痕而收缩，遂使睑板向内弯曲如舟状，形成典型的睑内翻倒睫。倒睫亦可单独发生，乃由于毛囊附近受病变侵犯后产生的瘢痕所致。倒睫的长期刺激，可使角膜浅层呈现弥散性点状浸润，继而上皮剥脱，形成溃疡，称沙眼性角膜炎或沙眼性角膜溃疡，此时患者有异物感、怕光、流泪、疼痛及视力模糊等症状。应及时做内翻矫正及电解倒睫术，以免造成严重的损伤。

2.沙眼性角膜溃疡

在血管翳的末端有灰白色点状浸润，一旦破溃，即形成浅层溃疡，这些溃疡可以互相融合，形成小沟状溃疡。这种由沙眼血管翳所引起的溃疡，与倒睫所引起者，均称为沙眼性角膜溃疡。前者以用药物治疗为主，后者应做手术矫正睑内翻倒睫。

3.上睑下垂

由于上睑结膜及睑板组织增生肥厚，使上睑重量增加；同时病变侵及苗勒肌和提上睑肌，使提睑功能减弱，因而发生上睑下垂，治疗仍以沙眼为主。

4.沙眼性眼干燥症

由于结膜表面瘢痕化，将结膜的副泪腺及杯状细胞完全破坏，泪腺排泄管在上穹隆部的开口也被封闭，黏液和泪液完全消失，结膜及角膜变干燥，严重时结膜角膜呈弥散性实质性混浊，上皮角化、肥厚，形似皮肤，视力极度降低，此时应点鱼肝油或人工泪液（含有甲基纤维素 methylcellulose）以减轻结膜、角膜干燥；或行泪小点封闭术，以减少泪液的流出。

5.泪道阻塞及慢性泪囊炎

沙眼衣原体侵犯黏膜，可引起泪小管阻塞或鼻泪管阻塞，进而形成慢性泪囊炎。

（七）治疗

1.局部治疗

10%～30%磺胺醋酰钠、0.5%金霉素或新霉素、0.1%利福平酚酞丁安液点眼，每日 3～6次，每次 1～2 滴，晚间涂以 0.5%金霉素或四环素、1%红霉素眼膏。

2.口服药物

对炎症广泛，刺激症状明显者，除以上治疗外，可口服磺胺药及抗生素，如磺胺嘧啶、螺旋霉素、新霉素、四环素及多西环素等。7 岁以下儿童及孕妇禁用四环素。

3.手术

（1）内翻倒睫术。

（2）血管翳手术。沿角膜缘行球结膜环切电烙（或冷冻）术。也有人用氩激光灼烙较大的新生血管。对严重的血管翳可考虑行板层角膜移植术。

二、包涵体性结膜炎

（一）病因

本病是沙眼衣原体中 D-K 抗原型衣原体所致的结膜炎。此型衣原体能引起子宫颈炎及尿道炎。眼部感染来自生殖泌尿系统。常侵及双眼，为急性发病。

(二)临床表现

临床上分为两类。

1.新生儿包涵体结膜炎

又称新生儿包涵体性脓漏眼。新生儿出生时,在患衣原体性宫颈炎的产道中受感染,潜伏期5~12d。眼睑红肿,睑结膜充血、肥厚,乳头肥大,主要见于下穹隆及下睑结膜。新生儿结膜的腺样层尚未发育,故2~3个月内无滤泡形成。分泌物为脓性,量多,故应与新生儿淋菌性结膜炎鉴别,可做涂片检查,如系新生儿包涵体炎,基本不见细菌,并有包涵体。2~3周后转入慢性期。晚期有显著的滤泡形成,3个月至1年内自行消退,不留瘢痕,亦无角膜血管翳。

2.成人包涵体性结膜炎

又名游泳结膜炎,因为许多患者都有在污染的游泳池游泳史,实际上此病是由沙眼衣原体D-K型泌尿系统感染后污染的手、毛巾或水等传染到眼,是一种接触感染。潜伏期5~12d。开始时结膜充血,很快眼睑红肿,耳前淋巴结肿大,穹隆部结膜有很多滤泡,下方最著。结膜因细胞浸润而肥厚。结膜囊有很多脓性分泌物,内含大量多形核白细胞。结膜刮片可见包涵体。急性期消退后,结膜仍肥厚、充血、有滤泡,持续3个月至1年,不出现血管翳,不留瘢痕,自然消退。

(三)治疗

磺胺、四环素族或红霉素,口服或滴用均有显著疗效。

三、护理

(1)注意卫生,加强营养,进行适当的体育锻炼,增强机体抵抗力。

(2)心理护理:告知患者此病的病因、传播途径及危害性,使患者重视此病的防治,同时告知患者及家属此病的预后、治疗的必要性,帮助患者引起重视,按时用药,症状消失后未经医师认定,不可随便停药。

(3)定时开窗通风,保持房间清洁卫生。患者使用过的生活用具,如毛巾、脸盆、枕头、被套等要经常煮沸消毒或阳光下曝晒;点过眼药后,宜用酒精棉球擦手。

(4)禁用可的松眼药水治疗慢性沙眼,会加重病情;沙眼严重,有大量滤泡者应到医院行手术治疗,并同时配合药物治疗。

(5)养成良好的卫生习惯,勤洗手,勤剪指甲;不用手或不洁物品擦、揉眼部;最好用流水洗手、洗脸。

(6)沙眼患者在医师指导下积极治疗沙眼的同时,更要注意眼睛保健。多喝水,眼干时可以使用人工泪液滋润眼睛;使用电脑时勤眨眼睛,把显示器屏幕调低,减少眼睛泪液蒸发;饮食上多吃蔬菜和水果,多吃富含维生素 B_2 和维生素 C 的食物,也可以适当服用以上两种维生素制剂。

第四节　变态反应性结膜炎

一、泡性眼炎

(一)病因

泡性眼炎是结膜上皮组织对某种内生性毒素所引起的迟发性变态反应,一般认为是对结核杆菌蛋白过敏。常发生在营养失调和有腺病体质的女性儿童和青少年,也可能是对葡萄球菌、肠道寄生虫病等过敏所致。

(二)临床表现与类型

1.自觉症状

若仅累及结膜,只有轻度怕光、流泪、异物感;若累及角膜,则有高度怕光、流泪、眼睑痉挛,患儿常以手掩面,躲在暗处,拒绝检查。

2.根据结节所在部位

分为泡性结膜炎、泡性角结膜炎、泡性角膜炎,如三个部位同时或先后出现,则总称为泡性眼炎。

(1)泡性结膜炎:球结膜出现一个或数个灰白色结节,直径1～3mm,是由浆液性渗出及淋巴细胞、单核细胞和巨噬细胞所组成,结节周围呈局限性结膜充血,数日后结节顶端破溃下陷,1～2周后痊愈。

(2)泡性角结膜炎:上述结节出现在结膜角膜交界处,稍高于角膜,充血的球结膜血管呈扇形散开,愈后角膜缘参差不齐。

(3)泡性角膜炎:疱疹位于角膜上,呈灰白色、圆形,边界清楚,一个或数个,大小不等,破溃后形成溃疡,伴有新生血管长入,愈后可留瘢痕,位于边缘的疱疹常形成浅溃疡,反复发作,渐向中央移行,并有束状血管跟随,状如彗星,称束状角膜炎。痊愈后留有束状薄翳,但血管可萎缩。

(三)治疗

(1)局部点0.5％醋酸可的松眼液或0.1％地塞米松眼液,每日4次,或结膜下注射醋酸氢化可的松0.2～0.3mL。晚间涂四环素可的松眼膏或醋酸氢化可的松眼膏,必要时局部和全身联合应用抗生素治疗。

(2)注意营养,锻炼身体,增强体质,可服核黄素、鱼肝油及钙剂等。

二、春季性结膜炎

本病为季节性过敏性结膜炎,每逢春夏暖和季节发病,秋凉后自行缓解,翌年春夏季又发,故又称春季卡他。多见于儿童或青少年(3～25岁),男性多于女性(男女之比为3：1)。病因不明一般认为是对灰尘、花粉、阳光等的过敏反应。可能为变态反应Ⅰ型。轻症者3～4年后自愈,重者可连续复发10余年。

(一)临床表现与类型

为双侧性,自觉奇痒、烧灼感,轻度怕光流泪,有黏丝状分泌物。按病变部位可分为睑结膜型、角膜缘型,或二者同时存在的混合型。现分述如下。

1.睑结膜型

主要侵犯上睑结膜,由于结膜上皮和结缔组织增生,引起玻璃样变,有浆细胞、淋巴细胞和嗜酸性细胞浸润。临床所见:开始为睑结膜充血,继则发生许多坚硬、扁平、排列整齐的肥大乳头,乳头间有淡黄色沟,如卵石铺成的路面,结膜面呈淡红或灰色,睑板肥厚变硬,结膜刮片可找到嗜酸性细胞。

2.角膜缘型(球结膜型)

围绕整个或部分角膜缘及其附近的球结膜上,发生灰黄色胶状隆起,时间久者,表面粗糙呈污秽色,严重时可围绕角膜缘呈堤状。

3.混合型

上述两型病变同时存在。

(二)诊断与鉴别诊断

根据本病的特点,发病季节性强,多为青少年,男多于女,病程长,能自愈以及典型的体征,诊断并不困难。但应与一般过敏性结膜炎相鉴别。后者多为化学或物理性原因、药物、化妆品及紫外线刺激等引起,常伴有眼睑、睑缘或全身皮肤湿疹改变,与季节无关,在避开病原接触后好转。实验室检查本病患者的结膜分泌物涂片或结膜刮片上可见嗜酸性细胞,血清和泪液中IgE升高。

(三)治疗

由于过敏原不易找到,故目前尚无特效疗法。

(1)局部点 0.5% 可的松液、2%~4% 色甘酸钠液,每日 4 次有显效,但不能防止复发。1:5000肾上腺素点眼亦可减轻症状,抗组织胺药物也有帮助。

(2)对顽固病例可用 β 射线放射治疗,或用冷冻疗法。

三、护理

(一)心理护理

大部分属于自限特性疾病,但往往反复发作,迁延多年,严重影响身心健康。护理人员应耐心细致地讲解有关疾病知识,使其对本病有正确的认识,增强战胜疾病的信心,从而消除患者恐慌情绪,使之主动配合治疗和护理。

(二)眼睛护理

切断过敏原,避免接触过敏原,停止过敏物的刺激;过敏性结膜炎患者在发病季节戴用有色保护镜以遮阳光,防止阳光及空气中灰尘及花粉刺激,脱离变应原是最为理想有效的治疗手段,但有时很难办到,应尽量避免与可能的变应原接触,如清除房间的破布及毛毯,注意床上卫生,使用杀虫剂消灭房间的虫螨,在花粉传播季节避免到农村,尽量避免接触草地,停戴或更换优质的接触镜与护理液等。

(三)眼部冷敷

热敷使局部温度升高,血管扩张,促进血液循环,致使分泌物增多,症状加重,所以不能做热敷,可用凉毛巾或冷水袋做眼部冷敷。

（四）合理适当的用药

长期使用糖皮质激素类患者，在治疗过程中出现一些严重的不良反应，如十二指肠溃疡、胃肠穿孔、糖尿病高血压、低血钾、神经兴奋性升高、失眠、精神分裂症、儿童生长发育迟缓、肌肉萎缩、骨质疏松、股骨头坏死以及细菌、病毒和真菌感染；还可以引起激素性青光眼、白内障，在使用过程中需要注意补钾，给予胃黏膜保护药。检测血压、血糖、体重、眼压，观察患者精神状态、睡眠、胃纳、大便情况，注意有无腹痛、黑便出现，防止胃溃疡出血。对失眠者可适当口服镇静催眠药。

（五）嘱患者注意卫生不要用手揉眼睛

尽管过敏性结膜炎不传染，但也应避免揉眼，以防发展为细菌、病毒性结膜炎。

（六）起居有常，生活有规律

按时作息，保证足够的睡眠，不整日连续工作，更不要经常加班加点，中午小憩片刻，工作中宜放下工作，喝杯茶，放松休息一会儿，以舒心畅怀，怡性乐神。

（七）加强体育锻炼以增强体质

春天是进行体育锻炼的大好时机。要多多沐浴阳光，进行一些户外活动，以运动肢体关节，促进机体新陈代谢。增强体质的简单易行运动项目如散步、慢跑、郊游、踏青、登高等。

第五节　结膜变性

一、翼状胬肉

（一）病因

原因不明。可能与风沙、烟尘、阳光、紫外线等长期刺激有关。多发生于室外工作者。

（二）临床表现

初起时睑裂部球结膜充血肥厚，逐渐向角膜表面伸展，形成一三角形带有血管组织的胬肉，状似昆虫的翅膀，故名翼状胬肉。多发生于鼻侧，颞侧者较少。伸向角膜时，可侵及前弹力层及浅层基质。胬肉本身可分为三部分，在角膜的尖端为头部，跨越角膜缘的为颈部，伸展在巩膜表面的宽大部分为体部。

胬肉可长期稳定，无明显充血，组织肥厚，头部稍显隆起，其前方角膜呈灰白色浸润，胬肉不断向角膜中央推进，称为进行期。

多无自觉症状，但当胬肉向角膜中央扩展时，可引起散光；若遮盖瞳孔，则将严重影响视力；肥厚挛缩的胬肉可限制眼球运动。角膜有溃疡或烧伤后球结膜与角膜发生粘连称为假性翼状胬肉，它可发生在角膜缘的任何方向，是静止性，仅头部与角膜粘连。

（三）治疗

1.静止期

无症状不必治疗。当有炎症刺激时可点含激素的眼药水，夜晚可涂四环素可的松眼膏。

2.进行期

一般先采用以上药物治疗,如进展较晚,应做手术治疗,但手术后有 5％～20％的复发率,因此术后可点 1:2000 噻替哌液、0.5％可的松液,或用丝裂霉素液(0.2mg/mL),每日 3 次,共 1 周,或 β 射线(^{90}锶)照射,以防止复发。

二、睑裂斑

是由睑裂部球结膜长期暴露及老年性变性所致。位于角膜两侧,为黄色三角形隆起,基底朝向角膜缘,一般内侧较为明显,稍隆起,球结膜充血时,因睑裂斑内无血管,故更明显。其病理改变为结膜实质的玻璃样变性和弹力纤维增生,病变为静止性,不影响视力,无须治疗。

三、翼状胬肉的护理

(一)术前护理

1.做好心理护理

对待患者热情,态度和蔼,有问必答,言谈举止稳重,消除患者的恐惧、焦虑心情,取得其信任。翼状胬肉使患者眼部产生不适感,且影响美观,进展到瞳孔区则影响视力,加之点眼药效果不佳,单纯翼状胬肉切除术后复发率高达 5％～20％。因此患者对局部注射存在顾虑,尤其是术后复发者更加忧心忡忡,针对这些情况,要耐心解释治疗方法、注意事项,介绍成功的病例,告知患者此方法痛苦小,但一定要密切配合,以免发生意外,使患者满怀信心积极配合治疗。

2.术前准备及用药指导

做好各项检查,如血糖、乙肝表面抗原、心电图、HIV 等。术前 3d 用抗生素滴眼液滴眼,并教会患者和家属点眼药水的正确方法和注意事项。术前 1d 剪去术眼睫毛,并用2000U/mL庆大霉素平衡盐溶液冲洗泪道和结膜囊,如果泪道不通或冲洗时有脓性分泌物时应及时告知主管医师,以便采取相应的措施。训练患者按指令熟练向各个方向转动眼球,每个方向坚持至少 1min,便于术中配合医师的动作。告知患者术中及术后可能出现的不适及应对方法,使其以正确心态积极配合治疗与护理。

(二)术后护理

1.一般护理

加强生活护理,满足生活中的各种需求。应多卧床休息,不要挤眼或频繁转动眼球,以免影响植片上皮修复和植片生长;避免碰撞术眼导致切口裂开、出血或植片移位。再次叮嘱患者,勿将植片当成眼部分泌物擦掉。

2.结膜植片观察

密切观察结膜植片的生长情况及透明度,植片良好时呈透明状。应注意植片的颜色、光泽、有无脱落、移位、溶解、感染和排斥现象。若植片下方积血,量少可自行吸收,量多时放出积血或取出血块,查找原因,控制血压,改善凝血功能。

3.角膜观察

每日裂隙灯显微镜下观察角膜情况。角膜表面应光滑透明,胬肉头部附着处角膜变透明或较原来透明,无新生血管向角膜生长。

4.眼部护理

术后局部加压包扎,注意观察局部有无渗血及疼痛性质的变化,严防压迫过度而致组织血液循环不良。术后第二天打开眼敷料,局部用泰利比妥眼药水＋地塞米松 5mg 点眼,点药时使患者面部处于水平稍偏健眼位置,有利于药液聚集在泪眦部,促进局部炎症的消退。多数患者眼睑肿胀,在分开上下眼睑时手法要轻,不可单独牵拉下眼睑或上眼睑,以免引起疼痛和羊膜植片移位。对眼角的分泌物用湿棉签轻轻拭去。因结膜植片尚未上皮化,患者会感到疼痛、畏光、流泪,应调节好病房的光线,可戴墨镜避免光线刺激。每日观察眼球运动情况,为防眼睑球粘连,每日应分离眼睑球 1 次。因结膜植片易移位,点药时避免对眼球施加压力。

(三)出院指导

(1)注意休息,避免过度劳累和剧烈运动,保持充足睡眠。注意眼部卫生,勿用手擦眼,防止感染;外出带防护眼镜,避免烟尘、风沙及强光如阳光等刺激,如出现眼部不适症状(如眼痛、眼痒、眼部分泌物增多)时应及时来院复查。

(2)避免用力揉搓及碰撞术眼,以防植片脱落。

(3)适当增加营养,禁食辣椒、大葱等刺激性食物,并应禁烟酒。翼状胬肉的发病,与环境因素有重要的关系。预防翼状胬肉应注意避免眼睛受风沙、烟尘、有害气体、过度阳光及寒冷等因素的刺激,注意眼部卫生,患沙眼或慢性结膜炎应及时治疗,同时应注意睡眠充足,生活规律,避免大便干燥。

(4)指导患者按医嘱用药,教会患者正确的滴眼方式及如何妥善保管眼药:首先家属或患者本人将手洗干净,然后患者本人取仰卧位,眼睛向上看,家属或本人左手拇指、示指分开上下睑,拇指向下轻拉下睑,右手持眼药瓶将眼药点于下穹隆部,轻转眼球后闭目休息 1～2min,用棉签或者吸水纸拭去流出的药液。点眼药时瓶口距离眼睑 1cm,勿触及睫毛,同时点 2 种以上眼药水者,相互间隔 3～5min,每次点 1～2 滴,混悬药液如典必殊用前要摇匀。告知患者及家属滴眼液开启后常温下保存期限夏天 7～14d,冬天不超过 30d。

(5)定期复查。术后 1 个月内每周复查 1 次,若出现眼球运动障碍、复视等不适要提早复诊。

第六节　结膜干燥症

结膜干燥症主要由于结膜组织本身的病变而引起的结膜干燥现象。在正常情况下,泪腺和结膜杯状细胞分泌的泪液使结膜经常保持湿润,一旦上述的滋润机能遭到破坏,即出现结膜干燥症。

根据结膜病变的性质,该症可分为,上皮性、实质性和斯耶格兰综合征三种类型。

一、上皮性结膜干燥症

(一)病因

上皮性结膜干燥症是由维生素 A 缺乏所致,多见于痢疾及热性疾患消耗维生素 A 较多的婴幼儿。也可因维生素 A 摄取不足（成年人每日最低摄取量为 3000IU），如不合理的人工喂养及偏食或胃肠道吸收功能不良所引起。

（二）临床表现

两眼结膜失去光泽，弹性减退，眼球运动时出现结膜皱襞，与睑裂相应的球结膜部位近角膜缘处可见一三角形白色泡沫样斑块，称为 Bitot 斑，颞侧多见。同时出现夜盲症状，进一步发展，终于导致角膜软化症。

（三）治疗

全身给予大量维生素 A、B、C，吃含有维生素多的肝、胡萝卜、牛奶等食物。局部滴抗生素眼药水以防感染并湿润眼球。

二、实质性结膜干燥症

（一）病因

(1)结膜广泛性的酸、碱腐蚀伤及烧伤形成了大量瘢痕。

(2)因沙眼、结膜天疱疮、白喉杆菌性结膜炎导致的副泪腺、杯状细胞萎缩，泪腺开口闭锁，结膜得不到泪腺的湿润而干燥。

(3)长期睑外翻或睑闭合不全，结膜暴露所致，称之为暴露性结膜干燥症。

（二）临床表现

患者有干燥感、眼痛，结膜失去光泽，球结膜形成皱襞，角膜干燥甚至上皮角化，视力减退，重者可以失明。

（三）治疗

对症处理，局部点人工泪液或 0.5％甲基纤维素溶液以减轻症状。可行腮腺管移植术，但术后吃饭时流泪过多也很痛苦。对睑闭合不全者应治疗原发病，必要时行部分睑缘缝合术以保护角膜。

三、斯耶格兰综合征

临床上常见有干燥性结膜角膜炎、口腔干燥及类风湿性关节炎等三种症状，以中老年女性多见。

四、干眼症的治疗

（一）人工泪液

干眼症的基本治疗方法如下使用人工泪液，这些滴眼液中通常含有纤维素及衍生物、玻璃酸盐或是能增加水分和润湿眼表的人工聚合物。研究表明某些细胞因子对维持眼部正常泪液代谢起重要作用。许多含有细胞因子的人工泪液逐渐应用于临床，如贝复舒滴眼液治疗干眼效果明显。人工泪液经济、便利，从轻度干眼症治疗逐渐向中、重度干眼症治疗方向发展，已成为主要治疗药物之一。

（二）糖皮质激素

随着对干眼症病理机制研究的深入，许多对因治疗开始应用，比如局部使用抗感染药物。该类激素长期使用可能引起眼压升高、白内障，仅适用于重度干眼症的短期治疗。

（三）免疫抑制剂

免疫抑制剂治疗结膜干燥引起的干眼症有较好的效果。美国食品与药品管理局（FDA）I

期临床试验结果显示,0.1％环孢素眼用乳浊液能减少结膜中 T 淋巴细胞的数目和白介素-6 (IL-6)的水平,增加杯状细胞的数目,明显改善泪液产生和角膜荧光素染色评分。0.1％环孢素眼用乳浊液治疗慢性干眼症 1～3 年是安全的,具有良好耐受性,无全身性不良反应。

(四)二十烷基类化合物

二十烷基类化合物能刺激眼表面上皮细胞生成黏蛋白,而黏蛋白是泪膜的重要组成成分之一,它将疏水性角膜表面转化为亲水性,使泪液扩散在角膜表面形成光滑的化学平面,对保持角膜的湿润和维持泪膜的稳定起重要作用。

(五)自体血清

自体血清中含有许多抗菌因子,如 IgG、溶菌酶和补体,有抑菌作用,同时含有维生素 A 和多种细胞因子,可改善眼组织营养,刺激细胞再生,加速组织修复。

(六)性激素

大量动物实验研究表明,性激素水平的降低可引起眼泪液分泌量和性质的改变,导致泪膜的结构和功能的异常,引发一系列眼表组织的病理性改变,产生干眼症。雌激素在一定程度上能影响泪腺的功能,其机制尚不清楚。性激素适用于绝经、衰老、抗性激素药物等引起的干眼症,但性激素的全身应用可导致较严重的不良反应。

五、干眼症的一般护理

(一)生活起居护理

1.保持良好的生活环境

通过使用室内加湿器、湿房镜来减少泪液的蒸发。在设有中央空调或暖气的房间,嘱患者定时开窗通风,保持房间湿度在 40％～60％。若环境干燥或长期使用空调,都会使眼睛里的水分蒸发得更快,加重泪液流失,这样角膜就得不到湿润,整个眼球干燥无光,角膜上皮角化。外出戴防护眼镜或太阳镜。

2.保持良好的生活习惯

睡眠充足,保证睡眠质量,不熬夜。注意劳逸结合,工作 1～2h 休息 15min,将目光望向远方的物体并做眼保健操。经常眨眼,可以减少眼球暴露于空气中的时间,避免泪液蒸发。

3.饮食指导

注意饮食调理,摄入易消化、清淡、富含维生素 C 的食物,多吃豆制品、鱼、牛奶、核桃、青菜、大白菜、空心菜、西红柿及新鲜水果等。嘱患者早餐应吃好,以保证旺盛的精力;中餐应多食入蛋白质含量较高的食物,如精猪肉、牛奶、羊肉、动物内脏、鱼及豆类等;晚餐宜清淡,多食入富含维生素的食物,如各种新鲜蔬菜及水果,特别是柑橘类水果。

(二)用药指导

1.慎用药物

许多药物可引起干眼症,如镇静剂、安眠药、镇咳药、胃药、降压药物、避孕药等。如需要服药则必须告知医师病史。

2.正确使用眼药水

如果戴隐形眼镜,可用隐形眼镜专用的润湿液。滴眼药水时,取坐位或仰卧位,头略后仰,眼向上看。用手指或棉签拉开下睑,暴露下结膜囊,持眼药瓶滴入结膜囊内,将上睑轻提,使药液充盈整个结膜囊。在眉头部位接近眼球的地方用指头轻轻按摩 1～2min,这样既可加快眼睛吸收药水的速度,也可避免药水堆积后流向鼻泪器官。勿将眼药水直接滴在角膜上,以避免角膜敏感所引起的闭眼反射,把眼药水挤出来。使用眼药水时,最好采取少量多次的方法,每次 1 滴或 2 滴。

(三)心理护理

初次就诊的患者因出现眼睛干涩、异物感及眼痛等症状,加之对该病缺乏认识,往往产生恐惧感,因此应耐心向患者解释本病的发病机制,帮助患者消除恐惧感。治疗时间较长的患者可出现焦虑心理,因此应多关心、体贴并安慰患者,引导患者在良好的心理状态下接受治疗。

(四)健康指导

在临床护理工作中,应将干眼症的相关因素、治疗及预防的知识作为重要的健康宣教内容,及时对患者进行讲解、指导,使其眼部不适症状减轻,避免病情加重,降低视力损害。

六、Sjogren 综合征的护理

(一)一般护理

1.保持病室适宜的温度及湿度

温度保持在 18～20℃,湿度保持在 50%～60%,光线宜暗。

2.卧床休息

待病情好转后逐渐增加活动量,角膜炎者出门宜戴有色眼镜。

3.饮食

宜进食富有营养的清淡软食,忌食辛辣及过热、过冷、过酸等刺激性食物,忌烟酒,多吃水果和蔬菜,多饮水,保持大便通畅。

4.消毒隔离

治疗室及病室每日用消毒液消毒 2 次,被褥每 2 周曝晒 1 次,以防重复感染。

(二)心理护理

因患者对疾病不了解,当得知诊断时往往表现为猜疑、悲观、恐惧等不同的心理反应。护士应耐心向患者介绍有关疾病的治疗,以消除其不良心理,积极配合治疗与护理。

(三)眼睛干燥的护理

眼睛干燥是本病最常见的一种临床表现,患者常常出现眼睛异物感、烧灼感,或眼前幕状遮蔽感觉,针对这些症状让患者避免强光刺激,外出戴遮阳镜、遮阳伞。坚持每日用生理盐水冲洗眼部,以保持其湿润,必要时给患者滴入眼药水或人工泪液,但不使用可的松眼膏,防止角膜溃疡穿孔。在患者闲余时,嘱其尽量减少看书、看报时间,注意眼睛的休息。少数患者由于眼部的干燥发生霉菌与细菌感染,这时应给患者应抗生素治疗。

(四)用药的护理

Sjogren 综合征目前尚无有效的根治方法,仍以对症治疗和替代治疗或将要发生的问题给予护理。如用免疫抑制剂药物,需要观察是否有中性粒细胞减少,服用糖皮质激素时注意患者的血压是否升高,有无血尿、腹痛、腹胀及细菌、霉菌感染。由于长期服用激素,有骨质疏松现象,因此,避免患者跌倒出现骨折,适量给患者补充钙剂,在日常生活饮食中,也可多食用含钙多的食物。如服用非甾体抗感染药物应注意其胃黏膜的保护。

（五）出院指导

Sjogren 综合征病程长，易复发，出院后还需要继续用药。患者存在心理负担重，情绪低落，不愿理睬别人，我们及时把握住患者的心理状态，并对其进行心理疏导，同情、关心体贴患者，消除患者的不良心理因素，同时，在患者出院前进行详细的指导，给患者讲解疾病的有关知识、用药目的及注意事项。让患者遵医嘱服用泼尼松时，不要随意停药，教会其滴眼、滴鼻的方法，注意口腔清洁，保持愉快心情，适当锻炼身体，增强机体抵抗力，定期复查，如有不适随时就诊。

第七节　角膜溃疡

一、护理评估
(1)患者年龄、职业、文化程度、对治疗及护理的要求。
(2)患者现病史、既往病史、过敏史，有无合并心血管疾病、糖尿病等。
(3)患者心理状态、家庭及社会支持情况。
(4)眼部评估：畏光、流泪、疼痛、视力下降、角膜浸润灶及分泌物情况。
(5)评估患者自理能力，制订合理护理措施。
(6)患者及家属是否得到有关角膜溃疡知识的指导。

二、护理措施
（一）隔离护理
按眼科疾病隔离护理常规，根据患者眼部分泌物、微生物检查结果及诊断进行隔离。一般细菌及真菌感染者，可住同一隔离室，但要求做好床边隔离。如为较严重的铜绿假单胞菌性角膜溃疡应住单间隔离病室。病室光线宜暗，通风良好。

（二）心理护理
真菌性角膜溃疡病程长，单纯疱疹病毒性角膜炎病情反复发作，铜绿假单胞菌角膜溃疡病情发展迅猛，大多数患者情绪焦虑、抑郁，应耐心细致地向患者及家属介绍疾病相关知识，疼痛的原因，治疗的效果及配合方法。多给予安慰、鼓励，解除其紧张情绪，使患者树立信心，积极配合治疗。帮助患者转移注意力，如与病友聊天、听音乐等。

（三）饮食护理
多进食含有丰富蛋白质、维生素类和易消化食物，如瘦肉、鸡蛋、鱼、牛奶等。多吃水果、蔬菜，促进角膜上皮生长及保持大便通畅。

（四）用药护理
遵医嘱准时滴用抗生素眼药水及全身应用抗生素控制炎症。临床上多采用联合用药，病程严重者结合全身用药，应注意观察药物不良反应。角膜溃疡，点眼频繁，每 15～30min 点眼1 次，不同药物要交替使用，并编排好点眼时间，要按时点眼以保证药物在眼内的浓度。按药物说明保存药物，如冷藏或避光。点眼时，如泪液过多或有分泌物，应先用消毒棉签吸干泪液及抹去分泌物再点眼。点眼时动作轻巧,不施压于眼球,以免溃疡穿孔。结膜下注射安排在饭后 15min 执行,以免疼痛影响患者食欲。

(五)眼部护理

(1)保持眼部及周围皮肤清洁,每天早上用生理盐水棉签清洁眼部及周围皮肤,如结膜内脓性分泌物较多时,可进行结膜囊冲洗。

(2)向患者讲解角膜溃疡导致角膜穿孔的严重后果,引起患者重视,积极配合治疗。点眼后嘱患者不要用力闭眼及用手揉眼,以防挤压眼球,引起溃疡穿孔。

(3)检查治疗及护理操作要动作轻巧,切不能加压眼球,不能翻转眼睑,以免溃疡穿孔。

(4)注意保持大便通畅。避免用力排便及打喷嚏、咳嗽,角膜后弹力层膨出时要用绷带包扎,防止穿孔。

(5)保持环境安静、舒适,以减少感官刺激,有利于患者休息,提高对眼部疼痛的耐受性。疼痛严重者,根据病情适当使用止痛药。进行球结膜下注射时,先向患者解释清楚,并充分麻醉后进行,以免加重局部疼痛。

(6)患者畏光、流泪,室内光线宜暗,或戴眼罩及有色眼镜保护,避免光线照射刺激角膜。

(六)病情观察

(1)密切观察患者眼痛、畏光、流泪症状有无减轻,眼部分泌物颜色及性状,有无前房积脓、视力及眼压的变化。角膜溃疡浸润灶缩小或扩大、溃疡愈合情况,有无角膜溃疡穿孔,房水流出等。

(2)观察药物不良反应。

(3)观察患者生命体征,饮食、睡眠情况。

(七)生活护理

注意个人卫生,修剪指甲、头发、勤洗手,保持患者床单位整齐清洁,特别注意保持枕头清洁。绿脓杆菌角膜溃疡患者要严格做好消毒隔离工作,防止交叉感染。

出院患者,严格做好出院床单位终末处理。

三、健康指导

(1)疾病相关知识指导:向患者及家属详细介绍角膜溃疡的发生和发展,治疗目的,预后,治疗配合知识。

(2)用药指导:向患者及家属介绍出院坚持用药对疾病预防复发的重要性,特别是真菌和病毒感染者,教会患者点眼和涂眼膏方法。

(3)活动与休息:出院 1 个月内少阅读、多休息,避免强光刺激及视疲劳,卧室光线要柔和,通风良好,空气清新。洗头时避免洗发液入眼造成不良刺激。外出可戴防护眼镜,防止角膜受伤。近期避免到风、沙、尘大的地方,防止异物吹入眼部引起不适。角膜溃疡愈合后 3 个月内避免游泳,减少眼部不良刺激及污染。3 个月内避免骑摩托车,避免迎面大风对眼部的不良刺激。

(4)适当增加营养及参加体育锻炼,提高机体抵抗力,避免受凉感冒,防止疾病复发。

(5)复诊指导根据病情定期复诊,如有眼红、眼痛、畏光、流泪、视力下降可能为疾病复发,应立即到医院复诊。

第八节 角膜移植手术

一、护理评估

（1）患者年龄、职业、文化程度、对治疗及护理的要求。

（2）患者的现病史、既往病史、过敏史，有无合并心血管疾病、糖尿病、高血压等。

（3）患者的心理状态、经济状况、家庭及社会支持情况。

（4）眼部评估：视力、眼压，有无眼睑内翻、外翻、倒睫、眼睑闭合不全、眼干燥症等。

（5）评估患者自理能力，制订合理护理措施。

（6）患者及家属是否得到有关角膜病及角膜移植手术相关知识的指导。

二、护理措施

（一）术前护理

1.护理常规

按内眼手术前护理常规。

2.心理护理

术前向患者及家属介绍病情、手术目的、治疗效果、手术配合知识，解除思想顾虑、积极配合治疗。

3.缩瞳

按医嘱术前1h用0.5%～1%毛果芸香碱缩瞳2～3次，瞳孔缩小可减少做角膜环钻植孔时损伤晶状体的危险性，也有利于做移植床时的中央定位，还有利于手术毕注气或注液以重建前房。

4.降眼压

为使术中眼压稳定，术前要降低眼压，使手术过程不出现晶状体虹膜隔隆起，保证手术的顺利进行，术前充分降低眼压、软化眼球是穿透性角膜移植手术成功的关键之一。术前30min按医嘱静脉滴注20%甘露醇或口服山梨醇，并观察药物的不良反应。

（二）术后护理

1.护理常规

按内眼手术后护理常规。

2.休息与活动

术后3d多闭眼静卧休息，减少眼球运动，避免头部用力及术眼碰伤，协助生活护理。

3.饮食护理

术后半流质饮食1d，避免进食硬质食物，以免咀嚼肌过多运动影响切口愈合。

4.病情观察

为促进角膜上皮愈合，术后绷带加压包扎，术后要观察术眼绷带有无松脱或过紧，敷料有无渗血。眼压观察：观察患者有无眼胀痛、头痛、恶心、呕吐，监测眼压变化。角膜移植片观察：观察移植片是否透明，切口对合情况，植片及缝线是否在位。

5.用药护理

(1)按医嘱静脉滴注抗生素及糖皮质激素以预防感染及控制术后炎症反应。

(2)上皮生长良好可解除术眼绷带,按医嘱滴抗生素及糖皮质激素滴眼液。

(3)真菌感染者术后使用抗真菌药物,术后早期眼部用抗生素、抗真菌滴眼液、眼膏。

(4)化脓性角膜溃疡术后虹膜反应较重,按医嘱给予散瞳,预防虹膜后粘连。

(5)用药过程观察药物不良反应,眼部上药时动作轻柔,注意无菌操作,滴眼瓶口及眼膏软管口不能碰到角膜植片,因角膜知觉尚未恢复。

6.出院指导

(1)用药指导:角膜移植术后出院按医嘱继续用药,指导患者掌握点眼方法。特别注意点眼时不能碰到角膜植片。两种以上滴眼液要交替使用,时间间隔 20min 以上,以保证药物在眼内的浓度。滴眼剂宜放阴凉避光处。

(2)饮示指导:适当补充营养,增强机体抵抗力,多吃水果、蔬菜,以保持大便通畅,少吃辛辣、油炸食物。避免喝酒及吸烟。

(3)术眼保护:注意术眼卫生,术后角膜移植片知觉未恢复,不要揉擦眼部,外出要戴防护眼镜,避免碰伤术眼。不能游泳,防止感染,避免日晒、热敷,保护角膜移植片。术后 1 年内避免重体力劳动。最好全休 3 个月。

(4)排斥反应的观察:角膜移植术后排斥反应表现为眼红、眼痛,突然视力下降,角膜移植片混浊。一旦发生应立即到医院就诊。

(5)复诊指导:出院后 1 周回院复诊,以后的复诊时间及角膜缝线拆除时间根据病情而定。

第九节 角膜软化症

角膜软化症又称维生素 A 缺乏性眼病,是维生素 A 严重缺乏的眼部表现。结膜和角膜上皮出现干燥性变性,进一步引起角膜基质崩溃和坏死。多双眼受累,但程度不一,常见于虚弱多病、营养不良的婴儿。目前此病已少见。

一、病因

平时多见于婴幼儿时期,人工喂养不当或食物中维生素 A 含量过少,或由于长期腹泻而造成摄入量不足;也可发生在急性热性传染病后,特别是麻疹、肺炎等热病时,维生素 A 消耗量增多,加之食欲缺乏、忌口等,摄取量减少时。战时,在激烈的战斗中,如出现含维生素食物供应困难,也有发生本病的可能。

二、临床表现

(一)全身症状

表现为严重营养不良,身体虚弱消瘦,声音嘶哑、皮肤干燥,毛发干而脆,呼吸道、消化道等黏膜上皮变性,结果可出现支气管炎、肺炎及腹泻等。

(二)眼部表现

除双眼畏光不愿睁眼以外,眼部病变经过可分为四个阶段。

1.夜盲期

夜盲是维生素 A 缺乏的早期症状。此期外眼正常,仅自觉在光线暗或黑夜之中行动困难,是暗适应功能下降的结果。婴幼儿年龄太小,很难自述被发觉;而成年人夜盲,则应与其他原因所致夜盲如视网膜色素变性等相鉴别。

2.干燥前期

球结膜表面失去光泽,角膜表面也变得暗淡无光。继而球结膜失去原有的弹性,当眼球转动时围绕角膜缘的球结膜呈同心环形皱襞,角膜感觉减退。

3.干燥期

此期球结膜呈显著的干燥状态,在睑裂区角膜两侧的球结膜上,出现肥皂泡沫状的银白色三角形斑,叫结膜干燥斑或比托斑。此斑不为泪液湿润,且冲洗不掉,但易被擦去,稍等片刻后又再度出现。角膜完全失去光泽,并呈灰白色雾状混浊。角膜感觉几乎完全消失,怕光。此期如不及时治疗,病情将急剧恶化而进入角膜软化期。

4.角膜软化期

是病变发展的最严重阶段。球结膜增厚而且粗糙,如同皮肤。角膜感觉消失;基质呈弥散性灰白色混浊。继之角膜上皮脱落,基质坏死,形成溃疡,前房积脓。角膜可迅速穿孔,虹膜脱出。轻者愈合形成粘连性角膜白斑;重者可演变成眼球萎缩或角膜葡萄肿而失明。

三、治疗

(一)全身治疗

轻者口服浓缩鱼肝油或鱼肝油丸。同时给予含维生素 A 丰富的食物,如猪肝、羊肝、蛋、奶类、胡萝卜、红辣椒、南瓜、番茄、菠菜等。重者或有消化系统疾病,口服不能吸收时,可肌内注射维生素 A、D 0.5～1.0mL(每 0.5mL 含维生素 A 2500U、维生素 D 2500U)每日或隔日1 次。

(二)眼局部治疗

在干燥期以前,应用鱼肝油点眼可湿润干燥的结角膜。抗生素及磺胺类眼药水及眼膏点眼,以防止角膜继发感染。在角膜软化期,应按角膜溃疡及并发虹膜睫状体炎的治疗原则进行处理。

四、预防

本病完全可以预防。对婴幼儿应提倡人乳喂养,对高热、腹泻的患儿,应注意维生素 A 食品的补充。在部队,军医应关心战士的食谱和维生素的供应情况,特别是高原、边防和特殊地区执行任务的部队。

五、护理

(1)家长树立战胜其孩子疾病的信心,积极配合医师治疗。

(2)遵医嘱全身及眼部使用维生素 A,如深部肌内注射,每次 1mL,每日 1 次,持续 1 周以上。眼部可使用抗生素眼药水预防感染。在补充维生素 A 时要在医师的指导下使用,因为维生素 A 摄入过量易导致中毒,当患儿出现头痛、恶心、嗜睡等症状时应及时与医师联系。

（3）滴眼时，动作要轻柔，切勿用手挤压眼球，避免因人为因素造成眼压增高，导致角膜穿孔和眼内容物脱出。注意眼部卫生，不用不洁的手及手巾揩擦眼部，以免眼部感染加重病情。

（4）同时向家长宣讲合理的喂养，让家长注意及时添加辅食，添加辅食应从小量、易消化开始，逐渐增加，一次添加一种，待适应后再加另一种，不可操之过急。可多吃含维生素 A 丰富的食物，如动物肝脏、胡萝卜等，并应注意合理烹饪，尽量减少营养成分的丢失。同时应适当逐渐添加鸡蛋、鱼类、豆制品、肉类、菜泥、果汁等。如添加不当，可出现食欲缺乏、消化不良、腹泻等，所以添加辅食应交替进行。

（5）小儿生性好动、顽皮，护理人员及家长应严密监护此类儿童，防止小儿跑跳、跌跤、揉眼等。由于患儿年龄不同，对能够语言沟通的患儿应尽量多陪患儿说说话，使其对医护人员产生信任感、依赖感，鼓励患儿战胜疾病的信心，对年龄偏小的婴幼儿应常抚摩他们的额头，与他们逗笑、玩耍，用肢体语言的方式与患儿交流，促使其早日康复。

第十节 角膜变性

角膜变性，一般是指角膜营养不良性退行性变引起的角膜混浊。病情进展缓慢，病变形态各异。常为双侧性，多不伴有充血、疼痛等炎症刺激症状。仅部分患者可发生在炎症之后。病理组织切片检查，无炎性细胞浸润，仅在角膜组织内，出现各种类型的退行性变。如脂肪变性、钙质沉着、玻璃样变性等。确切的原因不明，有的表现为家族遗传性。

一、老年环

老年环是最常见的一种双侧性角膜周边变性。其表现是在角膜周边前弹力层及基质层内，呈灰白色环状混浊，宽 1.5～2.0mm，与角膜缘之间相隔着一透明带。常发生于 50 岁以上的正常人。有时也可发生在青壮年时期，称青年环。病理学上表现为角膜基质层内有浓密的类脂质点状沉积。年轻患者往往伴有血液中胆固醇增高现象。此病不影响视力，无自觉症状。

二、角膜边缘变性

角膜边缘变性又称 Terrien 病，病因不明，比较少见，通常为双侧性，常见于中年或老年人。初期，在角膜上方边缘处先出现点状混浊，后渐形成半月形沟状凹陷，基质变薄，表面有新生血管和完整的上皮层覆盖。近中央侧边缘锐利，呈白线状。由于沟部组织变薄，在眼内压影响下，可逐渐发生膨隆，常因角膜高度散光而影响视力。当不能承受眼内压力或受到轻微外伤时，可发生穿孔或角膜破裂，并伴有虹膜脱出。病理学上表现为角膜胶原纤维变性和脂肪浸润。

治疗：首先告诉患者不能用力揉眼，更要预防意外碰伤。重者可行板层角膜移植术，修补和加固角膜变性区。

三、角膜带状变性

角膜带状变性又名角膜带状病变，是发生于睑裂部位的角膜暴露区，表现在角膜上皮层下前弹力层处呈灰色带状混浊。混浊首先发生在 3 点和 9 点处角膜缘，与角膜缘周边相隔一狭窄透明区。然后混浊由两侧向中央扩展,最终连接,形成中部狭窄、两端较宽、横贯睑裂的带状混浊区。病变部位常伴有钙质沉着的白色钙化斑。最后病变可侵犯到角膜基质层和出现新生血管。晚期可出现刺激症状。本病常为绝对期青光眼、葡萄膜炎和角膜炎后的并发症,也可发生在已萎缩的眼球上。亦可见伴有高血钙症的全身病(如维生素 D 中毒、副甲状腺功能亢进等);与遗传有关的原发性带状角膜病变较为少见。

治疗:早期可在刮除角膜上皮后,试点用 0.2%～0.5% 依地酸钙钠(EDTA-Na)眼药水。晚期如有视功能存在或为了美容目的,混浊限于基质浅层者,可行板层角膜移植术。

四、家族性角膜营养不良

是一组侵犯角膜基质的遗传性角膜病变或角膜变性。

(一)颗粒状营养不良

是 Groenouw Ⅰ 型,常染色体显性遗传,双眼对称。表现在角膜中央区浅层基质内,呈现白色点状混浊、形态各异的变性改变;混浊病变间的角膜基质透明。本病多开始于 20 岁以前,青春期明显加重,呈进行性,偶尔病变可侵犯到基质深层。

(二)斑状营养不良

是 Groenouw Ⅰ 型,常染色体隐性遗传,双眼发病。表现在全厚基质层内出现各种各样的混浊斑点。混浊区角膜轻度隆起,斑点间基质呈现轻微的弥散性混浊,病变可扩展到角膜周边,混浊点可逐年增多。有间歇性刺激症状。晚期角膜上皮和前弹力层可受侵犯。青春期发病,进行缓慢,但中年后视力可明显减退。

(三)格子状变性

又称 Haab-climmer-Biber 病。常染色体显性遗传。双眼受累。病变限于角膜基质浅层,除斑点状混浊外,还存在微丝状混浊线,错综交叉成格子状或蜘蛛网状。多在幼年发病、病程缓慢。病变可侵犯上皮层,破溃后形成慢性溃疡,晚期可伴有新生血管。多在中年后视力显著减退。

治疗:无特殊药物治疗办法,可根据病变和视力损害程度,选择板层或穿透角膜移植手术,以增进视力。

五、Fuchs 内皮营养不良

又称角膜滴状变性。有家族倾向,为常染色体显性遗传病。常见于 50 岁以上妇女,多侵犯双眼。病程进展缓慢,可长达 10～20 年。主要由于内皮功能自发性代偿失调,或角膜外伤、不适当的角膜放射状切开,白内障、青光眼等内眼手术后所造成的角膜内皮损伤、功能失调所致。开始表现为角膜滴状变性,最后导致角膜基质层及上皮层水肿、混浊。上皮下出现水泡,形成所谓大泡性角膜病变。当水泡破裂后,出现眼痛、怕光、流泪、异物感等症状,视力明显减退或丧失。组织学检查,可发现后弹力层变肥厚,内皮细胞变薄,并伴有色素沉着。

治疗:早期可点用高渗剂眼药水,能缓解症状,改善视力。晚期需行角膜移植术。

六、护理

此病为遗传性疾病,患者对自己疾病的愈后持悲观态度,在做好患者基础护理的前提下,我们着重做好患者的心理护理。

(1)对新入院的患者热情接待,详细介绍入院须知,让患者尽快熟悉环境,以积极的心态适应角色的转换。帮助患者建立良好的人际关系,包括医患关系、护患关系、患者与患者之间的关系等。

(2)对焦虑、烦躁的患者我们主动与他们交朋友,促膝谈心,从工作、家庭、生活等方面入手聊天,让患者对我们确立基本的信任。对自己病情提出疑问的患者,做好科学的解释工作,缓解他们的身心压力。

(3)角膜变性属于遗传性疾病,患者对自身病情易产生悲观情绪,我们在协助医师做好治疗的前提下,一方面加强与患者的心理沟通,以严谨、热情的工作态度,耐心细致的工作作风,最大限度地取得患者的信任,使他们视护士为亲人,有什么心里话愿意对护士说;另一方面我们积极与患者的单位、家属、朋友取得联系,让他们时常探望、细心照顾患者,给予患者更多的关爱,让患者有归属感,以利于患者病情的稳定与恢复。

(4)对于出现躁狂等精神症状的患者,密切观察,一旦有初期表现立刻报告医师,及时应用镇静剂,杜绝精神症状而致伤害或影响治疗的情况发生。

第十一节　角膜先天异常

一、大角膜

先天性大角膜是指角膜直径超过 12mm 以上,但眼压不高,角膜透明,弯曲度正常,角膜缘变宽,虹膜后移,前房较深,瞳孔略大,晶体无混浊。常伴有屈光不正,亦可有正常视力。病情为非进行性,常为双眼,男性多见,系家族遗传性疾病。因常与大眼球相伴随,故应与先天性青光眼的"牛眼"或"水眼"状态相鉴别。

二、小角膜

先天性小角膜是指角膜直径在 10mm 以下,角膜弯曲度增大,前房浅。常伴有高度屈光不正或弱视,亦有保持正常视力者。小角膜常是眼球的组成部分,眼球发育一般是完全的,但亦可伴有虹膜、脉络膜缺损、眼球震颤和继发性青光眼。

三、圆锥角膜

是一种先天性的发育异常,为常染色体隐性遗传疾病。发病始于青春期,首先表现为近视性散光;角膜中央区逐渐变薄、膨隆,呈圆锥状突出,发展缓慢,常双眼受累,一眼可先发病。晚期后弹力层可随时破裂,房水进入角膜基质,因而可突然发生急性角膜水肿、混浊。由于愈合后会遗留线纹状瘢痕,使视力更趋下降。早期戴接触镜矫正视力,当视力不能矫正或中央区角膜混浊、圆锥进行性发展时,行角膜移植术。

四、角膜皮样囊肿

角膜皮样囊肿是一种先天性的肿瘤,可累及来源于中胚叶或外胚叶的组织,通常出现于角、巩膜缘处,特别常见于颞下侧。侵犯角膜和巩膜。肿物表面光滑,呈黄红色圆形状。一般视力不受影响。可行手术切除,同时进行板层角膜移植术。

第十二节　戴用角膜接触镜引起的并发症

目前角膜接触镜应用愈来愈普遍。接触镜在矫正屈光不正和治疗一些角膜疾病中,有其独特的优点,但也存在戴镜后引起的许多并发症,引起戴用者和眼科医师的重视。

一、接触镜的类型与戴用方式

目前常用的接触镜有硬性接触镜(PMMA 聚甲基丙烯酸甲酯)及新型透氧硬镜;亲水性软性接触镜(HEMA 甲基丙烯酸羟乙酯)和新近研制成的一次性长戴型软镜。

戴用方式:分长戴型(日夜戴)及日戴型(仅日间戴)。

二、戴镜后引起的并发症

(1)巨乳头状结膜炎:可能与软性接触镜上沉积物堆积刺激有关。

(2)浅层点状角膜炎:用荧光素染色可以发现角膜上皮层有点状损伤。

(3)角膜上皮剥脱伴上皮下浸润或角膜中央区或周边基质浸润。

(4)角膜溃疡:是并发症中最严重者,其中细菌性角膜溃疡,如绿脓杆菌、葡萄球菌、肺炎双球菌、链球菌等感染者最常见;其次是真菌性角膜溃疡、病毒性角膜溃疡和棘阿米巴角膜炎等。发生的主要原因是角膜上皮机械性损伤伴有致病微生物侵入所致。致病微生物系因镜片污染或原非致病微生物因角膜损伤而变为致病者。以治疗性为目的,佩戴长戴型接触镜时,可发生传染性角膜炎。

(5)角膜水肿:可能与佩戴的接触镜太紧导致角膜缺氧引起急性角膜上皮或基质水肿所致。

(6)角膜新生血管:所有新生血管几乎都是表浅的,很少超过角膜缘 1～2mm。若血管未达视轴区,可不必去掉治疗性接触镜。

三、预防与处理原则

严格掌握佩戴接触镜适应证,提高验光配镜水平。对佩戴镜者应定期随访、保健。戴用者对镜片要严格消毒、保养,避免用自制生理盐水、自来水冲洗镜片,或把镜片放入口中湿润。注意选择镜片品种。新型透氧硬镜和一次性长戴型软镜危险性较小。最近研制的一种新型接触镜材料氟化硅丙烯酸盐已问世,其优点是透氧性强,并能阻止沉着物在其上黏附。再者是要熟悉戴镜方式,日戴型接触镜不要过夜,长戴型者最长不能超过 7d。戴镜中如有不适,应立即去掉接触镜,并及时处理出现的各种并发症。总之,对戴接触镜引起的并发症,应做到以预防为主,早发现、早治疗。

四、镜片护理

在每次脱下镜片后,首先清洁和冲洗,然后消毒,清洁和冲洗对于去除在佩戴时积聚的黏液、分泌物、膜或沉淀物是必要的。为了破坏有害的细菌,脱下镜片后马上清洁消毒。

五、镜片配戴注意事项

(1)接触镜片前务必彻底将手清洗干净,擦干。

(2)从包装中取出镜片,检查镜片是否湿润、清洁、清晰,没有凹痕和撕裂。如果镜片损坏,勿用。

（3）不用自来水冲洗镜片。用新鲜的未过期的镜片护理液冲洗，不同的护理液不能混在一起使用。

（4）如在佩戴过程中发现以下现象请及时停止使用：急性持续性眼痒，眼睛刺痛，严重充血、有异物进入急性持续性流泪，分泌物较多且加剧趋势，视力模糊、畏光，有白圈出现等。

（5）为避免对眼睛的更大伤害，如有不适或以上症状请立即摘掉镜片，并及时就医。如果佩戴不正确，容易患上角膜炎等眼疾。软镜的材料有吸附作用，空气中的灰尘、泪液中的蛋白质等日积月累会被吸附在镜片表面，缩短佩戴时间、定期更换镜片是您健康舒适安全的前提。

六、隐形眼镜佩戴禁忌

为避免眼睛发炎请不要与他人共同使用，配戴隐形眼镜绝对不可过夜，过夜易致角膜缺氧。在游泳桑拿、温泉时不宜配戴隐形眼镜，水池中的微生物会引起镜片污染。

第十三节　巩膜外层炎

巩膜外层炎为巩膜表面组织的炎症，常发生于赤道前部，即角膜缘至直肌附着线之间的区域内。女性发病率是男性的 3 倍；通常的发病年龄是 20～50 岁，约 1/3 的患者是双眼同时或先后发病。目前病因未明，1/3 的患者可伴发红斑、痤疮、痛风、感染或胶原血管疾病。临床表现有两种类型。

一、结节性巩膜外层炎

结节性巩膜外层炎最常见，以局限性结节样隆起为特征。结节直径 2～3mm，可 1 至数个，呈暗红色。病变处结膜充血和局限性水肿，其上结膜可自如推动。有疼痛及压痛，患者可有轻度的刺激症状。常合并有轻度虹膜炎。每次发作后经过 4～5 周，炎症渐行消退，预后良好，但易复发。应与泡性结膜炎进行鉴别。

二、周期性巩膜外层炎

也称一时性巩膜外层炎。多发生在妇女月经期。病变部位的巩膜表层与球结膜呈弥散性充血和水肿，而呈紫红色。呈周期性发作，每次发作时间短暂，常数小时或数天即愈。复发不限定于一眼或同一部位。一般常发生前巩膜区，无局限性结节形成。发作时可伴有神经血管性眼睑水肿；偶尔可并发瞳孔缩小、睫状肌痉挛与暂时性近视。

治疗：本病为自限性，通常可在 1～2 周内自愈，几乎不产生永久性眼球损害，一般无须特殊处理。局部滴用血管收缩剂可减轻充血。若患者感觉疼痛，局部可用 0.5％可的松眼药水或 0.1％地塞米松眼药水点眼，每日 4 次。也可同时结膜下注射泼尼松混悬液 0.2mL 或地塞米松 2.5mg。必要时全身可口服吲哚美辛或皮质类固醇等。

三、护理

（1）心理护理：向患者讲解巩膜炎疾病知识及治疗方法，要告知患者此病的自限性，使患者解除顾虑，树立治疗信心。

（2）饮食护理：饮食调理对预防本病非常重要，多食富含维生素、蛋白质的食物，多进食新鲜蔬菜、水果,保持大便通畅。避免刺激性食物,避免吸烟、饮酒。

(3)局部湿热敷:改善血液循环,有助于炎症消散,减轻疼痛。

(4)注意生活有规律,保证充足的睡眠,增强体质,对患有类风湿性关节炎、结核、麻风、梅毒和其他部位有病灶感染者,需尽早治疗,以防蔓延至巩膜而成该病。

(5)遵医嘱按时点眼药,每种眼药要间隔5~7min,以保证药物良好吸收。并注意专人使用,注意消毒,预防感染。

第十四节　巩膜炎

巩膜炎是巩膜基质层的炎症,比巩膜外层炎严重。根据临床表现,主要可分为下列几种类型。

一、前巩膜炎

病变位于赤道前方的巩膜。常见于青年人,女性多于男性。双眼可先后发病。自觉眼部疼痛十分剧烈,有刺激症状。如病变发生在眼外肌附着处,眼球运动时疼痛更甚。巩膜浅层和深层可呈弥散性或局限性紫红色充血、隆起,有压痛,结膜可以移动与巩膜无粘连。巩膜本身可由炎症浸润、肿胀而形成结节,不能推动,但与上面的巩膜表层组织分界清楚,约有半数以上仅为1个结节,严重者数个结节互相融合,甚或沿角膜缘全周呈堤状隆起,形成环状巩膜炎。有时球结膜高度水肿,无法看到巩膜情况,此时可滴肾上腺素,使浅层血管充血消退后再帮助诊断。常见并发症为葡萄膜炎及角膜炎。在角膜附近的病灶可呈三角形或舌状向角膜深层基质浸润,其尖端向着角膜中央,可伴随有深部新生血管侵入,不形成溃疡,愈后留下的角膜混浊呈瓷白色外观,故称硬化性角膜炎。事实上,角膜并没有硬化改变。有时几乎全角膜受累,仅留中央部分角膜透明。若反复发作,前房角可广泛粘连,引起继发性青光眼。巩膜炎病程长,可持续达数周数月之久。炎症消退后,病变处巩膜被瘢痕组织代替而变薄,露出下面的葡萄膜颜色,呈现蓝色的瘢痕外观,在眼内压的影响下,瘢痕性的巩膜逐渐扩张、膨出,形成巩膜葡萄肿。

二、后巩膜炎

后巩膜炎是指病变位于后方的巩膜。因眼前部无明显变化,故在诊断上有一定困难。此型少见,多为单眼发生。女性多于男性,亦常与前巩膜炎联合发生。患者常有类风湿性关节炎。临床表现为剧烈眼痛,眼睑水肿,眼球轻度突出,球结膜水肿明显。由于眼外肌受侵,眼球运动受限而发生复视。一般视力尚好,如合并脉络膜炎、玻璃体混浊、球后视神经炎及渗出性视网膜脱离时,则视力减退。该病亦可并发白内障和青光眼。本病应与眼眶蜂窝组织炎鉴别,后者的表现是眼球突出明显,球结膜水肿比后巩膜炎轻。本病与眼球筋膜囊炎的鉴别困难,两者可同时发生,称为巩膜筋膜囊炎,但眼球筋膜囊炎早期即出现眼外肌麻痹。

三、坏死性巩膜炎

坏死性巩膜炎是一种破坏性较大的巩膜炎症。开始表现为局部病灶者,眼痛明显。随病情急剧发展,巩膜外层血管可发生闭塞性脉管炎。在病灶上及其周围出现无血管区。病灶可局限化或蔓延扩展,最终融合、坏死,暴露出脉络膜;或在巩膜上首先出现无血管区和灰黄色结节。随着病情的发展,巩膜组织发生软化、坏死和穿孔,故又名穿通性巩膜软化。通过巩膜缺损区,葡萄膜膨出;有时在缺损区边缘可见粗大血管,其上覆盖一薄层结缔组织。有时通过结膜下注射而造成穿孔。常双眼发病,病程不一。大多见于女性,特别是年逾50岁以上者。

四、治疗

巩膜炎作为全身结缔组织疾病的眼部表现,及早发现和及时治疗十分重要。

(一)病因治疗

如有感染存在,可应用抗生素。

(二)抗感染治疗

1.局部滴用糖皮质激素

可减轻结节性或弥散性前巩膜炎的炎性反应。

2.非甾体抗感染药

仅局部滴用常不能控制巩膜炎,可根据病情选用,如吲哚美辛口服,25～50mg,每日2～3次,常可迅速缓解炎症和疼痛。

3.全身应用糖皮质激素

应适量口服,用于严重病例,或巩膜出现无血管区。禁用结膜下注射,以防造成巩膜穿孔。

4.免疫抑制剂

可考虑采用,如巩膜有穿孔的危险,环磷酰胺有一定疗效。如并发虹膜睫状体炎,应以阿托品散瞳。对坏死性巩膜炎的治疗可参考内科对结缔组织病的处理。

(三)异体巩膜移植术

对穿孔巩膜可行巩膜移植术。

五、巩膜炎的护理

(1)心理护理:巩膜炎易复发,多数患者情绪低落,甚至于悲观,在治疗护理上多关心体贴患者,耐心细致地做好安慰解释工作,多给鼓励,同时告知患者病因治疗的重要性,使患者树立信心,积极治疗原发疾病。

(2)饮食护理:饮食调理对预防本病非常重要,多食富含维生素、蛋白质的食物,平时多进食新鲜蔬菜、水果,保持大便通畅。避免食用硬质食物,避免刺激性食物,戒烟忌酒,以免辛热助火。

(3)局部湿热敷:改善血液循环,有助于炎症消散,减轻疼痛。

(4)用药护理:严格按医嘱用药,观察用药后的反应。如使用激素后,出现胃痛、黑便等情况,应立即停止使用。经用药后,患眼疼痛加剧,视力减弱,并有角膜后沉淀、虹膜后粘连等症状,应考虑为虹膜睫状体炎或继发性青光眼的可能。

(5)注意生活有规律,保证充足的睡眠,适当增加体育锻炼,增强体质,避免诱发因素,对患有类风湿性关节炎、结核、麻风、梅毒和其他部位有病灶感染者,需尽早治疗,以防蔓延至巩膜而成该病。特别是女性月经期注意保暖,避免劳累。

第十五节 巩膜色调异常

正常巩膜颜色为瓷白色。少年时代的巩膜呈蓝白色调,随着年龄的增长,巩膜可逐渐变为黄白色调。黄色巩膜是黄疸的主要体征。

一、巩膜色素斑

巩膜色素斑是在巩膜前部表面、睫状前静脉通过处出现的一些棕色或蓝紫色、黑色的色素斑。偶尔前巩膜表面有边界清楚、无一定形状、不隆起、形似地图状黑色大理石的色素斑,称巩膜黑变病。这种色调可以是进行性的,也可以是静止不变。有些患者具有遗传性。临床上无特殊意义,一般无视功能障碍。

二、褐黄病

在褐黄病中,巩膜上可出现棕灰色的圆形斑点,在巩膜暴露区特别明显。最早的体征是在睑裂区有色素沉着,随年龄增至 30～40 岁时,色素沉着变得肉眼可以看见。组织学上,色素斑可散布在角膜、巩膜和结膜上。

三、蓝色巩膜

蓝色巩膜系由于巩膜变薄而透见下面的葡萄膜的颜色所致。全部或部分巩膜呈青蓝色调,故称蓝色巩膜。视功能一般无大障碍。但常伴有先天性异常,如结缔组织特别是胶原纤维紊乱而并发的骨发育异常,如关节松弛容易脱臼、细长指等。

四、巩膜黄染

巩膜黄染系胆汁的产生或排泄发生障碍,以致胆汁进入血液循环,遍及全身,引起黄疸。巩膜黄染常作为内科医师早期诊断和观察肝病的一个体征。

第十六节 原发性青光眼

原发性青光眼是指病因机制尚未完全阐明的一类青光眼。是一种常见致盲眼病,其发病率约为 1%,40 岁以上的发病率约为 2.5%。我国目前的青光眼致盲人数占全体盲人的5.3%～21%,平均为 10%,国外为 15%。

一、急性闭角型青光眼

急性闭角型青光眼以往称为急性充血性青光眼,是老年人常见眼病之一。多见于女性和50 岁以上老年人,男女之比约为 1∶2。常两眼先后(多数在 5 年以内)或同时发病。

(一)病因与发病机制

急性闭角型青光眼的发病机制主要与虹膜膨隆、瞳孔阻滞、房角狭窄、闭锁等因素有关。

1.解剖因素

闭角型青光眼多发于远视眼、小眼球、小角膜,晶状体相对较大,晶状体与虹膜间的间隙较窄,虹膜膨隆,止端靠前,睫状体厚而短,因而房角窄,前房浅。随着年龄增长,晶状体增大,进一步引起晶体—虹膜隔向前移位,前房则更浅,房角更窄。正常情况下晶状体与虹膜有接触面,形成生理性瞳孔阻滞,当后房压力增加时,此接触面开放房水间歇性地进入前房。当接触面增大时,房水从后房流经晶状体与虹膜之间的阻力就会增大,产生病理性瞳孔阻滞,导致后房房水的压力升高,特别是当瞳孔轻度散大(4～5mm)时存在瞳孔阻滞,周边虹膜又比较松弛,因此周边虹膜被推向前,与小梁网相贴,以致房水排出受阻,引起眼压升高。这就是虹膜膨隆型青光眼眼压升高的机制。

2.诱发因素

一般认为与血管神经的稳定性有关。闭角型青光眼的发作,往往出现在情绪波动如悲伤、愤怒、精神刺激、用脑过度、极度疲劳、气候突变,以及暴饮暴食等情况下。引起血管神经调节中枢发生故障致使血管舒缩功能失调,睫状体毛细血管扩张,血管渗透性增加,房水增多,后房压力升高,并在有解剖因素的基础上,睫状体充血水肿使房角阻塞加重,眼压急剧升高,导致青光眼的急性发作。

(二)分期与临床表现

1.临床前期

一眼已发生急性闭角型青光眼,另一眼前房浅,房角窄,但眼压正常,无自觉症状,属临床前期。

2.前驱期

在急性发作之前,患者往往在情绪波动、脑力或体力过度疲劳,阅读过久或看电视、电影之后,感觉有轻度头痛、眼胀、恶心、视蒙、一时性虹视,休息后自行缓解,称为前驱期。以后这种小发作越来越频繁,最后终于急性大发作。

3.急性发作期

(1)症状:由于眼压突然上升,患者突然感到剧烈的眼胀痛、头痛。视力显著下降,仅眼前指数、光感或无光感。由于迷走神经反射,可伴有恶心、呕吐,易误诊为急性胃肠炎或颅内疾患。应详细询问病史及检查,加以鉴别。

(2)混合充血明显:伴有结膜表层血管充血怒张,有时有轻度眼睑和结膜水肿。

(3)角膜水肿:呈雾状混浊,有时上皮发生水泡,知觉减退或消失,角膜后可有色素沉着。

(4)前房甚浅:前房角闭塞。房水中可见细胞色素颗粒漂浮,甚至有纤维蛋白性渗出物。

(5)瞳孔散大:呈竖椭圆形,对光反应消失,是由于支配瞳孔括约肌的神经麻痹所致。因屈光间质水肿,瞳孔呈青绿色反应,故名青光眼或绿内障。

(6)眼压急剧升高:多在 6.65kPa(50mmHg)以上,最高可达 9.31～10.64kPa(70～80mmHg)以上,触诊眼球坚硬如石。

(7)虹膜瘀血肿胀:纹理不清、病程较久者,虹膜大环的分支被压,血流受阻,虹膜色素脱落,呈扇形萎缩,或称节段性虹膜萎缩。

(8)眼底因角膜水肿不能窥见,滴甘油 2～3 滴后,角膜水肿暂消退,可见视盘充血,静脉充盈,视盘附近视网膜偶尔有小片状出血,有时可见动脉搏动。

(9)滴甘油后做前房角镜检查,可见前房角全部关闭,虹膜与小梁网紧贴。

（10）晶体的改变：由于眼压急剧上升，晶体前囊下可出现灰白色斑点状、棒状或地图状的混浊，称为青光眼斑。眼压下降也不会消失，作为急性发作的特有标志而遗留。青光眼斑、虹膜扇形萎缩和角膜后色素沉着，称为青光眼急性发作后的三联征。

4.间歇期

急性发作的病例，大多数经过治疗或者极少数未经治疗，症状消失，关闭的房角重新开放，眼压降至正常，病情可以得到暂时缓解，局部充血消失，角膜恢复透明，视力部分或完全恢复。个别短期无光感的病例，若及时降低眼压，尚可恢复一些有用视力。但这些情况只是暂时的，如不及时进行手术治疗，随时仍有急性发作的可能。此期称为急性闭角型青光眼缓解期，若及时施行周边虹膜切除术，可防止急性发作。

5.慢性期

是由没有缓解的急性发作期迁延而来。眼局部无明显充血，角膜透明，瞳孔中等度散大，常有程度不同的周边虹膜前粘连（通常＞180°），眼压中度升高，4.66～6.65kPa（35～50mmHg）。晚期病例可见视盘呈病理性凹陷及萎缩，部分病例可见动脉搏动、视力下降及青光眼性视野缺损。

6.绝对期

一切持久高眼压的病例最终均可导致失明。

（三）诊断与鉴别诊断

急性发作期的诊断主要根据以下几点。

（1）自觉症状伴有剧烈的眼胀痛、头痛、恶心、呕吐等。一些病例尚有便秘和腹泻症状。

（2）视力急剧下降。

（3）眼压突然升高，眼球坚硬如石。

（4）混合性充血明显。

（5）角膜呈雾样水肿，瞳孔呈卵圆形散大，且呈绿色外观。

（6）前房浅，前房角闭塞。

鉴别诊断：急性闭角型青光眼急性发作时，伴有剧烈头痛、恶心、呕吐等，有时忽略了眼部症状而误诊为急性胃肠炎或神经系统疾病。急性发作期又易与急性虹膜睫状体炎或急性结膜炎相混淆。

（四）治疗

急性闭角型青光眼是容易致盲的眼病，必须紧急处理。其治疗原则是：①应先用缩瞳剂、β肾上腺素能受体阻滞剂及碳酸酐酶抑制剂或高渗剂等迅速降低眼压，使已闭塞的房角开放；②眼压下降后及时选择适当手术以防止再发。

1.药物治疗

（1）局部治疗。

缩瞳剂：缩瞳药使瞳孔括约肌收缩，瞳孔缩小，将周边虹膜拉平，与小梁网分开。房角得以重新开放，房水能顺利排出。常用缩瞳药物有：①1%～2%毛果芸香碱（匹罗卡品），对发病不久的病例，常用1%～2%毛果芸香碱每15min滴眼1次，连续2～3h，至瞳孔缩小接近正常时，可改为1～2h1次，或每日4次。②0.25%～0.5%毒扁豆碱（依色林），缩瞳作用比较强，有人主张在发作期开始半小时内先滴毒扁豆碱 4～5 次,然后再滴毛果芸香碱,治疗效果较好。也可与毛果芸香碱交替使用。但由于此药有刺激性,不宜长期使用。如频繁点眼易引起局部充血,并有招致眼压升高的危险,故应慎用。此药宜放置有色瓶中避光保存,若已变色不可再用。β 肾上腺素能受体阻滞剂:常用 0.25%～0.5% 噻吗心胺溶液。

(2)全身治疗。

碳酸酐酶抑制剂:能抑制睫状突中碳酸酐酶的产生,从而减少房水的生成,使眼压下降。常用的有:①乙酰唑胺或称乙酰唑胺,首次剂量 500mg,以后每 6h1 次,每次 250mg,服用 1h 眼压开始下降,可持续 6～8h。此药系磺胺类衍生物,故应服等量的碳酸氢钠,服此药后钾离子排出增加,有产生手足麻木的不良反应,应服 10% 氯化钾 10mL,每日 3 次。此药虽可暂时降低眼压,却无开放已闭塞房角的作用,容易造成治愈错觉,失去早期手术治疗的时机,以致造成房角永久粘连。因此对急性闭角型青光眼不宜长期使用,且应与缩瞳剂合并使用。②双氯磺胺或称二氯苯磺胺,又称眼压平,首剂 100mg,以后每次 25～50mg,每 6～8h1 次,不良反应较乙酰唑胺轻。

高渗疗法:高渗溶液可增加血浆渗透压,将眼球内的水分排出,眼压随之下降。高渗药物降压的作用迅速,但不能阻止房角粘连,故必须与缩瞳药同时应用。①甘油:为一种简便安全的高渗降压药,每千克体重 1～1.5g,加等量生理盐水,一次服下,一般剂量为 50% 溶液 100～150mL,服后 0.5h 开始降压,可维持 4～6h,部分患者服后发生口渴、恶心、上呼吸道烧灼和头昏症状,但为时短暂,且可耐受。严重呕吐及糖尿病患者不宜应用。②甘露醇:每 kg 体重 1～2g,静脉点滴,一般为 250～500mL,在 30～60min 滴完,滴注后 0.5h 眼压开始下降,可维持 3～4h。静脉输入甘露醇后可出现多尿、口渴或颅内压降低所引起的恶心、头痛、头昏等症状,这些症状在输液停止后迅速消失。③尿素:按每千克体重 1～1.5g 计算,用 10% 转化糖配成 30% 溶液,以每分钟 45～60 滴静脉滴注,滴注后 0.5h 眼压开始下降,可维持 5h,静脉注射时,切不可漏出血管之外,否则易致组织坏死。尿素是所有高渗药物中作用最强者,但不良反应较大如头痛、血压突然升高等,对有严重心、肝、肾疾病及高血压患者禁用。④50% 高渗葡萄糖 100mL 静脉推注,有心、肾疾病及糖尿病者禁用。

其他药物:①吲哚美辛,有抑制前列腺素合成的作用,具有消炎、解热、止痛作用。因此术前用吲哚美辛 25mg,每日 3 次,对减轻术后反应及降低眼压均有一定作用。②呕吐剧烈者可肌内注射氯丙嗪 25mg。烦躁不安者可用苯巴比妥 0.03～0.1g 口服或肌内注射,疼痛剧烈者可用吗啡皮下注射。

2.手术治疗

急性闭角型青光眼虽可用药物治疗使急性发作缓解,达到短期降压的目的,但不能防止再发。因此眼压下降后应根据病情,特别是前房角情况,尽快选择周边虹膜切除术或滤过性手术。

若停药 48h 眼压不回升,房角功能性小梁网 1/2 以上开放以及青光眼临床前期,可施行周边虹膜切除术。对于眼压控制不到正常范围,房角已发生广泛前粘连者,应考虑做滤过性手术或小梁切除术。

二、慢性闭角型青光眼

(一)病因与发病机制

慢性闭角型青光眼,可发生于成年人的各年龄组,无明显性别差异。眼局部解剖特点与急性闭角型青光眼相似。情绪紊乱、过度疲劳,可为眼压升高的诱因。

(二)临床表现

1.症状

多数患者有反复发作的病史。其特点是有不同程度的眼部不适,发作性视蒙与虹视。冬秋发作比夏季多见,多数在傍晚或午后出现症状,经过睡眠或充分休息后,眼压可恢复正常,症状消失。少数人无任何症状。

2.前房

通常眼局部不充血,前房常较浅,如系虹膜高褶则前房轴心部稍深或正常,而周边部则明显变浅。

3.前房角

病眼均为窄角,在高眼压状态时,前房角部分发生闭塞,部分仍然开放。早期病例,当眼压恢复正常后,房角可以完全开放,但是反复发作后,则出现程度不同的周边虹膜前粘连。至晚期房角可以完全闭塞。

4.眼压

患者眼压升高为突然发生。开始一段时间的发作具有明显的时间间隔,晚上仅持续 1～2h 或数小时,翌日清晨,眼压完全正常,随着病情发展,这种发作性高眼压间隔时间愈来愈短,高眼压持续时间愈来愈长。一般眼压为 5.32～7.98kPa(40～60mmHg),不像急性闭角型青光眼那样突然升得很高。但是在多次发作后,眼压就逐渐升高。

5.眼底改变

早期病例眼底完全正常,到了发展期或晚期,则显示程度不等的视网膜神经纤维层缺损,视盘凹陷扩大及萎缩。

6.视野

早期正常,当眼压持续升高,视神经受损,此时就会出现视野缺损。晚期出现典型的青光眼视野缺损。

(三)诊断与鉴别诊断

具有典型表现病例的诊断并不困难。症状不典型时,关键在于观察高眼压下的前房角状态。当眼压升高时房角变窄,周边虹膜前粘连在各象限程度不一致,甚至在部分房角依然开放,而眼压下降至正常时,房角就变宽了。因此观察高眼压和正常眼压下的前房角状态,将有助于与开角型青光眼的鉴别。只有在具有正常眼压、视盘与视野,而房角窄但完全开放的可疑开角型青光眼,需要选择暗室试验、俯卧试验、散瞳试验等激发试验以助诊断。

(四)治疗

1.药物治疗

药物可使高眼压暂时缓解,但不能阻止病变的继续发展,有些患者甚至在坚持用缩瞳剂治疗情况下,仍会出现眼压急性升高。

2.手术治疗

早期,周边虹膜后粘连出现之前,采用周边虹膜切除术。晚期,当房角大部分闭塞时,应做小梁切除术或滤过性手术。

三、开角型青光

也称慢性单纯性青光眼。此类青光眼较常见,多见于中年人以上,青年人亦可发生,常为双侧性,起病慢,眼压逐渐升高,房角始终保持开放,多无明显自觉症状,往往到晚期视力、视野有显著损害时,方被发现,因此早期诊断甚为重要。

(一)病因与发病机制

开角型青光眼的病因及病理改变迄今尚未完全了解。这类青光眼的前房角是开放的,大都是宽角,其发病原因可能是由于小梁网、Schlemm 管或房水静脉出现变性或硬化,导致房水排出系统阻力增加。阻碍的部位大多在小梁网,少部分在房水排出通道的远端。近年来对青光眼标本进行光镜和电镜观察,发现在 Schlemm 管壁内皮下及内皮网间隙中沉淀大量斑状物——酸性黏多糖蛋白复合物,这些斑状物的量与房水流畅系数有明显的负相关关系。

研究还表明,开角型青光眼房水排出阻力主要在于 Schlemm 管本身,管腔变窄、进行性萎缩闭塞,使房水流出阻力增加,是导致眼压升高的主要原因。

(二)临床表现

发病初期无明显不适,当发展到一定程度后,方感觉有轻微头痛、眼痛、视物模糊及虹视等,经休息后自行消失,故易误认为视力疲劳所致。中心视力可维持相当长时间不变,但视野可以很早出现缺损,最后由于长期高眼压的压迫,视神经逐渐萎缩。视野随之缩小、消失而失明。整个病程中外眼无明显体征,仅在晚期瞳孔有轻度扩大,虹膜萎缩。

(三)诊断

慢性单纯性青光眼早期诊断对保护视功能极为重要。

1.病史

详细询问家庭成员有无青光眼病史,对主诉头痛、眼胀、视力疲劳特别是老视出现比较早的患者,老年人频换老视眼镜等,应详细检查及随访。

2.眼压

在早期眼压不稳定,1d 之内仅有数小时眼压升高。因此,测量 24h 眼压曲线有助于诊断。随着病情的发展,基压逐渐增高。当基压与高峰压之间的差值甚小或接近于零时,就意味着本病发展到最后阶段。

眼压描记:开角型青光眼患者的房水排出流畅系数降低,因而眼压描记时房水流畅系数 C 常低于正常值。C 值正常范围为 0.19～0.65,病理范围<0.13。压畅比 Po/C 正常范围<100,病理范围>120。

3.眼底改变

视盘凹陷增大是常见的体征之一。早期视盘无明显变化,随着病情的发展,视盘的生理凹陷逐渐扩大加深,最后可直达边缘,形成典型的青光眼杯状凹陷。视盘因神经纤维萎缩及缺血呈苍白色,正常人视盘杯/盘比常在 0.3 以下,若超过 0.6 或两眼杯/盘比之差超过 0.2,应进一步做排除青光眼检查。亦要注意与先天异常鉴别。视盘邻近部视网膜神经纤维层损害是视野缺损的基础,它出现在视盘或视野改变之前,因此,可作为开角型青光眼早期诊断指标之一。检查时,要充分散瞳和使用足够亮度的无赤光道直接检眼镜。早期青光眼,上、下颞侧弓状走行的神经纤维层中,可发现呈暗黑色的细隙状或楔状局限性小缺损。晚期则呈普遍弥散性萎缩,视网膜呈黄色、颗粒状及血管裸露。

4.视野

开角型青光眼在视盘出现病理性改变时,就会出现视野缺损。

(1)中心视野缺损:早期视野缺损主要有旁中心暗点及鼻侧阶梯状暗点(Ronne 鼻侧阶梯),前者位于 Bjerrum 区或在固视点之旁;后者表现为与生理盲点不相连的暗点,并向中心弯曲而形成弓形暗点(Bjerrum 暗点),最后直达鼻侧的中央水平线,形成鼻侧阶梯(Ronne 鼻侧阶梯)。

(2)周边视野改变:首先是鼻侧周边视野缩小,常在鼻上方开始,以后是鼻下方,最后是颞侧,鼻侧变化进展较快,有时鼻侧已形成象限性缺损或完全缺损,而颞侧视野尚无明显变化,如果颞侧视野亦开始进行性缩小,则最后仅剩中央部分 5°～10°一小块视野,称为管状视野,也可在颞侧留下一小块岛屿状视野,这些残留视野进一步缩小消失,就导致完全失明。

5.前房角

开角型青光眼多为宽角,即使眼压升高仍然开放。

6.激发试验

开角型青光眼早期诊断有困难时可做以下试验。

(1)饮水试验:检查前晚 10 点以后停止饮食,第二天清晨空腹 5min 内饮水 1000mL,饮水前先测眼压,饮水后每 15min 测眼压 1 次,共 4 次,如饮水后眼压高于饮水前 8mmHg 以上为阳性,检查前应停止抗青光眼药物至少 48h,患有心血管疾病、肾病及严重溃疡病者忌用。

(2)妥拉苏林试验:测量眼压后,在结膜下注射安拉苏林 10mg,然后每隔 15min 测眼压 1 次,共测 4～6 次,注射后眼压升高 1.197kPa(9mmHg)以上者为阳性,妥拉苏林能使眼压升高,是因为它有扩张血管的作用,可增加房水的产生。

(3)眼球压迫试验:为诊断开角型青光眼较可靠的试验之一,检查时将视网膜动脉压计置外直肌止端,指向眼球中心,加压 65g(压力波动在 ±2.5g 范围内)共 4min,去除压力后立即再测眼压,计算眼压下降率 $R = P_0 - P_t/P_0 \times 100\%$,R 正常值 ≥91%,可疑范围为 45%～50%,病理范围是 ≤44%,P_0 是开始眼压,P_t 是终末眼压。

7.特殊检查

(1)Farnsworth Panel D15 和 Farnsworth 100-Hue 色觉检查:早期患者常有蓝－黄色觉障碍。

(2)对比敏感度检查:开角型青光眼患者对此敏感度阈值升高,敏感度降低。

(3)图形视网膜电流图:早期患者即出现波幅降低。

(4)图形视觉诱发电位:开角型青光眼患者的图形视觉诱发电位波幅降低,潜伏期延长。

上述检查的阳性结果必须与眼压、视盘和视野改变结合起来考虑。

(四)治疗

本病治疗原则是:①先用药物治疗,若各种药物在最大药量下仍不能控制眼压,可考虑手术治疗;②先用低浓度的药液后用高浓度的药液滴眼,根据不同药物的有效降压作用时间,决定每天点药的次数,最重要的是要保证在 24h 内能维持有效药量,睡前可改用眼膏涂眼;③长期应用抗青光眼药物,若出现药效降低时,可改用其他降压药,或联合应用。

1.药物治疗

(1)缩瞳药:常用 0.5%～2% 毛果芸香碱点眼,必要时可用 4%,不良反应少,每日 2～4次,滴眼后 10～15min 开始缩瞳,30～50min 达到最大作用,点药时间根据 24h 眼压曲线情况,以在眼压开始上升时为宜,一般清晨起床及晚间睡前各 1 次甚为重要,药物的浓度及点眼次数是依眼压高低而定,原则上是最低的浓度,最少的次数,维持眼压在 20mmHg 以下最为理想,现在有一种软性亲水接触镜,浸泡在 1% 毛果芸香碱中,2min 后戴入眼内,30min 后眼压开始下降,可持续 24h,20 世纪 70 年代开始,有人将药物制成药膜,放入结膜囊内,它就能用恒定的速度逐渐释放出来,在眼部长时间保持恒定的浓度,常用的是毛果芸香碱药膜,将它放在下睑穹隆部,可维持降压作用 1 周。

(2)拟肾上腺素类药物:此药既能减少房水的产生,又能增加房水流畅系数,不缩小瞳孔,不麻痹睫状肌,常用 1%～2% 左旋肾上腺素,降眼压作用可持续 12～24h,可每日点眼 1～2次,常与毛果芸香碱配合使用,效果良好,常见的局部不良反应是反应性结膜充血及滤泡性结膜炎,少数可见结膜及角膜色素沉着。

(3)乙酰唑胺:如用上述药物后眼压仍高,可加服乙酰唑胺,剂量和次数可根据眼压高低而定,一般为 250mg,每日 2～4 次,如眼压下降至正常即可停服。

(4)β 肾上腺素能受体阻滞剂:其目的是抑制房水生成,现用的有 α 或 β 肾上腺素能受体阻滞剂。

普萘洛尔:能减少房水生成及增加房水排出量,口服 40mg,每日 2 次,服后 1h 眼压开始下降,3h 后降至最低,作用可持续 6h,亦可配成 1%～2% 溶液点眼,每日 2～4 次,冠心病及支气管哮喘病者禁用。

噻吗洛尔:0.5%～2% 溶液点眼,每日 2 次,点后 1～2h 眼压降至最低,可持续 7h。

(5)对视神经萎缩的患者,可给予复方丹参,维生素 B_1、B_{12}、C、E 及三磷酸腺苷等药以维持视功能。

2.手术治疗

如经用多种药物治疗,仍不能将眼压控制在 2.66kPa(20mmHg)以下,或视盘凹陷继续加深、视力或视野继续下降或缩小时,应考虑手术治疗,如激光小梁成形术、小梁切除术或其他球外引流手术,手术后,仍可能有 10%～15% 的患者眼压得不到控制。

(五)随访

开角型青光眼经治疗后,即使眼压已经控制,仍应每 3～6 个月复查 1 次,包括眼压、眼底和视力,每年检查 1 次视野。

第十七节　继发性青光眼

继发性青光眼是一些眼部疾病和某些全身病在眼部出现的并发症,这类青光眼种类繁多,临床表现又各有其特点,治疗原则亦不尽相同,预后也有很大差异。

一、伴有虹膜睫状体炎的继发性青光眼

(1)由慢性虹膜睫状体炎引起可见于三种情况:①虹膜后粘连导致瞳孔膜闭,瞳孔闭锁,虹膜膨隆,前房角关闭。治疗方法如下虹膜切除术,预防广泛的房角前粘连及永久性小梁损伤。②各种炎症细胞、渗出物、色素颗粒等潴留在前房角时,可以产生房角周边前粘连,阻碍房水外流。③炎症可以导致虹膜红变,周边全粘连及新生血管性青光眼。

(2)由急性虹膜睫状体炎引起的继发性开角型青光眼,通常情况下,有急性虹膜炎时,房水形成减少,但流出量未变,因而眼内压下降,但有时则出现相反的情况,由于炎症产物阻塞小梁网,或者房水黏度增加,导致房水外流减少,眼压增高,带状疱疹及单纯疱疹性虹膜睫状体炎均可产生高眼压,就是这个缘故。前房角检查可将它与原发性闭角型青光眼区别,裂隙灯下,角膜有 KP,表示虹膜睫状体炎是引起高眼压的原因。

(3)青光眼睫状体炎综合征,多发生于青壮年,单侧居多,病因不明,可能与前列腺素分泌增多有关,在急性发作时,房水中前列腺素 E 增多,前列腺素可破坏血—房水屏障,使血管的渗透性改变,房水增多。临床表现:起病甚急,有典型的雾视、虹视、头痛,甚至恶心、呕吐等青光眼症状,症状消失后,视力、视野大多无损害。检查时,可见轻度混合充血,角膜水肿,有少许较粗大的灰白色角膜后沉降物,前房不浅,房角开放,房水有轻度混浊,瞳孔稍大,对光反应存在,眼压可高达 5.32～7.98kPa(40～60mmHg),眼底无明显改变,视盘正常,在眼压高时可见有动脉搏动。

本病特点是反复发作,发作持续时间多为 3～7d,多能自行缓解,发作间隙由数月至 1～2 年。

鉴别诊断:本病常与急性闭角型青光眼相混,可根据年龄较轻,前房不浅,有典型的灰白色 KP,房角开放,缓解后视功能一般无损害等特点进行鉴别。

治疗:主要用乙酰唑胺抑制房水产生,首剂 500mg,6h1 次,并用皮质激素点眼,缩瞳药不起作用,亦无须散瞳,用药后多能在 1 周内缓解,无后遗症,预后良好。

二、晶状体异常引起的青光眼

(1)晶状体变形引起的青光眼:当晶状体膨胀时,阻塞瞳孔,导致眼压升高,治疗方法如下及时摘除晶状体。

(2)晶状体溶解性青光眼:变性的晶状体蛋白从晶状体囊膜漏出后,在前房角激惹巨噬细胞反应,这些巨噬细胞可以阻塞小梁网,导致眼内压升高,发病时呈现急性青光眼症状,治疗方法如下摘除白内障。

(3)晶状体脱位。

三、新生血管性青光眼

是虹膜红变的一个并发症,虹膜红变可见于任何导致虹膜及视网膜缺血的疾病,但最常见的是糖尿病性视网膜病变及视网膜中央静脉阻塞,由于视网膜或眼前节缺氧,引起虹膜及前房角新生血管膜形成,膜收缩时可以关闭房角,导致周边虹膜粘连,阻碍房水流通,用一般抗青光眼药物治疗及滤过手术均无效,在前房角尚未完全关闭之前,可试用前房角光凝术,有糖尿病视网膜病变者可试用广泛视网膜光凝术,可阻止虹膜红变,甚至可使异常血管退化,如果前房角已完全闭塞,采用活瓣植入管装置和睫状体冷凝术有时有效。

第十八节　先天性青光眼

一、病因

由于胚胎期前房角发育异常,阻碍了房水排出所致的疾病,1/3 出现于胎儿期,出生后即有典型体征,2/3 出现于出生后,其发生率为 1：5000～10000；60％～70％为男性；64％～85％为双眼,常见者有两类:一类不伴有其他疾病,一类伴有其他疾病,如风疹、无虹膜症、Marfan综合征等,其发病机制如下。

(1)房角组织被一层中胚叶残膜所覆盖,使房水不能进入小梁网,Schlemm 管多为正常,这种情况占多数。

(2)前房角结构不发育或发育不全,Schlemm 管与小梁网组织闭塞或阙如,睫状肌的前端超过巩膜突之前。

二、分类

(一)婴幼儿性青光眼

是先天性青光眼中最常见的一种,可能属于原发性或继发于其他眼部或全身先天异常的疾病。

(二)青少年性青光眼

发病隐蔽,进展缓慢,因此常被忽略。多见于 30 岁以下青少年,房角的特点是:①虹膜附着在巩膜突或后部小梁处;②房角隐窝埋没;③小梁网增宽,透明度降低;④前界线增粗,明显突入前房,小梁网被残余的中胚叶组织覆盖,虹膜突较正常人多。

三、临床表现

(1)患儿常哭闹,有较重的怕光、流泪及眼睑痉挛。

(2)角膜呈雾状混浊,直径扩大一般超过 11mm,重者后弹力层有条状混浊及裂纹。

(3)前房甚深。

(4)瞳孔轻度扩大。

(5)眼底:晚期者视盘苍白并呈环状凹陷。

(6)眼压甚高。

(7)眼球扩大。

四、治疗

药物治疗无效,一经确诊应立即手术治疗,尽量争取早日挽救视功能,病程越短,效果越好,在 1 岁以内手术者,80%~85%均能收到良好疗效,手术方式有前房角切开术、小梁切开术、球外房角分离术及小梁切除术等。手术前应详细查体,因为这类患儿常合并有全身及眼部其他发育异常。

青少年性青光眼,可先用药物治疗(同开角型青光眼),如药物治疗无效时,可考虑小梁切除术、小梁切开术等球外引流手术。

第十九节　青光眼的护理

一、护理评估

(1)患者性别、年龄、文化程度、性格特征,生活自理能力,对治疗护理的要求。

(2)现病史、过去史及家族史、过敏史。有无合并全身病,如高血压、冠心病、糖尿病、呼吸道系统疾病,高血压,糖尿病患者血压、血糖控制情况。

(3)眼部评估。视力、视野、眼压、瞳孔大小及对光反射,前房深浅、有无眼胀及眼痛、视蒙及虹视,畏光,流泪等。

(4)患者心理状态、家庭及社会支持情况。

(5)患者及家属是否得到有关青光眼疾病知识的指导。

(6)术后持续评估视力、眼压、前房深度,有无眼胀、眼痛等。

二、护理措施

(一)一般护理

(1)心理护理:青光眼,尤其是原发性急性闭角型青光眼被认为是眼科中最重要的身心性疾病。心理-社会因素、生活事件,如工作环境变动、家庭问题、季节变化、寒流入侵、情绪激动、愤怒、悲伤、忧郁、过度兴奋等常可促使眼压急剧升高与波动。这些因素均可成为原发性闭角型青光眼急性发作的诱因。详细介绍青光眼急性发作的特点,了解患者心理动态,有针对性地给予心理支持,帮助患者树立信心,积极配合检查和治疗。

(2)饮食护理:多吃蔬菜、水果,保持大便通畅。禁食刺激性食物,如浓茶、咖啡、酒、辛辣食物。不暴饮:一次饮水量最好不要超过 300mL。

(3)养成良好生活习惯,不吸烟,生活有规律,劳逸结合,保证充足的睡眠。

(4)不宜在暗室或黑暗环境中久留,避免长时间看电视、电影,以免瞳孔散大、眼压升高。衣着不宜过紧,特别是衣领口、乳罩,以免影响颈部血液循环引起眼压升高。睡眠时枕头高度适中,避免长时间低头、弯腰,以免眼压升高。

(5)青光眼患者禁用散瞳剂和口服或注射颠茄类药物(恶性青光眼除外),青光眼患者如误用散瞳剂应立即报告医师,采取积极措施进行相应的紧急处理。

(6)急性闭角型青光眼急性发作期患者入院后应立即通知医师,争分夺秒采取有效措施迅速降低眼压。青光眼急性发作对视神经的损害和预后与高眼压的水平及持续时间密切相关，如经足量的药物治疗数小时内仍不能有效控制眼压，即应进行手术以挽救和保护视功能。常用手术方式:前房穿刺术降低眼压。12～24h后再施行滤过性手术。密切观察眼压及全身情况变化。

(7)做好用药护理:密切观察药物不良反应。①急性闭角型青光眼急性发作时，持续频繁滴用缩瞳剂，这对于年老体弱、恶心、呕吐、进食量少的患者容易出现眩晕、脉快、气喘、流涎、多汗等中毒症状，此时应及时擦汗更衣，保暖，防止受凉，并报告医师。为减少药物吸收引起毒性反应，滴用缩瞳剂后要压迫泪囊区2～3min。②使用碳酸酐酶抑制剂如乙酰唑胺要与等量的碳酸氢钠同服，避免尿道结石形成。少量多次饮水，密切观察药物不良反应，如知觉异常、四肢颜面口唇麻木、有针刺感、血尿、小便困难、腹痛、肾区疼痛，一旦发现结石症状要立即停药，肾功能不全者慎用。③快速静脉滴注20%甘露醇250mL，30～40min内滴完，每分钟120滴左右，对年老体弱或有心血管系统疾病的人要注意观察呼吸、脉搏的变化以防发生意外。糖尿病患者，心肾功能不全者慎用。甘露醇点滴完要平卧，防止用药后突然起立引起直立性低血压。④冬天口服甘油盐水溶液应加温，易于口服或减少恶心、喉部及胃部不适。服药后尽量少饮水以免药液被稀释，可用温水漱口减少不适，糖尿病患者慎用。⑤使用β受体阻滞剂(如噻吗洛尔)，要观察患者心率、脉率、呼吸。对于心率小于55次/min者要报告医师停药。因为β受体阻滞剂可引起支气管平滑肌和心肌的兴奋性增高，对慢性支气管哮喘、窦性心动过慢、右心衰竭蝎继发肺性高血压、充血性心力衰竭及有心脏病史者禁用。

(二)抗青光眼手术的护理

1.常用的抗青光眼手术

方式有:周边虹膜切除术、小梁切除术、复合小梁切除术、引流盘或调节阀的前房人工引流植入物手术、小梁切开手术、睫状体冷凝术、睫状体光凝术等。

(1)周边虹膜切除术:手术方法如下在虹膜的周边部通过手术或激光切除一个小口，使后房水直接通过这个切口流入前房，从而达到解除因瞳孔阻滞导致的周边虹膜向前隆起阻塞前房角，使前房角的房水排除恢复通畅。

(2)小梁切除术:手术目的是在前房和球结膜之间建立新的房水眼外引流通道，形成滤过泡而使眼压下降。滤过性手术包括:小梁切除术、巩膜瓣下灼滤术和全层巩膜灼滤术，引流盘或调节阀的前房人工引流植入物手术。

(3)复合式小梁切除术:有2～3种技术联合组成，即在小梁切除术中联合巩膜瓣缝线的松解或拆除方法和影响伤口愈合的抗代谢药物。

(4)外路小梁切开术、前房角切开术和睫状体分离术:手术目的是使房水通过切开Schlemm管沿原有的排出途径或经脉络膜上腔引流吸收。

(5)睫状体冷凝术、睫状体光凝术:手术目的是通过各种物理治疗手段破坏部分睫状体上皮细胞，使房水生成减少而降低眼压。

(6)现代房水引流装置:房水引流装置是由引流管和引流盘组成。引流管将前房水引流到远端的引流盘处。引流盘达到一定面积(不少于135mm²)，通过引流盘植入后在盘周围形成一个和引流盘表面积相同的纤维性储液间隙。房水通过引流管被引流到这个储液间隙再经该间隙的纤维壁渗透到周围组织内被吸收。

2.术前护理

(1)按内眼手术护理常规。

(2)向患者及家属解释手术治疗目的及配合知识。

(3)原发性急性闭角型青光眼患眼往往伴随眼前段葡萄膜炎,术前按时点糖皮质激素滴眼剂,炎症严重者全身应用糖皮质激素或吲哚美辛,观察药物不良反应。

(4)密切监测眼压。按时使用降眼压药物,一般要求术前眼压控制在 20mmHg 以下,因为高眼压下手术危险性大,且术中术后并发症多,致手术效果不理想。

(三)术后护理

1.护理常规

按内眼手术后护理常规。

2.活动与休息

术后当天多卧床休息,可坐起进食和自行如厕。术后第一天即可下床步行,不许过分限制患者的活动和强调卧床休息。对前房积血者应采取半坐卧位休息或高枕体位。小梁切除术后当日采取半卧位或侧卧位。对于术后早期眼压<5mmHg 的患者,应限制活动并避免咳嗽和擤鼻等动作。因患者在已有前房积血或眼压过低时,这些增加头部静脉压的动作,有增加或引起前房积血的危险。

3.术眼观察

术后主要观察眼压、前房的变化,滤过泡的形态和功能,观察有无眼痛,如明显眼痛,要注意葡萄膜炎、高眼压、感染的发生。

4.对侧眼的观察及治疗

青光眼术后不应只注意术眼而忽视对侧眼的观察,非手术眼应继续使用抗青光眼药物治疗。如对侧眼的眼压可以局部用药控制,则应按医嘱停用口服碳酸酐酶抑制剂,这将有助于滤过性手术眼前房和滤泡的形成。

5.滴眼药

术眼按时点抗生素和糖皮质激素滴眼液及睡前涂眼膏,炎症严重者全身用药,并观察药物不良反应。

6.散瞳

严格执行"三查七对",准确应用散瞳药,除了前房角切开术、小梁切开术和睫状体分离术术后早期应该使用缩瞳剂外,其他抗青光眼术后均应常规散瞳。

7.滤过泡的观察

小梁切除术后早期最理想的情况是:①滤过泡结膜呈相对贫血状态,无明显局限边界,稍呈轻中度隆起。②前房恢复到术前深度或稍浅。③眼压在 6～12mmHg。

8.并发症观察

小梁切除术后如发生术眼剧烈疼痛,应注意是否眼压急性升高,常见原因是滤过口阻塞、恶性青光眼、脉络膜渗漏、出血或感染。

9.前房植入管引流手术的护理

接受这类手术的青光眼患者,如新生血管性青光眼,可能同时患有糖尿病、高血压、肾病等,要密切观察血糖、血压、肾功能情况。

(四)健康指导

1.用药指导

(1)遵医嘱用药:两种以上滴眼液要交替使用,每次间隔15～20min以上,滴眼每次1滴即够,不宜点多,以免药液外溢造成浪费。

(2)压迫泪囊点:用阿托品、毛果芸香碱、噻吗心胺滴眼液后应压迫泪囊区2～3min。使用噻吗心胺滴眼液要注意脉搏变化,心率60次/min以下要就诊,必要时停用。

(3)注意全身表现:如多次滴缩瞳药后出现眩晕、气喘、脉快、流涎、多汗等中毒症状,要注意保暖,及时擦汗、更衣,防止受凉,可饮适量热开水,症状未能缓解应及时就诊。

(4)眼药保存:滴眼液、眼药膏应放于阴凉避光处。

2.饮示指导

宜进食富含维生素、低脂食物,避免进食太多的动物脂肪,多吃鱼、蔬菜、水果,忌暴饮暴食,保持大便通畅。忌吃刺激性食物,如辛辣、油炸、浓茶、咖啡、酒,避免吸烟。避免在短期内喝大量的液体,一次饮水量不宜超过300mL,以免眼压升高。但青光眼患者应喝适量的水,应在1d内分散饮用。

3.运动与休息

生活要有规律,劳逸结合,避免过度疲劳,足够的睡眠,适当的体育锻炼。已有视野缺损的患者在运动前要考虑自己的视力情况,如在打球时,视野缺损的患者可能看不到正击向自己的球。在骑自行车时,可能正一步步靠近危险,但由于视野缺损却察觉不到,所以视野缺损的人不宜骑自行车和开车。衣领勿过紧、过高,睡眠时枕头宜垫高,以防因头部充血后,导致眼压升高

4.心理卫生

学会自我控制情绪,保持心情舒畅,避免在压力较大的工作环境中工作,因为严重的心理压力会增加眼压。

5.娱乐

避免长时间看电视、电影,避免长时间低头,不要在暗室逗留,以免眼压升高。

第二十节　视网膜血管性疾病

一、视网膜静脉阻塞

视网膜静脉阻塞的特征是:视网膜血液淤滞、视网膜出血和水肿。可分为视网膜中央静脉阻塞及视网膜分支静脉阻塞。Hayreh把它分成:①静脉淤滞性视网膜病变(中青年视力下降较少,视网膜静脉循环淤滞预后较好)。②出血性视网膜病变(中年以上视力高度减退,静脉淤

滞前后有中央动脉供血不足,预后差)。

(一)病因

1.动脉供血不足

1965 年 Hayerh 根据动物试验提出,动脉血供不足是产生视网膜中央静脉阻塞的先决条件。动物试验时,如果只阻塞中央静脉,并不能产生典型眼底改变,只有同时阻碍中央动脉的血液供给之后,才能产生一系列的典型病变。当视网膜静脉分支阻塞时也是如此,但其受累的范围仅限于该分支供应区。

2.血管壁的改变

中老年患者血管硬化时动静脉交叉处或筛板处静脉受硬化的动脉压迫,导致此处血流速度变慢淤滞。青年患者可由于静脉血管炎损伤血管壁,造成血流不通。

3.血液黏度的改变

由于血浆蛋白质量的改变,如巨球蛋白血症;或血液成分的改变,如红细胞增多症;白血病和镰状细胞贫血等。

(二)临床表现

主要症状为中心视力下降,或某一部分视野缺损,但发病远不如动脉阻塞那样急剧和严重,一般尚可保留部分视力,在中央静脉阻塞后 3~4 个月,5%~20%的患者可出现虹膜新生血管,并继发新生血管性青光眼。视网膜中央静脉阻塞时,眼底可见广泛的大片出血,可为放射状、火焰状和圆形,也可进入玻璃体内。视盘水肿,边界模糊,表面常为出血斑遮盖,视网膜静脉迂曲怒张,呈紫红色,且常隐埋于水肿或出血斑中,若断若续,形似腊肠状。动脉狭窄,压迫眼球时不见静脉搏动。早期视网膜尚可显水肿,继而出现灰白色棉絮渗出斑,若与出血斑相混合,可形成一种复杂形态的眼底改变。晚期视盘呈继发性萎缩状态,动、静脉变细。出血和渗出物可以吸收,遗留不规则色素沉着,有时在视盘和受累静脉的周围出现新生血管。如为不完全阻塞或某一分支阻塞,则病变较轻,仅限于一部分眼底。分支静脉阻塞主要见于动静脉交叉处,视力减退主要是由于黄斑水肿,视网膜出血及缺血,可引起视网膜新生血管。

分支静脉阻塞的早期荧光造影表现:①阻塞处呈强荧光渗漏;②阻塞的近端静脉及毛细血管荧光灌注迟缓,严重者呈无灌注区;③出血块遮蔽荧光;④远端之静脉及毛细血管有渗漏,后期此区组织染色呈片状强荧光;⑤黄斑水肿呈囊样强荧光。

分支静脉阻塞后期荧光造影表现:①毛细血管闭塞区为无灌注区;②侧支形成;③闭塞区的边缘出现微动脉瘤,可出现渗漏;④新生血管早期有渗漏;黄斑囊样水肿呈花瓣状荧光斑。

中央静脉阻塞的荧光造影表现为:①视网膜内大量出血,使脉络膜及视网膜荧光遮蔽;②出现无灌注区及毛细血管无灌注区;③黄斑深层水肿;④静脉壁着色或少许渗漏;⑤新生血管及荧光素渗漏;⑥视盘周围辐射状毛细血管代偿性扩张。

视网膜电图:发病初期正常,若阻塞不能消除,ERG 中 b 波逐渐减低可形成负波型,若振幅越来越小,则预后不良。

(三)治疗

1.抗凝治疗

除病因治疗外尚须采用抗凝剂如肝素、双香豆素等,其作用是抑制凝血酶原的形成。用时必须每日检查凝血酶原时间,以防发生全身性出血的危险。亦可用纤溶酶,或尿激酶以溶解血栓。用低分子右旋糖酐或枸橼酸钠以降低血液黏度,改善微循环。

2.中西医综合治疗

可口服维生素 C、路丁及血管扩张剂。同时给予中药治疗,早期以清热凉血为主,兼以活血化瘀;中期则以活血化瘀为主,兼以清热明目;晚期可以滋补肝肾,益气明目。药物疗法的有效性尚待评价。

3.激光治疗

视网膜静脉阻塞激光治疗目的有二:一是治疗慢性黄斑囊样水肿,二是破坏毛细血管无灌注区,以减少新生血管的形成。治疗原则:①经药物治疗 4 个月以,上未见好转者可以采用氩或氖离子激光照射。②用小能量激光沿着阻塞支的两侧,在缺氧区内散在均匀稀疏的照射,激光斑大小为 $200\mu m$,间距约 1 个激光斑,在 2 周内分 2～3 次完成。③光凝点应避开大血管、黄斑区及盘斑束。

二、视网膜动脉阻塞

视网膜中央动脉及其分支属于末梢动脉,除了视网膜睫状动脉以外,它是供应视网膜内层营养的唯一血管,血液供给障碍都可导致视网膜缺血缺氧,严重损害视功能,故应早期诊断,立即抢救。如果有视网膜睫状动脉时,尚可保留一定的中心视力。

(一)病因

1.血管痉挛

可发生在视网膜中央动脉或分支,是由于血管舒缩神经的兴奋性异常或血管反射性痉挛造成。临床上产生典型的一时性黑矇。常见于年轻人、患有高血压和肾脏病的老年人。

2.栓塞

此种病例罕见,栓子的来源多在有损害的心脏及附近的大动脉,如细菌性心内膜炎。栓子阻塞的常见部位在中央动脉穿过神经硬脑膜,以及筛板穿孔处。通过筛板后可阻塞某一分支,以颞上分支为多见。

3.动脉内膜炎及动脉内血栓形成

动脉硬化、增生性动脉内膜炎使视网膜动脉管壁增厚,管腔变窄,当血液流经狭窄的管腔时,受粗糙内膜表面摩擦,随时可使纤维蛋白凝集造成血栓。

4.其他

如外伤、手术、寄生虫和肿瘤等以及眼球后麻醉时球后出血,可引起视网膜中央动脉阻塞。

(二)临床表现

在阻塞之前,可先有血管痉挛,患者有一过性黑矇,为时几秒或几分钟。如为分支血管阻塞,它所供应的视网膜因功能丧失将出现视野缺损,阻塞时间很短者,视力和视野缺损可以部分恢复。

眼底表现:阻塞超过几分钟之后,眼底将出现贫血性坏死,视盘色白,边缘模糊,视网膜后极部呈弥散性乳白色水肿,黄斑区因视网膜组织单薄,脉络膜毛细血管层透露呈现"樱桃红斑",为本病的典型体征。如在视盘颞侧有睫状视网膜动脉,则在视盘与黄斑区之间出现舌状红色区,中心视力可有部分保留。动脉收缩,变成细线条状;持久者,动脉可有白色鞘膜伴随。

一般 2 周后视网膜水肿消退,但视网膜动脉细小如线,视盘更为苍白,视力不能恢复。

从阻塞部位看,阻塞位于毛细血管前小动脉时,眼底可出现因视网膜内层微小坏死所形成的棉絮样斑,病愈后完全吸收;阻塞位于分支时,其供应区水肿发白;中央动脉阻塞时,视力突然丧失,眼底后极部水肿,可有永久性视野改变;阻塞位于眼动脉时,眼底改变同视网膜中央动脉阻塞或贫血性视神经炎,特点是 ERG 波消失。

视网膜动脉阻塞的荧光血管造影表现为:①中央动脉阻塞时,动脉无灌注;分支动脉阻塞时,血流在分支的某一点中断或逆行充盈(阻塞动脉远端的染料灌注早于动脉阻塞点的近端),后期阻塞点具有强荧光。②充盈迟缓,视网膜动脉完成循环时间在正常为 1~2s。而在受阻动脉可延长到 30~40s。③黄斑周围动脉小分支无灌注。数日后造影可见动脉血流重新出现。

在动脉阻塞后数小时内,视网膜电图(ERG)的 b 波迅速减退,荧光造影检查,除视盘区外视网膜毛细血管床不灌注,视网膜动脉充盈缓慢。

(三)治疗

必须争分夺秒地紧急抢救,以解除血管痉挛和使动脉内的栓子冲到较小的分支,缩小视网膜受损范围,可用血管扩张剂,如吸入亚硝酸异戊酯;含化硝酸甘油片;球后注射普鲁卡因,乙酰胆碱或妥拉苏林;还可反复按摩眼球或行前房穿刺以期降低眼压,促使血管扩张;亦可试用高压氧治疗(5%CO_2,95%O_2)减少组织缺氧。近年来有用链激酶、尿激酶或尿激酶或纤溶酶,以溶解血栓,以溶解血栓者。丹参注射液 2~4mL,肌内注射,每日 1 次,有扩张血管、活血化瘀、理气开窍作用。中药治则是活血通络为主,兼以理气化瘀,方用四物汤加减。

(四)护理措施

1.急救护理

视网膜动脉阻塞是眼科致盲急症,阻塞在 1h 能解除,视功能多可恢复,阻塞在 3~4h 以内,中心视力多数不能恢复;阻塞时间持续在 4h 以上,十分罕见,及时诊治是恢复视功能的关键。因此,一经确诊,必须分秒必争配合医师进行抢救,立即舌下喷保欣宁(一喷相当于 0.4mg 硝酸甘油),喷药时嘱患者屏住呼吸,避免将药吸入,每隔 1h 喷 1 次,连续喷 2 次,以扩张视网膜中央动脉及解除痉挛,同时监测血压。压迫按摩眼球,扩张血管,降低眼压,减轻视网膜动脉灌注的阻力,使栓子冲到周边,减少阻塞范围。按摩眼球的方法:闭眼后用手掌大鱼际肌在上眼睑压迫眼球 5~10s,压力不要太大,然后立即松手 10~15s,重复 5~10 次。吸氧:急救期(12h 内)给予中流量吸氧 1h,每日 2 次,急救期后予低流量吸氧 2h,每日 2 次,以缓解视网膜缺氧状态。建立静脉通道,遵医嘱予静脉注低分子右旋糖酐,改善微循环。

2.心理护理

心理护理在视网膜动脉阻塞的护理中非常重要。患者因突然视物不清甚至黑矇,以及入院后一系列抢救治疗措施,产生不同程度的恐惧,紧张,焦虑心理,而这些不良的心理应激反应,会引起血管活性物质分泌增加,小动脉痉挛,从而加重网膜缺血、缺氧、加重病情。医护人员需保持镇静,在快速抢救的同时,安抚患者、稳定情绪,让患者明白不良心理会直接影响治疗效果,取得患者的主动配合。

3.注意观察视力变化

视网膜动脉阻塞如果能在视网膜缺血、坏死等不可逆损害之前恢复血液循环,改善缺氧状况,视力有望迅速提高。注意观察视力变化,急救期(12h)应1～2h检查1次,急救期后每日检查2次。视力改变及时报告医师做好相应的处理。

4.注意观察药物反应

视网膜动脉阻塞的治疗重点是扩张血管,增加血流灌注,减少视网膜缺血缺氧。保欣宁与其他降压药相互作用,会大大增强降压效果,可出现低血压、昏厥、心肌梗死等。因此,治疗过程中要注意观察药物不良反应,特别要监测血压的情况,嘱患者卧床休息,避免低头,突然站起等动作,以防直立性低血压。

5.相关疾病护理

据报道,视网膜动脉阻塞与高血压、心脏病、糖尿病和动脉粥样硬化等疾病有直接关系,是造成视网膜血管阻塞的危险因素,因此在治疗视网膜动脉阻塞的同时,应积极治疗全身疾病,并做好相关护理。

6.出院健康指导

合并全身疾病的患者,出院后要继续内科系统治疗。糖尿病、高血压患者,定期检查血糖、血压,控制血糖、血压在正常范围,戒烟、戒酒,养成良好的生活习惯。教会患者自行按摩眼球的方法。指导患者如果复发或另一眼发病时,应保持镇静,并尽快到医院就诊的同时自行按摩眼球。

三、视网膜静脉周围炎

视网膜静脉周围炎亦称 Eales 病,或青年性复发性视网膜玻璃体积血。病因不明,以往认为是视网膜或其血管对结核蛋白的一种变态反应,多见于男性青壮年,双眼先后发病,有复发趋势。

(一)临床表现

初期多不自觉,常于视网膜出血后始引起患者注意,如少量出血侵入玻璃体时,患者眼前常有条索状黑影,随眼球转动而飘动;出血多时,可有红视,视力极度下降,甚至仅辨指数、手动或光感。

发病初期眼底周边部小静脉壁上,出现宽窄不一的白鞘,在受累静脉附近还可见到点状或火焰状出血。由于静脉管壁受到病变压迫和牵拉,静脉呈现曲张、折断和不规则状态,色暗。如病情继续发展,静脉可因破裂或血栓形成而发生大出血。如流入下玻璃体内,眼底无法窥见。初次发作出血一般可以吸收,视力多可恢复正常,如反复出血。因血液凝固和机化,可在玻璃体内形成大小不一与形状不同的结缔组织条索或膜状物,其上有新生血管,以往称为增生性视网膜炎。这些结缔组织收缩时,可发生牵拉性视网膜脱离,视力难以恢复。如出血过多,可继发出血性青光眼。

荧光血管造影检查,活动期病变的小静脉迂曲有渗漏斑,附近有无灌注区,新生血管部位有广泛渗漏,水肿区有荧光素染色,出血斑遮盖荧光成暗斑。在静止期病变,小静脉壁荧光染色,附近的血管吻合及新生血管明显扭曲伴有渗漏。本病如累及视网膜中央静脉主干,荧光造影可出现视网膜中央静脉阻塞所见的图像。

（二）治疗

（1）病因治疗：去除病因，可试用抗结核疗法，如口服异烟肼100mg，每日3次，链霉素肌内注射每日1g。

（2）加强营养，增强抵抗力，可补充维生素药物和钙剂。

（3）出血期间安静休息，给予止血剂，如肌内注射卡巴克洛10～20mg，每日1～2次；出血停止、进入吸收期，可肌内注射普罗碘胺，每日或隔日1次，10次为1疗程，中间休息1～2周；胎盘组织液5mL肌内注射，每周2次。治疗期间应经常观察眼底。药物治疗的效果尚未确认。

（4）激素治疗：对抑制炎症和减少机化物的形成可能有一定作用。可口服泼尼松30mg，隔日1次，以后逐渐减量，维持数月。

（5）激光疗法：可采用激光封闭病变的血管，出现新生血管和毛细血管无灌注区时，可做局部视网膜光凝术。

（6）中药：出血期可口服云南白药或凉血止血及清热凉血方剂，如蒲黄散或止血片等；吸收期可服四物汤加减方或其他活血化瘀药物，促进出血吸收。

四、外层渗出性视网膜病变

本病又称为Coats病，多见于男性儿童和青年，多单眼发病。

（一）病因

病因不明。本病由于视网膜外网状层毛细血管扩张和畸形，血管壁透明变性和厚度不均以致破裂，渗出的浆液和视网膜外层出血浸润视网膜，使视网膜增厚，如渗出进入视网膜下间隙则产生渗出性视网膜脱离。电子显微镜显示，本病原发病变位于不正常的血管内皮，血浆纤维蛋白及细胞碎片在血管上沉积，使管壁变厚；内皮细胞肿胀坏死而消失，导致渗漏。

（二）临床表现

患病初期易被忽视，待视力明显下降，患眼偏斜或瞳孔有白色反光才求医就诊。早期眼球前部正常，玻璃体清晰，视盘正常或稍充血，视网膜有大块扁平或稍隆起的病灶，有灰色或黄白色的渗出，可融合成地图状，多位于后极部的视网膜血管后面。渗出病灶周围和静脉附近伴有深浅不等的出血及发光的点状胆固醇结晶。在视网膜血管处有似梭形、球形或弯曲缠绕的血管网，并可有新生血管和血管之间的短路。荧光血管造影，早期病变区毛细血管均有荧光渗漏、荧光充盈迟缓，静脉轻度扩张，管壁染色。晚期可见大面积视网膜血管完全阻塞，微动脉瘤和局部扩张的血管，二者均有荧光素渗漏。随着病程发展，渗出物、出血和机化物增多，可引起继发性青光眼、渗出性视网膜脱离、虹膜睫状体炎或并发性白内障。

（三）治疗

可采用激光光凝和冷凝，破坏和消除这些扩张的毛细血管，减少渗出出血，保存视力。

五、眼底激光光凝术护理

眼底激光光凝术是治疗多种眼底疾病的重要手段之一，其治疗的主要原理是利用激光的生物热凝固效应，破坏视网膜的异常组织，产生瘢痕，以达到控制眼底病变。激光治疗的目的是减少新生血管因子形成，促使已有的新生血管退缩，预防以后再生的新生血管，保存有用的视功能，明显降低视力丧失的比率。

(一)术前护理

1.心理护理

激光治疗的患者往往都有视力下降,眼睛不适感,再加上其他全身疾病的痛苦,担心激光术后的愈合,患者常出现焦虑、恐惧等心理反应。因此,做好心理护理,说明激光治疗的必要性,安慰患者,体贴患者,帮助患者,使患者得到心理平衡。

2.术前检查

术前做好视力、验光、眼压检查,眼底血管造影,必要时检查视野。根据患者的身体情况检查血常规、血糖、血压、凝血酶原时间及肝功能,防止并发症的发生。

3.散瞳

术前用美多丽充分散瞳,并指导患者眼球转动的训练,以便术中的配合。

(二)术后护理

(1)激光光凝术后,患者出现疼痛感以及一过性的视力下降,再加上激光术中的紧张,离开激光机前时头晕、视物模糊等症状。因此,嘱患者闭眼睛3min,站起身不要过快,扶持患者离开激光机前,以免晕倒以及碰伤等意外事故的发生。

(2)激光治疗后,少数患者出现眼底出血、视盘水肿、视力下降等情况,这与患者的原有眼底病严重程度有关。因此,对患者热情,多同情患者,关心患者,使患者树立生活的信念,战胜疾病的信心。

(3)糖尿病患者激光术后,严格控制血糖水平。因为血糖控制的好坏与激光光凝术后的治疗果成正比。因此,嘱患者进餐要定时定量,避免暴饮暴食,要戒烟酒,多吃高纤维素食品,进行有规律的合适运动,减慢眼底病变的发展速度。

(4)高血压及肥胖患者激光术后,控制血压、血脂。如有高血压、高血脂时,血液黏稠,再次出现静脉阻塞及眼底出血的比率高。因此,嘱患者在医师的指导下合理用药,进清淡、低脂、低胆固醇、低热量、低钠饮食,生活要规律,避免过于紧张、劳累,避免再次静脉阻塞及眼底出血的发生。

(5)激光治疗结束后,患者10d后复诊1次,如无异常可延长复诊时间,遵医嘱用药如递法明等,保护现有的健康视网膜。如有异常随时复诊。

(6)中心性浆液性视网膜病变患者激光术后,遵医嘱用药治疗,避免熬夜,避免精神紧张的劳动,保持充足的睡眠,促进视力恢复。

第七章　临床常见急危重症的护理

第一节　休克

休克是一个由多种病因引起的以循环障碍为主要特征的急性循环衰竭。在休克时,由于组织的灌注不良而引起组织血、氧及营养物质供应不充足,并产生代谢方面的异常。细胞代谢异常将导致细胞的功能异常、炎性递质释放和细胞损伤。如果组织的灌注能得以迅速恢复,细胞的损伤将可得到控制;如果细胞的损伤和代谢功能方面的异常严重或广泛,则休克就不可逆转。因此,对于休克的现代解释为持续的、血液灌注不足的多器官功能障碍综合征(MODS)的亚临床病变。休克典型的临床表现是意识障碍、皮肤苍白、湿冷、血压下降、脉压减小、脉搏细速、发绀及尿少等。

一、病因

(一)血容量不足

由于大量出血(内出血或外出血)、失水(呕吐、腹泻、大量排尿等)、失血浆(烧伤、腹膜炎、创伤、炎症)等原因,血容量突然减少。

(二)创伤

多因撕裂伤、挤压伤、爆炸伤、冲击波伤引起内脏、肌肉和中枢神经系统损伤。此外骨折和手术亦可引起创伤性休克,属神经源性休克。

(三)感染

细菌、真菌、病毒、立克次体、衣原体、原虫等感染,亦称中毒性休克。

(四)过敏

某些药物或生物制品使机体发生过敏反应,尤其是青霉素过敏,常引起血压下降、喉头水肿、支气管痉挛、呼吸极度困难甚至死亡。

(五)心源性因素

常继发于急性心肌梗死、心脏压塞、心瓣膜口堵塞、心肌炎、心肌病变和严重心律失常等。

(六)神经源性因素

剧痛、麻醉意外、脑脊髓损伤等刺激,致使反射性周围血管扩张,有效血容量相对减少。

二、分类

休克分类方法很多,目前尚无一致的意见。传统的休克分类法主要按病因及病理生理学分类。

(一)按病因分类

(1)失血性休克(低血容量性休克)。

(2)感染性休克。

（3）心原性休克。

（4）过敏性休克。

（5）神经源性休克。

（6）内分泌性休克（黏液性水肿、嗜铬细胞瘤和肾上腺皮质功能不全等）。

（7）伴血流阻塞的休克（肺栓塞、夹层动脉瘤）。

（二）按病理生理学分类

根据血流动力学机制、血容量分布的改变，Weil 提出了一种新的休克早期分类的方法。

传统的分类方法过于繁杂，完全可以将这些种类的休克浓缩集中，以便于临床分类与治疗。美国《克氏外科学》（第 15 版）中将休克按病原分类的方法，克服了传统分类法的不利面，有明显的优越性。但在实际临床应用时，仍会有一定的限制，因为常有休克患者的病因包括多种致病因素，如创伤休克者可能同时伴有败血症，或同时存在神经方面的因素，判断这种患者的休克分类是比较困难的，故在临床诊断和治疗各种休克时，一定要综合分析判断其病因病原，以便使患者得到最有效的治疗。本书中将参考新的休克分类法进行叙述。

三、休克的分期

不同原因造成的休克过程是十分复杂的，不论什么原因造成的心功能不全及外周组织器官的灌注差，均可产生一系列组织低灌注的临床症状。休克的发生是有一定阶段性的，了解其各个阶段的特点和临床表现对于指导抢救治疗是非常有益的。一般情况下，休克时微循环的变化分为 3 个阶段。

（一）缺血缺氧期

由于组织的低灌注，使氧供明显减少。此期心排血量明显下降，临床表现为血压下降、脉压小、脉搏频速、尿量减少、心烦气躁、皮肤苍白、出冷汗、四肢发凉、四肢末梢出现轻度缺氧性发绀等。参与此期机体代偿的病理生理机制有如下几个方面。

1.交感－肾上腺髓质系统兴奋

由于该系统的激活，使内源性儿茶酚胺类物质的释放增加，以利增加心肌收缩力、增快心率、收缩外周血管使血压回升。

2.肾素－血管紧张素系统的作用

该系统兴奋后肾素的释放增多，在血管紧张素转化酶的作用下，肾素转化为血管紧张素 Ⅱ 和血管紧张素 Ⅲ，在精氨酸加压素（AVP）和肾，上腺释放的醛固酮协同作用下，使腹腔脏器和外周大血管的阻力增加，使血压回升。

3.血管活性脂的作用

细胞膜磷脂在磷脂酶 A2 作用下生成的几种具有广泛生物活性的物质：血小板激活因子（PAF）、花生四烯酸环氧合代谢产物中的血栓素（TXA_2）、脂氧合代谢产物白三烯（LTC4，LTD4，LTE4，LTB4），可使全身的微血管收缩，但同时也有抑制心肌的作用。

4.溶酶体水解酶－心肌抑制因子系统

在该系统的作用下，溶酶体膜不稳定以致肠、肝、胰释放溶酶体酶类。胰腺则产生心肌抑制因子（MDF）并可使腹腔脏器小血管收缩。该系统的激活也可以代偿性地使回心血量增加以达到回升血压的目的。

此阶段系休克的早期代偿阶段，如果病变不十分严重，或其他因素干扰较小及原有的病因解除得好，那么患者的情况经紧急处理与对症对因治疗后可较快好转。例如，患者是因为外伤后所造成的大失血等原因而致休克，在此休克的代偿期给予补充血容量和有效的伤部处理止痛等，患者的休克状态可以很快恢复到正常循环功能。但如果是严重感染后的细菌内外毒素所造成的休克，由于病因不可能马上解除，因此有可能休克的治疗效果就不那么明显或迅速。此期的正确判定与治疗是十分重要的，如果不能很好地控制病情，而使之进入瘀血缺氧期（即失代偿期），则治疗的难度更大。

（二）瘀血缺氧期

此期是指休克进入失代偿期，由于缺氧情况的进一步加重，组织的灌注状态更加不好，由于明显的缺氧代谢，致组织器官产生酸中毒现象，各器官的功能进一步减退，机体的代偿功能也明显转向失代偿，其临床表现为血压下降、脉搏细速、四肢末梢表现为严重的发绀及皮肤花斑、全身湿冷，尿量减少等。参与此期的病理生理机制有如下几个方面。

1.氢离子的作用

由于组织的供氧不足，造成严重的酸性代谢产物增加，同时也由于血供不足而造成酸性代谢产物不能及时排出，血液中缓冲物质减少、肾功能不全和肺功能不全等，氢离子大量蓄积，致使体内的各种酶类的功能下降、器官功能不全，此时机体的心血管系统对于各种药物的敏感性明显下降而疗效不佳，休克的程度逐渐加重。

2.血管活性物质的作用

由于各种致病因子的作用，血压降低和炎性物质的进一步刺激，前列腺素的释放增加，组胺、缓激肽、腺苷、PAF等逐渐增多，而且代偿期的几个加压系统功能不全，升血压物质，心血管系统对于血管活性物质的反应减弱致使全身的血管扩张、血小板趋于聚集而使微循环状态更差甚至造成微循环衰竭。

3.自由基的作用

由于组织的严重缺氧和酸中毒，使之产生大量的氧自由基和羟自由基，促使脂质过氧化加剧，对于组织细胞造成严重的损伤而加重器官的功能不全或衰竭。

4.其他

由于血管内皮细胞的损伤，使白细胞易于附壁黏着，大量的细胞因造成血管功能的改变，使毛细血管后阻力增加，加重微循环的障碍。

瘀血缺氧期是休克的严重病变期，此期内如果不能除去病因和进行有效的对症治疗，将不可避免地使休克进入终末期，即DIC期。因此，在此期的救治过程中，要确实地除去病因，纠正缺氧与酸中毒，使病情向好的方面转化，而不使之进入下一期。

（三）微循环凝血期（DIC期）

微循环凝血期是休克的终末期，由于微血管内广泛血栓形成，使组织已经无法得到充分的血供氧供，也不能排出体内或组织器官的酸性代谢产物，各器官的功能已基本走向衰竭。临床表现为患者严重的烦躁不安，有的患者表现为意识不清或出现昏迷等，血压显著下降甚至测不到肺出血或消化道出血、皮肤出现出血点或者瘀斑、无尿。患者于此期已处于濒死状态。化验室检查示凝血因子减少、血小板减少、3P试验阳性等。

四、临床表现

按照休克的发病过程可分为休克代偿期休克抑制期和休克失代偿期,或称休克早期、休克期和休克晚期。

(一)休克代偿期

当血容量丧失未超过总血容量的 20％时,机体处于代偿阶段,患者的中枢神经系统兴奋性提高,交感神经的活动增强,患者表现为精神紧张、兴奋、烦躁不安,面色苍白、四肢湿冷、脉搏细速、呼吸增快血压正常或稍高,但脉压缩小,肾血管收缩,尿量减少,每小时尿量少于30mL,在此期间如能及时正确处理,补足血容量,休克可迅速纠正,反之,如处理不当导致病情发展,进入休克抑制期。

(二)休克抑制期

当血容量丧失达到总血容量的 20％～40％时,患者由兴奋转为抑制,表现为神志淡漠、反应迟钝,口唇和肢端发绀。皮肤出现花斑纹,四肢厥冷,出冷汗,脉搏细速,血压下降,收缩压下降至 10.7kPa(80mmHg)以下病情严重时,全身皮肤黏膜明显发绀,脉搏摸不清,无创血压测不到,体内组织严重缺氧,大量乳酸及有机酸增加。出现代谢性酸中毒。若抢救及时仍可好转,若处理不当,病情迅速恶化,出现进行性呼吸困难。脉速或咳出粉红色痰,动脉血氧分压降至 8kPa(60mmHg)以下虽大量给氧也不能改善呼吸困难症状,提示已发生呼吸窘迫综合征,如皮肤、黏膜出现瘀斑或发生消化道出血,则表示病情已发展至弥散性血管内凝血阶段,常继发有心、脑、肾等器官的功能衰竭而死亡。

(三)休克失代偿期

当血容量丧失超过总血容量的 40％,由于组织缺少血液灌注,细胞因严重缺氧而发生变性坏死;加之严重的酸中毒又可使细胞内的溶酶体膜破裂,释出的溶酶体酶(如蛋白水解酶等)和某些休克动因(如脂多糖等)都可使细胞发生严重的乃至不可逆的损害,从而使包括脑、心在内的各重要器官的功能代谢障碍也更加严重,这样就给治疗造成极大的困难,故本期又称休克难治期。

五、治疗

尽管引起休克的原因不同,但都有共同的病理生理变化,即存在有效循环血量不足,微循环障碍和程度不同的体液代谢变化,故治疗的原则是针对引起休克的原因和休克不同发展阶段的生理紊乱,争取相应的治疗。

(一)一般措施

一般措施包括积极处理引起休克的原发伤、病。适当应用镇痛剂。采取头和躯干抬高20°～30°,下肢抬高 15°～20°体位,以增加回心血量,减轻呼吸负荷。及早建立静脉通路,并注意保温。病情危重者,可考虑作气管内插管或气管切开。

(二)补充血容量

纠正休克引起的组织低灌注及缺氧的关键,应在连续监测动脉血压、尿量和 CVP 的基础上,结合患者皮肤温末梢循环、脉搏幅度及毛细血管充盈时间等微循环情况,观察补充血容量的效果。通常首先采用晶体液,但由于其维持扩容作用的时间仅 1h 左右,故还应准备全血、血浆、压缩红细胞、清蛋白或血浆增量剂等胶体液输注。也有用 3％～7.5％高渗溶液进行休克复苏治疗。通过高渗液的渗透压作用,吸出组织间隙和肿胀细胞内的水分,从而起到扩容的效果;高钠还可增加碱储备及纠正酸中毒。

(三)积极处理原发病

外科疾病引起的休克,如内脏大出血的控制、坏死肠袢切除、消化道穿孔修补和脓液引流等,多存在需手术处理的原发病变。应在尽快恢复有效循环血量后,及时施行手术处理原发病变,才能有效地治疗休克。紧急情况下,应在积极抗休克的同时施行手术,以保障抢救时机。

(四)纠正酸碱平衡失调

由于休克患者组织灌注不足和细胞缺氧,常伴有不同程度的酸中毒,而酸性内环境均抑制心肌、血管平滑肌和肾功能。在休克早期,又可能因过度通气,引起低碳酸血症、呼吸性碱中毒。根据血红蛋白氧解离曲线的规律,碱中毒使血红蛋白氧解离曲线左移,氧不易从血红蛋白中释出,可使组织缺氧加重。故不主张早期使用碱性药物。而酸性环境有利于氧与血红蛋白解离,从而增加组织供氧。机体在获得充足血容量和微循环改善后,轻度酸中毒得到缓解而不需再用碱性药。但重度休克合并酸中毒经扩容治疗不满意时,仍需使用碱性药物。用药前需保证呼吸功能正常,以免引起二氧化碳潴留和继发呼吸性酸中毒。给药后应按血气分析的结果调整剂量。

(五)血管活性药物的应用

严重休克时,单靠扩容治疗不易迅速改善循环和升高血压。若血容量已基本补足,但循环状态仍未好转表现为发绀、皮肤湿冷时,则应选用下列血管活性药物:

1.血管收缩剂

包括去甲肾上腺素、间羟胺和多巴胺等。去甲肾上腺素是以兴奋α受体为主、轻度兴奋β受体的血管收缩剂,能兴奋心肌,收缩血管,升高血压及增加冠状动脉血流量,作用时间短。常用量为 0.5~2mg,加入 5% 葡萄糖溶液 100mL 静脉滴注。

间羟胺(阿拉明)间接兴奋α、β受体,对心脏和血管的作用同去甲肾上腺素,但作用弱,维持时间约 30 分钟。常用量 2~10mg 肌内注射或 2~5mg 静脉注射;也可 10~20mg 加入 5% 葡萄糖溶液 100mL 静脉滴注。

多巴胺是最常用的血管收缩剂,具有兴奋α、β_1和多巴胺受体作用,其药理作用与剂量有关。当剂量每分钟<10μg/kg 时,主要作用 β_1受体,可增强心肌收缩力和增加 CO_2,并扩张肾和胃肠道等内脏器官血管;剂量每分钟>15μg/kg 时则为α受体作用,增加外周血管阻力;抗休克时主要用其强心和扩张内脏血管的作用,宜采取小剂量。为提升血压,可将小剂量多巴胺与其他缩血管药物合用,从而不增加多巴胺的剂量。

多巴酚丁胺对心肌的正性肌力作用较多巴胺强,能增加 CO_2,降低 $PCWP_2$,改善心泵功能。常用量为每分钟 2.5~10μg。小剂量有轻度缩血管作用。异丙肾上腺素是能增强心肌收缩和提高心率的β受体兴奋剂,剂量 0.1~0.2mg 溶于 100mL 输液中。但对心肌有强大收缩作用和容易发生心律失常,不能用于心源性休克。

2.血管扩张剂

分α受体阻滞剂和抗胆碱能药两类。α受体阻滞剂包括酚妥拉明、酚苄明等,能解除去甲肾上腺素所引起的小血管收缩和微循环淤滞并增强左室收缩力。

抗胆碱能药物包括阿托品、山莨菪碱和东莨菪碱。临床上较多用于休克治疗的是山莨菪碱（人工合成品为 654-2），可对抗乙酰胆碱所致平滑肌痉挛使血管舒张，起到改善微循环的作用。用法是每次 10mg，每 15min 一次，静脉注射，或者每小时 40～80mg 持续泵入，直到临床症状改善。

硝普钠也是一种血管扩张剂，作用于血管平滑肌，能同时扩张小动脉和小静脉，但对心脏无直接作用。剂量为 100mL 液体中加入 5～10mg 静脉滴注。滴速应控制在每分钟 20～100μg，以防其中的高铁离子转变为亚铁离子。用药超过 3d 者应每日检测血硫氰酸盐浓度，血硫氰酸盐浓度超过 12.8％时即应停药。

3.强心药

包括兴奋 α 和 β 肾上腺素能受体兼有强心功能的药物，如多巴胺和多巴酚丁胺等，其他还有可增强心肌收缩力，减慢心率作用的强心苷，如毛花苷 C。当在中心静脉压监测下，输液量已充分，当动脉压仍低而其中心静脉压显示已达 15cmH$_2$O 以上时，可经静脉注射毛花苷 C 行快速洋地黄化（每天 0.8mg），首次剂量 0.4mg 缓慢静脉注射，有效时可再给维持量。

休克时应结合当时的主要病情选择血管活性药物，如休克早期主要病情与毛细血管前微血管痉挛有关；后期则与微静脉和小静脉痉挛有关。固应采用血管扩张剂配合扩容治疗。在扩容尚未完成时，如有必要，可适量使用血管收缩剂，应抓紧时间扩容，所用血管收缩剂的剂量不宜太大，时间不能太长。

为了兼顾各重要脏器的灌注水平，常将血管收缩剂与扩张剂联合应用。例如：去甲肾上腺素每分钟 0.1～0.5μg/kg 和硝普钠每分钟 1.0～10μg/kg 联合静脉滴注，可增加心脏指数 30％，减少外周阻力 45％，使血压提高到 10.7kPa（80mmHg）以上，尿量维持在每天 40mL 以上。

（六）皮质类固醇和其他药物的应用

皮质类固醇可用于感染性休克及其他较严重的休克。其作用主要为：

（1）阻断 α 受体兴奋作用，使血管扩张，降低外周血管阻力，改善微循环。

（2）保护细胞内溶酶体，防止溶酶体破裂。

（3）增强心肌收缩力，增加心排血量。

（4）增进线粒体功能和防止白细胞凝集。

（5）促进糖异生，使乳酸转化为葡萄糖，减轻酸中毒。一般主张应用大剂量，静脉滴注，一次滴完。为了防止多用皮质类固醇后可能产生的不良反应，一般只用 1～2 次。

（七）治疗 DIC 改善微循环

对诊断明确的 DIC，可用肝素抗凝，成人首次可用 10000U（1mg 相当于 125U 左右），一般 1.0mg/kg，6h 一次；有时还使用抗纤溶药如氨甲苯酸、氨基己酸，抗血小板黏附和聚集的阿司匹林、双嘧达莫和小分子右旋糖酐。

（八）营养支持

休克患者行合理的营养支持有助于保护胃肠黏膜完整性、提高免疫功能、促进伤口愈合和减少脓毒血症的发生。严重创伤或感染时，机体呈高分解状态，每天所供热能应在（125～146kJ/kg）。发生呼吸衰竭时，糖类供给过多会加重二氧化碳潴留，可用长链脂肪酸来提供部分热能。增加蛋白质供应以维持正氮平衡。补充各种维生素和微量元素。维生素 C 和维生素 E 是氧自由基清除剂,可适当增加用量。

肠道淋巴组织控制病原菌的局部免疫反应。休克时,缺血、应激和应用抗生、H_2 受体阻断药、抗酸药和糖皮质激素治疗常破坏肠道免疫防御功能,易发生细菌易位。长期肠外营养可导致胃肠黏膜萎缩。肠道营养能刺激 IgA 和黏液分泌,保护胃肠黏膜免遭损伤,防止细菌易位和脂多糖吸收进入血液循环。只要胃肠功能存在,可开始肠道营养。

其他类药物包括:①钙通道阻断剂如维拉帕米、硝苯地平和地尔硫䓬等,具有防止钙离子内流、保护细胞结构与功能的作用;②吗啡类拮抗剂纳洛酮,可改善组织血液灌流和防止细胞功能异常;③氧自由基清除剂如超氧化物歧化酶(SOD),能减轻缺血再灌注损伤中氧自由基对组织的破坏作用;④调节体内前列腺素(PGS),如输注依前列醇(PGI2)以改善微循环。

六、病情监测和护理

根据病因,结合临床表现,通过监测,不但可了解患者病情变化和治疗反应,为休克的早期诊治争取有利时机,为调整治疗方案提供客观依据。

(一)病情监测

1.一般监测

(1)精神状态:是脑组织有效血液灌流和全身循环状况的反映。例如患者意识清楚,对外界的刺激能正常反应,说明患者循环血量已基本恢复;相反,若患者表情淡漠、不安、谵妄或嗜睡、昏迷,反映大脑因循环不良而发生障碍。

(2)皮肤温度、色泽:是体现灌流情况的标志。如患者的四肢暖,皮肤干,轻压甲床或口唇时,局部暂时缺血呈苍白松压后色泽迅速转为正常,可判断末梢循环已恢复、休克好转;反之说明休克情况仍存在。

(3)血压:维持血压稳定在休克治疗中十分重要。但是,血压并不是反映休克程度最敏感的指标。例如心排血量已有明显下降时,血压的下降常滞后约 40min;当心输出量尚未完全恢复时,血压可已趋正常。因此,在判断病情时,还应兼顾其他参数进行综合分析。在观察血压情况时,还要强调定时测量、比较血压情况。通常认为收缩压<90mmHg、脉压<20mmHg 是休克的表现;血压回升、脉压增大则是休克好转的征象。

(4)脉率:脉率的变化多出现在血压变化之前。脉率已恢复且肢体温暖者,虽血压还较低,但常表示休克趋向好转。常用脉率/收缩压(mmHg)计算休克指数,帮助判定休克的有无及轻重。指数为 0.5 多表示无休克;>1.0～1.5 有休克;>2.0 为严重休克。

(5)尿量:是反映肾血液灌注情况的有用指标。早期休克和休克复苏不完全的表现通常是少尿。对疑有休克或已确诊者,应观察每小时尿量,必要时留置导尿管。尿量<25mL/h,比重增加者表明仍存在肾血管收缩和供血量不足;血压正常但尿量仍少且比重偏低者,提示有急性肾衰竭可能。当尿量维持在 30mL/h 以上时,则休克已得到纠正。此外,创伤危重患者复苏时使用高渗溶液者可能有明显的利尿作用;涉及垂体后叶的颅脑损伤可出现尿崩现象;尿路损伤可导致少尿与无尿。判断病情时应予注意。

2.特殊监测

(1)中心静脉压(CVP):中心静脉压代表右心房或者胸腔段腔静脉内压力的变化,一般比动脉压要早,反映全身血容量及心功能状况。CVP 的正常值为 0.49～0.98kPa（5～12cm H₂O）。当 CVP<0.49kPa 时,表示血容量不足;高于 1.47kPa 时,则提示心功能不全、肺循环阻力增高或静脉血管床过度收缩;若 CVP 超过 1.96kPa（20cmH₂O）,则表示存在充血性心力衰竭。临床实践中,通常进行连续测定,动态观察其变化趋势以准确反映右心前负荷的情况。

（2）肺毛细血管楔压（PCWP）:应用 Swan-Ganz 漂浮导管可测得肺动脉（PAP）和肺毛细血管楔压（PCWP）,可反映左心房、左心室压和肺静脉。PCWP 的正常值为 0.8～2kPa（6～15mmHg）,与左心房内压接近;PAP 的正常值为 1.3～2.9kPa（10～22mmHg）。PCWP 增高常见于肺循环阻力增高例如肺水肿时,PCWP 低于正常值反映血容量不足（较 CVP 敏感）。因此,临床上当发现 PCWP 增高时,即使 CVP 尚属正常,也应限制输液量以免发生或加重肺水肿。此外,还可在作 PCWP 时获得血标本进行混合静脉血气分析,了解肺内通气/灌流比或肺内动静脉分流的变化情况。但必须指出,肺动脉导管技术是一项有创性检查,有发生严重并发症的可能（发生率约为 3%～5%）,故应当严格掌握适应证。

（3）心排血量（CO）和心脏指数（CD）:CO 是心率和每搏排出量的乘积,可经 Swan-Ganz 倒灌应用热稀释法测出。成人 CO 的正常值为每分钟 4～6L;单位体表面积上的 CO 便称作心脏指数（CI）,正常值为每分钟 2.5～3.5L/m²。此外,还可按下列公式计算出总外周血管阻力（SVR）。

SVR=[（平均动脉压-中心静脉压）/心排血量]×80

SVR 正常值为 100～130kPa。S/L 了解和监测上述各参数对于抢救休克时及时发现和调整异常的血流动力学有重要意义。CO 值通常在休克时均较正常值有所降低;有的感染性休克时却可能高于正常值。因此在临床实践中,测定患者的 CO 值并结合正常值。

（二）休克护理

1.一般护理

（1）将患者安置在单间病房,室温 22～28℃,湿度 70%左右,保持通风良好,空气新鲜。

（2）设专人护理,护理人员不离开患者身边,保持病室安静,避免过多搬动患者,建立护理记录,详细记录病情变化及用药。

（3）体位:休克患者体位很重要,最有利的体位是头和腿均适当抬高 30°,松解患者紧身的领口、衣服,使患者平卧,立即测量患者的血压、脉搏、呼吸,并在以后每 5～10min 重复 1 次,直至平稳。

（4）保温:大多数患者有体温下降、怕冷等表现,需要适当保暖,但不需在体表加温,不用热水袋。因体表加温可使皮肤血管扩张,减少了生命器官的血液供应,破坏了机体调节作用,对抗休克不利。但在感染性休克持续高热时,可采用降温措施,因低温能降低机体对氧的消耗。

（5）吸氧与保持呼吸道通畅:休克患者都有不同程度缺氧症状,应给予氧气吸入。吸入氧浓度 40%左右,并保持气道通畅。必要时可以建立人工气道。用鼻导管或面罩吸氧时,尤应注意某些影响气道通畅的因素,如舌后坠。有颌面、颅底骨折,咽部血肿,鼻腔出血的患者,吸入异物及呕吐物后的患者;气道灼伤,过敏反应引起的喉头水肿的患者;颈部血肿压迫气管及严重的胸部创伤的患者,为防止出现气道梗阻,应给予必要的急救护理措施。如用舌钳将舌头拉出;清除患者口中异物、分泌物;使患者侧卧头偏向一侧;尽可能建立人工气道,确保呼吸道通畅。

(6)输液:开放两条及以上静脉通路,尽快进行静脉输液。必要时可采用中心静脉置管输液。深静脉适宜快速输液,浅表静脉适宜均匀而缓慢地滴入血管活性药物或其他需要控制滴速的药物。输液前要采集血标本进行有关化验,并根据病情变化随时调整药物。低血容量性休克且无心脏疾患的患者,速度可适当加快,老年人或有心肺疾患者速度不宜过快,避免发生急性肺水肿。抗休克时,输液药物繁多,要注意药物间的配伍禁忌、药物浓度及滴速。此外,抢救过程中常有大量的临时口头医嘱,用药后及时记录,且执行前后应及时查对,避免差错。意识不清、烦躁不安患者输液时,肢体应以夹板固定。输液装置上应写出床号、姓名、药名及剂量等。

(7)记出入液量:密切观察病情变化,准确记录24h出入液量,以供补液计划做参考。放置导尿管,以观察和记录单位时间尿量,扩容的有效指标是每小时尿量维持在30mL以上。

2.临床护理

(1)判断休克的前期、加重期、好转期护理人员通过密切观察病情,及早发现与判断休克的症状,与医生密切联系,做到及早给予治疗。

休克前期:护理人员要及早判断患者病情,在休克症状未充分表现之前,就给予治疗,往往可以使病情向有利方面转化,避免因治疗不及时而导致病情恶化。患者意识清醒,烦躁不安,恶心、呕吐,略有发绀或面色苍白,肢体湿冷,出冷汗,心搏加快,但脉搏尚有力,收缩压可接近正常,但不稳定,遇到这些情况,应考虑到休克有早期表现,及时采取措施,使患者病情向好的方面发展。

休克加重期:表现为烦躁不安,表情淡漠,意识模糊甚至昏迷,皮肤发紫,冷汗,或出现出血点,瞳孔反射迟钝,脉搏细弱,血压下降,脉压变小,尿少或无尿。此时医护人员必须密切合作,采取各种措施,想方设法挽救患者生命。

休克好转期:表现为神志逐渐转清、表情安静、皮肤转为红润、出冷汗停止,脉搏有力且变慢,呼吸平稳而规则,脉压增大,血压回升,尿量增多且每小时多于30mL,皮肤及肢体变暖。

(2)迅速除去病因,积极采取相应措施:临床上多种多样的原因可导致休克,积极而又迅速除去病因占重要地位。如立即对开放伤口进行包扎、止血、固定伤肢,抗过敏抗感染治疗,给予镇静、镇痛药物,使患者能安静接受治疗等。如过敏性休克患者,在医生未到之前,应立即给予皮下或肌内注射0.1%肾上腺素1mL,并且给予氧气吸入及建立输液通道。如外科疾病、内脏出血、肠坏死、急性化脓性胆管炎等及妇产科前置胎盘、宫外孕大出血等。应一方面及时地恢复有效循环血量;另一方面要积极地除去休克的病因,即施行手术才能挽救患者生命。护理人员在抗休克治疗的同时,必须迅速做好术前准备,立即将患者送至手术室进行手术。

(3)输液的合理安排:护理人员在执行医嘱时,要注意输液速度及量与质的合理安排,开始输液时决定量和速度比决定补什么溶液更为重要。在紧急情况下,血源困难抢救休克时,可立即大量迅速输入0.9%氯化钠溶液。输入单纯的晶体液虽然能补充血容量,但由于晶体液很快转移到血管外,不能有效地维持血管内的血容量。应将该晶体液与胶体液交替输入,以便保持血管胶体渗透压来维持血容量。在输入血管收缩剂或血管扩张剂时,如去甲肾,上腺素、多巴胺等,因这些药物刺激性强,对注射局部容易产生坏死,而休克患者反应迟钝,故护理患者要特别谨慎,经常观察输液局部变化,发现异常要及时处理和更换部位。

（4）仔细观察病情变化：休克是一个严重的变化多端的动态过程，要取得最好的治疗效果，必须注意加强临床护理中的动态观察。护理人员在精心护理的过程中，从病床边可以随时获得可靠的病情进展的重要指标。关键是对任何细微的变化都不能放过，同时，要做出科学的判断。其观察与判断的内容有以下几点。

意识表情：患者的意识表情的变化能反映中枢神经系统血液灌流情况。脑组织灌注不足、缺氧，表现为烦躁、神志淡漠、意识模糊或昏迷等。严重休克时细胞反应降低，患者由兴奋转为抑制，表示脑缺氧加重病情恶化。患者经治疗后意识转清楚，反应良好，提示循环改善。早期休克患者有时需要心理护理，耐心劝慰患者，使之配合治疗与护理。另外对谵妄、烦躁、意识障碍者，应给予适当约束加用床档，以防坠床发生意外。

末梢循环：患者皮肤色泽、温度、湿度能反映体表的血液灌注情况。正常人轻压指甲或唇部时，局部因暂时缺血而呈苍白色，松压后迅速转为红润。轻压口唇、甲床苍白色区消失时间超过 1s，为微循环灌注不足或有疲滞现象。休克时患者面色苍白、皮肤湿冷表明病情较重，患者皮色从苍白转为发绀，则提示进入严重休克，由发绀又出现皮下瘀点、瘀斑，注射部位渗血，则提示有 DIC 的可能，应立即与医生联系。如果患者四肢温暖，皮肤干燥，压口唇或指甲后苍白消失快（<1s），迅速转为红润，表明血液灌注良好，休克好转。

颈静脉和周围静脉：颈静脉和周围静脉充盈常提示高血容量的情况。休克时，由于血容量锐减，静脉瘪陷，当休克得到纠正时，颈静脉和周围静脉充盈，若静脉怒张则提示补液量过多或心功能不全。

体温：休克患者体温常低于正常，但感染性休克有高热。护理时应注意保暖，如盖被、低温电热毯或空气调温等，但不宜用热水袋加温，以免烫伤和使皮肤血管扩张，加重休克。高热患者可以采用冰袋、冰帽或低温等渗盐水灌肠等方法进行物理降温，也可配合室内通风或药物降温法。

脉搏：休克时脉率增快，常出现于血压下降之前。随着病情恶化，脉率加速，脉搏变细弱甚至摸不到。若脉搏逐渐增强，脉率转为正常，脉压由小变大，提示病情好转。为准确起见，有时需结合心脏听诊和心电图监测。若心率超过每分钟 150 次或高度房室传导阻滞等可降低心排血量，值得注意。

呼吸：注意呼吸次数，有无节律变化，呼吸增速、变浅、不规则，说明病情恶化；反之，呼吸频率、节律及深浅度逐渐恢复正常，提示病情好转。呼吸增至每分钟 30 次以上或降至每分钟 8 次以下，表示病情危重。应保持呼吸道通畅，有分泌物及时吸出，鼻导管给氧时用每分钟 6～8L 的高流量（氧浓度 40%～50%），输入氧气应通过湿化器或在患者口罩处盖上湿纱布，以保持呼吸道湿润，防止黏膜干燥。每 2～4h 检查鼻导管是否通畅。行气管插管或切开、人工辅助通气的患者，更应注意全面观察机器工作状态和患者反应两方面的变化。每 4～6h 测量全套血流动力学指标，呼吸功能及血气分析 1 次。高流量用氧者停用前应先降低流量，逐渐停用，使呼吸中枢逐渐兴奋，不能骤停吸氧。

瞳孔：正常瞳孔两侧等大、圆形。双侧瞳孔不等大应警惕脑疝的发生。如双侧瞳孔散大，对光反射减弱或消失，说明脑组织缺氧，病情危重。

血压与脉压：观察血压的动态变化对判断休克有重要作用。脉压越低，说明血管痉挛程度越重。而脉压增大，则说明血管痉挛开始解除，微循环趋向好转。此外，在补充血容量后，血流改善，血压也必然上升。通常认为上肢收缩压低于 12kPa（90mmHg）、脉压小于 2.7kPa（20mmHg），且伴有毛细血管灌流量减少症状，如肢端厥冷、皮肤苍白等是休克存在的证据。休克过程中，血流和血压是成正比的。因此，对休克患者的血压观察不能忽视。但治疗休克原则的目的在于改善全身组织血液灌注，恢复机体的正常代谢。不能单纯以血压高低来判断休克的治疗效果。在休克早期或代偿期，由于交感神经兴奋，儿茶酚胺释放，舒张压升高，而收缩压则无明显改变，故应注意脉压下降和交感兴奋的征象。相反，如使用血管扩张剂或硬膜外麻醉时，收缩压 12kPa 左右而脉压正常（4～5.3kPa），且无其他循环障碍表现，则为非休克状态。此外，平时患高血压的患者，发生休克后收缩压仍可能大于 16kPa（120mmHg），但组织灌注已不足。因此，应了解患者基础血压。致休克因素使收缩压降低 20% 以上时考虑休克。重度休克患者，袖带测压往往不准确，可用桡动脉穿刺直接测压。休克治疗过程，定时测压，对判断病情、指导治疗很有价值。若血压逐渐下降甚至不能测知，且脉压减小。则说明病情加重。血压回升到正常值，或血压虽低，但脉搏有力。手足转暖，则休克趋于好转。

尿量：观察尿量就是观察肾功能的变化，也是护理人员对休克患者重点观察的内容之一。尿量和尿比重是反映肾脏毛细血管的灌流量，也是内脏血液流量的一个重要指标。在休克过程，长时间的低血容量和低血压，或使用了大量血管收缩剂后，可使肾脏灌流量不足，肾缺血而影响肾功能。此时，患者肾小球滤过率严重下降，临床出现少尿或无尿。如经扩容治疗后，尿量仍每小时少于 25～30mL，应与医生联系，协助医生进行利尿试验。用 20% 甘露醇溶液 100～200mL 于 15～30min 内静脉滴注，或用呋塞米 20～40mg 于 1～2min 内静脉注入。如不能使尿量改善，则表示已发生肾衰竭。此时应立即控制入量，补液应十分慎重。急性肾衰竭时，肾小管分泌钾的功能下降，同时大量组织破坏，蛋白质分解代谢亢进，钾从细胞内大量溢出进入细胞外液，故急性肾衰竭少尿期，血钾必然升高。当血钾升高超过 7mmol/L 时，如不积极治疗，可发生各种心室颤动和心搏停止，因此要限制钾的摄入。反复测定血钾、钠、氯，根据化验报告和尿量的情况来考虑钾的应用。可给予碳酸氢钠纠正酸中毒，使钾离子再进入细胞内，或给予葡萄糖加胰岛素静脉滴入，可使血清钾离子暂时降低。如果经过治疗尿量稳定在每小时 30mL 以上时，提示休克好转。因此，严格、认真记录尿量极为重要。

除此之外，还应注意并发症的观察，休克肺、心力衰竭、肾衰竭及 DIC 是休克死亡的常见并发症。①成人呼吸窘迫综合征（ARDS，又称休克肺）：应注意观察有无进行性呼吸困难、呼吸频率加快（每分钟＞35 次）；有无进行性严重缺氧，经一般氧疗不能纠正，PaO_2＜70mmHg（9.33kPa）并有进行性下降的趋势。特别常见于原有心、肾功能不全的患者，过度输入非胶体溶液更易发生。如有上述表现立即报告医生，及时处理。②急性肾衰竭：如血容量已基本补足，血压已回升接近正常或已达正常，而尿量仍＜20mL/h，并对利尿剂无反应者，应考虑急性肾衰竭的可能。③心功能不全：如血容量已补足，中心静脉压达 12cmH_2O（1.18kPa），又无酸中毒存在，而患者血压仍未回升，则提示心功能不全，尤其老年人或原有慢性心脏病的患者有发生急性肺水肿的可能，应立即减慢输液速度或暂停输液。④DIC：如休克时间较长的患者，应注意观察皮肤有无痕点、瘀斑或血尿、便血等，如有以上出血表现，则需考虑并发 DIC，应立即取血作血小板、凝血酶原时间、纤维蛋白原等检查，并协助医生进行抗凝治疗。

（5）应用血管活性药物的护理：①开始用升压药或更换升压药时血压常不稳定，应每5～10min测量血压1次，有条件的连续监测动脉压。随血压的高低调节药物浓度。对升压药较敏感的患者，收缩压可由测不到而突然升高甚至可达26.7kPa（200mmHg）。在患者感到头痛、头晕、烦躁不安时应立即停药，并报告医生。用升压药必须从最低浓度且慢速开始，每5min测血压1次，待血压平稳及全身情况改善后，改为30min/次，并按药物浓度及剂量计算输入量。②静脉滴注升压药时，切忌使药物外渗，以免导致局部组织坏死。③长期输液的患者，应每24h更换一次输液管，并注意保护血管及穿刺点。选择血管时先难后易，先下后上。输液肢体应适当制动，但必须松紧合适，以免回流不畅。

（6）预防肺部感染：病房内定期空气消毒并控制探视，定期湿化消毒。避免交叉感染，进行治疗操作时，注意遮挡，适当暴露以免受凉。如有人工气道，注意口腔护理，鼓励患者有效咳痰。痰不易咳出时，行雾化吸入。不能咳痰者及时吸痰，保证呼吸道通畅，以防止肺部并发症。

（7）心理护理：经历休克繁多而紧急的抢救后，患者受强烈刺激，易使患者倍感自己病情危重与面临死亡而产生恐惧、焦虑、紧张、烦躁不安。这时亲属的承受能力、应变能力也随之下降，则将严重影响与医护人员的配合。因此，护士应积极主动配合医疗，认真、准确无误地执行医嘱；紧急情况下医护人员也要保持镇静，快而有序、忙而不乱地进行抢救工作，以稳定患者及家属的情绪，并取得他们的信赖感和主动配合；待患者病情稳定后，及时做好安慰和解释工作，使患者积极配合治疗及护理，树立战胜疾病的信心；保持安静、整洁舒适的环境，减少噪声，让患者充分休息；应将患者病情的危险性和治疗、护理方案及期望治疗前途告诉患者家属，在让他们心中有数的同时，协助医护人员做好患者的心理支持，以利于早日康复。

第二节　创伤

严重创伤是指危及生命或治愈后有严重残疾者，它常为多部位、多脏器的多发伤，病情危重，伤情变化迅速，病死率高。伤后1h是挽救生命、减少致残的"黄金时间"。

一、护理评估

（1）首先把握呼吸、血压、心率、意识和瞳孔等生命体征，有无存在威胁生命的因素。

（2）了解受伤史，检查受伤部位，迅速评估伤情。

（3）辅助检查：评估血常规、尿常规、血气分析的结果；诊断性穿刺是否有阳性结果及影像学检查的结果。

（4）心理-社会支持情况：评估家属及患者对此次创伤的心理承受程度；患者是否有紧张、焦虑的情绪；患者是否获得家属的支持。

二、护理措施

(一)现场救护

（1）尽快脱离危险环境，放置合适体位。抢救人员到达现场后，迅速安全转移患者脱离危险环境。搬运患者时动作要轻、稳，切勿将伤肢从重物下硬拉出来，避免造成再度损伤或继发性损伤。对疑有脊柱损伤者应立即予以制动,以免造成瘫痪。在不影响急救的前提下,救护人员要协助患者,将其置于舒适安全的体位(平卧位头偏向一侧或屈膝侧卧位),并注意保暖。

(2)现场心肺复苏(CPR)。大出血、张力性气胸、呼吸道梗阻和严重脑外伤等严重创伤,如导致心搏呼吸骤停,应尽快现场处理或现场 CPR。

(3)解除呼吸道梗阻,维持呼吸道通畅。

(4)处理活动性出血。迅速采取有效的局部止血措施。

(5)处理创伤性血气胸。对张力性气胸应尽快于伤侧锁骨中线第 2 肋间插入带有活瓣的穿刺针排气减压;对开放性气胸要尽快用无菌敷料垫封闭开放伤口;对血气胸要行胸腔闭式引流;对胸壁软化伴有反常呼吸者应固定浮动胸壁。在上述紧急处理过程中应同时进行抗休克等综合治疗。

(6)保存好离断肢体。伤员离断的肢体应先用无菌或干净布包好后置于无菌或洁净的密闭塑料袋内,再放入注满冰水混合液的塑料袋内低温(0～4℃)保存,以减慢组织的变性和防止细菌繁殖,冷藏时防止冰水浸入离断创面,切忌将离断肢体浸泡在任何液体中。离断肢体应随同伤员一起送往医院,以备再植手术。

(7)伤口处理。及时、正确地包扎,可以达到压迫止血、减少感染、保护伤口、减少疼痛,以及固定敷料和夹板等目的。需要注意的是:①不要随意去除伤口内异物或血凝块。②创面中有外露的骨折断端、肌肉、内脏,严禁现场回纳入伤口。若腹腔内组织或脏器脱出,应先用干净器皿保护后再包扎,不要将敷料直接包扎在脱出的组织上面。③有骨折的伤员要进行临时固定。④脑组织脱出时,应先在伤口周围加垫圈保护脑组织,不可加压包扎。

(8)抗休克。迅速止血输液扩容,必要时考虑应用抗休克裤。

(9)现场观察。了解受伤原因、暴力情况、受伤的具体时间、受伤时体位、神志、出血量及已经采取的救治措施等。

(二)院内护理

1.呼吸支持

保持呼吸道通畅,视病情给予气管插管、人工呼吸,保证足够、有效的氧供。

2.循环支持

主要是抗休克,尽快用 16～18G 留置针迅速再建立 1～2 条静脉通路,常选用肘前静脉(如肘正中静脉或贵要静脉)、颈外静脉,注意不要在受伤肢体的远端选择静脉通路,以避免补充的液体进入损伤区内,有效补充循环血量,按医嘱给予输液,必要时输血。留置导尿,注意观察每小时尿量。

3.控制出血

用敷料加压包扎伤口,并抬高出血肢体。对活动性出血应迅速清创止血,对内脏大出血应立即准备手术处理。

4.镇静止痛和心理治疗

剧烈疼痛可诱发或加重休克,故在不影响病情观察的情况下遵医嘱选用镇静止痛药。

5.防治感染

遵循无菌术操作原则,按医嘱使用抗菌药物。开放性创伤需加用破伤风抗毒素。

6.密切观察伤情

严密观察伤情变化,特别是对严重创伤怀疑有潜在性损伤的患者,必须持续动态监测生命体征。协助医生做进一步的检查,发现病情变化,应及时报告医生处理,并迅速做出反应。

7.支持治疗

主要是维持水、电解质和酸碱平衡,保护重要脏器功能,并给予营养支持。

8.配合治疗

配合医生对各脏器损伤的治疗。

三、健康指导

(1)宣传安全知识,加强安全防范意识。

(2)一旦受伤,不管是开放性伤口还是闭合性伤口都要立即到医院就诊。开放性伤口要立即进行清创,并注射破伤风抗毒素。

(3)加强受伤肢体的功能锻炼,防止肌萎缩、关节僵硬等并发症。

四、护理评价

经过治疗和护理,评价患者是否达到:①生命体征稳定。无体液失衡。②伤口愈合好,无感染。③疼痛得到控制。④能坚持功能锻炼。⑤无伤口出血、感染、挤压综合征等并发症发生。

第三节 昏迷

一、概述

昏迷是指患者对刺激无意识反应,不能被唤醒,意识完全丧失,是最严重的意识障碍,是高级神经活动的高度抑制状态。颅内病变和代谢性脑病是常见的两大类病因。按意识障碍的严重程度,临床上分为嗜睡、意识模糊、昏睡和昏迷四种表现。

二、护理

(一)护理评估

1.健康史

有无外伤、感染、中毒、脑血管疾病及休克等。有无外伤史。有无农药、一氧化碳、安眠镇静药、有毒植物等中毒。有无可引起昏迷的内科病,如糖尿病、肾病、肝病、严重心肺疾病等。

2.症状和体征

意识状态及生命体征的变化。

3.辅助检查

心电图、腰椎穿刺(简称腰穿)、头颅 CT 及 MRI 检查的结果。

4.实验室检查

血检测碳氧血红蛋白有助于一氧化碳中毒的诊断。尿常规异常常见于尿毒症、糖尿病、急性尿卟啉症。疑似肝性脑病患者查血氨及肝功能。血糖及肾功能检测有助于糖尿病酮症酸中毒、低血糖昏迷及尿毒症昏迷诊断。

5.社会-心理评估

患者的情绪及心理反应。

(二)护理措施

1.保持呼吸道通畅

(1)环境要求:清洁舒适,保持室内空气流通,温度、湿度适宜。

(2)体位要求:取出义齿,去枕平卧,头偏向一侧。

(3)促进排痰、呼吸支持:舌根后坠放置口咽通气管;配合气道湿化、超声雾化吸入稀释痰液,加强翻身、叩背,促进体位排痰;急性期避免过多搬动患者,短期不能清醒者宜行气管插管、气管切开,必要时使用呼吸机辅助呼吸。

(4)其他:定期做血气分析;使用抗生素防治呼吸道感染。

2.安全护理

①加强安全防护措施,24h专人守护、加床档、使用约束带,遵医嘱使用镇静剂。②禁止使用热水袋,以防烫伤。

3.饮食护理

供给足够的营养。

(1)禁食期间给予静脉营养治疗,准确记录液体出入量。

(2)昏迷超过3～5d给予鼻饲饮食,成人鼻饲量2000～2500mL/d(也可根据患者消化情况决定鼻饲量)。①确定胃管在胃内,喂食前检查有无胃出血或胃潴留。②有胃潴留者,延长鼻饲间隔时间或中止一次。③胃出血者禁止喂食,抽尽胃内容物后按医嘱注入止血药。④每次鼻饲200～400mL,每3h一次,夜间停饲8h。

(3)如患者意识好转,出现吞咽、咳嗽反射,应争取尽早经口进食。①从半流质饮食开始,逐渐过渡到普通饮食。②抬高床头防止呛咳及反流。③入量不足部分由胃管补充。

4.加强基础护理

(1)保持皮肤完整,床铺平整、清洁、干燥、无渣屑。

(2)注意五官护理(眼、耳、鼻及口腔),保持皮肤清洁。

5.预防并发症

(1)防止压疮:①保持床单清洁干燥、平整。②保持皮肤清洁、干燥,及时处理大小便。③减轻局部受压每1～2h翻身1次,用50%酒精按摩受压部位,同时建立床头翻身卡。

(2)肺部感染:加强呼吸道护理,定时翻身拍背,保持呼吸道通畅,防止呕吐物误吸引起窒息和呼吸道感染。

(3)泌尿系统感染:①留置尿管应严格无菌操作。②保持尿管引流通畅,防止扭曲、受压、折叠,及时倾倒尿液防逆流。③每日冲洗膀胱1～2次,洗净会阴及尿道口分泌物。④定时排尿,训练膀胱舒缩功能。

(4)便秘:①加强翻身,定时按摩下腹部,促进肠蠕动。②2～3d未解粪便应给轻泻剂,必要时人工取便。

(5)暴露性角膜炎:眼睑不能闭合者,给予眼药膏保护,纱布遮盖双眼。

(6)血栓性静脉炎、关节挛缩、肌萎缩:①保持肢体处于功能位,防止足下垂。②每日进行肌肉按摩,促进局部血液循环,防止血栓性静脉炎。③尽早行肢体功能锻炼,每日2～3次。

6.其他

①尊重患者,维护其自尊及自身形象。②昏迷时间较长者,与家属有效沟通,取得家属的理解和积极配合,指导家属参与部分护理工作,不定期的评估护理效果。

(三)健康指导

(1)患者昏迷无法翻身,由护士协助患者每2h翻身一次,按摩受压处皮肤,促进血液循环。

(2)每日2次口腔护理,保持口腔清洁。口唇干裂者可给予液状石蜡涂擦。

(3)眼睑闭合不全者用生理盐水湿纱布覆盖,或涂抗生素眼膏。

(4)保持会阴部清洁干燥,保持床单和衣裤的整洁。

(5)帮助患者进行四肢及关节的被动运动,保持肢体功能位。

(四)护理评价

经过治疗和护理,评价患者是否达到:①了解昏迷发作的原因。②安全、有效地用药。③焦虑减轻,感觉平静。

第四节　多器官功能综合征

一、概述

多器官功能障碍综合征(MODS)是指在严重创伤、感染等原发病发生24h后,机体序贯或同时发生的两个或两个以上脏器功能失常甚至衰竭的综合征。一般最先累及肺,其次累及肾、肝、心血管、中枢系统、胃肠道、免疫系统和凝血系统。多器官功能障碍综合征发病的特点是继发性、顺序性和进行性。

二、护理

(一)护理评估

1.病因

①各种外科感染引起的脓毒症。②严重的创伤、烧伤或大手术致失血、缺水。③各种原因引起的休克,心搏及呼吸骤停复苏后。④各种原因导致肢体、大面积的组织或器官缺血、再灌注损伤。⑤合并脏器坏死或感染的急腹症。⑥输血、输液、药物或机械通气。⑦某些疾病的患者更容易发生MODS,如心脏、肝、肾的慢性疾病、糖尿病,免疫功能低下等。

2.症状和体征

(1)呼吸系统:急性起病,$PaO_2/FiO_2 \leqslant 26.7kPa$(无论是否有呼末正压,即PEEP),胸部X线片示双侧肺浸润,肺动脉楔压(PAWP)<18mmHg或无左心房压力升高的证据。

(2)循环系统:收缩压<90mmHg,并持续在1h以上,或需要药物支持才能使循环稳定。

(3)肾脏:尿肌酐(Cr)>2mg/100mL,伴少尿或多尿。

(4)肝脏:血胆红素>2mg/100mL,并伴GPT,GOT升高,大于正常值2倍以上,或已出现肝性脑病。

（5）胃肠道：上消化道出血，24h 出血量超过 400mL，胃肠蠕动消失不能耐受食物或出现消化道坏死或穿孔。

（6）血液：血小板计数降低 25% 或出现 DIC。

（7）中枢神经系统：GCS<7 分。

（8）代谢：不能为机体提供所需能量，糖耐量降低，需用胰岛素；或出现骨骼肌萎缩、肌无力等现象。

3.辅助检查及实验室检查

评估患者患病因素和早期有关化验或监测对发现多器官功能障碍甚为重要。如测尿重、血肌酐可以显示肾功能，测血小板计数、凝血酶原时间可示凝血功能等。

（二）护理措施

1.一般护理

（1）基础护理：患者宜住单间，限制探视、减少人员流动，保持室内适宜的温度和湿度。加强皮肤护理，预防压疮的发生。

（2）心理支持：态度和蔼，尽可能多地同清醒患者交谈，掌握患者的心理需求，建立良好的护患关系；以娴熟的操作技术和高度的责任心取得患者信任；鼓励患者在恢复期做力所能及的事情，以逐渐消除其依赖心理；稳定家属情绪，鼓励患者树立康复的信心。

（3）安全护理：预防坠床和非计划性拔管的发生。

2.重症护理

（1）病情观察：密切观察患者的生命体征，意识，尿的颜色、质量，以及皮肤的变化，发现异常时通知医生。

（2）各系统和脏器的监测指标：①肺功能的监测和护理：血氧饱和度和血气分析是监测肺功能的主要指标。在使用呼吸机或改变通气方式 30min 后，应常规做血气分析，以后每 4h 进行 1 次血气分析，以便及时调整呼吸机参数。发现血氧饱和度下降要及时寻找原因，进行处理。②使用呼吸机的监测：注意呼吸机工作参数是否与病情相适应，是否发生人机对抗，呼吸机监测系统是否报警，及时解决各种异常情况。

3.衰竭脏器的护理

（1）循环功能衰竭：严密监测心功能及其前后负荷。确输液量，用输液泵控制输液速度，维持血压，尤其是脉压。

（2）呼吸功能衰竭：MODS 早期出现低氧血症，必须立即予氧气吸入，使 PaO_2 保持在 60mmHg 以上。如病情进一步展，就转变为 ARDS，此期应尽早使用呼吸机行机械通气治疗，常用 A/C 或同步间歇指令通气（SIMV），加用 PEEP 方式治疗。

（3）急性肾衰竭：①每小时测量尿量和尿比重，注意血中素氮和肌酐的变化。②严格记录 24h 液体出入量，包括尿液、粪便、引流量、呕吐量、出汗等。③如条件允许，每日测体 1 次。④密切观察补液量是否合适，可通过血流动力学监测来指导输液。⑤防止高血钾，密切监测心电图和水、电解质的变、化，患者出现嗜睡、肌张力低下、心律失常、恶心/呕吐等症状，提示血钾过高，应立即处理。⑥积极防止水中毒，如发现血压升高、头痛、抽搐，甚至昏迷等脑水肿表现，或肺底听诊闻及啰音伴呼吸困难、咳血性泡沫痰等肺水肿表现,应及时报告医生,并采取急救措施。⑦行床旁透析治疗时,做好相应的护理。

(4)急性胃黏膜、肠道病变:①伤后 48～72h 是发生应激性溃疡的高峰期,故应常规留置胃管,定时抽吸观察胃液的变化,注意有无血便。②尽早使用肠内营养,对预防上消化道出血有一定作用。③注意观察是否出现血压下降、脉速,伴恶心、呃逆。①注意腹部症状、体征变化,听诊肠鸣音的变化。⑤及时应用止血药物。

4.药物护理

(1)抗生素:对感染者必须根据微生物培养和药敏试验结果使用敏感抗生素给予有效控制,严格遵医嘱用药,确保血药浓度。

(2)强心剂:在心电监护下缓慢静脉注射,有条件者使用微量泵注射,严密观察洋地黄制剂的不良反应,如恶心/呕吐、黄视、绿视、视物不清等,发现异常通知医生及时处理。

(3)利尿剂:遵医嘱使用利尿剂,以减少回心血量,减轻心脏负荷,消除水肿,同时监测血钠、血氯浓度,尤其是血钾浓度。

(4)血管扩张剂:应用血管扩张剂时,首先判断血容量是否补足,宜使用微量泵从小剂量、低速度开始,硝普钠要注意避光、现配现用。

(5)保证营养与热量的摄入:MODS 时机体处于高代谢状态,体内能量消耗很大,机体免疫功能受损,代谢障碍,内环境紊乱,故保证营养至关重要。

(三)健康指导

1.预防为主

MODS 一旦发生就不易控制,而且病死率相当高。当有三个系统或器官功能损害时病死率可高达 80%,因此预防更显得重要。

2.心理护理

应根据患者的心理需求,通过语言、表情、手势等与患者交流,解释疾病的发展过程和积极配合治疗的重要性,鼓励患者树立战胜疾病的信心。

3.饮食护理

饮食要清淡,易于消化,不宜进食刺激性的食物。

(四)护理评价

经过治疗和护理,患者是否达到:①患者的紧张或恐惧的心理得到缓解。②患者的水、电解质和酸碱平衡紊乱得到纠正。③患者的营养状况得到改善,肾功能得到恢复。④患者可能出现的并发症降至最低限度。

第五节 重症烧伤

一、心理护理

大面积烧伤患者常常会无法面对自己的病情,需要较长时间的认知和适应,尤其是颜面部与身体暴露部位的烧伤,患者思想压力大,时常灰心绝望,针对患者不同时期心理的特点,给予及时的解释与安慰,使患者树立战胜疾病的信心。医务人员应在积极抢救患者的同时,及时做好患者的心理护理。要经常开导患者,与他谈心,分散其注意力,缓解患者对疼痛的敏感,以纠正患者的不良情绪。患者进入康复期后,医务人员要和家属一同做好细致的解释劝导工作,使患者接受现实,敢于面对。同时可以讲述一些恢复好的典型病例,让患者看到希望,树立信心,积极配合治疗。

烧伤患者早期心理通常处于强烈的应激状态,烧伤后精神紧张等心理应激反应会造成一系列生理改变,护士要注意进行有效的监测、评估和控制。急性期过后患者可能出现严重心理问题,大致有以下几种。

(一)创伤后应激障碍(PTSD)

是对亲身经历或目击的导致(或可能导致)自己或他人死亡(或严重身体伤害)的事件或创伤的强烈反应,是一种延迟或延长的焦虑性反应,常以梦境、持续的高警觉性、回避、情感麻木、反复回想、重新体验、对创伤性经历选择性遗忘及对未来灰心丧气为主要症状表现。少数患者会有人格改变。PTSD起病多在烧伤后几日或烧伤数月后,症状可持续数月,甚至数年,而严重影响患者的精神生活质量和重新投入生活及工作的能力。PTSD常导致患者自控能力降低,有的患者会产生愤怒及罪恶感,可出现自伤行为、暴怒、暴力攻击他人的行为或社会退缩行为等。

(二)焦虑

是一种没有客观原因的内心不安或无根据的恐惧情绪,伴有显著的自主神经症状、肌肉紧张及运动性不安。焦虑的产生与性别、年龄、经济状况等有关;一般女性高于男性,中青年高于老年人,自费患者高于公费患者,头面部及手部的烧伤涉及患者自我形象改变和五官及手部相关重要功能损伤,焦虑发生率及程度相对较高;烧伤面积大、烧伤深度严重会加大患者心理压力,焦虑发生率及程度也较高。

(三)抑郁

烧伤的剧烈刺激及治疗过程中各种痛苦体验对患者心理是一种很严重的应激,患者常表现为抑郁、恐惧、绝望。毁容和功能丧失是导致患者抑郁的原因之一;有些患者面对医疗费用的压力,会为自己成为家庭的负担而不安,这是患者产生抑郁的另一重要原因。

(四)悲观和孤寂

患者长期住院,特别是大面积烧伤的患者病程长,患者长期与亲友分离,且躯体受限不能参加各种社会活动,便容易感到被生活抛弃的孤寂或郁闷。再加上容貌形象改变,会使烧伤患者脱离正常生活,并且失去应有的社会地位和作用,悲观和孤寂感便会顺势滋生。

(五)愤怒

因工伤或肇事所致烧伤,患者易愤怒,后悔懊恼,抱怨命运不公,甚至会将愤怒情绪向医护人员或亲属发泄,或对医院制度、治疗等表示不满,抵触医务人员对其进行的医疗护理活动,以平衡其内心的不快。

此外,大面积烧伤、头面部烧伤、肢体或五官功能损毁、形象改变的患者还较容易出现自杀倾向、思维迟缓或奔逸、谵妄等精神心理障碍。主观否定自己的身体,不愿意察看损伤的部位或照镜子,头脑中总萦绕着身体及功能改变或丧失的事情。必须运用有效的护理措施帮助患者过渡,护士可从如下几点调整患者的心理问题。

(1)鼓励其表达自己的感受,尤其是与审视自我的方式有关的感受。

(2)鼓励其询问与治疗、治疗进展及预后等有关的问题。

(3)告知其亲人对生理和情绪变化有所准备,在家庭适应中给予支持。

(4)鼓励他的朋友和亲人多来探望,让他了解自己在亲朋心目中的重要性。

(5)尽量为其提供机会,多与有共同经历的人在一起。

(6)对于身体部位或身体功能丧失的患者:①评估这种丧失对患者本人及患者家属的意义。②预计本人对于这种丧失做出的可能反应。③观察他对这种丧失的反应,鼓励他与亲人相互交流各自的感觉。④倾听并尊重患者诉说他们的感觉和悲伤。⑤鼓励局部观察、局部抚摸。⑥开发其能力和资源,使丧失尽量得以代偿。

二、烧伤创面的护理

(一)包扎创面的护理

(1)创面经清创处理后,先敷几层药液纱布,其上再覆盖 2～3cm 吸水性强的纱垫,包扎范围大于创面边缘,而后用绷带由远至近均匀加压包扎,不宜过紧,注意尽量暴露指(趾)末端,以观察血液循环,注意有无发凉、麻木、青紫、肿胀等情况。

(2)四肢、关节等部位包扎固定时应保持功能位,防止挛缩。注意指(趾)间应用油质敷料隔开,防止形成指(趾)粘连畸形。

(3)勤翻身并经常改变受压部位,以防创面长期受压延迟愈合。经常查看敷料松紧程度,有无渗出,如有渗出应及时更换,因为敷料浸湿易引起感染。烧伤早期创面渗液较多,包扎敷料应相对厚些,待渗出少时,敷料再相对薄些。

(4)勤察看包扎部位有无红肿、发热、异味,肢端有无麻木、青紫、发凉等,如发现异常,应立即打开敷料,寻找原因。

(5)包扎后,肢体应抬高减轻局部肿胀,或以免水肿。

(二)暴露创面的护理

(1)病室应温暖、干燥、清洁舒适,室温 28～32℃,湿度 18％～28％,注意保暖。

(2)定时翻身,一般每 2h1 次,尽量减少创面受压时间。若出现痂下感染,立即去痂引流。每天查看痂壳,保持其干燥、完整。接触创面处的床单、纱布、纱垫均应无菌,进行护理活动接触创面时应戴无菌手套。

(3)局部可使用电热吹风或烤灯,温度为 35～40℃。

(4)经常变换体位使创面充分暴露。为使腋窝会阴处创面暴露,患者体位应尽量呈"大"字形。做好会阴护理,严防大小便污染创面。

(5)创面在关节部位,应避免过度活动,防止结痂破裂出血而易引起感染。注意无菌操作,保持创面周围正常皮肤清洁。

(三)创面外用药使用后的护理

(1)注意患者疼痛情况及创面有无皮疹出现,如有,应观察是否为药物过敏所致,立即停止该药,对症处理。

(2)监测白细胞计数和肝、肾功能情况。

（3）使用磺胺米隆时，为尽早发现代谢性酸中毒，应监测动脉血气分析。

（四）术后创面的护理

1.敷料应保持清洁干燥

观察敷料外有无渗血或渗血范围有无扩大，及时报告医生，立即拆开敷料检查创面，给予止血措施。

2.肢体植皮区的护理

四肢植皮后，不能在手术肢体扎止血带，以免皮下血肿而使植皮失败。肢体应抬高，注意观察末梢血液灌注情况；头、面、颈、胸部植皮包扎后，应注意保持呼吸道通畅；下腹部植皮后，应注意观察并询问患者排尿情况，防止患者因疼痛不敢排尿而引起尿潴留，必要时留置导尿；术后 3d，打开敷料，注意无菌操作，检查植皮情况，同时更换敷料，若发现问题及时处理；翻身时应使患者手术区域固定，以免因患者移动导致皮片移位，造成植皮失败；臀部、会阴部、双股部植皮手术后，应留置导尿并保持通畅，以免尿湿敷料，引发感染，导致植皮失败。

三、特殊部位烧伤的护理

（一）吸入性损伤

（1）予以吸氧，注意雾化湿化。通过雾化可以进行气道内药物治疗，以解痉、缓解水肿、防治感染、促进痰液排出等。湿化可以防止气管、支气管黏膜干燥受损，并有利于增强纤毛活动力，防止痰液干涸结痂，对预防肺不张和减轻肺部感染意义重大。

（2）头、面、颈部水肿的患者，应抬高床头，减轻水肿，同时可酌情去枕，保持呼吸道通畅。为避免枕后及耳郭等烧伤部位长期受压，可枕于有孔环形海绵或环形充气小橡胶圈。

（3）严密观察呼吸情况，备好气管插管或气管切开包等用物于床旁。若有呼吸道梗阻情况，及时行气管插管或气管切开。气管切开术适应证为：声门以上严重水肿且伴有面、颈部环形焦痂的患者；严重支气管黏液漏的患者；合并有 ARDS 需机械通气的患者；合并严重脑外伤或脑水肿的患者；气管插管留置 24h 以上的患者。气管切开术后，便于药物滴入，且方便纤维支气管镜检查（这是诊断吸入性损伤及判断其严重程度的主要手段）及机械通气，同时也增加了气道及肺的感染机会，所以要注意正规操作，并加强术后护理，以避免感染。

（4）鼓励患者深呼吸并自主咳痰。掌握正确的吸痰技术，按需吸痰，及时清除口、鼻腔和气道分泌物。动作轻柔，以防呼吸道损伤。

（5）焦痂切开减压术：有颈，胸腹环形焦痂者，可使胸廓及膈肌运动范围受限，而影响呼吸或加重呼吸困难。因此，应及时行焦痂切开减压术，对改善呼吸功能、预防脑部缺氧有重要意义。

（二）会阴部烧伤护理

（1）保持会阴部创面的清洁干燥。因创面不便于包扎，容易被大小便污染，所以要彻底暴露创面或加用烤灯等，促进创面干燥结痂。每次便后会阴部应用 0.9％氯化钠溶液或 1％苯扎溴铵冲洗干净，然后用纱布拭干。一般临床上，会阴部烧伤患者都会留置导尿，应做好尿管护理。

（2）保持患者双腿外展位，有利于保持创面干燥，避免感染。有外生殖器烧伤时，女性患者注意分开阴唇，且保持清洁，防止粘连及愈合后阴道闭锁。男性患者烧伤早期阴茎及阴囊水肿明显,可用 50%硫酸镁每天湿敷,并用纱布将阴茎与阴囊隔开,防止粘连畸形。伴有臀部烧伤时,注意预防臀沟两侧的皮肤粘连愈合。

(3)若为小儿会阴部烧伤,其自制力差,多动,较难很好地给予配合,而使创面极易摩擦受损,可将患儿固定在人字架上。若同时伴有臀部烧伤。应间隔 4h 翻身一次。

(4)由于中国人对性的敏感、含蓄,通常不愿在公共场合谈及性的话题,更别说将自己的会阴部暴露人前。住院期间,除婴幼儿儿以外,几乎所有患者都对此部位非常敏感。在其治疗期间,因医生查房、护士护理、亲友探视等活动,使得患者的隐私部位经常被谈论、暴露,加之患者对性及生育功能的担心,如果工作过程中言行不当,极易引起不必要的麻烦,甚至容易因隐私问题引起医疗纠纷。所以,在整个护理过程中,语言及形体语言一定要适当有度,护士必须尽可能含蓄地与患者交流,特别是对异性患者,不要因职业原因而采取很直接的术语,避免引起尴尬或误会,引发患者抵触情绪。以"感觉怎么样"等双方都明白的语言询问交流,含蓄且带有关切之意。会阴部烧伤后会因肿胀等原因使其外观异于正常,患者会对周围一切都很敏感,护士应多以微笑示意,以避免因面部表情等形体语言使患者心理紧张敏感。

四、健康教育

烧伤患者的康复治疗和功能锻炼至关重要,可促进机体恢复,减少或避免并发症,有效防止瘢痕挛缩、关节功能丧失。早期锻炼一般于烧伤后 48h 病情稳定时便可开始。对于植皮术后的患者应暂停运动,一周后恢复运动。有肌腱和关节裸露的部位应制动,以免造成进行性损伤。要明确锻炼进度和要求,主动和被动运动相结合的同时以主动运动为主。烧伤患者开始进行功能锻炼时会伴有不同程度的疼痛,所以运动量要适当,循序渐进,肢体关节的活动范围要由小到大、缓慢进行,被动运动时手法要柔和,避免强制性运动,可以请专业康复治疗师进行。要使患者清楚地认识到功能锻炼的作用和重要性,以取得他们主动配合,使功能训练得以顺利进行。利用有效的沟通和指导教育,帮助患者获取必需的知识,做好出院后的自我护理,避免并发症。

第六节　急性中毒

一、急性中毒概述

(一)概述

急性中毒是指有毒的化学物质短时间内或一次超量进入人体而造成组织、器官器质性或功能性损害。急性中毒发病急骤,症状凶险、变化迅速,如不及时救治,常危及生命。

(二)护理

1.护理评估

(1)病史:毒物接触史。

(2)生命体征及临床表现:瞳孔、皮肤、黏膜、神志情况等。

(3)辅助检查:血生化、肝功能、肾功能、血清胆碱酯酶、血气分析、尿液检查、毒物检测、心电图、脑电图等。

（4）社会心理评估：患者及家属的情绪及心理反应。

2.护理措施

（1）急救处理。①立即终止接触毒物：对有害气体吸入性中毒者立即离开现场；对皮肤、黏膜沾染接触性中毒者，马上离开毒源，脱去污染衣物，用清水冲洗体表、毛发、甲缝等。②促进毒物的排除：常用催吐、洗胃、导泻、灌肠、使用吸附剂等方法清除胃肠道尚未吸收的毒物；通过利尿、血液净化等方法排出已吸收的毒物。③保持呼吸道通畅，及时清除呼吸道分泌物，根据病情给予心电监护、氧气吸入，必要时气管插管。④建立静脉通道，遵医嘱给予特效解毒剂及其他抢救药物。⑤血液透析或血液灌流。⑥高压氧治疗：主要用于急性一氧化碳中毒、急性硫化氢、氰化物中毒、急性中毒性脑病等。

（2）一般护理。①病情观察：严密观察生命体征及神志、瞳孔的变化，记录24h液体出入量等。②药物护理：观察特效解毒剂的效果及不良反应。③对症护理：昏迷者尤其需注意使其呼吸道保持通畅，维持其呼吸循环功能，做好皮肤护理，定时翻身，防止压疮发生。惊厥时应避免患者受伤，应用抗惊厥药物；高热者给予降温；尿潴留者给予导尿等。④基础护理：保证充足的睡眠，合理饮食，做好口腔护理。⑤心理护理：细致评估患者的心理状况，尤其对服毒自杀者，应尊重其隐私。要做好患者的心理护理，注意引导他们正确对待人生，做好家属的思想工作，正确引导，防范患者再次自杀。

3.健康指导

（1）加强宣传：在厂矿、农村、城市居民中结合实际情况，普及植物、药物等相关防毒知识，向群众介绍有关中毒的预防和急救知识。

（2）不吃有毒或变质的食品：如无法辨别有无毒性的蕈类、怀疑为有机磷杀虫药毒死的家禽、河豚、棉籽油、新鲜腌制咸菜或变质韭菜、菠菜等，均不可食用。

（3）加强毒物管理：严格遵守有关毒物的防护和管理制度，加强毒物保管。厂矿中有毒物质的生产设备应密闭化，防止化学物质跑、冒、滴、漏。生产车间和岗位应加强通风，防止毒物聚积导致中毒。农药中杀虫剂和杀鼠剂毒性很大，要加强保管，标记清楚，防止误食。

4.护理评价

经过治疗和护理，评价患者是否达到：①生命体征平稳。②安全意识增强。③能运用有效的应对技巧，情绪稳定，有战胜疾病的信心。

二、有机磷农药中毒

（一）概述

有机磷农药中毒：有机磷农药是胆碱酯酶抑制剂，与人体内的胆碱酯酶有很强的亲和力，抑制了胆碱酯酶的活性，导致乙酰胆碱在体内大量蓄积，从而发生一系列临床中毒症状，如多汗、流涎、流涕、肌肉纤颤及头昏、头痛、烦躁不安，甚至惊厥或昏迷。

（二）护理

1.护理评估

（1）病史：有无口服、喷洒或其他方式的有机磷杀虫药接触史。

（2）生命体征及临床表现：毒蕈碱样症状、烟碱样症状和中枢神经系统症状。

(3)辅助检查:全血胆碱酯酶活力(CHE)测定和尿中有机磷杀虫药分解产物测定。

(4)社会心理评估:患者及家属的情绪及心理反应。

2.护理措施

(1)急救处理:①立即脱离现场,脱去污染的衣服,用肥皂水彻底清洗污染的皮肤、毛发和指甲等,减少毒物吸收。②经口服中毒 6h 内者,应用清水、氯化钠溶液、2%碳酸氢钠溶液[如为美曲膦酯(敌百虫)中毒,忌用碳酸氢钠溶液,因碱性溶液能使其转化成毒性更强的敌敌畏(DDV)]或 1∶5000 高锰酸钾溶液(硫代磷酸中毒忌用 1∶5000 高锰酸钾溶液)反复洗胃,直至洗出液清亮无气味为止。洗胃结束,予以 50%的硫酸镁 50～100mL 导泻。③保持呼吸道通畅,及时清除呼吸道分泌物,根据病情给予心电监护、氧气吸入,必要时应用机械通气。心搏骤停时,立即行心肺脑复苏等抢救措施。④建立静脉通道,遵医嘱给予特效解毒剂及其他抢救药物。

(2)一般护理。①病情观察:严密观察生命体征、神志及瞳孔的变化,以及有无中毒后"反跳"现象等。②药物护理:观察解毒剂的疗效及不良反应。③对症护理:重度中毒出现呼吸抑制者应迅速进行气管内插管,清除气道内分泌物,保持气道通畅,给氧;呼吸衰竭者,应用机械通气支持;发生休克、急性脑水肿及心搏骤停的患者给予相应的急救处理。④基础护理:保证充足的睡眠,合理饮食,做好口腔护理。⑤心理护理:了解患者服毒或染毒的原因,根据不同的心理特点予以心理疏导,以诚恳的态度为患者提供情感上的支持,并认真做好家属的思想工作。

3.健康指导

(1)健康教育,普及宣传有机磷杀虫药急性中毒防治知识。

(2)严格执行有机磷杀虫药管理制度,加强生产,运输、保管和使用的安全常识和劳动保护措施教育。

(3)因自杀而中毒者出院后,患者应学会如何应对应激原的方法,树立生活的信心,并应争取获得社会多方面的情感支持。

4.护理评价

经过治疗和护理,评价患者是否达到:①生命体征平稳。②安全意识增强。③能运用有效的应对技巧,情绪稳定,有战胜疾病的信心。

三、百草枯中毒

(一)概述

百草枯是目前最常用的除草剂之一,又名克芜踪、对草快,接触土壤后迅速失活,对人、畜有很强的毒性作用。大多数中毒者是由于误服或自杀口服引起中毒,但也可经皮肤和呼吸道吸收中毒致死。

(二)护理

1.护理评估

(1)病史:毒物接触史。

(2)生命体征及临床表现。

(3)辅助检查:肝,肾功能、肌钙蛋白、尿液检查、毒物检测、胸部 X 线检查等。

(4)社会-心理评估:患者及家属的情绪及心理反应。

2.护理措施

(1)急救处理。①现场急救:一经发现,立即给予催吐并口服白陶土悬液,或者就地取材用泥浆水 100～200mL 口服。②减少毒物吸收:尽快脱去污染的衣物,用肥皂水彻底清洗被污染的皮肤、毛发。若眼部受污染,立即用流动清水冲洗,时间>15min。用白陶土洗胃后口服吸附剂(药用炭或 15% 的漂白土)以减少毒物的吸收。③建立静脉通道,遵医嘱应用抢救药物及其他药物。④保持呼吸道通畅:慎用氧疗。轻、中度中毒者禁止吸氧;重度缺氧者当 PaO$_2$<40mmHg 时,可给予短时间、低流量、低浓度氧气吸入,当 PaO$_2$≥70mmHg 时,即可停止氧疗,以防加重中毒。若出现严重低氧血症,发生呼吸衰竭、ARDS 时,应尽早实施人工通气,改善氧合功能,减轻肺损伤。⑤促进毒物排泄:除常规输液、应用利尿剂外,最好在患者服毒后6～12h 内进行血液灌流或血液透析。⑥防治肺损伤和肺纤维化:及早按医嘱给予自由基清除剂,如维生素 C、维生素 E、还原型谷胱甘肽、茶多酚等,以防止氧自由基形成过多过快,减轻其对细胞膜结构的破坏。早期大剂量应用肾上腺糖皮质激素,可延缓肺纤维化的发生,降低百草枯中毒的病死率。

(2)一般护理。①病情观察:严密观察生命体征及神志瞳孔的变化等。②药物护理:观察药物的效果及不良反应。③对症护理:加强对口腔溃疡、炎症的护理;呼吸衰竭者,应用机械通气支持。④基础护理:保证充足的睡眠,合理饮食,做好口腔护理。⑤心理护理:细致评估患者的心理状况,尤其对服毒自杀者,要做好患者的心理护理,防范患者再次自杀。

3.健康指导

(1)严格执行农药管理的有关规定,实行生产许可和销售专营制度,避免农药扩散和随意购买。

(2)开展安全使用农药教育,加强对购买使用百草枯药物人群的教育,告知其药物对,人体损伤的不可逆性。

(3)因自杀而中毒者出院后,患者应学会如何应对应激原的方法,树立生活的信心,并应争取获得社会多方面的情感支持。

4.护理评价

经过治疗和护理,评价患者是否达到:①生命体征平稳。②安全意识增强。③能运用有效的应对技巧,情绪稳定,有战胜疾病的信心。

四、一氧化碳中毒

(一)概述

一氧化碳中毒俗称煤气中毒。一氧化碳与血红蛋白的亲和力是氧与血红蛋白亲和力的240 倍,一旦一氧化碳吸入体内后,85% 与血液中的血红蛋白结合,形成稳定的、不具备携氧能力的碳氧血红蛋白(HbCO),从而使血红蛋白携氧力降低,导致组织缺氧。临床表现为头痛、头晕、乏力、胸闷、恶心、耳鸣、心率加速、嗜睡、意识模糊、口唇黏膜呈樱桃红色,严重者可出现呼吸、血压、脉搏的改变,甚至发生深昏迷、呼吸和循环衰竭。

（二）护理

1.护理评估

（1）病史：一氧化碳接触史、中毒时所处的环境、停留时间及突发昏迷情况等。

（2）生命体征及临床表现。

（3）辅助检查：血液 HbCO 测定、脑电图检查、头部 CT 检查等。

（4）社会心理评估：患者及家属的情绪及心理反应。

2.护理措施

（1）急救处理。①脱离中毒环境：迅速将患者移至空气新鲜处，保持呼吸道通畅，注意保暖。如发生心搏呼吸骤停，应立即进行心肺脑复苏。②纠正缺氧：立即给予高浓度氧气吸入，8～10L/min，以后根据具体病情采用持续低浓度氧气吸入，有条件者应尽早行高压氧舱治疗，最佳时间为 4h 内。高压氧舱治疗能增加血液中的溶解氧，提高动脉血氧分压，使毛细血管内的氧容易向细胞内弥散，迅速纠正组织缺氧。必要时使用呼吸兴奋剂、建立人工气道。③开放静脉通路，按医嘱给予输液和药物治疗。④防治脑水肿：严重中毒时，应在积极纠正缺氧同时给予脱水疗法。⑤对症支持治疗：频繁抽搐者，可应用地西泮、苯妥英钠等药物；积极防治继发感染，纠正休克，维持水、电解质及酸碱代谢平衡；应用促进脑细胞代谢药物，防止神经系统和心脏并发症的发生。⑥监测 HbCO 的变化。

（2）一般护理。①病情观察：严密观察生命体征及神志、瞳孔的变化等，准确记录 24h 内液体出入量，合理控制输液的量及速度，防止脑水肿、肺水肿及电解质紊乱的发生。②药物护理：观察药物的疗效及不良反应。③预防护理：昏迷患者加强基础护理，预防坠积性肺炎、泌尿系统感染和压疮发生；做好安全防护，防止自伤和坠伤。④心理护理：给予积极的心理支持护理，增强患者康复信心并做好健康指导。

3.健康指导

（1）加强预防一氧化碳中毒的宣传，家庭用火炉要安装烟囱，确保烟囱严密不可漏气，保持室内通风。

（2）厂矿使用煤气或产生煤气的车间、厂房要加强通风，配备一氧化碳浓度监测、报警设施。

（3）进入高浓度一氧化碳的环境执行紧急任务时，要戴好特制的一氧化碳防毒面具，系好安全带，两人同时工作，以便彼此监护和互救。

（4）出院时留有后遗症的患者，应鼓励其继续治疗，并教会家属功能锻炼的方法。

4.护理评价

经过治疗和护理，评价患者是否达到：①生命体征平稳。②安全意识增强。③能运用有效的应对技巧，情绪稳定，有战胜疾病的信心。

五、急性酒精中毒

（一）概述

急性酒精中毒是指因饮酒过量引起的以神经精神症状为主的中毒性疾病，严重者可累及呼吸、循环系统，导致意识障碍呼吸和循环衰竭，甚至危及生命。饮入的酒精可经胃和小肠完全吸收，1h 内血液中含量较高，以后很快降低。中毒时酒精对中枢神经系统具有先兴奋后抑制作用,大剂量可致中枢麻醉和心脏抑制。临床上分为三期:兴奋期、共济失调期,昏迷期。

(二)护理

1.护理评估

(1)病史:饮酒量及个人耐受性。

(2)生命体征及临床表现:确认临床分期。

(3)辅助检查:肝、肾功能,血液电解质浓度,血中酒精浓度,心电图,头部 CT 检查等。

(4)社会心理评估:患者及家属的情绪及心理反应。

2.护理措施

(1)急救处理。①保持呼吸道通畅:立即使患者取平卧位,头偏向一侧,及时清除口鼻腔呕吐物及分泌物,给予氧气吸入。必要时予气管插管进行机械通气及心电监护。②催吐及洗胃:轻度中毒者可用催吐法;重度中毒者中毒在 2h 内予胃管,接洗胃机进行自动洗胃。③建立静脉通道,遵医嘱使用催醒药物及其他药物,尽量使用静脉留置针。

(2)一般护理。①病情观察:严密观察生命体征及神志、瞳孔的变化;观察呕吐物及洗出液体的颜色、性质及量。②药物护理:观察药物的效果及不良反应。③安全防护:患者多数表现为烦躁、兴奋多语、四肢躁动,应加强巡视,使用床栏,必要时给予适当的保护性约束,防止意外发生;做好患者的安全防护外,还要防止其伤害他人(包括医务人员)。④注意保暖:急性酒精中毒患者全身血管扩张,散发大量热量,有些甚至寒战。此时应适当提高室温,加盖棉被等保暖措施,并补充能量。⑤基础护理:口腔护理、饮食护理等。⑥心理护理:给予患者及家属积极的心理支持。

3.健康指导

(1)宣传大量饮酒的害处,帮助患者认识过量饮酒时对身体的危害,以及长期酗酒对家庭社会的不良影响。

(2)创造替代条件,加强文娱体育活动,帮助患者建立健康的生活方法,减少酒精中毒的发生。

4.护理评价

经过治疗和护理,评价患者是否达到:①生命体征平稳。②知晓过量饮酒的危害。③能运用有效的应对技巧,情绪稳定,生活态度积极健康。

六、急性安眠药中毒

(一)概述

急性安眠药中毒是由于服用过量的安眠药而导致的一系列中枢神经系统过度抑制病症。安眠药是中枢神经系统抑制药,具有镇静、催眠作用,小剂量时可使人处于安静或嗜睡状态,大剂量可麻醉全身,包括延髓中枢。一次大剂量服用可引起急性安眠药中毒,其主要临床表现为嗜睡、情绪不稳定、注意力不集中、记忆力减退、共济失调、发音含糊不清、步态不稳、眼球震颤、共济失调、明显的呼吸抑制等。

(二)护理

1.护理评估

(1)病史:服药的原因。

(2)生命体征及临床表现。

(3)辅助检查:尿或胃内容物的血药浓度、血常规、尿常规等。

(4)社会-心理评估:患者及家属的情绪及心理反应。

2.护理措施

(1)急救处理:①保持呼吸道通畅:吸氧 3～4L/min,深昏迷患者应酌情予气管插管,呼吸机辅助通气;心电监护,监测心率、有无心律失常、观察血压及血氧饱和度。②立即洗胃及导泻:1:5000 高锰酸钾或温水洗胃,给予硫酸钠导泻。③建立静脉通道:遵医嘱运用解毒剂及其他药物。贝美格 50mg 稀释于 10%葡萄糖溶液 10mL 中静脉注射或以 200～300mg 稀释于 10%葡萄糖溶液中缓慢静脉滴注;静脉滴注适量甘露醇或呋塞米以降低颅内压。④血液灌流,血浆置换,促进毒物排泄。

(2)一般护理:①病情观察:严密观察意识状态、生命体征及瞳孔的变化。②药物护理:观察药物的疗效及不良反应。③基础护理:意识不清者注意体位,仰卧位时头偏向一侧,或侧卧位,防止舌后坠,做好口腔护理及皮肤护理,防止压疮和感染。④饮食护理:昏迷时间超过 3～5d,营养不易维持的患者,可由鼻饲补充营养及水分。应给予高热量、高蛋白、易消化的流质饮食。⑤心理护理:若是自杀患者,待其清醒后,要有的放矢地做好心理护理,尽可能地解决患者的思想问题,从根本上消除患者的自杀念头,应密切观察患者,避免患者独处,防止患者自杀。

3.健康指导

(1)向失眠者普及睡眠紊乱的原因及避免方法的知识。

(2)长期服用大量安眠药的患者,不能突然停药,应逐渐减量后停药。

(3)加强药物管理:药房、医护人员对安眠药的保管、处方、使用管理要严格,家庭中有情绪不稳定或精神不正常者,家属对该类药物一定要妥善保管,以免发生意外。

4.护理评价

经过治疗和护理,评价患者是否达到:①生命体征平稳。②生活态度积极。③能运用有效的应对技巧,情绪稳定,有战胜疾病的信心。

七、新型毒品中毒

(一)概述

新型毒品中毒:新型毒品是相对阿片、大麻、可卡因这些传统毒品而言,主要是指人工化学合成的精神类毒品,如冰毒、摇头丸等。这类毒品直接作用于人的精神系统,使精神兴奋或抑制,连续使用能使人产生依赖性,滥用后导致中毒,表现为幻觉、精神分裂症状,如讲话含糊不清,头昏,精神错乱,过度兴奋,出现幻觉、幻视、幻听、运动障碍等,使用过量甚至可导致死亡。

(二)护理

1.护理评估

(1)一般情况:性别职业、既往史、服毒原因等。

(2)生命体征及临床表现。

(3)辅助检查:尿或胃内容物的毒品浓度,血、尿常规,肝、肾功能等。

(4)社会-心理评估:患者及家属的情绪及心理反应。

2.护理措施

(1)急救处理:①保持呼吸道通畅:吸氧,深昏迷患者应酌情予气管插管,呼吸机辅助通气;心电监护。②立即洗胃:应用 1∶5000 高锰酸钾溶液或温水洗胃。③建立静脉通道,遵医嘱运用镇静及其他对症支持药物。④促进毒物排泄:应用呋塞米、甘露醇,保证输液量。部分服药超过 5h 的患者,给 20％甘露醇加药用炭 30mg 制成混悬液口服,每日 2 次,以减少毒物吸收,促进排泄。⑤血液净化。

(2)一般护理:①病情观察:严密观察意识状态、生命体征及瞳孔的变化。②药物护理:观察药物的效果及不良反应。③基础护理:口腔护理、皮肤护理、饮食护理等。④对症护理:体温过高者给予冰帽、冰毯、擦浴等降温措施。⑤心理护理:给予患者及家属积极的心理支持。

3.健康指导

(1)向患者及家属宣教吸毒的危害,包括对生理与心理等个体身心健康的损害,以及对家庭、社会、国家的危害。

(2)建议患者远离有不良行为习惯的玩伴。

(3)建议家长关心孩子成长期的喜怒哀乐。

4.护理评价

经过治疗和护理,评价患者是否达到:①生命体征平稳。②生活态度积极、生活习惯健康。③能运用有效的应对技巧,情绪稳定,有战胜疾病的信心。

第七节　甲状腺危象

一、定义

甲状腺危象是指甲状腺功能亢进未能得到及时有效控制,在某种诱因作用下病情急剧恶化,危及生命的一种状态。本病不常见,但病死率很高。女性多于男性,男∶女为1∶4～1∶8。

二、常见诱因

(1)急性感染。

(2)各种外科手术。

(3)神经、精神等受外界因素的刺激。

(4)放射性核素^{131}I治疗中少数可出现危象。

(5)挤压甲状腺过度。

(6)突然停用抗甲状腺药物。

(7)洋地黄中毒。

(8)糖尿病酮症酸中毒。

(9)急性心肌(或其他内脏)梗死。

(10)少数甲亢病情严重者通常找不到诱因。

三、发病机制

详细机制目前还不明了，但较多学者认为可能与以下因素有关。

（1）单位时间内甲状腺激素合成分泌过多，或行甲状腺手术时挤压甲状腺，甲状腺素大量释放入循环血中。

（2）感染等应激情况使血液中游离的甲状腺激素增加。

（3）肾上腺皮质功能减退：甲亢患者糖皮质激素代谢加速，肾上腺皮质负担过重，持续时间过久，其功能低下，甚至衰竭。用糖皮质激素治疗有效，故推测甲状腺危象的发生与肾上腺皮质功能减退有关。

（4）机体对甲状腺激素反应的改变：由于受某些因素影响，甲亢患者各系统的脏器及周围组织对过多的甲状腺激素适应能力减低，而临床上所检测出的血中甲状腺激素可能不升高。所以通过大量的临床资料以及一些患者死后尸检所得结果等，临床专家及学者均支持这种看法。

（5）甲状腺素（T_4）在肝中清除降低：手术前后和其他的非甲状腺疾病的存在，可导致患者机体摄入热量的减少，这样就可能引起 T_4 清除的减少。有研究表明，机体受感染时常伴发50%以上的 T_4 清除减少，而这些恰恰都能使血中的甲状腺素含量增加。

四、临床表现

（一）典型的甲状腺危象

1.高热

体温急骤升高，高热常在 39℃ 以上，且患者大汗，虚弱，疲乏，皮肤潮红；继而可汗闭，皮肤苍白和脱水。舌头、眼睑震颤。使用一般解热措施无效。

2.心血管系统

患者出现心悸，心动过速，超过 160 次/min；且脉压明显增大，血压升高；患者易出现各种快速心律失常，其中以期前收缩及心房颤动最为多见。另外，较常见的也有心脏增大甚至发生心力衰竭。不少老年人仅有心脏异常尤以心律失常为突出表现。若患者出现血压下降，心音减弱及心率慢，说明患者心血管处于严重失代偿状态，预示已发生心源性休克。

3.消化系统

食欲极差，体重减轻。恶心、频繁呕吐、腹痛、腹泻明显。有些老年人以消化系症状为突出表现。

4.中枢神经系统

患者通常会出现精神障碍、烦躁焦虑、嗜睡、谵妄，最后陷入昏迷。

5.呼吸系统

潮气量减少，呼吸困难，甚至衰竭。

6.血液系统

脾大，恶性贫血。

7.老年人甲状腺危象

常表现为极度软弱、厌食、消瘦、心动过缓、昏睡、全身衰竭，甚至死亡。

（二）先兆危象

由于危象期病死率很高，常死于休克、心力衰竭，为及时抢救患者，临床提出危象前期或先兆危象的诊断。先兆危象是指：

（1）体温在 38～39℃。

（2）心率在 120～159 次/min，也可有心律失常。

（3）食欲减退，恶心，大便次数增多，多汗。

（4）焦虑、烦躁不安，危象预感。

（三）不典型甲状腺危象

不典型甲亢或原有全身衰竭、恶液质的患者，在危象发生时常无上述典型表现，可只有下列某一系统表现，例如：

1.心血管系统

心房颤动等严重心律失常或心力衰竭。

2.消化系统

恶心、呕吐腹泻、黄疸。

3.精神神经系统

精神病或反应迟钝、淡漠、木僵、极度衰弱、嗜睡，甚至昏迷。

4.体征

体温过低，皮肤干燥无汗。

（四）主要的并发症

心力衰竭、休克等。

五、对症支持治疗

（一）吸氧

依患者呼吸情况而定。

（二）镇静剂的应用

患者异常烦躁时，可地西泮 10mg 静脉注射，或苯巴比妥 0.1mg 肌内注射，或 10％水合氯醛 10～15mL，保留灌肠，以上 3 种药可交替使用。

（三）积极降温

冰袋，酒精溶液擦浴、冷 0.9％氯化钠溶液保留灌肠。一定要注意，禁用水杨酸类退热，因其可与甲状腺激素竞争载体蛋白，使血中游离的三碘甲腺原氨酸（T_3）、T_4增加，从而加重病情。

（四）纠正水电解质紊乱

因患者大量腹泻、出汗，可能出现脱水、低钾血症、低钠血症、酸中毒等情况。故临床上常静脉注射 5％葡萄糖或加入少量浓钠的 0.9％氯化钠溶液，在 24h 内可输入 2000～3000mL，以及适当补钾。

（五）快速抑制 T_3、T_4 合成

丙硫氧嘧啶，首剂 100～200mg 口服，以后每次 100～200mg，每 4～6h 一次；或甲巯咪唑

(他巴唑)首剂 60mg 口服,以后每次 20mg,3 次/d。待危象消除改用常规剂量。

(六)阻止甲状腺激素的释放

服用上述抗甲亢药后 1～2h,用复方碘溶液首剂 10～30 滴,以后 5～10 滴,3 次/d,或用碘化钠 0.5～1.0g 加入 5％葡萄糖盐水 500～1000mL 中,静脉滴注 12～24h,病情好转,危象消除即停用。

(七)降低周围组织对甲状腺素反应

可用 β 肾上腺素能受体阻滞剂,如普蔡洛尔(心得安)20～30mg,每 8h 一次;或美托洛尔 50～100mg,每 8h 一次。危象消除后改成常规维持量。

(八)拮抗应激

降低机体反应,减轻甲状腺素的毒性作用,可每日用氢化可的松 100～200mg 或地塞米松 10～20mg,待危象解除后停用或仅用地塞米松 0.75mg,3 次/d,维持数日后逐渐停用。

(九)感染

如有感染,应使用抗生素控制感染。

(十)心力衰竭

使用洋地黄、利尿剂治疗,并同时给氧。

(十一)监测肝功能

甲亢和抗甲状腺药物都会对肝功能造成不同程度的损伤。

如果以上治疗均无效,则提倡使用腹膜透析或药用炭血液透析法进行治疗。

六、护理重点

(一)基础护理

(1)安置患者于安静、清爽、舒适、室温偏低的环境中,绝对卧床休息,避免一切不良刺激。对烦躁不安者,可遵医嘱给予适量镇静剂以促进睡眠。

(2)甲状腺危象时代谢率高,患者常大汗淋漓,潮湿的衣服可增加患者的烦躁与不适。护士应予以理解和关心,协助患者勤更衣,保持干燥舒适,病房应通风良好,室温保持在 20℃ 左右,以减少出汗。指导患者多喝水以补充丢失的水分,但要避免饮浓茶、咖啡、酒等兴奋性饮料。协助患者擦浴,更换轻便、宽松、干爽的衣服。

(二)心理护理

由于甲亢的患者在一般情况下,中枢神经系统都会处于兴奋状态,患者多表现极度烦躁、失眠、紧张、焦虑。护士应耐心、细心地与患者沟通,不可激惹患者。还应积极地与家属沟通,取得家属的支持与配合,杜绝各种可能刺激患者的信息,使患者保持愉快心情。

(三)专科护理

1.密切观察各项生命体征

如心律、血压、血氧饱和度、脉率、体温、中心静脉压、呼吸、尿量等。还应观察患者甲状腺是否肿大,眼球是否突出等。

2.监测体液及电解质平衡情况

准确地记录液体的出入量。

3.适当降温

使用冰毯、冰帽、温水擦浴等方法使患者降温。

4.保持呼吸道通畅

可将床头抬高,以利于呼吸;给氧;必要时可协助医生行气管插管或切开呼吸机辅助呼吸。

5.维持足够的营养

注意呕吐、腹泻情况。提供高热量、高蛋白、高糖类和富含维生素的食物,并少食多餐。

6.监测精神状态

保持环境温湿度适宜、安静舒适。若患者出现抽搐,应加强保护性措施,给予安慰和支持,必要时可通知医生适当镇静。

(四)健康教育

甲状腺危象期的病死率高,这与并发症的存在与否、处理是否得当和及时与否有密切关系。因此,强调预防、健康教育十分重要。

(1)向患者及家属介绍甲状腺危象的常见诱因,预防感染、避免精神刺激、过度劳累,对重症甲亢患者或甲亢患者有上述危象诱因存在时,应警惕甲状腺危象的发生。

(2)专科护理配合:友谊药物治疗的配合:告诉患者注意观察和监测抗甲状腺药物治疗甲亢的主要不良反应,如骨髓抑制所致的白细胞减少、急性粒细胞缺乏,肝功能损害,皮肤过敏等。②外科手术前的准备与配合:甲亢患者需做择期手术者,应酌情应用抗甲状腺药物治疗2~3个月,使甲亢症状得到控制,心率维持正常,血清游离 T_3（FT_3）、游离 T_4（FT_4）降至正常,手术前服用复方碘溶液 2~3 周;对急症手术来不及使甲亢得以较好控制的患者,可用普萘洛尔及大剂量碘溶液做术前准备,手术后尽快使用抗甲状腺药物,并密切观察病情变化。③放射性碘治疗的配合:宜先用抗甲状腺药物使患者症状控制后再改用放射性碘治疗。由于放射性碘治疗显效较慢,甲亢病情严重者,应在未显效期间暂时用药物治疗甲亢,以防止在显效前出现甲状腺危象,并密切观察病情变化。

(3)饮食护理配合:患者宜采用高蛋白、高热量高维生素、低碘、低纤维素的饮食,避免进食辣椒、芥末等辛辣的调味刺激品,禁饮浓茶、咖啡等兴奋性饮料。

(4)定期复查:在病程中,如病情发生异常变化时应随时就诊。

随着诊断技术的发展及治疗方法的改进,甲状腺危象已很少见了,且预后也明显改善;但如发现晚,处理不当,仍可导致死亡,其病死率仍高达 $20\% \sim 50\%$。因此,预防危象的发生、早期诊断及早期治疗和护理有很重要的意义。

参考文献

[1]徐红,郭志茹,付文英.现代临床实用护理[M].北京:科学技术文献出版社,2019.

[2]赵玉洁.常见疾病护理实践[M].北京:科学技术文献出版社,2019.

[3]李小丽.临床眼科护理[M].长春:吉林科学技术出版社,2019.

[4]李和军,赵冉冉,张智斌,等.急诊护理实用手册[M].哈尔滨:黑龙江科学技术出版社,2020.

[5]孙丽博.现代临床护理精要[M].北京:中国纺织出版社,2020.

[6]彭德飞,王彦芹,王慧敏,等.临床危重症诊疗与护理[M].青岛:中国海洋大学出版社,2020.

[7]赵安芝.新编临床护理理论与实践[M].北京:中国纺织出版社,2020.

[8]刘涛.临床常见病护理基础实践[M].哈尔滨:黑龙江科学技术出版社,2020.

[9]魏晓莉.医学护理技术与护理常规[M].长春:吉林科学技术出版社,2019.

[10]王金红,姚飞,李建萍.现代临床护理思维[M].北京:科学技术文献出版社,2019.

[11]许军.实用临床综合护理[M].长春:吉林科学技术出版社,2019.

[12]张文霞.实用临床护理思维[M].长春:吉林科学技术出版社,2019.

[13]王晓艳.临床外科护理技术[M].长春:吉林科学技术出版社.2019.

[14]栾瑞红,温君凤,宋瑞英.护理综合临床实践[M].厦门:厦门大学出版社,2019.

[15]许传娟.临床疾病诊疗与护理[M].长春:吉林科学技术出版社,2019.